医疗机构医务人员三基训练指南

肿瘤科

东南大学出版社
·南 京·

图书在版编目(CIP)数据

医疗机构医务人员三基训练指南.肿瘤科/唐金海主编.—南京:东南大学出版社,2007.5(2017.2重印)

ISBN 978-7-5641-0720-8

Ⅰ.医… Ⅱ.唐… Ⅲ.①医药卫生人员-技术培训-教材②肿瘤学-医药卫生人员-技术培训-教材 Ⅳ.R192

中国版本图书馆CIP数据核字(2007)第051877号

东南大学出版社出版发行

(南京四牌楼2号 邮编210096)

出版人:江建中

江苏省新华书店经销 虎彩印艺股份有限公司印刷

开本:850mm×1168mm 1/32 印张:19 字数:528千字

2007年5月第1版 2017年2月第4次印刷

ISBN 978-7-5641-0720-8/R·81

定价:50.00元

(凡因印装质量问题,可直接向读者服务部调换。电话:025—83792328)

《医疗机构医务人员三基训练指南》

编委会

医疗机构医务人员三基训练指南

肿瘤科

编写人员

主　编　唐金海

副主编　冯继锋

参编人员（按姓名拼音为序）

卞秀华　蔡明明　蔡炜宇　曹国春　陈森清　陈环球　陈世晞
陈廷锋　陈小祥　陈颖波　成　卫　成道福　戴爱娣　樊玉文
冯　波　冯继锋　冯平柏　高长明　高　凌　龚建平　顾　慧
顾奎兴　顾连兵　顾荣明　关　心　郭　震　郭仁宏　何　侠
洪　专　黄富麟　黄克伟　黄新恩　胡振东　胡亦钦　江　伟
蒋　峰　蒋　谦　李厚怀　李　科　李　明　李伟兵　梁志超
刘建红　刘宇飞　刘元华　陆保成　陆谔梅　陆建伟　陆进成
马圣香　梅泽如　孟爱凤　明学志　潘良熹　钱普东　钱新华
钱志英　秦建伟　邱宁雷　尚俊清　沙允文　沈　波　沈文荣
沈宗丽　史美祺　孙来荣　孙蔚莉　孙志华　谭旭艳　唐金海
汪仪俊　王金华　王太洪　王天路　王晓明　王　玥　韦　达
魏宝清　魏　青　吴建中　吴　强　吴燕波　席　玮　夏国豪
须　霆　徐　池　徐德静　徐晓明　许　斌　许建华　许　林
薛开先　阎　卫　杨德仁　尹国文　俞　乔　曾志毅　曾　赟
查文武　翟振宇　张　勤　张　彤　张能芳　张晓梅　张宜勤
张　园　章　明　赵建华　赵卫平　赵一兵　郑苏文　郑晓莉
郑秀立　仲　坚　周大庆　周守君　周　欣　周　云　朱继荣
朱梁军　朱月清　庄一平　邹　青

主　审　顾奎兴

序

掌握基础理论、基本知识和基本技能（简称“三基”）是医疗机构医务人员为广大患者服务的基本功，是提升医务人员业务素质，提高医疗质量，保证医疗安全最基本的条件。江苏省卫生厅曾于 1993 年编发《江苏省临床医生三基训练标准》（以下称《标准》）和《江苏省各级医院临床医生三基训练复习题解》（以下称《题解》），作为各级医院评审过程中的三基训练和三基考核的参考用书。十多年来，《标准》和《题解》对提高医务人员业务素质和医疗质量发挥了重要作用。由于医学科学技术的迅猛发展，人民群众医疗需求的日益增长，《标准》和《题解》的内容已显得滞后。为此，从今年 3 月起，江苏省卫生厅委托省医院管理学会组织全省临床各科专家在《标准》和《题解》基础上，重新编写这套三基训练指南，该《指南》内容上有较大扩充，尤其是充实了十多年来各科的新理论、新知识和新技能，使全书内容丰富、新颖、全面、科学，是全省医务人员必读的工具书、“三基”培训的指导书、医疗机构评审中“三基”考核的参考书，也是医务人员规范化培训、在职教育、医学院校实习生“三基”训练的参考书。相信它们会成为广大医务人员的良师益友。

《医疗机构医务人员三基训练指南》包括 18 个分册，即内科分册、外科分册、妇产科分册、儿科分册、眼科分册、耳鼻咽喉科分册、口腔科分册、皮肤性病科分册、传染科分册、急诊科分册、康复科分册、临床检验科分册、病理科分册、医学影像科分册、药学分册、医院管理分册、肿瘤科分册、麻醉科分册。为便于各科医务人员阅读，各分册自成一册，内容上相对独立。

《医疗机构医务人员三基训练指南》的编撰出版，倾注了各分册主编和编写人员的大量心血，也得益于各医院的大力支持，在此表示衷心感谢。由于本书编撰工作量大，时间紧，不完善之处在所难免，请读者批评指正，以便再版时进一步完善。

唐维新

前　言

肿瘤学是当今医学研究中最为活跃、最具代表性的前沿学科之一，目前正处于迅速发展阶段。有关肿瘤的新理论、新知识、新技术不断涌现。肿瘤的预防、诊治和基础研究，几乎涉及生命科学的全部内容。了解和掌握肿瘤的发生、发展机制及肿瘤诊治的基本知识和技能，是每一个肿瘤专科医师必备的素质。因此，及时地对肿瘤专科医师进行相应的训练和指导是十分必要的。

关于肿瘤的许多观念目前正发生着根本性的变化。肿瘤治疗已由手术、放疗、化疗等单一治疗模式向手术、放疗、化疗、生物、介入、中医药等多种治疗手段相结合的综合治疗模式转变，并由"可耐受的最大剂量、范围"原则向"有效的最小剂量、范围"原则转变。如何在本书中体现这些新的内容，概括出既能反映现代肿瘤学的特点，又能适合其临床工作需要，易于被广大的肿瘤专科医师理解、掌握和应用的肿瘤"三基"教材，这是我们在本书编写过程中始终考虑的问题。同时，为体现内容的时代性，有必要在此书中适当地介绍一些与肿瘤临床相关的前沿知识。本着这一指导思想，我们按照江苏省卫生厅和省医院协会对《医疗机构医务人员三基训练指南》的统一要求，编写出《〈医疗机构医务人员三基训练指南〉肿瘤科》。全书共三篇：第一篇是以肿瘤流行病学、生物学研究、诊治及其进展等基础理论；第二篇为 37 种常见肿瘤临床诊治的基本知识；第三篇为肿瘤临床处理和操作技术等基本技能。

本书是在短时间内集中百余位长期从事肿瘤临床、科研的专家、学者集体编写而成的。但是，由于时间紧，任务重，加之作为临床医师规范化培训、考核使用的通用性、指导性肿瘤专科书籍的编写在我省尚属首次，受编者经验和水平所限，疏漏及错误之处在所难免，敬请指正。我们也将根据肿瘤临床工作的发展和读者的反应进行定期修改和完善。

同时，在此向对本书编写给予关心和支持的黎介寿院士、眭元庚教授等专家表示衷心的感谢！

唐金海

2006 年 8 月于南京

目　　录

第一篇　基础理论

第一章　肿瘤流行病学…………………………………………………（1）
一、概述 ……………………………………………………………………（1）
二、肿瘤流行病学常用指标 …………………………………………（3）
三、肿瘤流行病学常用研究方法 ……………………………………（6）
四、恶性肿瘤的流行特征 ……………………………………………（9）
五、肿瘤流行的因素 …………………………………………………（13）
六、恶性肿瘤三级预防的概念及我国肿瘤预防目标 …（19）
第二章　肿瘤生物学 …………………………………………………（22）
一、肿瘤的基本生物学特征 …………………………………………（22）
二、肿瘤的发生和演进 ………………………………………………（25）
三、肿瘤的转移 ………………………………………………………（33）
四、肿瘤免疫学 ………………………………………………………（36）
第三章　肿瘤诊断 ……………………………………………………（46）
一、临床表现 …………………………………………………………（46）
二、实验室检查 ………………………………………………………（47）
三、影像诊断 …………………………………………………………（66）
四、内窥镜检查 ………………………………………………………（99）
五、病理学检查………………………………………………………（104）
六、肿瘤标志物（TM） ……………………………………………（127）
七、TNM 分类和分期 ………………………………………………（136）

第四章　肿瘤药物学…………………………………………………（139）
一、抗肿瘤药的药理学基础……………………………………………（139）
二、肿瘤治疗药物…………………………………………………………（144）
三、肿瘤治疗辅助用药……………………………………………………（156）
四、抗肿瘤药物合理应用原则……………………………………………（162）
第五章　肿瘤综合治疗……………………………………………………（168）
一、循证医学证据…………………………………………………………（168）
二、综合治疗基本原则……………………………………………………（169）
三、综合治疗手段…………………………………………………………（172）
四、综合治疗模式…………………………………………………………（219）
第六章　肿瘤诊治进展及其新技术的应用………………………………（221）
一、肿瘤诊断新技术及其应用……………………………………………（221）
二、肿瘤治疗新技术及其应用……………………………………………（231）

第二篇　基本知识

第七章　鼻腔及鼻窦恶性肿瘤……………………………………………（236）
一、概述……………………………………………………………………（236）
二、临床表现………………………………………………………………（236）
三、诊断……………………………………………………………………（237）
四、鉴别诊断………………………………………………………………（237）
五、治疗……………………………………………………………………（237）
第八章　鼻咽癌……………………………………………………………（239）
一、概述……………………………………………………………………（239）
二、临床表现………………………………………………………………（239）
三、组织病理和细胞学……………………………………………………（240）
四、临床分期………………………………………………………………（240）
五、诊断与鉴别诊断………………………………………………………（242）
六、治疗……………………………………………………………………（242）
七、随访及预后……………………………………………………………（247）
第九章　口腔癌……………………………………………………………（248）

一、概述……(248)
二、临床表现……(248)
三、诊断……(249)
四、鉴别诊断……(249)
五、治疗……(249)
第十章　喉癌……(252)
一、概述……(252)
二、临床表现……(252)
三、诊断……(253)
四、鉴别诊断……(253)
五、治疗……(253)
第十一章　涎腺肿瘤……(256)
一、概述……(256)
二、临床表现……(256)
三、诊断……(257)
四、鉴别诊断……(258)
五、治疗……(258)
第十二章　颅内肿瘤……(260)
一、概述……(260)
二、分类……(260)
三、临床表现……(260)
四、诊断……(261)
五、常见颅内肿瘤的诊断和鉴别诊断……(262)
六、治疗……(264)
七、预后……(267)
第十三章　甲状腺癌……(269)
一、概述……(269)
二、临床表现……(269)
三、组织病理和细胞学……(270)
四、临床分期……(271)

五、诊断与鉴别诊断…………………………………………………………（271）
六、治疗……………………………………………………………………（272）
七、随访及预后……………………………………………………………（274）
第十四章　肺癌…………………………………………………………（275）
一、概述……………………………………………………………………（275）
二、临床表现………………………………………………………………（275）
三、组织病理和细胞学……………………………………………………（277）
四、临床分期………………………………………………………………（278）
五、诊断与鉴别诊断………………………………………………………（280）
六、治疗……………………………………………………………………（281）
七、随访及预后……………………………………………………………（288）
第十五章　食管癌………………………………………………………（289）
一、概述……………………………………………………………………（289）
二、临床表现………………………………………………………………（290）
三、组织病理和细胞学……………………………………………………（291）
四、临床分期………………………………………………………………（291）
五、诊断与鉴别诊断………………………………………………………（292）
六、治疗……………………………………………………………………（294）
七、随访及预后……………………………………………………………（299）
第十六章　贲门癌………………………………………………………（300）
一、概述……………………………………………………………………（300）
二、临床表现………………………………………………………………（300）
三、病理和临床分期………………………………………………………（301）
四、诊断与鉴别诊断………………………………………………………（301）
五、治疗……………………………………………………………………（302）
六、随访及预后……………………………………………………………（304）
第十七章　乳腺癌………………………………………………………（306）
一、概述……………………………………………………………………（306）
二、临床表现………………………………………………………………（307）
三、组织病理和细胞学……………………………………………………（309）

四、临床分期 …………………………………………………… (311)
五、诊断与鉴别诊断 …………………………………………… (314)
六、治疗 ………………………………………………………… (314)
七、随访及预后 ………………………………………………… (323)
第十八章　胃癌 ……………………………………………… (324)
一、概述 ………………………………………………………… (324)
二、临床表现 …………………………………………………… (324)
三、组织病理和细胞学 ………………………………………… (326)
四、临床分期 …………………………………………………… (327)
五、诊断与鉴别诊断 …………………………………………… (328)
六、治疗 ………………………………………………………… (329)
七、预后 ………………………………………………………… (331)
第十九章　大肠癌 …………………………………………… (333)
一、概述 ………………………………………………………… (333)
二、临床表现 …………………………………………………… (334)
三、组织病理学 ………………………………………………… (336)
四、临床分期 …………………………………………………… (336)
五、鉴别诊断 …………………………………………………… (338)
六、治疗 ………………………………………………………… (338)
七、随访及预后 ………………………………………………… (342)
第二十章　肝癌 ……………………………………………… (343)
一、概述 ………………………………………………………… (343)
二、临床表现 …………………………………………………… (344)
三、组织病理和细胞学 ………………………………………… (346)
四、临床分期 …………………………………………………… (346)
五、诊断与鉴别诊断 …………………………………………… (347)
六、治疗 ………………………………………………………… (348)
七、转移性肝癌的外科治疗 …………………………………… (352)
八、随访及预后 ………………………………………………… (353)
第二十一章　胰腺癌与壶腹周围癌 ………………………… (354)

一、概述 ……………………………………………………………… (354)
二、临床表现 …………………………………………………………… (355)
三、组织病理和细胞学 ………………………………………………… (355)
四、临床分期 …………………………………………………………… (356)
五、鉴别诊断 …………………………………………………………… (356)
六、治疗 ………………………………………………………………… (358)
七、随访及预后 ………………………………………………………… (360)
第二十二章　胆道恶性肿瘤 ……………………………………… (361)
胆囊癌 ………………………………………………………………… (361)
一、概述 ………………………………………………………………… (361)
二、临床表现 …………………………………………………………… (361)
三、组织病理和细胞学 ………………………………………………… (362)
四、临床分期 …………………………………………………………… (363)
五、诊断与鉴别诊断 …………………………………………………… (363)
六、治疗 ………………………………………………………………… (364)
七、随访及预后 ………………………………………………………… (364)
胆管癌 ………………………………………………………………… (364)
一、概述 ………………………………………………………………… (364)
二、临床表现 …………………………………………………………… (365)
三、组织病理和细胞学 ………………………………………………… (365)
四、诊断与鉴别诊断 …………………………………………………… (366)
五、治疗 ………………………………………………………………… (366)
六、随访及预后 ………………………………………………………… (367)
第二十三章　肾癌 ………………………………………………… (368)
一、概述 ………………………………………………………………… (368)
二、临床表现 …………………………………………………………… (368)
三、组织病理学 ………………………………………………………… (368)
四、诊断与鉴别诊断 …………………………………………………… (369)
五、治疗 ………………………………………………………………… (370)
六、随访及预后 ………………………………………………………… (371)

第二十四章　前列腺癌……………………………………………………（372）
一、概述 ……………………………………………………………………（372）
二、临床表现 ………………………………………………………………（372）
三、组织病理学 ……………………………………………………………（372）
四、诊断 ……………………………………………………………………（373）
五、治疗 ……………………………………………………………………（373）
七、随访及预后 ……………………………………………………………（375）
第二十五章　膀胱癌………………………………………………………（376）
一、概述 ……………………………………………………………………（376）
二、临床表现 ………………………………………………………………（376）
三、组织病理学 ……………………………………………………………（377）
四、诊断 ……………………………………………………………………（377）
五、治疗 ……………………………………………………………………（379）
六、随访及预后 ……………………………………………………………（380）
第二十六章　睾丸恶性肿瘤………………………………………………（382）
一、概述 ……………………………………………………………………（382）
二、临床表现 ………………………………………………………………（382）
三、临床分期 ………………………………………………………………（383）
四、诊断 ……………………………………………………………………（385）
五、治疗 ……………………………………………………………………（385）
六、随访及预后 ……………………………………………………………（386）
第二十七章　子宫颈癌……………………………………………………（388）
一、概述 ……………………………………………………………………（388）
二、临床表现 ………………………………………………………………（388）
三、组织病理和细胞学 ……………………………………………………（389）
四、诊断与鉴别诊断 ………………………………………………………（389）
五、临床分期 ………………………………………………………………（391）
六、转移途径 ………………………………………………………………（391）
七、治疗 ……………………………………………………………………（392）
八、随访及预后 ……………………………………………………………（397）

第二十八章　子宫内膜癌……………………………………（398）
一、概述 ……………………………………………………（398）
二、临床表现 ………………………………………………（398）
三、组织病理和细胞学 ……………………………………（400）
四、诊断与鉴别诊断 ………………………………………（400）
五、临床分期 ………………………………………………（401）
六、治疗 ……………………………………………………（402）
七、随访及预后 ……………………………………………（404）
第二十九章　卵巢癌………………………………………（405）
一、概述 ……………………………………………………（405）
二、临床表现 ………………………………………………（405）
三、组织病理和细胞学 ……………………………………（405）
四、诊断与鉴别诊断 ………………………………………（408）
五、临床分期 ………………………………………………（410）
六、治疗 ……………………………………………………（410）
七、随访及预后 ……………………………………………（412）
第三十章　软组织和皮肤肿瘤……………………………（413）
一、概述 ……………………………………………………（413）
二、临床表现 ………………………………………………（413）
三、活检和病理 ……………………………………………（414）
四、临床分期 ………………………………………………（415）
五、软组织肉瘤的治疗 ……………………………………（417）
恶性纤维组织细胞瘤………………………………………（419）
一、概述 ……………………………………………………（419）
二、临床表现 ………………………………………………（420）
三、组织病理学 ……………………………………………（420）
四、治疗 ……………………………………………………（421）
五、预后 ……………………………………………………（421）
横纹肌肉瘤…………………………………………………（421）
一、概述 ……………………………………………………（421）

二、临床表现 …………………………………………………… (421)
三、组织病理学 ………………………………………………… (422)
四、诊断与鉴别诊断 …………………………………………… (422)
五、治疗 ………………………………………………………… (422)
六、预后 ………………………………………………………… (423)
滑膜肉瘤 ……………………………………………………… (423)
一、概述 ………………………………………………………… (423)
二、临床表现 …………………………………………………… (423)
三、组织病理学 ………………………………………………… (424)
四、治疗 ………………………………………………………… (424)
皮肤恶性黑色素瘤 …………………………………………… (424)
一、概述 ………………………………………………………… (424)
二、临床表现与诊断 …………………………………………… (425)
三、临床分期 …………………………………………………… (425)
四、治疗 ………………………………………………………… (426)
五、预后 ………………………………………………………… (426)
第三十一章　骨肿瘤 ………………………………………… (427)
骨肉瘤 ………………………………………………………… (427)
一、概述 ………………………………………………………… (427)
二、临床表现 …………………………………………………… (427)
三、组织病理学 ………………………………………………… (429)
四、治疗 ………………………………………………………… (429)
五、预后 ………………………………………………………… (430)
尤文氏肉瘤 …………………………………………………… (431)
一、概述 ………………………………………………………… (431)
二、临床表现 …………………………………………………… (431)
三、诊断 ………………………………………………………… (431)
四、治疗 ………………………………………………………… (432)
第三十二章　儿童实体肿瘤 …………………………………… (433)
神经母细胞瘤 ………………………………………………… (433)

一、概述 ……………………………………………………………… (433)
二、临床表现 ………………………………………………………… (433)
三、诊断 ……………………………………………………………… (434)
四、鉴别诊断 ………………………………………………………… (434)
五、治疗 ……………………………………………………………… (434)
肝母细胞瘤 ……………………………………………………… (435)
一、概述 ……………………………………………………………… (435)
二、临床表现 ………………………………………………………… (435)
三、诊断 ……………………………………………………………… (435)
四、鉴别诊断 ………………………………………………………… (436)
五、治疗 ……………………………………………………………… (436)
肾母细胞瘤 ……………………………………………………… (437)
一、概述 ……………………………………………………………… (437)
二、临床表现 ………………………………………………………… (438)
三、诊断 ……………………………………………………………… (438)
四、鉴别诊断 ………………………………………………………… (439)
五、治疗 ……………………………………………………………… (439)
第三十三章　淋巴瘤 …………………………………………… (441)
一、概述 ……………………………………………………………… (441)
二、临床表现及诊断 ………………………………………………… (441)
三、综合治疗原则 …………………………………………………… (446)
四、放射治疗 ………………………………………………………… (448)
五、化学治疗 ………………………………………………………… (449)
六、中医药治疗 ……………………………………………………… (450)
七、随访及预后 ……………………………………………………… (451)
第三十四章　白血病 …………………………………………… (452)
急性髓细胞白血病 ……………………………………………… (452)
一、临床表现 ………………………………………………………… (452)
二、实验室检查 ……………………………………………………… (453)
三、诊断 ……………………………………………………………… (453)

四、鉴别诊断 ………………………………………………………… (456)
急性淋巴细胞白血病 ……………………………………………… (456)
一、临床表现 ………………………………………………………… (456)
二、实验室检查 ……………………………………………………… (456)
三、诊断 ……………………………………………………………… (456)
四、鉴别诊断 ………………………………………………………… (458)
慢性粒细胞白血病 ………………………………………………… (458)
一、临床表现 ………………………………………………………… (458)
二、诊断 ……………………………………………………………… (458)
三、鉴别诊断 ………………………………………………………… (460)
慢性淋巴细胞白血病 ……………………………………………… (460)
一、临床表现 ………………………………………………………… (460)
二、实验室检查 ……………………………………………………… (460)
三、诊断 ……………………………………………………………… (461)
四、鉴别诊断 ………………………………………………………… (461)
白血病的治疗 ……………………………………………………… (462)
一、支持治疗 ………………………………………………………… (462)
二、化学治疗 ………………………………………………………… (462)
三、造血干细胞移植 ………………………………………………… (464)
四、其他治疗 ………………………………………………………… (464)
第三十五章　颈部肿块 …………………………………………… (466)
一、概述 ……………………………………………………………… (466)
二、分类 ……………………………………………………………… (466)
三、诊断 ……………………………………………………………… (466)
四、鉴别诊断 ………………………………………………………… (467)
五、治疗 ……………………………………………………………… (469)
第三十六章　腹部肿块 …………………………………………… (470)
一、概述 ……………………………………………………………… (470)
二、临床表现 ………………………………………………………… (470)
三、辅助检查 ………………………………………………………… (472)

四、诊断与鉴别诊断 …………………………………………… (474)
五、治疗 ……………………………………………………………… (477)
第三十七章　肿瘤急症处理 ……………………………………… (478)
一、上消化道出血 ……………………………………………………… (478)
二、上腔静脉综合征 …………………………………………………… (479)
三、脊髓压迫症 ………………………………………………………… (480)
四、弥散性血管内凝血(DIC) ………………………………………… (481)
五、肿瘤溶解综合征 …………………………………………………… (482)
六、白细胞减少症 ……………………………………………………… (484)
七、抑郁症与自杀 ……………………………………………………… (485)
八、高钙血症 …………………………………………………………… (486)
九、抗利尿激素分泌异常综合征(SIADH)与低钠血症 ……
…………………………………………………………………… (488)
十、病理性骨折 ………………………………………………………… (489)
十一、休克 ……………………………………………………………… (491)

第三篇　基本技能

一、生命质量的评价 …………………………………………………… (497)
二、肿瘤患者体表面积计算 …………………………………………… (499)
三、实体瘤的疗效评价 ………………………………………………… (499)
四、生存时间评价 ……………………………………………………… (503)
五、实体瘤化疗不良反应的分级标准 ………………………………… (504)
六、化疗常见不良反应的处理 ………………………………………… (506)
七、大剂量顺铂化疗处理 ……………………………………………… (511)
八、大剂量甲氨蝶呤化疗处理 ………………………………………… (512)
九、癌症疼痛处理 ……………………………………………………… (513)
十、腔静脉置管术 ……………………………………………………… (520)
十一、减瘤术 …………………………………………………………… (522)
十二、肿瘤组织活检术 ………………………………………………… (523)

十三、鼻咽部活检术 …………………………………… (525)
十四、介入常用技术 …………………………………… (526)
十五、放疗照射技术 …………………………………… (528)
十六、肿瘤患者的中医常见处理 ……………………… (535)
十七、肿瘤患者的心理反应及干预 …………………… (536)
十八、化疗药物过敏反应的处理 ……………………… (538)
十九、抗肿瘤药物静脉外渗的处理 …………………… (539)
二十、肿瘤手术后专科护理 …………………………… (541)
二十一、肿瘤放疗专科护理 …………………………… (543)
二十二、肿瘤化疗专科护理 …………………………… (545)
二十三、颅内高压处理 ………………………………… (547)
二十四、心包积液和心包压塞处理 …………………… (548)
二十五、重要脏器功能衰竭处理 ……………………… (549)
二十六、心肺脑复苏 …………………………………… (555)
二十七、肿瘤患者营养不良的处理 …………………… (559)
二十八、水代谢紊乱处理 ……………………………… (562)
二十九、电解质代谢紊乱处理 ………………………… (566)
三十、酸碱平衡失调处理 ……………………………… (569)
三十一、多器官功能障碍综合征处理 ………………… (572)
三十二、肿瘤治疗中的血糖调节和控制 ……………… (577)

第一篇 基础理论

第一章 肿瘤流行病学

一、概述

肿瘤流行病学是研究人群中肿瘤的发生、发展和分布规律及其影响因素，阐明肿瘤的流行规律，拟订肿瘤的防治对策，检验肿瘤防治对策效果的一门医学学科。近午来，随着肿瘤诊治水平的提高和人类对健康需求的发展，肿瘤流行病学的研究范围进一步扩大到患者生存质量的提高和康复指导等方面。

肿瘤流行病学以特定的人群为研究对象。这里所说的人群，不仅包括不同国家或地区的居民、不同性别或年龄区分的人群、不同职业或工种的人群等，也包括患有不同类型肿瘤的病人、采用不同方法治疗的肿瘤患者群体等。肿瘤流行病学的目标是通过调查掌握特定地区或特定人群的肿瘤发病和死亡状况，来分析特定人群中影响肿瘤发病和肿瘤患者生存的原因，并采取合适的预防措施，以降低人群的肿瘤发病率和死亡率。随着学科的发展和学科间的相互渗透，临床医学应用肿瘤流行病学的各种理论和方法来解决临床问题，已经产生了新的学科——肿瘤临床流行病学。在重视人群群体癌症预防的同时，借用临床医学的原理和方法，开展癌症的个体化预防，这将成为肿瘤流行病学的一个重要发展方向。

寻找肿瘤发生和死亡的原因是肿瘤流行病学研究最重要的目的之一。传统的病因学概念是单一病因观，强调因果关系的特异性。然而，肿瘤的发生和发展涉及多种因素的作用，它们可通过不同的作用机制引起肿瘤，相同的因素可以引起不同的肿瘤，不同的因素也可以引起相同的肿瘤，暴露在相同因素下的人也不一定都会发生肿瘤。因此，肿瘤流行病学研究病因注重从环境和宿主方面，寻找增加肿瘤发生风险的因素(危险因素)和降低肿瘤发生风险的因素(保护性或预防性因素)。肿瘤的特异病因包含在危险因素中，多种因素同时存在时，因素之间的效应可能有相加和相乘的作用，也可能存在拮抗作用。肿瘤流行病学不仅要考虑单一因素的作用，同时也考虑多种因素的交互作用，综合评价多种因素在肿瘤发生中所起的作用。暴露在某种因素或多种因素下使肿瘤发生的概率增加，而减少在这些因素下的暴露或消除这些因素，则肿瘤的发病概率下降，肿瘤流行病学把对这些因素的研究统归为肿瘤病因的研究范畴。因此，肿瘤流行病学病因的概念是对传统病因概念的发展，在防治恶性肿瘤及其他慢性非传染性疾病中具有重要意义。

(一) 肿瘤流行病学的分支学科

随着肿瘤流行病学研究的不断深入，生物化学、免疫学、分子生物学等其他学科技术的发展及其向肿瘤流行病学研究领域的渗透，肿瘤流行病学根据其研究侧重点的不同出现了一系列分支学科。例如：环境流行病学、移民流行病学、营养流行病学、职业流行病学、遗传流行病学、临床流行病学、分子流行病学、血清流行病学、药物流行病学和理论流行病学等。肿瘤流行病学的分支学科还在发展，学科之间相互交叉、渗透，因此，多数学科目前还难以给出准确的定义。

(二) 肿瘤流行病学的研究和应用范围

肿瘤流行病学的研究内容已广泛涉及肿瘤防治的各个方面。主要包括以下几个方面：

1. 掌握肿瘤在人群中的发病、死亡和分布规律　掌握肿瘤在不同地区、不同人群和不同时间中的发病、死亡情况及变化规律，提出有针对性的对策与措施。我国曾进行了两次大规模的死因回顾调查，调查结果为国家和各地区制定肿瘤防治规划提供了重要依据。

2. 探讨肿瘤流行的原因，为肿瘤的预防提供依据　认识肿瘤的病因，有效地预防肿瘤的发生，控制肿瘤的流行，是肿瘤流行病学的根本目的。临床上通过问诊和观察的积累，可发现一些病因学线索，为进一步探讨肿瘤的发病原因提供依据。

3. 研究肿瘤发生的自然过程　了解肿瘤发生的自然过程，可以为癌症普查、防治方案的制订及其实施效果的评价和临床治疗效果的判断提供重要的依据。

4. 为预防肿瘤的发病和死亡提供有效措施　掌握肿瘤在人群中发生、发展的规律及其原因，就可以制订有效的肿瘤防治措施。我国卫生部发布的《全国肿瘤防治规划纲要(1986—2000)》和《中国癌症预防与控制规划纲要(2004—2010)》以及各省市的肿瘤防治规划就是主要根据我国肿瘤流行病学调查研究的结果制订的。

5. 肿瘤预防和治疗效果的评价　临床上根据恶性肿瘤易复发转移的特点，需要研究影响肿瘤患者预后的因素，比较新、老方法的治疗效果。采用不同方法治疗后的患者必须进行定期随访和定期复查，对治疗效果必须用近、远期生存率等临床流行病学指标进行判定，以比较各种治疗方法的优劣。

二、肿瘤流行病学常用指标

肿瘤的流行状况在不同人群、不同国家和地区有较大的差别。这些差别可以通过客观指标来反映。常用的肿瘤流行病学指标可分为频度测定指标和频度比较指标。前者包括发病率、死亡率、患病率等，这类指标反映肿瘤在不同人群、不同时间和不同地区中发生的频度和分布特点，主要用于描述性研究；后者包括生存率、相对危险度、归因危险度等，这类指标反映具有不同特征的人群发生肿瘤的可能性或已发生肿瘤后生存的频度，主要用于分析性研究。

1. 发病率　是指在特定时间内、在特定地区或特定人群中恶性肿瘤新发病例出现的频度。某个地区、某一年间恶性肿瘤的发病率是指该地区这一年中的恶性肿瘤新发病例数与同年平均人口数之比，常以十万分率表示。计算公式为：

$$某恶性肿瘤某年发病率=\frac{该地区某年某恶性肿瘤新发病例数}{该地区某年平均暴露人口数}\times 10^5/10万$$

上式计算的发病率是粗发病率，可用于同一地区或人群中不同疾病之间的发病率比较。

2. 死亡率　是指在特定时间内、在特定地区或特定人群中恶性肿瘤死亡病例出现的频度。某个地区、某一年间恶性肿瘤的死亡率是指该地区这一年中的恶性肿瘤死亡病例数与同年平均人口数之比。计算公式为：

$$恶性肿瘤死亡率=\frac{该地区某年因恶性肿瘤死亡人数}{同年该地区平均人口数}\times 10^5/10万$$

由于死亡原因比较容易明确，统计死亡率比较准确，加之肿瘤发病登记尚未普及，我国目前的肿瘤流行病学研究中仍将死亡率作为一项重要的指标。

3. 年龄调整(标化)发病(死亡)率　恶性肿瘤发病(死亡)率各年龄段间差别较大，而不同地区、不同人群或不同时间的人口年龄组成可能有差别，在比较肿瘤发病(死亡)率时，不能用粗率(即总例数与总人口之比)，而要进行年龄调整。调整方法有直接法和间接法。直接法用一种相应的标准人口构成，按每一个年龄组标准人口乘以该年龄段发病(死亡)率，取得各年龄段发病(死亡)人口数的总和，再除以标准人口数，即可得年龄调整(标化)发病(死亡)率。标准人口有世界标准人口、中国标准人口等，可根据需要选用。标准人口可从有关统计学资料中查得。

4. 构成比　是部分与总体的比，借以说明某一部分在总体中所占的比重，常用百分比表示。如恶性肿瘤死亡在全死因中所占的百分比，食管癌发病数与全部恶性肿瘤发生数之比。构成比是一种构成相对数，与死亡率、发病率等不同，后者属于频度相对数，说明暴露人口中发生肿瘤的次数。比和率反映的问题是不完全相同的，因此在实践中应注意比和率的正确应用。

5. 性别比　是表示同一时间内肿瘤对不同性别人群危害程度的比较指标，一般以女性作为计算基数。计算公式为：

$$性别比=\frac{某年男性某病发病率或死亡率}{同时期女性某病发病率或死亡率}\times 100\%$$

6. 生存率　为评定恶性肿瘤临床疗效的常用指标。有两种计算法即直接计算法和简易生命表法。计算时先要确定起算时间和结算时间。通常以患病的某阶段作为起算时间，如自觉症状出现的日期、确诊日期、住院日期、开始治疗日期、外科手术日期或出院日期等。结算时间在总结时确定。除起、结算时间外，还要指定生存期间，最常用的是 3 年、5 年、10 年生存率。直接计算法的公式为：

$$x\,年生存率=\frac{x\,年尚生存例数}{随访满\,x\,年的总病例数}\times 100\%$$

7. 相对危险度(RR)　在肿瘤分析流行病学的队列研究中，为了评估某种因素的致癌危险性，常把暴露于这一因素的人群发病率或死亡率与非暴露于该因素的人群发病率或死亡率进行比较。相对危险度(relative risk，RR)的计算公式为：

$$RR=\frac{暴露于某因素的人群发病率(或死亡率)}{非暴露于该因素的人群发病率(或死亡率)}$$

8. 比数比(OR)　在肿瘤分析流行病学的病例对照研究中，由于不能直接获得暴露于某种因素的人群和非暴露于该因素人群的发病率，所以不能直接计算 RR。为了评估某种危险因素的致癌危险性，比较暴露人群与非暴露人群肿瘤发生的频度，常用 OR 来代替 RR，表示暴露人群与非暴露人群相比发生肿瘤的危险性程度。根据表 1－1－1，OR 的计算公式如下：

$$OR=\frac{ad}{cb}$$

表 1－1－1　病例对照研究中的分析模型

	对某因素的暴露		
	有	无	合计
病例组	a	b	a+b
对照组	c	d	c+d
合　计	a+c	b+d	a+b+c+d

表 1-1-2 假设的病例对照研究调查结果

	吸烟习惯		
	有	无	合计
肺癌组	80	20	100
对照组	40	60	100
合　计	120	80	200

参照表 1-1-2 的假设病例对照调查结果，将表中的数据代入公式：

$$OR=\frac{80\times60}{40\times20}=6.0$$

对上述分析结果的解释是：有吸烟习惯者发生肺癌的风险是无吸烟习惯者的 6 倍。

在病例对照研究中，还需要经常对调查结果进行分层分析，即：按照暴露剂量的大小分多组进行分析。同时，为了控制混杂因素对分析结果的影响，还必须对混杂因素进行校正。这时，如果仅用手工进行分析，则很难达到目的，必须借助于计算机。目前已经有 SAS、SPSS、STATA 等计算机统计软件，借助于这些统计软件可很方便地获得 OR 及其 95%可信限。

三、肿瘤流行病学常用研究方法

肿瘤流行病学研究方法可分为描述性研究、分析性研究和介入性研究。理论流行病学的形成虽已有几十年历史，但实际应用的并不多。

（一）描述性研究

1. 概述　描述性研究是其他肿瘤流行病学研究的基础，包括系统收集，整理分析不同时期、不同地区和不同人群中肿瘤的发病和死亡资料以及其他生态学资料，并对这些资料中反映的肿瘤流行特征进行描述，从中得出规律性结论；对肿瘤发病和死亡资料与其他生态学资料之间的相关性进行分析，从中发现病因学线索。

描述性研究常用的方法有肿瘤发病和死亡登记、回顾调查或现况调查以及生态学比较或生态学趋势观察等。

2. 生态学研究　生态学研究是以国家、地区或人群为基本单位收集资料,进行暴露与肿瘤关系的研究。首先描述肿瘤在各人群中的分布(例如发病率、死亡率),以及有各项特征者在各人群中的分布(例如吸烟率、饮酒率)。从这两类群体数据分析肿瘤的分布与人群特征分布的关系,从而寻找病因线索。例如:不同地区肿瘤发病率、死亡率比较,癌症高、低发区居民的生活习惯比较,不同地区的吸烟率与肺癌死亡率关系的分析等。

生态学研究可分为生态学比较研究和生态趋势研究。生态学比较研究指比较不同时间、不同国家或地区、不同人群中肿瘤发生率或死亡率的差异,比较某些生态学指标的差异,以了解肿瘤分布及其生态学特征有无异同点。生态趋势研究是指连续观察不同人群中肿瘤的发病率或死亡率,了解其变动趋势,并分析这种发病率或死亡率的变动是否与人群或环境中某个因素的变动趋势相关,从而为病因研究提供线索。

(二) 分析性研究

分析流行病学研究方法是将人群中个人经历的特殊性和肿瘤的发生联系起来考虑。这种研究是根据描述性研究提供的病因线索,提出工作假说,再用分析流行病学方法进行验证,从而得出比较可靠的结论。常用的分析流行病学研究方法有病例对照研究和队列研究。

1. 病例对照研究　在特定人群中选择一组患有某种肿瘤的病人作为病例组,在同一人群中选择未患该肿瘤的人作为对照组,调查这两组人群过去是否暴露于某可疑病因及其暴露程度。通过对两组人群中暴露史的比较,推断或检验可疑病因与该肿瘤是否确实存在联系,其联系的性质和程度如何,这种方法称为病例对照研究。病例对照研究是一种对比调查研究方法,是基于流行病学概率病因论,即:若某一暴露因素是该肿瘤的危险因素,则该因素在患者中应出现较多,而在对照组中应出现较少。换句话说,患病人群中对该因素的暴露率应较高，而对照组对该因素的暴露率应较低。

2. 队列研究　所谓队列(cohort)本来是指古罗马军队中300～600人的军事集团，这里是指具有某种共同特征或经历的一组人群，即：共同暴露于某些因素的一组人群。队列研究是将特定人群按照是否暴露于某可疑因素(例如放射线等)或暴露程度不同，分为暴露组与非暴露组或不同暴露程度的几个组，然后同时随访观察其是否发生肿瘤或死亡于肿瘤，比较各组之间肿瘤发生或死亡的频率，从而判断暴露因素与肿瘤之间有无因果联系及其联系的大小。队列研究检验病因假设的能力优于病例对照研究。

(三) 介入性研究(干预研究)

针对肿瘤在人群中发生、发展的原因和条件，人为地采取一定的预防措施，观察肿瘤在人群中的分布与变动，以考察这些措施的效果。这种直接在人群中有目的地控制肿瘤发生的研究，就是介入性(实验与干预)研究。介入性研究应用最广泛的是随机双盲现场对照试验，简称现场试验。另外还有社区干预实验和临床试验等。这类研究在进一步判明病因、寻找预防措施、比较社区预防策略上都有重要作用。随机双盲现场对照试验是介入性研究中最有效的研究方法。介入性研究首先应注意随机原则。参加试验对象可按其特征分层后随机分为两组，一组为试验组，另一组为对照组。随机不等于随意，应按随机数字表、随机程序或其他随机方法进行分组。为了使试验可靠，常用单纯随机抽样，每个对象给一随机数字，单号作治疗组，双号作对照组；也可按整群随机抽样，以区或村、街道为单位随机抽样；对不同特征或病期的试验对象可分层随机抽样。研究中必须设立对照，对照组一般采用安慰剂。治疗组和对照组除试验方法或药物不同外，其他基本情况要相同，即性别、年龄、暴露条件或某些无关事件要基本一致。在试验中，要尽可能采用双盲法。

四、恶性肿瘤的流行特征

（一）流行现状

根据WHO公布的主要死因统计结果，恶性肿瘤已成为人类第1位或第2位死因。尤其是发达国家或发展中国家的大城市，恶性肿瘤死亡率已位于全部死因的第一位。我国恶性肿瘤死亡率从2002年以来在城市和农村均居全死因的第一位。全世界癌症发病顺位依次为肺癌、乳腺癌、结直肠癌和胃癌，死亡顺位依次为肺癌、胃癌、肝癌和结直肠癌。据2001年统计，我国癌症死亡的顺位在城市依次为肺癌、肝癌、胃癌、结直肠肛门癌和食管癌，在农村依次为肝癌、肺癌、胃癌、食管癌和结直肠肛门癌。

（二）时间变化趋势

近50年来，在大多数国家中传染病和营养性疾病逐渐被控制，恶性肿瘤正迅速成为世界各个国家和地区的主要死因之一。

1. 发病和死亡人数　世界恶性肿瘤发病和死亡人数呈现逐年上升趋势。2000年全球癌症死亡病例620万，新发癌症病例1 010万。估计到2015年，全世界肿瘤新发病例可达1 500万，死亡者可达900万，其中2/3将发生在发展中国家。2020年如果全球人口达80亿，则癌症新发病例将达2 000万，死亡1 200万。2010年，中国癌症新发病例将达到247.77万，死亡病例达到了178.81万。到2020年，中国癌症新发病例将增加到329.25万，死亡病例将增加到242.62万。其后30年间，我国癌症的发病和死亡人数还将进一步上升。癌症将成为21世纪人类的第一杀手，并成为全球最大的公共卫生问题。

2. 发病率　从我国肿瘤登记试点地区1988—1997年癌症年龄调整发病率的变化情况来看，男女性恶性肿瘤总发病率变化幅度不大，但男性胃癌的发病率均有所下降，多数地区女性胃癌的发病率也有所下降。

3. 死亡率　1973～1992年的20年中，我国在全死因调整死亡率下降 20.03%的情况下，恶性肿瘤的调整死亡率上升了 11.56%。宫颈癌、食管癌、鼻咽癌的死亡率和年龄调整死亡率有所下降，而肺癌、肝癌的死亡率和调整死亡率均大幅度上升。

随着我国社会经济的发展以及城市化、工业化、人口老年化的进程，加之各地的经济发展不平衡，我国的癌症发病和死亡谱有可能出现发达国家和发展中国家高发癌谱共存的局面。

（三）地区分布

肿瘤为一种世界性流行病。现有统计资料表明，不同国家或地区肿瘤发病率和死亡率的差异十分显著。例如：大洋洲男、女性恶性肿瘤的发病率与西非地区相比，要高 3～4 倍。发达国家的肿瘤发病率较发展中国家高出近 1 倍（表 1-1-3）。

表 1-1-3　全球不同地区癌症发病率比较（IARC，2001）

地区	年龄标化率		0～64 岁癌症患病风险	
	男	女	男	女
南非	217.5	153.7	9.4	8.7
西非	81.2	94.1	4.8	6.6
南美	201.4	201.8	9.3	11.2
北美	357.4	281.5	16.2	15.3
东亚	205.3	126.6	10.5	7.3
东南亚	131.1	120.1	7.0	7.8
西亚	151.1	111.3	8.0	6.9
东欧	290.0	197.2	16.2	12.4
北欧	263.4	235.1	10.9	13.0
西欧	318.7	230.6	14.9	13.2
澳大利亚/新西兰	358.6	283.2	15.6	15.8
发达国家	301.0	218.3	14.4	12.5
发展中国家	153.6	127.9	8.2	8.0
全球	201.9	157.8	10.0	9.2

各种肿瘤在我国不同地区的分布也很不一致，华南以鼻咽癌较常见(特别是珠江三角洲和西江流域)；华北以食管癌发病最高，流行最广；华东长江下游肝癌较多；东北地区胃癌常见，其次为肺癌、宫颈癌；西南某些地区如云南东南、重庆以肺癌高发；西北地区以消化道癌为主；四川西北部食管癌发病率也较高。

肿瘤地区分布的另一个明显特点是城乡间的差别。国内、外的研究资料结论基本一致，即与工业、环境污染及高脂、高蛋白等西方化食谱有关的癌(如肺癌、大肠癌、乳腺癌等)城市高于农村；城乡差别大的地区，癌症死亡率及癌的部位分布差别也大。在我国，农村胃癌、肝癌和食管癌死亡率高于城市；城市的肺癌、乳腺癌、大肠癌死亡率均几乎高于农村2倍。

(四) 人群分布

1. 年龄　恶性肿瘤的发病率与年龄因素有密切关系，但任何年龄的人群均可发生肿瘤。不同年龄段的人群好发的肿瘤种类有一些差别。在儿童期，5岁以下儿童的肿瘤发病率比其后的10年为高，白血病和中枢神经系统肿瘤在此年龄段多发是造成这种现象的原因。在探讨年龄与肿瘤关系时，应将儿童、青年的多发肿瘤与成年人的多发肿瘤加以区别。大体上说，成年人多数恶性肿瘤的发病率随年龄增长而升高，但不同肿瘤之间也有区别。消化系统(胃、食管、直肠、胰)恶性肿瘤、支气管肺癌、皮肤鳞状细胞癌、基底细胞癌等癌症的发病率随年龄增长而持续上升。一些与激素水平有关的肿瘤如乳腺癌、子宫内膜癌等在妇女绝经后发病率有所下降；有些肿瘤如急性淋巴细胞白血病、骨肉瘤和睾丸恶性肿瘤等在儿童、青年期多发。在儿童、青年和成年人中，肿瘤有各自的特点。

(1) 在生长速度方面，一般而言，儿童期发生的肿瘤生长均较快；成年人发生的肿瘤生长有快有慢，如肝癌生长得较快，老年人的前列腺癌生长却很慢。

(2) 在组织学类型上，儿童以母细胞瘤(如肾母细胞瘤、神经母细胞瘤、视网膜母细胞瘤等间叶组织肿瘤)，尤其是快速生长组织的肿瘤(如急性粒细胞白血病、急性淋巴细胞白血病、恶性淋巴瘤)等多见;青年期以淋巴造血组织肿瘤、甲状腺癌及骨和软组织恶性肿瘤如骨肉瘤、纤维肉瘤等多见;成人多见上皮性肿瘤如呼吸道、消化道癌等。

2. 性别　总的说来,男性肿瘤的发病率高于女性,女性肿瘤的发病率是男性的40%～70%,但发病率高低随年龄组段的不同有所变化。通常10岁以下男性的发病率高于女性,15～50岁女性发病率接近甚至高于男性,主要是因为这一时期宫颈癌、乳腺癌等女性性器官肿瘤发病率显著上升。50岁之后,男性又高于女性。

各类恶性肿瘤男女之间的差异程度也不一致。男性发病率明显高于女性的有肝癌、肺癌、食管癌、膀胱癌、鼻咽癌、白血病等;女性明显高于男性的有乳腺癌、甲状腺癌、胆囊癌等。其他各类肿瘤性别差别不大。同一部位肿瘤在不同国家或地区的性别比有所不同,甚至高发与低发区的性别比例也有差别。如我国调查表明,因食管癌死亡的性别比例随发病水平增高而下降,证明高发区存在强烈的致癌因素,使发病的性别差异变小。

3. 种族　许多肿瘤在不同种族中的发病率有差异。如鼻咽癌以中国人最常见,尤以讲粤语的人群发病率高,在国外华侨中也是如此。非洲班图族人原发性肝癌发病率极高,而其他非洲人的发病率并不高;印度人口腔癌发病率较高;哈萨克人食管癌较常见;白种人皮肤癌发病率高于有色人种,黑人中宫颈癌患病率高;欧美人乳腺癌(尤其是白种人)、结肠癌发病率高;日本、中国人胃癌发病率高;犹太人很少发生阴茎癌,宫颈癌也极少见。不同民族混杂居住时仍能表现出癌症发病率的种族差异,如马来西亚居住着3种民族,调查发现马来人肉瘤多发,印度人口腔癌多发,中国人鼻咽癌、肝癌多发。癌症的民族差异可能与生存环境、生活习惯有关,也可能与遗传易感性有关。

4. 职业　某些癌症高发于从事某些职业的人群。其中皮肤癌是职业性肿瘤中发现最早,也是最常见的一类。有人估计,职业性皮肤癌占皮肤癌(不包括恶性黑色素瘤)的75%。致癌原因主要为煤焦油和石油产品中产生的多环芳烃化合物，如3,4-苯并芘等。职业性膀胱癌主要发生在染料化工厂以及橡胶、印染厂等行业人群中。生产甲、乙萘胺或联苯氨等的染料工人中膀胱癌发病率很高。肺癌与职业的关系已经肯定，其职业性致癌源有石棉、砷、铬、镍、锡及放射性矿物如铀、氡等。

5. 婚产状况 在不同婚产情况的人群中某些癌症的发病情况也有差别。目前肯定与婚产情况有关的癌有3种，即绒癌、乳腺癌、宫颈癌。性生活及有关因素是宫颈癌的重要危险因素。

婚姻状况与乳腺癌的关系实质上是生育状况与乳腺癌发病之间的关系。婚后生育的妇女患乳腺癌的危险性比非生育妇女低，但多数研究资料表明，足月妊娠生育才对乳腺癌的发病有保护作用。

五、肿瘤流行的因素

流行病学的任务在于分析、查明疾病的流行原因和条件，并提出针对性的预防措施，达到控制流行、降低发病率的目的。传统的流行病学将病因、宿主和环境称为疾病流行的3个环节，此3个环节相互作用、相互制约，控制着疾病的发生和发展。传统的病因学概念是单一病因观，强调因果关系的特异性。而肿瘤的病因十分复杂，具有一病多因、一因多果的特点。目前要像确定传染病的病因一样确定肿瘤的特异病因是不现实的。肿瘤流行病学的病因研究需要从环境和宿主方面，寻找增加肿瘤发生风险的因素(危险因素)和降低肿瘤发生风险的因素(保护性或预防性因素)。

(一) 肿瘤的环境因素

广义的环境指的是人体之外的一切因素，包括由大气、水、土壤、矿物资源、植物、动物、微生物等各种自然要素组成的生态环境，人类社会及人类的行为与生活方式也包括在其中。目前研究认为，人类80%～90%的肿瘤与环境因素有关。肿瘤发生的环境因素可归纳为物理因素、化学因素和生物因素三大类。上述三大类分类法只是相对的，深入到分子和基因水平的研究表明，在致癌的主要环节上，三大因素相互交叉。有的化学物质可通过激活原癌基因而致癌，也可形成自由基而致癌。物理因素也能形成自由基导致体内大分子发生化学变化而致癌。病毒可通过病毒癌基因作用于细胞的DNA而诱发细胞恶变。

1. 物理因素　包括各种电离辐射（如X线、γ射线、紫外线等）、微波、慢性机械刺激、电磁场等。

（1）电离辐射：电离辐射是最重要的物理致癌因素。目前认为，只要辐射能达到敏感细胞，几乎可引发任何组织器官的癌症。

（2）紫外线：紫外线照射（波长280～320 nm）可诱发肿瘤，尤其是皮肤肿瘤。长期受日光照射可引起皮肤鳞癌、基底细胞癌、恶性黑色素瘤。多次在紫外线照射下暴露，特别是长期在短波紫外线照射下暴露，可导致皮肤的慢性退行性变化、癌前病变及皮肤恶变。

（3）电磁场（EMF）：近年的研究表明，电磁场，尤其是低频电磁场，可增加患乳腺癌、白血病、脑肿瘤的危险性。

（4）异物刺激：片状异物、锐齿、义齿均可诱发细胞增生，形成溃疡，最后可演化为癌症。纤维状异物如石棉纤维吸入可致肺癌、胸腹膜间皮瘤，刺激皮肤可致皮肤癌。

（5）炎性与创伤刺激：慢性炎症、溃疡可致癌变，如皮肤溃疡经久不愈可癌变。创伤、烧伤瘢痕也可演变为癌。如骨肿瘤、睾丸肿瘤、脑肿瘤等患者在发病前可有局部外伤史。

2. 化学因素　国际癌症中心（IARC）已对多种化合物对人体的危害进行了评估，根据致癌物对人及动物的致癌试验结果，将化学致癌物分为两大类：

（1）肯定与人类癌症相关的化合物：这类化学物质在流行病学调查和动物实验中都已证明具有致癌性。

（2）可疑致癌物：又可分为两类，一类是临床有个别致癌报道，但缺乏流行病学证据，尚难定论者；另一类是在多种动物，特别是在对灵长类动物试验中均肯定有致癌性，对人致癌可能性很大，如黄曲霉毒素、亚硝胺等。

化学致癌物种类繁多，作用机制各异。绝大多数致癌物存在于人们工作和生活的环境中，少数化学致癌物在人体内产生，称为内源性致癌物。重要的化学致癌物有多环芳烃类化合物，例如：苯并芘、二甲基苯蒽、二苯蒽、3-甲基胆蒽等；芳香胺类化合物，例如：2-萘胺、联苯胺、4-氨基联苯、联甲苯胺、金胺、邻联回香胺等；氨基偶氮染料例如奶油黄等；杂环胺类化合物，例如：喹啉(quinoline)、喹恶啉(1,4-二氮萘)、吡啶衍生物的含氧化合物等；有机氯化物，例如：四氯化碳、多氯联苯、氯乙烯等；某些金属元素及其化合物，例如：砷、铬、铅、镉、镍及相关的金属盐类；以及亚硝胺及亚硝酰胺类化合物等。

一些药物如雌激素、免疫抑制剂、抗代谢药、细胞毒药物、砷剂、非那西汀等有致癌作用。

3. 生物因素　包括细菌、真菌、寄生虫、病毒等。

(1) 病毒：肿瘤病毒按其核酸类型分为 RNA 肿瘤病毒(逆转录病毒)和 DNA 肿瘤病毒两大类。

RNA 肿瘤病毒：RNA 病毒共有 10 个科，其中逆转录病毒科有致癌作用，例如：成人 T 细胞白血病病毒(HTLV)、艾滋病病毒(HIV)等。RNA 肿瘤病毒对动物的致病范围极为广泛，主要诱导多种动物的白血病、肉瘤、淋巴瘤和乳腺癌等。

DNA 肿瘤病毒：DNA 肿瘤病毒均在细胞核内复制，在复制过程中，子代 DNA 链可整合到宿主细胞基因组中引起细胞转化。目前已经知道一些 DNA 病毒与肿瘤有关，例如：EB 病毒与鼻咽癌、Burkitt 淋巴瘤，人乳头状瘤病毒与宫颈癌，乙型和丙型肝炎病毒与肝癌(HCC)等有关。

(2) 霉菌及其毒素：自然界有不少霉菌产物能对动物神经、消化、泌尿、血液等系统造成损害，称为霉菌毒素。某些霉菌毒素对动物有致癌或促癌作用。目前发现的致癌性霉菌毒素已近 20 种。

在霉菌毒素中研究得最为充分的是黄曲霉毒素。黄曲霉毒素是一类由黄色曲霉菌及寄生曲霉菌产生的杂环化合物，包括其衍生物在内共有十多种，其中致癌性最强的是黄曲霉毒素 B_1，其次为 G_1、B_2 和 M_1。这些霉菌毒素在粮食中污染很广。由于一般的烹调加温不能破坏黄曲霉毒素，因此污染原料制成的食品中含量也高。

(3) 寄生虫：寄生虫感染后是否会引起癌症尚未得出最终结论，但在致癌问题上寄生虫至少不是重要因素。目前较受重视的是华枝睾吸虫和日本血吸虫在癌症发生中的作用。

(4) 细菌：肠道中的细菌在肠道内可将一些致癌物前体转化为致癌原，细菌的某些分解性代谢产物也有致癌性。

近年来对幽门螺杆菌（H. pylori）与胃癌关系的研究十分活跃。大量研究资料表明，该菌是慢性胃炎、消化性溃疡的主要病因。慢性胃炎可发展为黏膜萎缩，随年龄增长逐渐加重，胃癌发生的危险性显著增高。

（二）肿瘤发生的宿主因素

肿瘤的发生是环境因素与宿主因素及其相互作用的结果。在相同的环境下，个体是否发生肿瘤受自身遗传、免疫、内分泌状态及年龄、性别、民族、代谢特点、营养状态等因素的影响。

1. 遗传因素　许多证据表明，某些癌症具有家族聚集现象。现已肯定，40%的视网膜母细胞瘤、肾母细胞瘤（Wilm's 瘤）和嗜铬细胞瘤，25%～30%的结肠腺癌和乳腺癌，20%的神经母细胞瘤均有遗传倾向。目前认为，大多数肿瘤并不直接遗传，而只是遗传其易感性。在此遗传背景的基础上，若有外界因素的作用才易发生肿瘤。

2. 免疫因素　宿主的免疫监视功能对消除突变细胞、防止肿瘤发生起重要作用。研究表明，有先天性免疫缺陷、后天性免疫缺陷者或因某种因素致免疫抑制（尤其是细胞免疫抑制）者，其恶性肿瘤发病率大为升高。如器官移植术后使用大剂量免疫抑制剂者，其恶性肿瘤的发生率比正常人高 100 倍，以淋巴瘤居多。艾滋病患者由于体内 $CD4^+$ 和 $CD8^+$ T 细胞耗竭，细胞免疫功能毁坏，使某些癌症的发病率急剧升高。

3. 内分泌状态　激素是调节机体发育、维持组织器官正常生理功能的重要物质。在疾病或某些原因引起内分泌失调的情况下，由于激素的不平衡，可使靶组织细胞异常增生、转化和癌变。有致癌作用的激素是一些能够促进细胞生长的激素，如雌激素、孕激素以及垂体产生的促性腺激素、促甲状腺激素、催乳素、雄激素等。实验研究表明，激素失调能诱发甲状腺、垂体前叶、卵巢、睾丸、肾上腺皮质以及子宫体、宫颈、阴道、乳腺等激素靶器官的肿瘤。

4. 特殊生活习惯　某些特殊生活习惯可使机体暴露于致癌因素的机会增加或者削弱宿主的防卫功能，从而增加肿瘤发生的危险性。吸烟和酗酒是公认的危险因素。另外，一些生活习惯也与肿瘤有关，如有些地区居民嚼食槟榔与唇癌、口腔癌的发生有关，东南亚居民用腹壁炉与腹部皮肤癌有关，喜热饮食与食管癌有关，男性同性恋与肛门癌有关等。

5. 饮食、营养因素　饮食中与肿瘤发生有关的成分有三大类：饮食中混入的化学性与生物性致癌因素，某些具有促癌作用的营养成分及一些具有防癌作用的营养成分。

(1) 高脂饮食：与高脂肪摄入有关的癌症可以肯定的有乳腺癌、前列腺癌、大肠癌、子宫内膜癌等。高脂肪摄入增加癌症危险性的原因较复杂，主要有：① 总热量增加刺激肿瘤生长；② 胆固醇摄入增加使体内雌激素合成增加；③ 胆固醇在肠道经细菌转化为致癌原。

(2) 纤维素摄入量不足：纤维素摄入量与大肠癌的关系研究较多。目前认为，摄入纤维素有下列功能：① 对肠道产生的内源致癌剂、促癌剂、诱变剂有稀释作用和吸附作用；② 增加肠蠕动，缩短粪便在大肠内的停留时间，加速促癌、致癌剂的排除；③ 改变肠道菌群的组成和代谢，减少致癌剂的产生。

(3) 维生素类的保护作用：对维生素 A、C、E 等抗氧化剂在肿瘤发生和预防中的作用已有大量研究。研究结果表明：与服用药物相比，调整饮食结构、增加富含这些天然营养素的饮食摄取，可能是更可靠的癌症预防措施。

(4) 绿茶的防癌作用:国内外已经有一系列研究表明,饮茶可预防多种癌症的发生,尤其对预防胃癌、食管癌、肺癌、大肠癌的作用明显,对子宫内膜癌也有一定的预防作用。

(5) 葱蒜类蔬菜及微量元素:大蒜预防胃癌、食管癌、肝癌的作用十分显著,其成分中含有丰富的含硫化合物和微量元素硒。我国山东省进行的干预研究已经证明大蒜素和硒有预防胃癌的作用。微量元素虽在体内含量极低,但若缺乏可致癌症发病危险性增高。它们在体内可充当某些酶类的基团,亦可中和自由基,有保护细胞免受损伤的作用。目前研究最充分的有硒和钼。

6. 癌前病变　肿瘤的发生与发展是一个相当长的、渐进的、从量变到质变的过程。在肿瘤形成前,大多经过一系列的癌前病变阶段,这些阶段的病变本身还不是癌,但在此基础上可能或容易演变为癌。因此,应及时发现癌前病变并加以妥善处理。表1-1-4中列出了常见的一些癌前病变。

表1-1-4　肯定或可疑的癌前病变

病变发生部位	病名
皮肤与黏膜	老年性皮肤角化症、黏膜白斑、溃疡和瘘管、色素痣
乳腺	伴不典型增生的小叶增生症、导管内乳头状瘤
食管与胃肠	食管贲门黏膜上皮增生、胃溃疡、慢性胃炎、息肉(腺瘤性)
子宫与附件	宫颈息肉、宫颈糜烂、子宫内膜增生、葡萄胎
睾丸	隐睾
肝脏	慢性肝炎、肝硬化

7. 心理、精神因素　人是生理、心理和社会三方面有机结合的有机整体,心理失调在癌症的发生与发展过程中有相当重要的意义。大量流行病学资料提示,长期的沮丧、焦虑、苦闷、恐惧、悲观、绝望等不良情绪会抑制机体的内分泌、免疫功能,使机体的防卫功能减弱,导致癌症发病增加。

（三）因果关系的判断原则

第二次世界大战结束后，世界各地相继就吸烟和健康的关系进行了大量的研究，结果发现吸烟者不仅发生肺癌的风险升高，而且发生口腔癌、喉癌、食管癌、胃癌、胰腺癌、肾癌、膀胱癌等多种肿瘤的风险都高于不吸烟者。不仅是肿瘤，吸烟者发生冠心病、慢性支气管炎、肺气肿、十二指肠溃疡等疾病的风险也高于不吸烟者。1964 年，美国国家公共卫生署综合了世界各地的研究结果，公布了《吸烟与健康》的报告书，该报告书从下述 5 个方面的事实，确认了吸烟与肺癌的因果关系。

(1) 关联的重复性(一致性)：吸烟与肺癌的关系在不同时间、不同地点和不同的对象中都存在。

(2) 关联的强度：吸烟者与不吸烟者相比，发生肺癌的风险平均升高 9～10 倍，并且存在明显的剂量-效应关系。

(3) 关联的特异性：吸烟者发生肺癌的风险极高，用吸烟以外的因素不能解释。

(4) 关联的时间性：吸烟习惯在肺癌发生之前。

(5) 关联的合理性：香烟烟雾通路中的口腔、咽喉等部位发生癌症的风险也升高，戒烟后发生肺癌的风险降低，能够合理地解释吸烟与肺癌的关系。其后，这几个因果关系的判断原则也被广泛应用于可疑因素与其他慢性非传染性疾病。

六、恶性肿瘤三级预防的概念及我国肿瘤预防目标

（一）恶性肿瘤三级预防的概念

恶性肿瘤的预防可分为三级预防。三级预防的流行病学定义为：

一级预防：是癌症的病因学预防，即通过流行病学调查研究，鉴定癌症的危险因素和预防性因素，消除或避免接触危险因素，增加预防性因素，以达到预防癌症发生的目的。

二级预防：是早期发现、早期诊断、早期治疗。通过自我检查或筛检普查，及时发现癌前病变及早期癌；在癌前病变的各个阶段

采取适当的措施阻止病变向癌症的发展，或在癌症的早期阶段给予及时的治疗，防患于未然。普查所用的方法必须特异性和敏感性较高，不易出现假阳性和假阴性，还应具有可重复性和可靠性。符合筛检普查的肿瘤应具备3个基本条件：① 该肿瘤在普查对象中的发病率高，危害大；② 肿瘤自然史比较清楚，无症状期长，初期易被忽视；③ 早期诊断后有行之有效的治疗措施。美国癌症协会最近推荐对大肠癌使用大便隐血试验、乙状结肠镜或肛门指诊法进行筛检；对女性生殖系统用三合诊、阴道涂片或宫内膜组织取样检查；乳腺可用自检、物理诊断和X线乳腺摄片检查；肺部可用X线或痰脱落细胞学检查；其他部位应定期进行体格检查或健康咨询。

三级预防：是对癌症患者进行综合治疗，提高治愈率，降低死亡率；防止致残或减轻致残程度，降低致残率，改善癌症患者生活质量；进行康复指导，预防癌症的复发和转移；预防第二原发癌（重复癌）的发生。

（二）我国肿瘤预防目标

2003年12月，国家卫生部颁布了《中国癌症预防与控制规划纲要（2004—2010）》，确定肺癌、肝癌、胃癌、食管癌、结直肠癌、乳腺癌、宫颈癌及鼻咽癌为我国癌症防治重点。

纲要提出的总目标是：

1. 建立政府领导、多部门合作和社会团体共同参与的癌症防治工作体制和协调机制。

2. 健全癌症防治网络，提高癌症防治队伍的素质及癌症防治工作的整体水平。

3. 加强癌症防治知识宣传、健康教育和行为干预，提高全民防癌意识和全社会对癌症防治工作的认识。

4. 重视癌症信息的收集和危险因素的监测及控制，在农村高发地区和某些城镇社区加大重点癌症防治工作的力度，为最终降低癌症的发病率及死亡率创造条件。

其具体目标为：

1. 完善癌症信息登记系统，建立统一的癌症数据库。

2. 对癌症主要危险因素的人群知晓率达到50%。

3. 积极推行有效的预防措施，特别是控烟、预防乙肝病毒感染、营养干预及减少职业危害等。

4. 制定主要癌症早期发现、早期诊断及早期治疗计划并组织实施。

5. 在农村高发地区及某些城镇社区建立重点癌症的早期发现、早期诊断及早期治疗示范基地，其相应癌症的早诊率在现有基础上提高50%。

6. 修订并推行主要癌症的临床诊治指南；推广姑息治疗和三阶梯止痛方案；积极进行康复指导。

第二章 肿瘤生物学

肿瘤是体细胞的遗传病，是正常细胞癌变、生长失控所造成的结果。肿瘤可分为良性肿瘤和恶性肿瘤。良性肿瘤虽可增长至相当大的体积，但仍保留正常细胞的某些特性；恶性肿瘤细胞显示出不同于正常细胞的一系列特征，主要表现为形态、功能和代谢的异常以及无节制的生长。大量细胞快速堆积导致肿块形成，快速增生的癌细胞向周围的组织以及身体的其他部位转移，产生一系列的临床症状，甚至死亡。

一、肿瘤的基本生物学特征

（一）肿瘤的生长特征

肿瘤的生长特征主要包括生长速度和生长方式两方面。相对于正常细胞，肿瘤细胞的生长速度要快得多。一般来说，分化好的良性肿瘤生长较缓慢，而分化差的恶性肿瘤生长则较快速。从生长方式来看，肿瘤的生长方式主要包括：内生性生长、外生性生长、膨胀性生长和浸润性生长。

（二）肿瘤的形态与组织学特征

肿瘤的数目可以是单一的，也可在多个组织中同时或先后出现，呈多发瘤形式。肿瘤的形态多种多样，大小也不一致，与肿瘤的发生部位、组织来源、生长方式和良恶性密切相关。肿瘤的颜色多呈灰白色，但也会因为瘤组织内含血量的多少及有无变性、坏死、出血以及是否含有色素等而呈现不同的色调。肿瘤的硬度取决于主质的性质和间质纤维的多少。

肿瘤的组织构成种类繁多，但基本上可分为主质和间质两部分。主质指癌细胞，它决定着肿瘤的特性；间质指含有血管和淋巴管的纤维组织，具有供给主质营养和支架的功能。

一般来说，良性肿瘤与其起源组织很相似，因此可以从肿瘤的结构来判断其来源。恶性肿瘤则与其起源组织相差较大，细胞排列混乱，失去了正常的层次与结构。

（三）肿瘤细胞的形态学特征和代谢特征

肿瘤细胞在变异过程中，既保留了正常细胞的一些特性，同时又出现生了不同程度的差异性。肿瘤病理学将这种肿瘤细胞与其来源的正常细胞的相似程度称为分化。肿瘤细胞与正常细胞的区别在于其分化程度相对低下，达不到正常细胞的成熟程度。良性肿瘤细胞分化程度高，与其起源组织相似；恶性肿瘤细胞分化程度低，其形态和功能代谢与正常细胞差别很大。

肿瘤细胞在形态学上表现为大小不一、形状不规则，其中较突出的变化包括细胞核及细胞骨架的改变，它们在决定肿瘤的临床特性方面具有重要作用。

1. 细胞核　肿瘤细胞的细胞核形状和结构都与其起源的正常细胞产生了明显的差异。细胞核变大，形状不规则。DNA 合成增加，染色质数量也相应增加。特殊染色时可见染色体粗大、深染、分布不均。同时，由于蛋白质合成需求量增加，核仁中的 rRNA 增多，核仁明显增大、数目增加。另外，常出现病理核分裂像，如不对称性、多极性分裂像等。这些变化成为肿瘤病理学诊断和分期的重要指标。

2. 细胞骨架　电子显微镜下发现细胞的微丝及微管的分布和活性发生了变化。这些变化导致细胞外形、与邻近细胞的关系以及细胞的黏着性和运动发生改变。肿瘤细胞的细胞与细胞间、细胞与细胞基质间的黏着性降低，使得细胞能够运动、迁移以至扩散。这是恶性肿瘤容易脱落、发生浸润和转移的原因之一。

3. 其他变化　肿瘤细胞的其他细胞器如线粒体、内质网和高尔基体等往往不发达，大小不一，形状奇特，分布不规则。另外，肿瘤细胞还可以产生一些酶，这些酶将周围屏障消化，使得它们能够侵袭邻近的组织。

肿瘤细胞在代谢上表现为生长活跃、代谢旺盛，且主要利用无氧糖酵解来获取能量供应。DNA 和 RNA 的合成也显著增高，这些遗传物质的升高与肿瘤细胞的分裂和增殖相关。肿瘤细胞中酶谱的变化则较复杂，与细胞功能分化有关的组织特异性酶和同工酶活性降低或消失，而与细胞生存增殖有关的酶和同工酶活性升高，甚至出现一些胚胎型同工酶和异位酶，其中端粒酶的激活是恶性肿瘤的一个最显著的代谢特征。另外，蛋白质代谢也普遍增高，用以满足细胞生长的需要。

（四）肿瘤细胞的永生化

当正常细胞发生衰老或病变时，会引发凋亡，而癌细胞凋亡则受到了抑制。体外培养的正常细胞，即使没有受到损伤，大约分裂50次后也会自动停止分裂，最终死亡（细胞衰老）；而癌细胞能无限制地增殖，获得永生。端粒酶的激活和端粒长度的稳定已被证实是肿瘤细胞永生化的主要原因。此外，肿瘤具有的自主血管生成能力，可以保证肿瘤体积增大和新形成转移灶的血液供应。

（五）癌的单克隆起源和异质性

除少数例外，癌是原始的、单个癌细胞增殖的后代，即癌为单克隆起源。这一观点得到许多实验事实的支持。

肿瘤异质性是普遍现象，这是由于与DNA修复和细胞分裂等一系列相关基因的缺陷，使癌细胞基因组稳定性下降，于是在肿瘤的演进过程中，就可能不断产生新的癌细胞干系，它们彼此间可能在结构、功能和恶性程度等方面相区别，即所谓癌的异质性(heterogeneity)。这样在治疗因子和宿主因素的作用下，癌细胞如不能被全部杀灭，就可能选择恶性程度更高的癌细胞干系，继续重复突变、扩殖和选择的过程，给治疗带来困难。

（六）其他肿瘤相关特征

除了上述肿瘤生物特征之外，目前正在广泛研究的领域还包括肿瘤相关基因（癌基因、抑癌基因、易感基因）、细胞周期与信号传递、基因工程和基因工程抗体、细胞因子、肿瘤耐药与逆转、肿瘤转移与逆转、肿瘤免疫学等。阐明这些机制，将对肿瘤的预防和治疗产生深远的影响。

二、肿瘤的发生和演进

肿瘤的发生和演进是一个相当复杂的生物学过程，涉及多因素的作用、多基因的参与和多阶段的演变。从宏观方面来看，此过程体现了环境与宿主，尤其是与宿主的遗传因素相互作用及一系列反应的过程；而从微观方面来看，肿瘤的发生实质上反映了致癌因素对细胞遗传物质的影响和作用，其结果是癌变细胞积累了一系列相关基因的遗传学改变，具有生存优势表型的细胞不断被选择，经过克隆扩增，形成了具有侵袭转移潜能的原位癌，同时也获得了正常细胞所不具有的许多生物学特征。

（一）肿瘤发生的分子机制

引起肿瘤的原因有很多，既包括外界各种致癌因素如物理、化学、生物和营养等，又包括机体遗传素质、免疫状态、精神状态、激素水平以及 DNA 损伤修复能力等自身因素。自身因素导致机体对致癌物质反应的个体差异性。

大量研究结果显示，恶性肿瘤的发生与多层次的基因改变紧密相关：① 肿瘤易感性具有家族遗传倾向，如视网膜母细胞瘤、乳腺癌、大肠癌等。② 肿瘤的发生率往往随着年龄增长和遗传稳定性的降低而增长。③ 多种肿瘤细胞克隆具有特征性染色体改变。④ 多种致癌因素，如病毒、电离辐射、化学剂等，都可导致基因结构和功能的改变。⑤ 多种与细胞生长、增殖、分化、凋亡等基本生命活动有关基因的改变都会使细胞发生一系列变化，导致肿瘤的发生。

在染色体水平上，几乎所有肿瘤细胞都有染色体畸变的发生，并被认为是恶性肿瘤细胞的重要细胞遗传学特征。染色体畸变包括染色体数量的增加或减少等数目异常，以及易位、倒置、缺失等各种类型的染色体结构异常。染色体不平衡假说认为，染色体异常是癌变的原初变化，各种因素造成细胞不对称分裂而使子细胞内遗传物质分布不平衡，从而影响基因的正常功能，使细胞的正常生命活动失去协调性，进一步获得自主性的克隆优势，可表现出旺盛的增殖能力和侵袭转移能力，最终恶变成为肿瘤细胞。75%的肿瘤的发生，如大肠癌、肺癌、乳腺癌等，与细胞的染色体数目异常有关，其肿瘤细胞多数为非整倍体，而且肿瘤中染色体数目异常的细胞比例与肿瘤的恶化进程、转移风险密切相关。同时肿瘤细胞中还存在染色体结构的异常，包括易位、缺失、重复、环状染色体和双着丝粒染色体等。有些结构改变在肿瘤细胞中发生频率很高，往往可超过80%，而且在细胞传代过程中一直保持稳定。

在基因水平上，原癌基因和抑癌基因是一对从正(促使细胞恶转)、反(抑制细胞恶转)两方面调控恶性肿瘤发生的重要元素，在细胞增殖、分化和凋亡的调控中发挥着中心作用。大量研究发现，原癌基因虽广泛存在于人和动物细胞中，但在正常情况下并不会导致细胞癌变，而是通过极少量的表达参与正常细胞的生长和分化控制。只有当它们通过某种途径被激活转变成癌基因，表达增强时，才可能引起细胞恶性生长并转化为癌细胞。

癌基因包括病毒癌基因和细胞癌基因。癌基因最初是在以Rous肉瘤病毒(RSV)为代表的一些逆转录病毒中发现的。这种存在于病毒基因组的基因不编码病毒的结构成分，对病毒的复制亦无作用，虽然在正常情况下这些病毒基因并无活性，但一旦受到外界刺激，如辐射、化学致癌剂等的影响，就会全部或部分活化，而具有诱导肿瘤发生的作用。提取这类病毒的核酸片段进行转化实验，同样能使正常细胞向癌细胞转变，因而将这种病毒的核酸片段即病毒所携带的致转化基因，称为病毒癌基因。正常细胞内也存在病毒癌基因的同源序列，这类基因被称为细胞癌基因。因为这类基因存在于正常细胞中，并具有促进正常细胞生长、增殖、分化和发育等生理功能，为了与被激活后能使细胞恶性转化的癌基因区分开来，而将正常细胞内未激活的癌基因称为原癌基因。

原癌基因的激活，主要通过以下方式进行：① 原病毒插入；② 基因扩增；③ 染色体重排；④ 点突变等。

原癌基因的种类很多，常根据它们的表达产物进行分类，其中研究较多的癌基因有：

1. ras 基因家族　ras 基因家族与人类肿瘤相关的特征性基因有 3 种，即 H-ras、K-ras 和 N-ras。它们所共有的特征为：① 基因组中均含有 4 个编码的外显子和 1 个 5′端非编码外显子；② 外显子所编码的蛋白为 188～189 个氨基酸残基，相对分子质量为 21KD 即 P21 蛋白，此蛋白具有高度特异性和同源性，尤其在氨基酸序列的前 80 个氨基酸残基中，几乎无种属间差别，具有高度保守性。

自 1982 年以来，已经在膀胱癌、乳腺癌、结肠癌、肾癌、肝癌、肺癌、胰腺癌、胃癌及造血系统肿瘤中均检测出了 ras 癌基因的异常。ras 癌基因参与多种肿瘤的发生发展，只不过突变率相差很大：① 不同肿瘤类型，ras 癌基因的突变率相差明显，如最高的胰腺癌达 90%，其次是甲状腺癌(53%)和结肠癌(47%)；② 突变 ras 癌基因的种类与某些肿瘤类型密切相关，即有优势激活现象。检测 ras 突变对了解肿瘤的发生发展以及监测恶性肿瘤的治疗效果具有重大意义。

2. HER－2　HER-2(human epithelial receptor 2，也称为 HER-2/neu 或 erbB-2)基因定位于 17q21.1，编码 185 kDa 跨膜酪氨酸激酶生长因子受体，是单链磷酸化糖蛋白。HER-2 是跨膜受体酪氨酸激酶家族的成员，另 3 个成员是 HER-1(ERGF)、HER-3 和 HER-4。HER-2 受体主要与细胞增殖、抗凋亡、血管生成、改变细胞间相互作用、增加细胞运动和转移有关。实验研究亦证实，用 HER-2 转染细胞具有更恶性的表型：刺激细胞增殖、侵袭与转移等。

临床检测 HER-2 基因的扩增，多用荧光原位杂交(FISH)和差别 PCR 技术，应用免疫组织化学(IHC)评估 HER-2 的表达水平。大量的研究结果表明，约有 20%～30%的原发性乳腺癌患者存在 HER-2 基因的扩增或过度表达。多数研究证实，具有 HER-2 基因异常改变的乳腺癌患者通常预后不良、生存期短、复发率高。

3. c-myc 癌基因　c-myc 基因是 myc 基因家族的重要成员之

一，由3个外显子及2个内含子组成。第一个外显子不编码，只起调节作用。只有外显子2和3与V-myc相对应，编码一个439个氨基酸的蛋白质。

c-myc基因既是一种可易位基因，又是一种多种物质调节的可调节基因，可促进细胞分裂，使细胞无限增殖，获得永生化功能，并参与细胞凋亡。c-myc基因主要通过扩增和染色体易位重排的方式激活，与某些组织肿瘤的发生、发展和演变及转归有重要关系。c-myc过量表达则与肿瘤的早期复发有关。目前认为，胃癌、乳腺癌、结肠癌、宫颈癌、霍奇金病及头部肿瘤等都有myc基因的扩增或过度表达。

抑癌基因的作用正好与癌基因的显性正调控作用相反，起着隐性负调控的作用，即抑制细胞的恶性转化。目前发现人类几乎所有常见的肿瘤都伴有一种或多种抑癌基因的丢失或突变，抑癌基因的单位点丢失或失活可形成遗传性肿瘤高发家族。至今发现的作用已被证实的抑癌基因有十余种，其中一些已被确认是多种不同肿瘤发生的共同病因，而另一些只在特定肿瘤发生的过程中起作用。

主要的抑癌基因有：

1. Rb基因　视网膜母细胞瘤基因（retinoblastoma gene, Rb）是第一个被发现并被彻底研究的抑癌基因。由于最初发现它与儿童视网膜母细胞瘤的发生相关，故被称为视网膜母细胞瘤易感基因。其蛋白表达产物分布于细胞核内，能与一些转录因子结合，通过改变磷酸化状态达到活化或抑制转录因子的目的，进而对细胞周期的进程加以调控。

2. p53基因　是另一种与肿瘤的发生紧密相关的抑癌基因，人类许多肿瘤细胞中，均存在高频率的p53基因突变。P53蛋白分布于细胞核，通过对细胞周期G_1/S关卡的调控，介导细胞对DNA损伤的反应，决定细胞是否启动DNA的合成、进入细胞分裂周期，抑或是启动细胞程序化死亡。

3. 其他抑癌基因　WT_1基因、DCC基因、APC基因、

$BRCA_1$和$BRCA_2$基因等等。

恶性肿瘤的发生都须经过一个较长的过程，在这一过程中，抑癌基因失活使细胞失去自我保护机制而易于恶性转化；细胞凋亡通道的紊乱使细胞永生化，增加了细胞受外部因素进一步作用的机会；原癌基因在外部因素的作用下被异常激活，最终导致细胞的恶性转化，形成了具有充分恶性表型的肿瘤细胞。当然，机体的免疫监控系统会及时发现并消灭恶性转化细胞，所以免疫监控系统异常也构成了肿瘤发生的重要分子基础。

（二）肿瘤生长的分子机制

从分子生物学的角度来讲，恶性肿瘤可视为基因的疾病，是因某些染色体上的DNA损伤致基因突变的结果，以致细胞的生长失控，缺乏分化而异常增生，异常增生细胞进一步克隆扩增形成肿瘤。然而，肿瘤的克隆性起源并不意味着产生肿瘤的原始细胞从一开始就已获得了恶性细胞的所有特征。相反，恶性肿瘤的发生是一个多阶段逐步演变的过程，肿瘤细胞是通过一系列进行性的改变而逐渐变成恶性的。在这种克隆性演化的过程中，通常积累了一系列的基因突变，而这些基因可能分布在多个不同染色体上，包括癌基因、抑癌基因、细胞周期调节基因、细胞凋亡基因及维持细胞基因组稳定性的基因（包括：DNA修复、DNA复制及染色体分离基因）等。这些基因的变化，有的是从种系细胞遗传得来，有的则是从体细胞由环境因素引起而后天获得的，故癌症又有遗传性和散发性之别。另外，在肿瘤进展过程中，肿瘤细胞群中常有某些基因发生突变，授予细胞一些选择性优势，例如更快速的生长，或具有侵犯和转移的特性，使得它们在肿瘤细胞群中占据优势（成为显性），该过程称为克隆性选择。通过克隆性选择，肿瘤变得更快速的生长和增加的恶性表型。

从接触致癌剂到癌症的发生及临床症状的出现，常有一个相当长的潜伏期，可长达4～30年之久，平均为15～20年，故大多数癌症都发生在生命的晚期。这也正说明癌症的发生是多种基因异常在多年的阶段性发展中积累的结果，其整个过程一般可分为3

个阶段:启动、促进和进展期。

1. 启动　癌症的启动是指致癌剂在细胞的基因组中引起某些不可逆的变化(突变)。已确定的致癌剂包括致癌的化学物质、电离辐射、特殊病毒以及内源性代谢反应产生的氧自由基等,它们可以造成DNA、细胞膜或蛋白质的损伤,引起基因突变或改变基因表达,或表遗传学改变,如异常的DNA甲基化,导致细胞过度增殖和去分化,从而引起癌变。

不同致癌剂可作用于DNA分子的不同部位,导致DNA结构的不同变化或形成DNA的加合物。在DNA复制过程中,这些加合物可引起编码的错误或非指导性复制,从而引起突变。DNA的损伤通常可通过不同的DNA修复机制进行修复,包括:碱基切除、核苷酸切除、直接逆转、重组修复及错配修复等。

细胞内可引起突变的基因包括原癌基因和抑癌基因。突变的方式有简单的转换、颠换,移码突变和动态突变。诱发关键基因产生突变是导致肿瘤发生的启动事件,甚至极低剂量的致癌剂也会引起启动,而这种低剂量往往是人们比较容易接触到的。因此,在人和动物体内常会自发地或诱发地产生一些启动细胞,使启动成为一种常见的事件。但启动细胞并非已转化的细胞,它们还没有生长的自主性或独特的表型特征。然而,它们又不同于正常细胞,常伴有干细胞的特征,当受促进因子刺激时会引起肿瘤发生。

2. 促进　启动性致突变作用在细胞内的表达大多需要促进剂。促进剂是通过刺激细胞增生而不是诱发突变而对肿瘤发生起作用,它本身无或仅有极微弱的致癌作用,但反复使用能增加细胞分裂,使启动细胞产生肿瘤发生早期所需的增生细胞群,并可形成良性肿瘤。它们的作用相对短暂,且在细胞和组织水平上是可逆的。

肿瘤促进剂包括许多能改变基因表达的物质,最经典的例子是佛波酯(phorbolester),它们通过激活蛋白激酶C刺激细胞增生而起作用。经常接触多种促进剂,如食物、激素及外源性化学促进剂，可启动细胞的克隆性扩增和异常的分化，从而致癌。

3. 进展　癌症的进展是指肿瘤细胞从良性转变为恶性，并进一步演变成更具恶性表型的肿瘤的过程，表现为：自主性和异质性增加、生长加速、侵袭性加强、出现浸润和转移的恶性生物学行为及对抗癌药物的耐药性等。当细胞失去维持核型稳定的能力和显示染色体异常时，它们即进入进展期。核型不稳定性的后果不仅可加强肿瘤细胞的生长，而且可引起细胞代谢调节机制的改变，并使肿瘤细胞能逃避机体的免疫监视，对抗化疗药物的作用等。进展期是一个动态的过程，其与促进期的主要区别是出现核型不稳定性及由它演变而引起的染色体异常。

（三）细胞周期与肿瘤

细胞增殖是通过细胞周期（cell cycle）来实现的。细胞周期是细胞从一次分裂结束，到下一次分裂完成所经历的整个过程。在这一过程中，细胞通过精细的调控，生长分裂形成 2 个遗传上相同的子细胞。

细胞的生长、分裂依次经过间期（interphase）和有丝分裂期。在间期完成分裂所需物质的合成。

细胞间期又可进一步分为：

1. G_1 期（gap 1 phase）　又称合成前期。在此间歇期合成 RNA 和蛋白质，为 DNA 复制作准备。

2. S 期（synthetic phase）　DNA 仅在此期合成，复制后 DNA 含量加倍。

3. G_2 期（gap 2 phase）　又称合成后期。为 DNA 合成后的间歇期，为有丝分裂期作结构和功能方面的准备。

4. M 期（mitotic phase）　又称有丝分裂期。又可分为：

（1）前期（prophase）：染色质凝集，中心粒移向两极，核仁解体，核膜消失。

（2）中期（metaphase）：染色体充分凝集，其着丝粒与纺锤体相连，成双的姐妹染色单体排列在赤道板上。

（3）后期（anaphase）：着丝粒纵裂为二，子染色体被纺锤体拉向两极。

(4) 末期(telophase):染色体到达两极,经历大致与前期相反的过程:染色体逐渐解旋成染色质细丝,核膜、核仁形成,胞质分裂,产生2个子细胞。

细胞周期与肿瘤研究的关系日益显得重要而密切。肿瘤细胞生物学研究表明,由于细胞周期调节失控,导致细胞生长异常、去分化和无限制增殖;肿瘤分子生物学研究表明,许多癌基因、肿瘤抑制基因都参与细胞周期的调控;肿瘤临床研究表明,许多肿瘤生物学标志物、新药的设计和合理使用均与细胞周期调控和关卡途径基因密切相关。

在生理条件下细胞经生长因子等的作用,通过细胞周期蛋白与细胞周期蛋白依赖性激酶的结合,经磷酸化后,在核内释放游离态的转录因子,促进与DNA复制相关蛋白等的合成,随后细胞进入DNA合成期,并在细胞周期各关卡的监测下完成细胞周期各时相,形成遗传上相同的两个子细胞。当在内外因素作用下产生DNA损伤时,细胞可能中断细胞周期的演进,进行DNA修复;如DNA损伤一反应信号途径中相关基因发生遗传学改变,将增加基因组的不稳定性。这些具有潜在DNA损伤的细胞,通常不再分裂或死亡,这样就降低了细胞发生恶性转化的几率;如果DNA修复、细胞关卡和细胞凋亡途径基因发生遗传学改变,允许基因组不稳定性细胞存活并生长、增殖,就增加了癌变的几率。事实上,细胞周期和细胞凋亡调控相关基因的遗传、表遗传学改变是癌细胞中最常检出的异常特征。

(四) 细胞凋亡与肿瘤

细胞凋亡是细胞的一种生理性、主动和耗能的自我消亡过程,是机体在生长、发育和受到应激因素作用后,借以清除多余、衰老、病变和损伤细胞,以维持机体稳态与健康的调节机制;如这一自我调节机制异常,稳态失衡,就可能引起多种疾病,如细胞凋亡抑制与癌症和自身免疫性疾病有关,而神经细胞的过度凋亡则与老年性痴呆有关。

细胞凋亡是由一定的生理或病理因素引发，在严格的基因控制下经一系列程序事件导致的细胞死亡。在这一过程中，细胞萎缩，失去细胞间连接，染色质凝聚。凋亡细胞及其裂解形成的凋亡小体，可被周围细胞吞噬消化，故不引起炎症反应；而细胞坏死多因强烈的理化因素伤害，引发蛋白变性和酶性消化，最终细胞崩解，内容物流出，引发周围组织炎症反应。

长期的研究结果支持了细胞凋亡与肿瘤发生的相关性。例如，几种人乳头瘤病毒可诱发妇女宫颈癌，可能是因为这些病毒能产生一种 E_6 蛋白，与 P53 结合，使其失去促凋亡因子的作用；又如，在人 B 细胞白血病和淋巴瘤中常有 Bcl－2 的高水平表达，这样就阻断了细胞所接受的凋亡信号。近年来的研究表明，肿瘤的放、化疗导致肿瘤细胞死亡的主要原因不是细胞坏死，而是主动的细胞凋亡。

三、肿瘤的转移

肿瘤细胞由其原发部位侵入血管、淋巴管或体腔，部分细胞被血液、淋巴液带到另一部位或器官，在该处克隆生长，形成与原发瘤同样类型的肿瘤，这一过程即为转移。转移是恶性肿瘤最重要的特征之一，也是决定临床治疗和判断预后的重要指标。

1889 年 Paget 提出的“种子与土壤”学说认为，只有当合适的肿瘤细胞（种子）与特定的组织或器官（土壤）提供的生长环境有特殊的亲和力时才会转移。1977 年 Fidler 等人首次证实肿瘤细胞的异质性——原发肿瘤组织中的瘤细胞具有不同的生物学特性，其中有些细胞具有转移潜能。这些细胞在宿主的选择压力之下，具有迁移性、浸润性，形成瘤栓，在循环中存活，在远处毛细血管床滞留和浸润器官实质并增殖，最终形成单克隆转移灶；这群细胞在转移过程中，细胞遗传学不稳定性不断增加，表现为转移性越高，则表型改变越快，逃避外界治疗的可能性越大。近年来，随着分子生物学的发展，人们对肿瘤转移又有了更进一步的认识。强调转移不仅与肿瘤细胞的异质性细胞亚群有关，更是肿瘤细胞与宿主组织微环境复杂的相互作用的结果，其过程涉及：① 多个分子作用机制和信号转导途径，包括细胞与细胞及间质的黏附作用、肿瘤组织微环境的调整和细胞外基质的降解、生长和趋化因子的产生及其信号转导、淋巴血管的新生及其调控的信号转导等；② 转移相关基因与转移抑制基因的平衡失调。目前已有数百个基因被报道可能参与了肿瘤的转移。

肿瘤转移的基本步骤有如下几个方面：

1. 瘤细胞从原发瘤体脱落　由于黏附分子，如上皮黏附素、CD_{44}、亲和素和整合素等的作用，细胞表面糖蛋白和受体性质的变化，以及自分泌运动因子及其受体的调节等，一些肿瘤细胞同质黏附力下降而能动性增加，从原发部位分离脱落。

2. 瘤细胞侵袭周围组织并穿过胞外基质　瘤细胞从瘤体表面脱落后，伸出伪足与靶细胞及胞外基质中的层粘连蛋白和纤维连接蛋白等相黏附，向细胞间隙运动并牵引细胞其他部分向前运动。机体内有多种因素影响到细胞的运动，如来源于宿主的扩散因子、生长因子、细胞外基质成分、透明质酸酶等，以及一些来源于肿瘤自身分泌的因子，如运动因子、黏附分子和血管形成因子等，这些因子能够促进肿瘤细胞的随机运动和趋化运动。不过，另有一些细胞因子则对细胞的运动有抑制作用。与此同时，肿瘤细胞被激活释放出各种水解酶类，如肝素酶、组织蛋白酶、纤溶酶原激活剂、纤溶酶、弹性蛋白酶、金属蛋白酶等，破坏其黏附部位的组织，使肿瘤细胞得以移动并穿过基底膜和胞外基质。

3. 瘤细胞侵入血管或淋巴管　肿瘤细胞侵袭血管，除与黏附、运动、蛋白水解有关外，另外一些因素也影响瘤细胞进入血管，如受侵血管的大小、肿瘤的生长能力。离体和体内试验显示，肿瘤细胞可以在对血管没有明显侵袭的情况下通过“渗透”进入血管内。肿瘤细胞渗透性地进入血管，与以下 3 个因素有关：① 血管壁的解剖缺损：肿瘤形成的新生血管结构不完整，仅有单层内皮，周围缺乏足够的基质，使瘤细胞较易穿过血管壁。② 瘤细胞的运动能力增强。③ 血管外压力高于血管内压力（即使是一过性的）。

4. 瘤细胞在循环中运行并逃避免疫系统攻击　瘤细胞侵入循环后，绝大多数被宿主免疫细胞发现并破坏，在此过程中，机体的抗肿瘤免疫杀伤功能主要由细胞免疫系统来完成，包括淋巴细胞和髓细胞，其中 NK 细胞的作用最为明显。但仍有少量细胞可以逃避免疫监控，其主要途径为通过分泌血小板因子来激活血小板，并与血小板聚集形成瘤栓，逃避免疫系统的识别，同时，肿瘤细胞还能以其他途径屏蔽自身的免疫原性来逃避免疫系统的监控与杀伤。

5. 肿瘤细胞滞留、黏附、穿出管壁　毛细血管内皮细胞快速更新和脱落是正常的连续生理活动。同时，内皮细胞的磨损和破裂也能导致暂时的裂隙并暴露基底膜。肿瘤的黏附分子可以将肿瘤瘤栓黏附于该处，瘤栓中的血小板还能与损伤内皮细胞表面的纤维蛋白沉积物结合以加强这种作用。于是，肿瘤细胞一血小板一淋巴细胞团块滞留成功。此过程有多种因子参与，除黏附分子、趋化因子之外，还有归巢因子等。

瘤细胞在远处血管床滞留后，并非所有瘤细胞都能成功穿出管壁形成转移灶，大部分仍将在随后的过程中被清除。滞留瘤细胞的命运包括：① 瘤细胞与内皮黏附松散，可再次脱落进入循环系统或死亡。② 瘤细胞栓子与内皮松散附着或游离于管腔内，周围有血栓形成，并可逐渐阻塞管腔，成纤维细胞增殖长入血栓，瘤细胞发生变性。以后血栓完全机化，血栓内瘤细胞被消除，只残留纤维组织；管腔可部分再通。③ 一部分瘤细胞能够生存下来，穿出管壁在血管外生长，形成转移灶。

6. 形成转移瘤　瘤细胞穿出后，与血管外的基质再次发生黏附，这种黏附力高于对非靶器官实质细胞的黏附，具有器官特异性。局部着床的瘤细胞大部分维持休眠状态，小部分增殖形成微转移灶，而这些微转移灶又只有极小部分可以继续生长形成肿瘤。转移灶能否形成依赖于转移细胞与宿主器官组织的相互作用，自分泌、旁分泌或内分泌通路的信号可单独或联合刺激或抑制肿瘤细胞的增殖及其新血管的形成，最终结果依赖于正、负调节因子之间的平衡。

总之，肿瘤转移是一个连续的多步骤的过程，最终结果由转移细胞与宿主体内各平衡因素之间相互作用决定，一旦这种平衡受到破坏即可导致转移瘤的形成。

四、肿瘤免疫学

免疫功能就是机体识别和排斥异物的能力，表现为以下几个方面。

1. 免疫防御(immunological defense) 指机体排斥外源性抗原异物的能力。这是动物维持自净、不受外来物质干扰和保持物种纯净的生理机制。不仅有传统免疫概念中抗感染的功能，而且有排斥异种或同种异体的细胞和器官的功能，后者是器官移植需要克服的主要障碍。当这种能力低下时机体就易出现免疫缺陷病，而过高时易出现超敏反应性组织损伤。

2. 免疫自稳(immunololgical homeostasis) 指机体识别和清除自身衰老残损组织、细胞的能力，是机体借以维持正常内环境稳定的重要机制。免疫自稳功能失调时易导致某些生理平衡的紊乱或者自身免疫性疾病。

3. 免疫监视(immunological surveillance) 指机体杀伤、清除异常突变细胞的能力，使机体可以监视和抑制恶性肿瘤在体内生长。免疫监视功能低下时，宿主易罹患恶性肿瘤。

人类免疫系统是由具有多种器官组织、高度特异性细胞和独立于血液体系外的淋巴循环系统组成的一个复合体，包括免疫器官、免疫细胞、免疫分子。主要功能包括：① 生成抗原特异性淋巴细胞和其他免疫细胞。② 向产生免疫应答的外周免疫器官聚集外来抗原。③ 抗原特异性淋巴细胞在外周免疫器官间循环，及时识别外来抗原并产生免疫应答。④ 生成免疫应答产物(特异性抗体和效应细胞)，释放入血液和组织中。机体免疫系统对抗原刺激产生的以排除抗原为目的的生理过程称为免疫应答(immunere-sponse)，免疫应答由多细胞系(单核-吞噬细胞系、T 细胞、B 细胞)通过细胞介导免疫(cell mediated immunity,CMI)和体液免疫(humoralimmunity)的方式来完成抗原递呈、淋巴细胞活化、免疫分子形成及免疫效应发生等一系列生理反应,使机体得以维护内环境的稳定。并由存在于人和脊椎动物血清及组织液中的一组具有酶活性的球蛋白(补体;complement,C)、调节因子及相关膜蛋白共同组成的一个补体系统,广泛参与机体的抗感染及免疫调节,介导病理性反应,是体内重要的免疫效应系统和放大系统。

免疫器官由中枢和外周免疫器官组成。中枢免疫器官包括骨髓、胸腺,主导免疫活性细胞的产生、增殖和分化成熟,对外周淋巴器官发育和全身免疫功能起调节作用。多能造血干细胞在此产生并发育成为免疫细胞。外周免疫器官包括淋巴结、脾和皮肤/黏膜相关淋巴组织等,是成熟免疫细胞定居和免疫应答发生的场所。

免疫细胞分为三大类:① 一类指免疫应答过程中起核心作用的免疫活性细胞,即淋巴细胞(lymphocyte);② 一类是指免疫应答过程中起辅佐作用的抗原递呈细胞(antigen-presenting cell, APC);③ 第三类是指单纯参与免疫效应的其他免疫细胞,包括骨髓造血细胞、中性粒细胞、嗜酸性粒细胞、嗜碱性粒细胞、肥大细胞,红细胞、血小板也不同程度地参与免疫应答,但只作为效应细胞。其中,造血干细胞(hemopoietic stem cell, HSC)是具有高度自我更新能力和多能分化潜能的造血前体细胞,属于一群原始造血细胞,它们存在于造血组织和血液中,体内所有血细胞均由其分化而来。HSC在造血组织中的比例极低,形态上难以识别,常借助一些表面标记来认识、分离、纯化和研究 HSC。人造血干细胞主要表面标记有:CD34、CD117 、CD38、CD45、HLA-DR。目前临床在白血病治疗、肿瘤化疗放疗后的造血支持等治疗中采用的造血干细胞移植技术,是指将正常人造血干细胞输入经过超剂量放、化疗后的患者体内,替代原来病理性或缺陷的造血干细胞,达到重建造血、免疫功能和治疗疾病的目的。此外,造血干细胞是导入外源基因的理想宿主细胞,可以在基因治疗中发挥重要作用。

免疫分子：指抗原（antigen，Ag）、免疫球蛋白（immunoglobulin，Ig）、补体（complement，C）和补体受体（complement receptor，CR）、细胞因子（cytokines，CK）和细胞因子受体（CKR）、主要组织相容性抗原（major histocompatibility antigen，MHA）、黏附分子（adhesion molecules，AM）、白细胞分化抗原等。其中人的 MHA 称为人白细胞抗原系统（HLA），分布于人体所有有核细胞表面，是参与抗原递呈和 T 细胞激活的关键分子，不但决定宿主的组织相容性，而且与宿主的免疫应答和免疫调节密切相关，其意义远远超出移植免疫的范畴。许多人类肿瘤或肿瘤衍生的细胞株均已发现 MHC－Ⅰ类抗原表达缺失或密度降低。若将Ⅰ类基因转染给肿瘤细胞株，则恶变细胞可发生逆转，且浸润性与转移性消失或降低。这可能是由于 MHC－Ⅰ类抗原缺失的肿瘤细胞不能被 TC 识别并攻击，从而导致肿瘤免疫逃逸（sneaking through）。

肿瘤免疫学是临床免疫学的一个分支学科，研究肿瘤与宿主的免疫相关性及其实验诊断和生物治疗，内容涉及：肿瘤抗原性、机体对肿瘤的免疫应答和抗肿瘤免疫机制、机体的免疫功能状态与肿瘤发生发展的关系以及肿瘤的免疫诊断技术和免疫防治策略。

1950 年 Burnet 提出免疫监视的概念，认为免疫系统可以监视肿瘤的发生，并通过细胞免疫机制杀灭肿瘤，当机体免疫功能低下时则可能发生肿瘤。20 世纪 70 年代单克隆抗体的问世，推动了肿瘤免疫诊断技术和免疫治疗的发展。20 世纪 80 年代中后期，随着分子生物学和免疫学的迅速发展及交叉渗透，对肿瘤抗原的性质及其递呈过程、肿瘤免疫应答启动和抗肿瘤免疫效应的分子机制等有了新的认识。而 20 世纪 90 年代以来，随着人类基因组计划的实施和后基因组研究的发展，免疫学研究的方法、思路和观念发生了巨大的改变，一门新的免疫学前沿分支学科——免疫组学应运而生。其中，肿瘤免疫组学主要研究肿瘤抗原谱及其免疫应答分子谱。

(一) 肿瘤抗原、肿瘤免疫相关基因和肿瘤相关基因

1. 肿瘤抗原　是指细胞恶变过程中新出现的或过度表达的抗原物质正常基因调控异常或外源基因的整合都可诱发细胞癌变，导致某些正常细胞没有的或含量极低的蛋白质的产生，或使正常状态下隐蔽的抗原决定簇暴露出来成为肿瘤抗原。

肿瘤抗原分类法有多种，根据抗原的特异性可分为：① 肿瘤特异抗原(TSA)：指只存在于某种肿瘤细胞表面而不存在于正常细胞的新抗原。鉴于此类抗原一般是通过动物肿瘤移植排斥实验所证实，故又称为肿瘤特异移植抗原(TSTA)或肿瘤排斥抗原(TRA)。TSA 只能被 $CD8^{+}$ 细胞毒性 T 细胞所识别，而不能被 B 细胞识别，是诱发 T 细胞免疫应答的主要肿瘤抗原。② 肿瘤相关抗原(TAA)：指一些肿瘤细胞表面糖蛋白或糖脂成分，它们在正常细胞上有微量表达，但在肿瘤细胞表达明显增高。此类抗原一般可被 B 细胞识别并产生相应的抗体。

人类肿瘤抗原的主要来源：① 突变、融合蛋白，是突变癌基因或突变抗癌基因编码的蛋白质，它们表达在细胞核或细胞膜上，成为肿瘤相关抗原。② 病毒特异性蛋白：一些病毒，如 EB 病毒、HPV 病毒、单纯疱疹病毒和乙肝病毒，分别与人类一些肿瘤有关，在这些肿瘤细胞核、细胞质或细胞膜上可以查到由病毒基因编码的肿瘤标志物，或病毒基因编码的影响宿主基因组转录的新蛋白，它们能诱导特异性细胞毒反应。③ 体细胞突变产生的独特性表位，如 T 细胞白血病和 B 细胞白血病的恶变细胞多来源于单细胞克隆，它们分别表达相同的 T 细胞受体(TCR)和 B 细胞受体(BCR)独特性表位。④ 共有肿瘤抗原，是一类由不同个体相同组织起源的肿瘤细胞所表达的肿瘤抗原。⑤ 组织特异性抗原和胚胎抗原，如某些人胃癌细胞表达了 ABO 血型抗原，由于该抗原是正常细胞的组织特异性抗原，所以不能刺激机体产生免疫应答。某些癌细胞表达胚胎组织的细胞抗原，如甲胎蛋白(AFP)、癌胚抗原(CEA)，因为曾在胚胎期出现过，宿主对之已形成免疫耐受性，因此不能引起宿主免疫系统对这种抗原的免疫应答。但作为一种

肿瘤标志，通过检测肿瘤患者血清中AFP和CEA的水平，分别有助于肝癌和结肠癌的诊断。

2. 肿瘤相关基因　肿瘤相关基因的异常表达（包括基因产物表达水平或定位的改变）可以使细胞正常表型转化为癌性表型，出现肿瘤特异性或相关性抗原。如癌基因c-myc、n-myc、c-erbB、k-ras等；抑癌基因p53、p16、Rb、APC等；调控基因MHC等。

3. 肿瘤免疫相关基因　HLA-Ⅰ类基因（包括HLA-A、HLA-B和HLA-C），编码的分子参与对内源性抗原肽的加工、处理和提呈，分布于几乎所有有核细胞表面。HLA-Ⅱ类基因（包括DR、DP和DQ）编码的分子参与对外源性抗原的加工、处理和提呈，主要表达于B细胞、单核-巨噬细胞和树突状细胞等抗原递呈细胞上；HLA-Ⅲ类基因，编码补体成分和肿瘤坏死因子等。

（二）抗肿瘤免疫的机制

癌细胞发展成肿瘤是一个多因素、多基因和多步骤的生物学过程，要经历致癌、促癌、癌演进3个过程，在此过程中患者自身的遗传素质、激素水平和免疫状态等起着重要的调控作用。

免疫缺陷与肿瘤发生密切相关。当体内出现一定量的肿瘤细胞时，机体会产生抗肿瘤免疫反应，及时清除这些细胞。而当机体免疫力低下或受到抑制时，肿瘤发生率增高。

肿瘤发生后，机体可通过免疫效应机制发挥抗肿瘤作用。其中，细胞免疫是抗肿瘤免疫的主要方式，体液免疫通常仅在某些情况下起协同作用。对于大多数免疫原性强的肿瘤，特异性免疫应答是主要的；而对于免疫原性弱的肿瘤，非特异性免疫应答可能具有更主要的意义。

1. 细胞免疫机制

(1) T细胞介导的抗肿瘤作用：T细胞免疫应答反应在抗肿瘤效应中起重要作用。抗原致敏的T细胞可特异地杀伤、溶解带有相应抗原的肿瘤细胞，并受组织相容性抗原（MHC）限制，包括MHC-Ⅰ类抗原限制的$CD8^+$细胞毒性T细胞（CTL）和MHC-Ⅱ类抗原限制的$CD4^+$辅助性T细胞（TH）两大类。

(2) NK细胞介导的抗肿瘤作用：NK细胞是一类在肿瘤早期起作用的效应细胞，是机体抗肿瘤的第一道防线。NK细胞在抗新生瘤及转移瘤中发挥重要作用。它不需预先致敏即能杀伤肿瘤细胞，杀伤作用无MHC限制性和肿瘤特异性，对淋巴瘤和白血病细胞作用较强，对实体瘤作用较弱。

(3) 巨噬细胞介导的抗肿瘤作用：巨噬细胞在抗肿瘤免疫中不仅是呈递抗原的抗原呈递细胞(APC)，而且也是参与杀伤肿瘤的效应细胞。

(4) 其他细胞介导的抗肿瘤作用：LAK细胞和TIL细胞均在IL-2作用下诱导生成，能杀伤多种来源的肿瘤细胞。活化的中性粒细胞可以释放活性氧、细胞因子等以发挥抑瘤作用，或非特异性杀伤肿瘤细胞。树突状细胞(DC)可以高表达MHC等免疫相关分子，参与抗原提呈，激发免疫应答。另外，细胞因子激活的内皮细胞具有细胞毒作用，也能杀伤肿瘤细胞。

2. 体液免疫机制　抗体并不是抗肿瘤的重要因素。在APC参与和$CD4^+$ T细胞辅助下，B细胞对肿瘤细胞分泌的可溶性抗原或瘤细胞膜抗原产生应答，并分泌抗瘤抗体。抗瘤抗体可通过以下几种方式发挥作用：① 抗体依赖性细胞介导的细胞毒(ADCC)作用，IgG类抗体能使多种效应细胞如巨噬细胞、NK细胞、中性粒细胞等发挥ADCC效应，使肿瘤细胞溶解。② 补体依赖的细胞毒作用，细胞毒性抗体(IgM)和某些IgG亚类(IgG_1、IgG_3)与肿瘤细胞结合后，在补体参与下溶解肿瘤细胞。③ 使瘤细胞黏附特性改变或丧失，抗体与肿瘤细胞抗原结合后，可修饰其表面结构，使肿瘤细胞黏附特性发生改变甚至丧失，从而有助于控制肿瘤细胞的生长和转移。④ 抗体的调理作用，吞噬细胞可通过其表面Fc受体，增强对抗体结合肿瘤细胞的吞噬作用。

(三) 肿瘤逃避机体免疫攻击的机制

肿瘤逃避机体免疫攻击的原因主要有：

1. 肿瘤细胞缺乏激发免疫应答所必需的成分，包括肿瘤抗原免疫原性减弱，MHC抗原异常表达，肿瘤细胞表面发生“抗原覆盖”或被封闭，肿瘤抗原的加工和提呈出现障碍，共刺激分子或黏附分子表达下降。

2. 肿瘤生长到瘤细胞集团时发生抗原编码基因突变，干扰或逃脱了机体的免疫识别。

3. 肿瘤抗原诱发免疫耐受。

4. 肿瘤细胞诱导免疫细胞凋亡或自身抗凋亡。

5. 免疫抑制，包括免疫系统功能障碍，肿瘤产生抑制性物质。

（四）肿瘤的免疫学检测

肿瘤的免疫学检测主要是对肿瘤进行免疫学诊断和评估宿主的免疫功能状态。

1. 肿瘤的免疫学诊断　肿瘤的免疫学诊断包括：

（1）检测肿瘤相关标志物：应用免疫学方法检测肿瘤抗原或抗体，是目前最常用的肿瘤免疫学诊断和病程监测方法，如 AFP 检测对原发性肝癌的诊断价值；CEA 检测有助于诊断直肠癌、胰腺癌；p53 突变蛋白能辅助多种肿瘤的诊断；在鼻咽癌和 Burkitt 淋巴瘤患者的血清中可以检出 EB 病毒抗体，且抗体水平变化与病情的发展和恢复有关。

（2）鉴定淋巴细胞的 CD 分化抗原，辅助诊断白血病和淋巴瘤以及复发监测。

（3）检测细胞生长、发育相关蛋白如细胞增殖核抗原，评估肿瘤生长情况，用于辅助诊断和预后评估。

（4）体内免疫成像诊断。放射性核素如 ^{131}I 与抗瘤单抗结合，或抗瘤单抗与荧光探针结合，采用相应成像技术，进行体内成像诊断。

2. 评估宿主免疫功能状态　肿瘤患者免疫功能状态的评估，有助于判断肿瘤的发展和预后，也有助于治疗方案的选定和治疗效果的评判。一般而言，免疫功能正常者的预后比较好，晚期肿瘤患者或已有广泛转移者的免疫功能常常明显低下。免疫功能状态评估主要包括体液免疫功能的检测和细胞免疫功能的检测。

（1）细胞免疫功能测定

① 吞噬细胞功能测定：中性粒细胞趋化功能测定、中性粒细胞吞噬和杀菌功能测定、巨噬细胞吞噬功能及细胞毒作用的功能测定。

② T 细胞功能测定：T 细胞计数、T 细胞增殖试验、T 细胞介导细胞毒试验、迟发型过敏反应、T 淋巴细胞亚群比例测定。

③ NK 细胞功能测定：NK 细胞计数、NK 细胞活性测定。

（2）体液免疫功能测定：B 细胞计数、B 细胞增殖试验、Ig 分泌细胞计数（反向溶血空斑检测）法、常见抗体测定、免疫球蛋白定量检测、血清补体活性和含量测定、细胞因子及受体检测、黏附分子检测。

（五）肿瘤的免疫治疗

肿瘤的免疫治疗实际上就是调动机体的免疫功能来排斥肿瘤和消灭肿瘤。肿瘤的抗原性很弱，因此它在体内的生长不像其他异物在体内的生长那样会引起强烈的排斥反应。利用各种方法来激发和提高机体对肿瘤的排斥及杀伤能力的治疗被称为免疫治疗。另外，晚期肿瘤患者大多伴有免疫功能抑制或者紊乱，肿瘤根治性手术，特别是放、化疗后，机体免疫功能会受到不同程度的损害，也需要进行免疫治疗来帮助机体免疫功能的恢复。因此，肿瘤免疫治疗主要包括两方面内容：一是免疫调节，即用物理、化学和生物学手段调节机体的免疫功能，使原有的免疫功能增强；二是免疫重建，使患者受损的免疫功能得到部分或全部恢复。

基于免疫反应的性质，免疫治疗大致可分为以下几种类型。

1. 主动性免疫治疗　应用疫苗或基因工程疫苗进行免疫接种，能够激发或增强患者特异性抗肿瘤免疫应答，阻止肿瘤生长、扩散、复发。如基因修饰的肿瘤细胞疫苗、肿瘤抗原肽或基因修饰的 APC 疫苗、肿瘤相关病毒疫苗、重组病毒疫苗、癌基因产物的分子疫苗等。也可以利用卡介苗及小棒状杆菌菌苗等来激活体内巨噬细胞和杀伤细胞从而消灭肿瘤。

2. 被动免疫治疗　给患者输注肿瘤特异性抗体，或者将药物、毒素、放射性核素等效应分子结合到抗体上，借助抗体能特异性地结合到肿瘤相关或特异靶分子上的特点，进行肿瘤的免疫导向治疗。

3. 过继免疫治疗　将有免疫活性的自体或异体的免疫细胞输给患者，提供其现有的免疫力以对抗肿瘤，如输入 LAK 细胞或肿瘤浸润细胞等。造血干细胞移植可重建受者的造血与免疫功能，也属于这类治疗。

4. 细胞因子治疗　一些细胞因子，如干扰素、白细胞介素-2及肿瘤坏死因子等，可对肿瘤细胞起到直接抑制和杀伤作用，但大多数细胞因子本身并不能杀伤肿瘤细胞，而是通过增强免疫系统的功能来抑制肿瘤的生长，如 IL-2、IL-4、IL-6、IFN-γ 等都有这种作用。还有一些细胞因子除作用于成熟的免疫细胞，参与免疫应答的调节外，还具有促进骨髓干细胞增殖、分化及促进 T 细胞在胸腺内发育，重建机体造血和免疫功能的作用，如 CSF、IL-3、IL-6等。另外，有些细胞因子能够对肿瘤血管生成进行调控，通过干扰血管生成抑制肿瘤生长，如内抑素、血管抑素等。

常见细胞因子包括：① 白细胞介素系列（ILS）；② 集落刺激因子（CSF）；③ 干扰素（IFN）；④ 肿瘤坏死因子（TNF）；⑤ 转化生长因子（TGF）；⑥ 小分子免疫肽，如转移因子、胸腺肽等；⑦ 肿瘤血管生成调节因子。目前认为细胞因子联合应用或细胞因子与抗肿瘤药物联合应用，可以提高肿瘤的治疗效果，减少副作用。

5. 基因治疗和基因免疫治疗　应用正常或野生型基因纠正或置换致病基因，或导入有治疗作用的其他基因，通过诱发、增强机体免疫效应，或抑制、阻断肿瘤相关基因异常表达，或增强肿瘤细胞的药物敏感性，以实现基因治疗的目的。目前，基因治疗主要集中在基因免疫治疗、直接杀灭或抑制肿瘤细胞的基因治疗、改善肿瘤化疗疗效的基因治疗、抗肿瘤血管生成的基因治疗等方面。其中以基因免疫治疗策略的研究为最多，其策略是通过基因工程的方法将目的基因导入肿瘤细胞或效应细胞，然后将表达目的基因的受体细胞输入到患者体内，通过提高人体免疫系统对肿瘤细胞的认识、抑制或杀伤能力，对肿瘤进行治疗。

基因治疗作为肿瘤治疗的手段目前尚在探索。首先，肿瘤的发生涉及多个基因的改变，很难想象只针对个别基因进行基因治疗就能彻底治愈肿瘤；另外，目前基因转移系统的效率尚不能达到肿瘤治疗的临床要求，因为肿瘤治疗与遗传病治疗的不同之处在于，要治愈肿瘤就要使每一个肿瘤细胞都受到基因治疗的作用，否则就有复发的可能性。

第三章 肿瘤诊断

肿瘤诊断必须根据病人的临床表现及各项检查结果才能做出正确的诊断。尽管肿瘤是一类病因复杂、表现很不一致的疾病，但也具有很多的共性，对这些共性的认识有助于明确诊断。

一、临床表现

由于肿瘤的发育程度、发生部位和病人的耐受程度不同，其临床表现也有所不同。早期肿瘤的临床表现并不典型，给临床诊断带来困难；晚期肿瘤临床表现较为典型，常较易诊断。肿瘤的临床表现分为局部表现和全身表现。局部表现主要是由于肿瘤局部浸润和坏死，肿瘤压迫或堵塞消化道、呼吸道等管腔而造成相应的症状。位于体表或浅在的肿瘤，肿块容易被发现，且常为第一症状；由于局部淋巴管受浸润，表现为局部淋巴水肿，而由于肿瘤组织血供丰富，表现为局部静脉怒张或增大增粗。肿瘤由于性质不同，其包膜有无及完整情况不一，并可有不同的活动度。位于深部或内脏的肿瘤，可能无法扪及肿块，而表现为实性脏器受压或空腔器官梗阻症状。肿瘤缺血坏死或合并感染，可有出血症状，表现为呕血、黑便等消化道出血，或咯血等呼吸道出血症状。肿瘤坏死脱落，可形成恶性溃疡，合并感染时，可有恶臭及血性分泌物。由于肿瘤迅速生长、压迫、坏死或感染可导致末梢神经受压或受刺激，导致疼痛产生，局部可出现刺痛、跳痛、灼痛和钝痛等疼痛症状。当消化道梗阻时，可出现绞痛、恶心、呕吐及肛门停止排便排气等；胆道系统出现梗阻时，可表现出黄疸等。有的肿瘤原发部位症状并不明显，而首先表现为转移性症状，如肺癌的骨转移和脑转移等，给诊断带来困难。由于肿瘤造成进食困难，或由于肿瘤迅速生长而消耗大量的营养物质以及肿瘤分泌的细胞因子造成肿瘤病人体重下降、消瘦以及恶病质等。某些肿瘤组织坏死或合并感染时可造成病人发热、贫血、乏力等，晚期病人可出现全身衰竭等。某些肿瘤分泌激素，可相应地出现皮肤潮红、心慌等副癌综合征表现。临床上常出现一些以全身症状为主而就诊的肿瘤患者，应引起足够的重视。

二、实验室检查

检验医学(laboratory medicine)是涉及基础和临床专业最多的一门边缘学科，为临床疾病的预防、诊断、疗效观察、病程监测和预后判断提供实验室的客观依据和各种信息。随着基础医学和其他科学技术，特别是分子医学、电子学、生物信息和计算机学科的相互渗透及迅速发展，诸多新理论、新技术和新仪器都率先在检验医学中应用，使其内容不断拓宽和深化，面貌日新月异，成为发展最快的学科之一，在临床医学中发挥的作用也越来越重要。

(一) 血常规

1. 白细胞(WBC)计数

(1) 白细胞计数增高

生理性增高见于：初生儿、运动、疼痛、情绪变化、应激、妊娠、分娩。

病理性增高见于：感染、组织损伤、手术后急性心肌梗死、骨髓纤维化、真性红细胞增多症、尿毒症、酸中毒、某些药物中毒、烧伤等。恶性肿瘤及白血病可导致白细胞计数升高，尤以慢性白血病性增高最为多见。多于 $12\times10^9/L$ 可视为增多，白细胞分类对确定增多原因有一定价值，应寻找感染的来源。$30\times10^9/L$ 或更多者应怀疑白血病的可能，应做白细胞分类及骨髓检查。

(2) 白细胞计数减少　见于：① 感染：某些细菌感染（如伤寒、副伤寒）和病毒感染（如流感、风疹、麻疹）。② 血液病：再生障碍性贫血、急性粒细胞缺乏症、恶性网状细胞增多症。③ 脾功能亢进：各种原因所致的脾肿大。④ 理化因素：放射性物质、X线、某些抗癌药、解热镇痛药等，可造成白细胞减少。

白细胞计数少于 $0.5\times10^9/L$ 提示患者受感染的可能性极大，

应采取适当的预防措施，并严密监测。少于 $3\times10^{9}/L$ 为白细胞减少，应了解白细胞分类，并做进一步检查。

2. 白细胞分类

(1) 中性粒细胞

增多见于：急性感染和化脓性感染，急、慢性白血病，淋巴瘤等，各种中毒(尿毒症、糖尿病酸中毒等)。注射升白针后，外周血出现大量幼稚细胞。

减少见于：某些传染病(流感、伤寒、副伤寒、麻疹)，血液病(再障、粒细胞缺乏症、白细胞减少症)，化疗或放疗后，脾功能亢进，自身免疫性疾病等。

(2) 淋巴细胞

增多见于：某些病毒或细菌所致的传染病，如传染性淋巴细胞增多症、传染性单核细胞增多症、传染病恢复期、结核病、百日咳、淋巴细胞性白血病、白血性淋巴肉瘤。

减少见于：应用肾上腺皮质激素、接触放射线、细胞免疫缺陷病、某些传染病的急性期。

(3) 单核细胞

增多见于：某些感染，如伤寒、结核、疟疾、黑热病、亚急性细菌性心内膜炎；某些血液病，如单核细胞性白血病、淋巴瘤、骨髓异常增殖综合征、恶性组织细胞病。

(4) 嗜酸性粒细胞

增多见于：① 变态反应性疾病：支气管哮喘、药物过敏、荨麻疹、血管神经性水肿、过敏性紫癜。② 寄生虫病：蛔虫病、钩虫病、血吸虫病。③ 某些皮肤病：湿疹、牛皮癣、剥脱性皮炎等。④ 某些血液病：慢粒、恶性淋巴瘤、嗜酸性粒细胞性白血症、多发性骨髓瘤、霍奇金淋巴瘤等。

减少见于：应用糖皮质激素、促肾上腺皮质激素，伤寒、副伤寒等。

(5) 嗜碱性粒细胞

增多见于：慢性粒细胞白血病、嗜碱性粒细胞白血病。某些转移癌及骨髓纤维化。

3. 红细胞(RBC)计数

增多见于:① 严重呕吐、腹泻、大面积烧伤及晚期消化道肿瘤患者。多为脱水致血浓缩使血液中的有形成分相对增多所致。② 心肺疾病:先天性心脏病、慢性肺脏疾患及慢性一氧化碳中毒等。③ 干细胞疾病:真性红细胞增多症。

减少见于:① 急性或慢性失血。② 红细胞遭受物理、化学或生物因素破坏。③ 缺乏造血因素、造血障碍和造血组织损伤。④ 各种原因所致的血管内或血管外溶血。

4. 血红蛋白(Hb)

减少见于:贫血、白血病、产后、手术后、大量失血、钩虫病等降低,缺铁性贫血时尤为明显。

增多见于:肺气肿、肺心病、先天性心脏病、严重呕吐、腹泻、出汗过多、大面积烧伤、慢性一氧化碳中毒及真性红细胞增多症等时增高(长期居住在高原地区者生理性增高)。

Hb 低于 45 g/L 者应予输血治疗(充血性心力衰竭者除外);低于 105 g/L 者应寻找贫血原因;高于 180 g/L 者应作进一步检查;高于 230 g/L 者,应采取紧急治疗措施。

5. 红细胞比积(Hct)

增高见于:大量脱水、血液丢失及真性红细胞增多症。

降低见于:各种贫血。低于 0.14 者必须给予输血治疗(有充血性心力衰竭者不宜);低于 0.33 者应进一步检查,寻找贫血原因。男性高于 0.56、女性高于 0.53 同时伴有血红蛋白增高应考虑血浆容量问题。达到或高于 0.70 者为紧急静脉放血的指征。

6. 血小板计数(Plt)

增多见于:① 原发性血小板增多症、慢性粒细胞性白血病、真性红细胞增多症、溶血性贫血、淋巴瘤。② 手术后、急性失血后、创伤、骨折。③ 某些恶性肿瘤、感染、缺氧。

减少见于:① 原发性血小板减少性紫癜、白血病、再生障碍性贫血、阵发性睡眠性血红蛋白尿、巨幼细胞性贫血等。② 脾功能亢进、放射病、癌的骨髓转移。③ 某些传染病或感染：如败血症、结核、伤寒。④ 某些药物过敏：氯霉素、抗癌药等。

（二）尿本-周氏蛋白（Bence-Jones，B-J）

尿液中的本-周氏蛋白是一种免疫球蛋白的轻链或轻链的多聚体，也称为γ微球蛋白或凝溶蛋白，存在于多发性骨髓瘤患者的尿液中。因此该检验的主要目的是筛查多发性骨髓瘤。参考值：阴性。

临床意义：

1. 在多发性骨髓瘤患者中，约有一半的病例尿本-周氏蛋白检测结果呈阳性。

2. 在巨球蛋白血症患者中，20%的病例呈阳性。

3. 在其他病例中，如肾淀粉样变、慢性肾盂肾炎、恶性淋巴瘤、系统性红斑狼疮、骨髓瘤等。

（三）粪常规检查

1. 粪常规镜检癌细胞　怀疑肠癌的患者，应取其肠道排泌的黏液、脓血或肠腔灌洗液进行脱落细胞学检查。检出癌细胞有助于明确诊断。

2. 粪便隐血试验　正常粪便隐血试验阴性。消化道出血或呼吸道出血咽下后本试验阳性。消化道癌症患者粪隐血试验可持续阳性。因此常以其作为普查消化道癌症的过筛试验。

（四）常见临床生物化学检测

临床生物化学是化学、生物化学与临床医学的结合。它研究器官、组织、人体体液的化学组成和进行着的生物化学过程以及疾病、药物对这些过程的影响，从而为疾病诊断、病情监测、药物疗效、预后判断和疾病预防等各个方面提供信息和理论依据。临床上一般作肝功能、肾功能、电解质、糖等检查。肝功能检查项目包括：总胆红素、直接胆红素、总蛋白、白蛋白、丙氨酸氨基转移酶、天冬氨酸氨基转移酶、碱性磷酸酶、γ-谷氨酰基移换酶等。肾功能检查项目包括：尿素、肌酐、尿酸等。电解质分析包括：钾、钠、氯、钙、磷、镁等。

1. 蛋白质　蛋白质是含氮的大分子有机物质，是生命的物质基础。蛋白质约占人体固体成分的45%。血浆蛋白的功能主要可概括为：营养作用，修补组织蛋白，维持血浆胶体渗透压，作为激素、维生素、脂类代谢产物、离子、药物等的载体，作为pH缓冲系统的一部分、抑制组织蛋白酶；作为酶类，在血浆中起催化作用，参与代谢调控；参与凝血与纤维蛋白溶解；作为免疫球蛋白与补体；组成体液免疫防御系统等。

通常利用醋酸纤维素和琼脂糖凝胶作为支持介质，将血清蛋白分为6条经典区带：前清蛋白、白蛋白（清蛋白）、α_1、α_2、β和γ球蛋白。临床上一般进行总蛋白和白蛋白测定及血清蛋白电泳分析。

（1）血清总蛋白

血清总蛋白浓度升高见于：① 血清中水分减少，使总蛋白浓度相对增高。急性失水（如呕吐、腹泻、高热等）时，血清总蛋白浓度有时可达100～150 g/L。② 血清蛋白质合成增加。大多发生在多发性骨髓瘤，此时主要是球蛋白增加，其量可超过50 g/L，总蛋白则可超过100 g/L。

血清总蛋白浓度降低见于：① 血浆中水分增加，血浆被稀释：如静脉注射过多低渗溶液或因各种原因引起的水钠潴留。② 营养不良和消耗增加：食物中蛋白含量长期不足或慢性肠道疾病引起吸收不良，使体内缺乏合成蛋白质的原料，或因长期患消耗性疾病，如严重结核病、甲亢和恶性肿瘤等，均可造成血清总蛋白浓度降低。③ 合成障碍：主要是肝功能障碍。肝脏是合成蛋白质的唯一场所。肝功能严重损害时，蛋白质的合成减少，以白蛋白下降最为显著。④ 蛋白质丢失：严重烫伤时大量血浆渗出，或大出血时大量血液丢失；肾病综合征时，尿液中长期丢失蛋白质；溃疡性结肠炎时，可从粪便中长期丢失一定量的蛋白质，这些均可使血清中总蛋白质浓度降低。

（2）血清蛋白质的电泳分析：由于各实验室采用的电泳条件（包括电泳仪、支持体、缓冲液和染料等）不同，故参考值可能有差异。各实验室宜根据自己的条件做出参考值。正常人血清中各种蛋白质浓度的差别较大,所以许多疾病有时仅表现出轻微变化,往往没有特异的临床诊断价值。下列几种疾病时电泳分析结果可有较显著的变化(表 1-3-1)。

表 1-3-1 几种疾病的蛋白电泳变化

病名	白蛋白	球蛋白			
		α_1	α_2	β	γ
肾病	↓↓	↑	↑↑	↑	↓
弥漫性肝损害	↓↓	↑	↓	↓	↑
肝硬化	↓↓	↓	↓	$\beta-\gamma$	桥
原发性肝癌	↓↓	AFP			↑
多发性骨髓瘤		↑	↑↑		
慢性炎症	↓	↑	↑	↑	
妊娠	↓	↑			
无丙种球蛋白血症					↓↓
双白蛋白血症	双峰				

注:"↑"轻度增加,"↑↑"显著增加,"↓"轻度减少,"↓↓"显著减少。

2. 糖　糖类又称碳水化合物,是多羟基醛或多羟基酮,或水解后可产生多羟基醛或多羟基酮的化合物。糖类可分为单糖、寡糖和多糖三类。人体内主要的单糖和多糖,分别为葡萄糖和糖原。葡萄糖属于己醛糖,分布于全身的体液和细胞中。糖原主要存在于细胞(肝脏、肌肉)内,是葡萄糖的储存形式。

血糖指血液中的葡萄糖,正常情况下血糖水平相当恒定。血糖的来源为肠道吸收、肝糖原分解或肝内糖异生生成的葡萄糖释入血液内。血糖在各组织中分解代谢产生能量,而在肝、肌肉等组织转变为糖原,或转变为非糖物质或其他的糖(如核糖等)。在某些情况下,血糖浓度超过肾糖阈时,可从尿中排出过多的糖。正常情况下,血糖的来源和去路处于动态平衡状态,是因为机体有神经、激素及肝、肾等器官调节的机制，其中激素的调节最为重要。参与血糖调节的激素主要有胰岛素、胰高血糖素、肾上腺素、肾上腺皮质激素、生长素和甲状腺素。胰岛素是体内唯一能降低血糖的激素，也是唯一同时促进糖原、脂肪、蛋白质合成的激素。胰岛素可促使葡萄糖进入细胞内，加速糖原合成，抑制糖原分解，加快糖的有氧氧化，减少糖异生等而降低血糖。胰高血糖素具有与胰岛素相反的作用而使血糖升高。

血糖浓度的临床意义：

(1) 血糖升高

① 生理性高血糖：见于饭后 1～2 h，摄入高糖物质后，或情绪紧张肾上腺分泌增加时。

② 病理性高血糖：糖尿病，颅内压增高刺激血糖中枢，由于脱水引起的高血糖以及使血糖升高的激素分泌增加。

(2) 血糖降低

① 生理性低血糖：饥饿和剧烈运动。

② 病理性低血糖：a. 胰岛 β 细胞增生或肿瘤等，使胰岛素分泌过多。b. 对抗胰岛素的激素分泌不足，如垂体前叶机能减退、肾上腺皮质功能减退。c. 甲状腺功能减退而使生长素、肾上腺皮质激素分泌减少。d. 严重肝病患者，由于肝脏储存糖原及糖异生的功能低下，肝脏不能有效地调节血糖。

3. 电解质及血气分析　人体内存在的液体称为体液。体液中有无机物和有机物。无机物与部分以离子形式存在的有机物质统称为电解质。葡萄糖、尿素等不能解离的有机物称为非电解质。体液以细胞膜为界，可分为细胞内液和细胞外液。由于测定细胞内电解质含量很困难，所以临床都以细胞外液的血浆或血清的电解质含量作为诊疗的参考依据。

血浆中主要电解质有 Na^+、K^+、Cl^-。Na^+ 是细胞外主要阳离子，对维持细胞外液容量、调节酸碱平衡、维持正常渗透压和细胞功能有重要意义。K^+ 是细胞内主要阳离子，参与细胞内的正常代谢，维持细胞内容量、离子、渗透压及酸碱平衡，维持神经肌肉的应激性，维持心肌的正常功能。由于细胞膜的特殊作用，Na^{+}、K^{+}在细胞内外含量不同，从而维持机体的正常功能及电解质的平衡。

电解质平衡紊乱主要表现为钠平衡紊乱和(或)钾平衡紊乱。常用的实验室检测项目有血尿渗透压、血清钾、血清钠及血清氯测定。

电解质检测的临床意义：

(1) 钾

① 血清钾增高：可见于肾上腺皮质功能减退症、急性或慢性肾衰竭、休克、组织挤压伤、重度溶血、口服或注射含钾液过多等。

② 血清钾降低：常见于严重腹泻、呕吐、肾上腺皮质功能亢进、服用利尿剂、胰岛素的应用、钡盐与棉籽油中毒。家族性周期性麻痹在发作时，血清钾可低至 2.5 mmol/L 左右，但间歇期正常。大量注射青霉素钠盐时肾小管会大量失钾。

(2) 钠

① 血清钠增高见于

a. 肾上腺皮质功能亢进：如柯兴综合征、原发性醛固酮增多症，由于皮质激素的排钾保钠作用，使肾小管对钠的重吸收增加，出现高血钠。

b. 严重脱水：体内水分丢失比钠丢失多时发生高张性脱水。

c. 中枢性尿崩症时，ADH 分泌量减少，尿量大增，如供水不足，血钠增高。

② 血清钠降低见于

a. 胃肠道失钠：幽门梗阻、呕吐、腹泻、胃肠道或胆道胰腺手术后造瘘、引流等都可丢失大量消化液而发生缺钠。

b. 尿钠排出增多：严重肾盂肾炎、肾小管严重损害、肾上腺皮质功能不全、糖尿病、应用利尿剂等。

c. 皮肤失钠：大量出汗时，如只补充水分而不补钠，大面积烧伤、创伤导致体液从创口大量丢失。

d. 抗利尿激素(ADH)过多：肾病综合征的低蛋白血症、肝硬化腹水、右心衰竭时有效血容量减低等都可引起抗利尿激素增多，血钠被稀释。

(3) 氯

血清(浆)氯化物增高：临床上高氯血症常见于高钠血症，失水大于失盐，氯化物相对浓度增高，高氯血性代谢酸中毒，过量注射生理盐水等。

血清(浆)氯化物减低：常见于氯化钠异常丢失或摄入减少，如严重呕吐、腹泻，胃液、胰液或者胆汁大量丢失，长期限制氯化钠的摄入，阿狄森病，抗利尿激素增多的稀释性低钠、低氯血症。

脑脊液低氯症：脑脊液为细胞外液的一部分，低钠血症均伴有脑脊液低氯症。重症结核性脑膜炎时，氯化物含量显著降低；化脓性脑膜炎时偶见减少。普通型脊髓灰白质炎与病毒性脑炎时基本正常。重症中枢神经系统感染时，抗利尿激素分泌增多，因水潴留而发生稀释性低钠、低氯血症，脑脊液氯化物等相应减低。

(4) 血气分析的临床意义：血气是指血液中所含的 O_2 和 CO_2 气体。血气分析是评价病人呼吸、氧化及酸碱平衡状态的必要指标。它包括血液的 pH、PO_2、PCO_2 的测定值，还包括经计算求得的如 TCO_2、AB、BE、A-aDO_2、AG 等参数。实验室血气及酸碱分析结果对于维持和支撑心肺功能受损患者的生命至关重要。

4. 肝、胆、胰生物化学及酶

(1) 胆红素：大部分是由衰老红细胞破坏、降解而来，小部分来自组织中非血红蛋白的血红素蛋白质的血红素辅基的分解，极小部分来自无效造血所产生的胆红素。它可分为未经肝处理的未结合胆红素和经肝与葡萄糖醛酸结合形成的结合胆红素。未结合胆红素不溶于水，而结合胆红素溶于水。当机体胆红素产生过多或肝细胞对胆红素的摄取、结合和排泄过程发生障碍时，可使血中胆红素增高，称为高胆红素血症。当血清中胆红素浓度超过 34.2 mmol/L 时，可出现巩膜、黏膜及皮肤的黄染，称为黄疸。黄疸按病因可分为溶血性、肝细胞性和梗阻性黄疸。

高未结合胆红素血症常见于：

①胆红素生成增加：如新生儿溶血性黄疸、遗传性异常血红蛋白病、红细胞膜异常症、先天性红细胞酶异常症、原发性早期高胆红素血症、先天性骨髓卟啉症。

②肝内胆红素处理功能异常：如新生儿高胆红素血症，肝未成熟迁延性新生儿黄疸症，哺乳性黄疸，Lucey-Driscoll 综合征，先天性甲状腺功能低下症等。

高结合胆红素血症常见于：

①肝细胞损伤：乳儿肝炎、急性肝炎、慢性肝炎、肝硬化。

②由肝细胞向毛细胆管排泄的异常：Dubin-Johnson 综合征、Rotor 综合征。

③肝内胆汁淤滞：先天性肝内胆管闭锁症、总胆管性肝炎、原发性胆汁性肝硬化、Byler 病引起的先天性肝内胆管闭锁。

④肝外胆汁淤滞：肝外胆道闭锁症，总胆管扩张症。

⑤由先天性代谢异常所引起的非溶血性黄疸：半乳糖血症，酪氨酸血症，果糖血症。

(2)胆汁酸(BA)：是胆汁的主要成分，由胆固醇在肝脏合成，随胆汁排入肠道，经肠道细菌分解后由小肠重吸收，经门静脉入血回肝，再由肝细胞摄取，少量进入血液循环。90%～95%再分泌入胆汁，形成胆汁酸的肠肝循环。因此，胆汁酸的测定能反映肝脏的合成、摄取及排泄功能，并可反映胆道的排泄功能。胆汁酸的生理功能主要有：促进脂类的消化吸收，调节胆固醇的代谢，促进胆汁分泌。肝脏损害、小肠疾病和胆道梗阻时均可引起胆汁酸代谢紊乱。

血清总胆汁酸(TBA)增高主要见于：

①肝细胞损害：急性肝炎、慢性活动性肝炎、中毒性肝病、肝硬化和肝癌时，TBA 显著增高，尤其是肝硬化时，TBA 阳性率明显高于其他指标。TBA 不仅是肝细胞损害的敏感指标，还有助于估计预后和提示病情复发。

②胆道梗阻：胆石症及胆道肿瘤等肝内、肝外胆管阻塞时 BA 排泄受阻，使血 TBA 增高。

③ 门脉分流：门脉分流时，肠道中次级胆酸经分流的门脉系统直接进入体循环，使 TBA 增高。

(3) 丙氨酸氨基转移酶(ALT)：ALT 广泛存在于肝、肾、心、骨骼肌等器官中。肝是 ALT 含量最多的器官，且大部分存在于肝细胞的胞质中。肝细胞中 ALT 浓度比血清高 7 000 倍，肝炎时细胞膜通透性增加，只要有1/1 000的肝细胞中的 ALT 进入血液就足以使血中的 ALT 升高 1 倍，故此酶是肝损伤的一个很灵敏的指标。ALT 不只是肝炎时有明显变化，其他肝胆疾病如胆石症、胆囊炎、肝癌、肝淤血等时也可升高。由于肝脏以外不少器官也含有 ALT，因此，AMI、多发性肌炎、急性肾盂肾炎等患者血中 ALT 也可升高。但一般而言，此疾病所致 ALT 升高很少超过 400 U/L，超过此值绝大多数可诊断为肝炎。另外，不少药物如异烟肼、利福平、氯丙嗪、地巴唑等也可引起血中 ALT 升高，但停药后 ALT 就可下降。

(4) 天冬氨酸氨基转移酶(AST)：AST 广泛存在于多种器官中，按含量高低依次为心脏、肝、骨骼肌和肾等。由于 AST 在心肌细胞内含量较多，当心脏梗塞时，血清中 AST 活力增高，发病后 6～12 h显著增高，在 48 h 达到高峰，约在 3～5 天内恢复正常。血清中 AST 也可来源于肝细胞，各种肝病均可引起血清 AST 升高。有时可达 1 200 U，中毒性肝炎还可更高。另外，肌炎、胸膜炎、肾炎及肺炎等也可引起血清 AST 轻度增高。

(5) 碱性磷酸酶(ALP)：ALP 广泛存在于机体各组织器官中，依次为肝、肾、胎盘、小肠、骨等。ALP 活力测定常作为肝胆疾病和骨骼疾病的临床辅助诊断指标。血清 ALP 增高常见于：

① 肝胆疾病：阻塞性黄疸，急性或慢性黄疸型肝炎，肝硬化，肝癌等。

② 骨骼疾病：由于骨的损伤或疾病使成骨细胞内所含高浓度的 ALP 释放入血液中，引起血清 ALP 活力增高。如纤维性骨炎、成骨不全症、佝偻病、骨软化病、骨转移癌和骨折修复愈合期等。

(6) 酸性磷酸酶(ACP):ACP 主要组织来源是前列腺、红细胞和血小板。正常男性血清中 1/3～1/2 ACP 来自前列腺,其余部分和女性血中 ACP 可能来自血小板或破骨细胞。前列腺癌,特别是有转移时,血清中 ACP 可明显增高。溶血性疾病、变形性骨炎、急性尿潴留及近期做过直肠检查者,此酶也可轻度增高。

(7) γ-谷氨酰基移换酶(GGT):人体各器官中 GGT 含量按下列顺序排列:肾、前列腺、胰、肝、肠、脑等,在肾脏、胰腺和肝脏中的含量之比约为 100∶8∶4,肾脏中 GGT 含量最高。但肾脏疾病时,血液中此酶活性增高却不明显。GGT 主要用于诊断肝胆疾病。原发性肝癌、胰腺癌和乏特壶腹癌时,血清 GGT 活力显著升高。特别是在诊断恶性肿瘤患者有无肝转移和肝癌术后有无复发时,阳性率可达 90%。但是,GGT 作为肝癌标志物特异性欠佳。嗜酒或长期接受某些药物,如苯巴比妥、苯妥因钠、安替比林等,血清 GGT 活性常升高。口服避孕药会使 GGT 值增高 20%。急性肝炎、慢性肝炎活动期、阻塞性黄疸、胆道感染、胆石症、急性胰腺炎时,GGT 都可以升高。

(8) 乳酸脱氢酶(LD)及其同工酶:LD 广泛存在于人体各组织中,是由两种不同亚基组成的四聚体,形成 5 种不同结构的同工酶,即 LD_1～LD_5。不同组织中 LD 同工酶的组成有差异,大致可分三类:一类以 LD_1 为主,心肌为此类代表,此外有红细胞等。另一类以 LD_5 为主,以横纹肌为代表,此外还有肝脏等。第三类以 LD_3 为主,脾、肺为此类代表。正常人 LD 同工酶中 $LD_2>LD_1>LD_3>LD_4>LD_5$。血清 LD 增高主要见于心肌梗死、肝炎、肺梗死、某些恶性肿瘤、白血病等。某些肿瘤转移所致的胸腹水中 LD 活力往往升高,LD 同工酶常用于鉴别诊断,如肝实质性病变时常出现 $LD_5>LD_4$;充血性心衰、心肌炎时 $LD_1>LD_2$;白血病常伴 LD_3 增高。

(9) 淀粉酶(AMY):主要由唾液腺和胰腺分泌。流行性腮腺炎,特别是急性胰腺炎时,血和尿中的 AMY 显著增高。由于腮腺炎不难诊断,故临床上测定血清 AMY 主要用于诊断急性胰腺炎。

此酶在发病 8～12 h 开始升高，12～24 h 达高峰，2～5 天下降至正常。如超过 500 U/L，即有诊断意义；达 350 U/L 应怀疑此病。急性阑尾炎、肠梗阻、胰腺癌、胆石症、溃疡病穿孔及吗啡注射后均可升高，但常低于 500 U/L。

(10) 肌酸激酶(CK)及其同工酶：CK 是由两种不同亚基(M 和 B)组成的二聚体，在人体组织中含 3 种同工酶。CK 主要分布在骨骼肌(CK-MM 为主)、心肌(CK-MB 为主)、脑组织(CK-BB 为主)中。各种类型进行性肌萎缩时，血清 CK 活性均可升高。神经因素引起的肌萎缩如脊髓灰白质炎时，活性正常。皮肌炎时 CK 活性可有轻度或中度增高。急性心肌梗死后 2～4 h 就开始增高，可达正常上限的 10～12 倍。CK 对诊断心肌梗死较 AST、LD 特异性高，但此酶增高持续时间短，2～4 天就可恢复正常。病毒性心肌炎时也明显升高，对诊断和愈后有参考价值。CK 增高还见于脑血管意外、脑膜炎、甲状腺功能低下等患者，还应注意到一些非疾病因素如剧烈运动、手术等引起的 CK 增高。

(11) α-羟丁酸脱氢酶(α-HBD)：α-HBD 与 LD、AST、CK 及 CK-MB 一起构成了心肌酶谱，对诊断心肌梗死有重要意义。心肌梗死患者 α-HBD 增高，LD/α-HBD之比值减低。此外，活动性风湿性心肌炎、急性病毒性心肌炎、溶血性贫血等，因 LD_1 增高，故 α-HBD 亦增高。

5. 非蛋白含氮类化合物

(1) 血清尿素：尿素是血液中除蛋白质以外的主要含氮物质。它是蛋白质的分解代谢终产物之一，由血液运输到肾而排出体外。当肾功能严重损害时，因排泄受阻而使血中含量升高，故临床上常测定尿素以了解肾功能。

血液尿素浓度受多种因素影响，分生理性因素和病理性因素两方面。

生理因素：高蛋白饮食引起血清尿素浓度和尿液排出量显著升高。血清尿素男性比女性平均高 0.3～0.5 mmol/L，日间生理变动平均为 0.63 mmol/L。

病理因素：

① 肾前性：最重要的原因是失水，引起血液浓缩，由于血液浓缩，可引起肾血流量减少，肾小球滤过率减低而使血尿素潴留。这种情况可见于剧烈呕吐、幽门梗阻、肠梗阻和长期腹泻等。

② 肾性：急性肾小球肾炎、肾病晚期、肾功能衰竭、慢性肾盂肾炎及中毒性肾炎都可出现血液中尿素含量增高。

③ 肾后性：如前列腺肿大、尿路结石、尿道狭窄、膀胱肿瘤使尿道受压等都可能使尿路阻塞引起血液中尿素含量增加。

血尿素减少较为少见，常常表示严重的肝病，如肝炎合并广泛性肝坏死。

(2) 肌酐：肌酐为肌肉中磷酸肌酸的代谢产物，正常人体内每天产生肌酐量是相对恒定的。血液中肌酐绝大部分经肾小球滤过，并从尿液中排出。当肾实质受到损害时，肾小球滤过率降低，血浆肌酐浓度增高，故测定血中肌酐浓度可作为肾小球滤过功能受损的重要指标。由于肾脏代偿能力很强，在肾脏疾病初期，血清肌酐值通常不升高，直至肾脏实质性损害，血清肌酐值才增高。在正常肾血流条件下，肌酐值如升高至 176～353 μmol/L 提示中度至严重的肾损害。所以，血肌酐测定对晚期肾脏病临床意义较大。

(3) 血尿酸：尿酸是人体内嘌呤类化合物分解代谢的最终产物，其含量与体内核酸分解代谢速度、肾脏排泄功能和食物中核酸的含量有关。由于尿酸在水中溶解度小，当血液尿酸含量超过 420 μmol/L 时，尿酸就会以钠盐形式沉积于体内各个关节、软组织和软骨等处，形成“痛风结石”。此时，病人的关节常会出现剧烈疼痛。痛风发作时，血中尿酸含量高达 890 μmol/L 以上。测定血清中尿酸含量对痛风的诊断和疗效观察是一个很重要的指标。但是血中尿酸并不只有痛风时才增加，人体内其他疾病如肾功能不全的急性、慢性肾炎、肾结核、子痫、急性和慢性白血病、多发性骨髓瘤、真性细胞增多症和慢性铅中毒等均会引起血中尿酸增高。

6. 钙、磷、镁

(1) 钙:人体内的钙99%是以羟基磷灰石[$Ca(OH)_2 \cdot 3Ca_3(PO_4)_2$]的形式沉淀在骨骼中,1%在骨骼以外的组织中。血清中的钙质含量很少,但作用很大,43%～47%血清钙与蛋白质结合。游离钙具有生理作用,它能增加毛细血管壁及细胞膜的通透性,参与神经肌肉的兴奋性及血液的凝固作用。当人体有病理性改变时,其血钙的含量可发生较大的变化,对其进行测定,将有助于疾病的诊断和疗效观察。测定血清中的游离钙需用专门仪器,因目前尚未普及,一般测定血清总钙。

血清钙增高:主要见于甲状旁腺功能亢进症,某些骨骼恶性肿瘤,维生素D中毒症,多发性骨髓瘤(蛋白结合钙增多),结节病引起肠过量吸收钙,使血钙增高。

血清钙降低:常见于甲状旁腺功能减退、维生素D缺乏症(婴儿手足搐搦症、佝偻病、骨质软化病)、急性胰腺炎(肠道中形成皂钙)、慢性肾炎的尿毒症、肾病时的低蛋白血症(蛋白结合钙减低)、吸收不良性低血钙等,大量输入柠檬酸盐抗凝血后,亦可引起低血钙的手足搐搦。

(2) 磷:人体内的磷有70%～80%沉积于骨骼之中。正常人血清内的无机磷含量受甲状旁腺素与维生素D的调节,且与钙有着一定的关系。甲状旁腺素能抑制肾小管对无机磷的重吸收,造成尿磷增多,血磷减低。磷在人体内具有重要的生理功能。它还参与糖、脂肪和氨基酸代谢。血中的磷酸盐又是体内调节酸碱平衡的重要缓冲系统之一。无机磷的测定对了解某些疾病的病情和疗效的观察有一定价值。

① 血清无机磷增高见于:

a. 甲状旁腺功能减退症:由于激素分泌减少,肾小管对磷的重吸收增强使血磷增高。

b. 慢性肾炎晚期:磷酸盐排泄障碍而使血磷滞留。

c. 维生素D过多:促进肠道的钙、磷吸收,使血清钙、磷含量增高。

d. 多发性骨髓瘤及骨折愈合期。

② 血清无机磷减低见于

a. 甲状旁腺功能亢进症时，肾小管重吸收磷受抑制，尿磷排泄多，血磷降低。

b. 佝偻病或软骨病伴有继发性甲状旁腺增生，使尿磷排泄增多而血磷降低。

c. 糖利用增多：连续静脉注入葡萄糖，并同时注入胰岛素或胰腺瘤伴有胰岛素过多症，糖的利用均增加。这两种情况需要大量无机磷盐参加磷酸化作用，而使血磷下降。

d. 肾小管变性病变时，肾小管重吸收磷功能发生障碍，血磷偏低，如范可尼综合征。

(3) 镁：成人体内镁的总量约为 20～30 g，主要存在于骨骼中。在红细胞、肾、心、肝、脾、脑和肌肉中镁离子含量也比较高。血液中镁的含量较少，但作用很大。它是许多酶的激活剂，在糖、蛋白质等物质代谢过程中起重要作用。镁离子对心血管系统和神经系统具有抑制作用。当临床上出现神经肌肉兴奋性增强的抽搐时，如果血钙正常应考虑镁离子缺乏。因此，血清镁的测定对疾病的诊断和疗效观察也有一定的价值。

① 血清镁增高见于：

a. 肾脏疾病，如急性或慢性肾衰竭。

b. 内分泌疾病，如甲状腺功能减退症、甲状旁腺功能减退症、阿狄森病和糖尿病昏迷。

c. 多发性骨髓瘤。

② 血清镁降低见于

a. 镁由消化道丢失，如长期禁食、吸收不良或长期丢失胃肠液者(慢性腹泻、吸收不良综合征)，长期吸引胃液等。

b. 镁由尿路丢失，如慢性肾炎多尿期或长期使用利尿剂治疗者。

c. 内分泌疾病，如甲状腺功能亢进症、甲状旁腺功能亢进症、糖尿病酸中毒、醛固酮增多症，以及长期使用皮质激素治疗等。

（五）流式细胞仪检测

流式细胞仪(flow cytometry，FCM)是采用荧光标记单克隆抗体技术测量染色细胞标记物荧光强度的细胞分析仪，是在单个细胞分析和分选基础上发展起来的对细胞物理、化学性质，如大小、内部结构及DNA、RNA、蛋白质、抗原等进行快速测量并可分类收集的高技术。FCM以其快速、灵活、大量、灵敏和定量的特色，已广泛应用于基础研究和临床实践，在细胞生物学、肿瘤学、血液学、免疫学、药理学、遗传学及临床检验学等领域发挥着重要作用。

1. 流式细胞术的临床应用　目前国内常见的临床应用分为以下几类：

(1) 细胞周期分析和DNA含量分析。

(2) 细胞表面的表型测定和细胞绝对计数，包括淋巴细胞业群分析、免疫功能监测、白血病和淋巴瘤免疫分型、残余白血病检测、造血干祖细胞绝对计数、器官移植配型等。

(3) 细胞蛋白表达测定，包括细胞周期蛋白、癌基因蛋白、抑癌基因蛋白、病毒抗原、多药耐药P-170等。

(4) 胞内或血清中IL-2等多种细胞因子的测定。

(5) 测定中性粒细胞、嗜酸性粒细胞、淋巴细胞和单核细胞的比例。

2. 流式细胞术在肿瘤临床中的应用

(1) 肿瘤辅助诊断、鉴别诊断和预后估计

① 细胞周期分析和DNA含量分析：癌变与不典型增生程度密切相关，异倍体是癌前病变发生早期的一个指标，能对癌前病变的性质及发展趋势作出估价，有助于癌变的早期诊断。细胞增殖能力的大小也可以反映肿瘤的恶性程度及生物学行为。异倍体的存在为肿瘤诊断提供了有力依据。通常，异倍体肿瘤的恶性度、复发率、转移率、死亡率都较二倍体要高。

② 细胞周期、癌基因、抑癌基因等与肿瘤细胞增殖、信号传导、凋亡相关的蛋白的测定，反映了肿瘤的恶性程度及生物学行

为，能对癌变程度及发展趋势作出估价，辅助肿瘤诊断。

③ 白血病、淋巴瘤免疫分型：正常白细胞在其分化过程中，随着系列的不同、成熟阶段的差异，会在细胞膜表面表达不同的分化抗原。白血病细胞则在癌变过程中丧失了正常细胞系列的专一性和分化阶段的规律性，在本质上有别于正常骨髓细胞，当形态学检查难以区别时，免疫表型参数有非常重要的作用。以此为特点鉴别各种白血病和淋巴瘤，辅助临床诊断。

(2) 肿瘤临床监测、疗效评估

① 细胞周期分析和DNA含量分析：用于监测肿瘤的转移、复发。对指导白血病化疗也有一定作用。不同的白血病患者或同一患者在不同病期白血病细胞增殖状况不同，定期了解细胞增殖情况采用相应药物可以提高疗效。

② 免疫功能监测：可以评估手术、放疗、化疗及免疫治疗前后免疫细胞的变化和活化状态，进而判断临床治疗的有效性。还可通过免疫监测来指导用药，决定用药时机，在不产生药物副作用的情况下发挥药物的最大作用。监控免疫状况最常检测的亚群包括T细胞（CD3）、B细胞（CD19）、NK细胞（$CD16^+$、$CD56^+$）和辅助性T细胞（$CD3^+$、$CD4^+$）等。动态观察病人的恢复状态，可以对预后做出早期判断。

③ 残余白血病检测：残余白血病是指经过适当的治疗，疾病缓解后，仍残留在病人血中的极少量白血病细胞。通常白血病病人经过化疗后的疾病复发率为60%～80%，经过自体或异体骨髓移植后的复发率仍偏高（20%～50%）。如果能早期检测到复发迹象，可以提前给予病人及时恰当的治疗。依照不同的白血病，选用不同的抗体组合来检测残余白血病细胞。

④ 造血干祖细胞检测：大剂量化疗或放疗会重创患者的造血系统，干细胞移植可以重建造血免疫系统，产生正常的血细胞，抗衡大剂量化疗导致的致死性毒性。造血干细胞移植技术主要包括干细胞的鉴别、活性测定、干细胞动员和采集、分离纯化、保存扩增、肿瘤细胞的净化、干细胞回输以及术后保持移植物存活等一系

列过程。其中测定 CD34、HLA-DR、CD33 等细胞表面标志物，是干细胞移植技术重要的监测手段。

⑤ 药物耐药性检测：目前对于恶性血液病、肿瘤等的治疗方案只对部分病人有效。治疗失败有可能是多种因素造成的，其中，靶细胞对化疗药物的耐受性，是影响化疗疗效的主要障碍。肿瘤细胞一旦对一种化疗药物产生耐药性，通常会对其他结构、功能、作用位点不同的化疗药物也产生抗性，即多药耐药性(MDR)。MDR 是肿瘤病人化疗失败的主要原因。多药耐药 P-糖蛋白(P-GP 或 P-170)是跨膜蛋白，可以利用 ATP 的能量将抗癌药物排出细胞外，除在正常细胞上表达外，常常在许多实体肿瘤细胞及白血病中高表达，提示耐药性增高。对多药耐药基因(MDR-1、P-170 等)和凋亡抑制基因及凋亡活化基因表达蛋白的测定，可为临床治疗效果分析提供有力依据。也可以测定细胞中本身具有荧光性质的抗肿瘤药物(如阿霉素、柔红霉素等)，动态地观察抗癌药物在细胞的吸收量、蓄积量以及溢出量，从功能方面同时监测 MDR。还可用罗丹明荧光染料作为被测抗癌药物在细胞中的积聚，当耐药细胞有 P-170 糖蛋白的过表达时，进入细胞的罗丹明荧光染料被泵出细胞外，细胞内罗丹明荧光强度降低，可以反映 MDR。P-53 蛋白、P-16 蛋白、Myc 蛋白、bcl-2 蛋白等分别与细胞增殖、凋亡有关，是药物耐药性发生的原因之一。

⑥ 细胞因子检测：细胞因子可以调节细胞生长、分化，并介导正常与病理性免疫应答。细胞因子是具有效应及调节双重作用的独特蛋白，作用于多细胞亚群并可在不同亚群细胞表达。细胞因子检测是判断机体免疫功能的一个重要指标。

⑦ 网织红细胞测定：网织红细胞计数是反映骨髓造血功能的重要指标，FCM 通过某些荧光染料(吖啶橙、噻唑橙等)与红细胞中 RNA 结合，定量测定网织红细胞中的 RNA，得到网织红细胞占成熟红细胞的百分比，测量出网织红细胞的成熟度，对红细胞增殖能力判断很有意义。可为干细胞移植术后恢复的判断、肿瘤病人放化疗对骨髓的抑制状况等提供依据。

三、影像诊断

影像诊断是指通过各种成像技术使人体内部结构和器官成像，借以了解人体解剖与生理功能状况及病理变化，以达到诊断目的的技术。属于活体器官的视诊范畴。医学影像包括普通X线成像、超声成像、γ闪烁成像、X线计算机体层成像（CT）、磁共振成像（MRI）、单光子发射体层成像（SPECT）及正电子发射体层成像（PET，PET-CT）等。1999年，Weissleder等人提出了分子影像学的概念，即在活体状态下和细胞、分子水平上，对生物过程进行定性和定量研究。其目的在于：通过研究和应用新的成像工具、试剂、方法，对活体细胞内的重要分子，特别是对一些疾病的产生、发展有重要作用的基因、分子及其传导途径进行成像处理和分析，以便早期发现和诊断疾病；在体筛选活性药物，直接、快速，甚至可实时评价治疗效果；在可能的情况下能明确肿瘤疾病的分期、分型，提示肿瘤的恶性程度和预后。分子影像学是医学影像技术与分子生物学、化学、物理学、放射医学、核医学以及计算机科学相结合的一门新兴学科，对实现疾病的"预防为主"、"标本兼治"的目标具有十分重要的意义，有巨大的发展前景。目前，分子影像学概念已经得到了一定程度的开发和应用，如核医学、磁共振、PET及一些光学成像技术等。

（一）X线诊断

1. X线的特性和X线成像的基本原理

(1) X线的特性

① 穿透性：X线的波长很短，能穿透可见光线不能穿透的物质，包括人体在内。它的穿透性与其波长及物质的密度和厚度有密切关系。X线波长愈短，穿透力愈大。穿透性是X线成像的基础。

② 荧光效应：X线波长很短，肉眼不可见，但当它被某些结晶物质如铂氰化钡、钨酸钙、硫化锌镉等吸收时，则可发出波长较长的可见光线，即荧光。这是应用X线作荧光透视的基础。

③ 感光效应：X线与日光一样，能使胶片感光。经过X线照射的胶片，其乳剂中的溴化银变成感光的溴化银，释放出银离子（Ag^+）。经显影液和定影液处理后，胶片感光部分因银末沉着而变为黑色，其未感光部分则溴化银被清除而显出透明本色。这是应用X线作照像检查的基础。

④ 电离效应：即生物效应，当X线通过任何物质，包括被人体吸收时，使组成该物质的原子分解为正负离子，如X线通过空气时，使空气产生正负离子而成为导体。这是放射治疗的基础，也是进行X线检查时需要注意防护的原因。

（2）X线成像的基本原理：X线图像的形成基于以下3个基本条件：

① X线具有一定的穿透力，能穿透人体的组织结构。

② 被穿透的组织结构存在着密度和厚度的差异，X线在穿透各种组织后剩余的X线量有差异。

③ 这个有差异的剩余X线通过显像技术获得具有黑白对比、层次差异的X线图像。

2. X线摄影数字化的方式、基本原理及特点　X线数字成像系统依其结构上的差异可分为计算机X线成像（CR）、数字X线荧光成像（DF）和平板探测器数字X线成像。

（1）CR是以影像板（IP）代替X线胶片作为介质。IP上的影像信息经过读取、图像处理和显示等步骤即可显示出数字图像。其缺点是成像速度慢，不能透视。

（2）DF是利用影像增强电视系统将模拟的X线信息转换成数字信息，先将X线转换成可见光，再转换成电信号，可有信号损失，所以图像不如平板探测器数字X线成像那样清晰。为便于区别，将CR及DF称为间接数字X线成像（IDR），而将平板探测器数字X线成像称为直接数字X线成像（DDR）。

（3）平板探测器数字X线成像是用平板探测器将X线信息转换成电信号，再数字化。整个转换过程在平板探测器内完成，所以X线信息损失小，噪声小，图像质量好，成像快，是今后的发展方向。

（4）X线数字成像的优点：① 提高了图像密度分辨力与显示能力；② 可进行图像处理，增加了信息的显示功能；③ 降低了X线曝光量；④ 曝光宽容度加大；⑤ 既可摄成照片，还可用磁盘或光盘存储；⑥ 可将数字信息转入图像存储传输系统(PACS)中。

3. X线诊断价值、适应证及定位

（1）中枢神经系统肿瘤

① X线诊断价值：颅骨平片常用后前位和侧位。优点是方法简单、经济、无创伤，能大致反映颅骨本身或颅内病变对颅骨的侵犯。但是对其他病变尤其是颅内占位性病变的阳性率较低，诊断价值有限。

② 适应证

a. 垂体瘤的诊断。

b. 颅骨转移性肿瘤的诊断。

③ 肿瘤定位：颅骨平片仅依据颅骨及颅内生理性钙化的改变对颅内病变进行诊断，不能直接显示肿瘤的确切位置、大小及与周围的关系。颅内肿瘤的定位目前主要依靠CT或MRI。

（2）头颈部肿瘤

① X线诊断价值：头颈部X线平片因结构重叠较多，病变较深，或属于软组织病变，周围缺少对比，诊断价值非常有限。已逐渐被CT或MRI所替代。

② 适应证

a. 副鼻窦、耳部及喉部肿瘤的初步筛查。

b. 咽部肿瘤的初步筛查。

③ 肿瘤定位：头颈部正侧位X线平片通常可显示咽部、喉部、鼻腔及副鼻窦的异常软组织增厚及邻近骨质的侵犯，但对肿瘤的确切大小、侵犯范围、侵犯深度、详细骨破坏范围等常难以显示，且不能显示周围淋巴结肿大。故头颈部肿瘤的定位亦主要依靠CT或MRI。

（3）呼吸系统肿瘤

① X线诊断价值：X线胸片经济简便、整体性强，是胸部疾病

诊断的基本方法。它能明确胸部是正常还是异常，随访复查可对肺部病变进行动态观察或疗效判断，了解术后改变或术后的复发情况。健康普查可发现早期症状不明显的病变。不足之处是密度分辨力低和前后结构相互重叠，对微小病变以及隐蔽部位的病灶易漏诊，对病变的定位及定性诊断均较难。此外，胸部透视及断层摄影现已少用。

② 适应证

a. 肺、纵隔及胸膜肿瘤的诊断。

b. 术后并发症的诊断。

c. 原发或转移性肺肿瘤术后、放化疗后的随访。

d. 引导穿刺活检和某些介入治疗。

e. 高危人群的普查、筛选。

③ 肿瘤定位：胸部正侧位X线片在显示肿瘤对纵隔或胸壁结构的侵犯、诊断肺门和纵隔肿大淋巴结方面效果较差。纵隔病灶仅在肿块较大或肿大淋巴结较多时才显示，定性诊断多依赖肿块位置。有时难以区分肺与胸膜、纵隔或胸壁肿瘤。

（4）胃肠道肿瘤

① X线诊断价值：X线钡餐造影是上消化道或全消化道疾病最常用的检查方法，通过了解食管、胃及小肠的黏膜、蠕动及排空状况，多数病人根据X线表现，能达到肿瘤的定位、定性、定量诊断，但定期诊断较困难。

② 适应证

a. 消化道病变的诊断及鉴别诊断。

b. 已明确肿瘤的病人，了解病变的确切范围。

c. 腔内外病变的鉴别。

d. 术后并发症的诊断。

e. 术后或放化疗后的随访。

③ 注意事项

a. 怀疑有胃肠穿孔者为禁忌证。

b. 急性消化道出血为相对禁忌证。

c. 对做过胃镜或肠镜检查的患者,因活组织检查后可引起出血或局部肠管痉挛,通常不宜立即做钡餐或钡灌肠检查,可在活检后数日进行。

d. 做钡餐或钡灌肠检查患者,均需做相应的准备工作。

④ 肿瘤定位:消化道钡餐或钡灌肠 X 线检查,能较好地显示肿瘤的位置、病变的长度,尤其是气钡双重造影可以发现早期肿瘤。对中晚期消化道肿瘤,因为消化道 X 线检查仅能显示管壁内表面的变化,不能直接显示管壁浸润深度、毗邻关系及周围淋巴结的转移,故而在肿瘤分期上需结合 CT 或超声检查等。

(5) 肝、胆、胰肿瘤

① X 线诊断价值:平片缺少自然对比度,应用较少。主要依靠 X 线造影检查,如经皮经肝胆管造影(PTC)、经内镜逆行性胆胰管造影(ERCP),但两者均属于损伤性检查,目前已较少应用。

② 适应证

a. 鉴别良、恶性胆道梗阻。

b. 胆囊或胆道系统肿瘤术后,了解胆管是否通畅等。

c. 了解胆管病变与胰腺病变的关系。

③ 肿瘤定位:应用 X 线造影检查,能较清楚地显示梗阻部位、范围及梗阻原因,但因操作较复杂且属于损伤性检查,目前已被 CT 胆道成像(CTC)或 MRI 胆道成像(MRC)所替代。

(6) 泌尿系统肿瘤

① X 线诊断价值:泌尿系统 X 线检查包括腹部平片及尿路造影。腹部平片虽经济方便,但因密度分辨力的限制,已很少应用。尿路造影检查十分普及而且简便、经济,对于肾盂和输尿管扩张、积水及其病因的检出,膀胱肿瘤的检出仍具有一定的价值。但排泄性尿路造影(intravenous pyelography,IVP)直接受到肾脏排泄功能的影响,肾功能不全及尿路梗阻的病人在进行该检查时病肾显影差甚至不显影。逆行尿路造影(retrograde pyelography,RP)属于有创伤性检查,在部分尿路梗阻病人很难将导管插至病变段的上方,导致检查失败。

② 适应证

a. 肾脏肿瘤的诊断：依靠平片或造影，价值有限，目前已被CT或MRI所替代。

b. 肾盂、输尿管及膀胱肿瘤的诊断，需应用造影检查，在缺少大型医疗设备的医院或对经济较困难病人仍可应用。

③ 肿瘤定位：腹部平片及尿路造影对早、中期肾脏肿瘤的定位价值有限。尿路造影对肾盂、输尿管及膀胱肿瘤有较好的定位价值，可区分肾、输尿管与其他来源的腹膜后肿瘤。

(7) 骨肿瘤

① X线诊断价值：由于骨与软组织的X线成像有良好的对比，且检查方法简便、费用较低，所以目前X线平片仍是骨肿瘤常用的首选影像检查方法。X线检查不仅能显示病变的范围和程度，而且还可做出定性诊断。但不少骨病变，X线表现比病理改变和临床表现出现得晚，因此初次检查结果阴性，并不能排除早期病变的存在。骨细小病变在常规X线片上可被骨遮盖而不能显示，X线检查对肌肉软组织病变的诊断价值有限。

② 适应证

a. 骨肿瘤及肿瘤样病变的诊断及鉴别诊断。

b. 原发性或继发性肿瘤治疗后的随访。

③ 肿瘤定位：X线检查在显示骨恶性肿瘤侵犯范围方面不如CT或MRI敏感。对仅表现为骨髓浸润的恶性病变或细小病灶X线检查可显示阴性。

(8) 乳腺肿瘤

① X线诊断价值：乳腺X线检查包括钼靶X线检查及乳腺导管造影。钼靶X线检查（目前包括数字乳腺摄影机），是乳腺疾病最常用、首选的检查方法，尤其适合于中、老年女性的检查。此种检查方法病人接受的X线剂量较CT低，价格较便宜，能显示乳腺内的结构、病变、钙化、皮肤和乳头变化、静脉结构的变化和腋窝淋巴结肿大等，尤其是微小的钙化灶。另外，数字乳腺摄影机通过后处理功能可选择性地突出某一结构或征象的显示，

为诊断提供确切的证据。乳腺导管造影应用于临床乳头有溢液者，通过造影发现乳腺导管内肿瘤，显示导管有无阻塞、侵蚀或扩张。

② 适应证

a. 乳腺肿块的诊断及鉴别诊断。

b. 乳癌行保乳术后的随访，乳腺良性病变的随访。

c. 健康妇女的普查。

d. 乳头有溢液者，适宜做乳腺导管造影。

③ 肿瘤定位：

a. 通过采用轴位及侧位投照，可以清楚显示乳腺内病灶的位置、大小及数目，尤其是数字乳腺摄影还可显示腋窝淋巴结肿大的情况。

b. 可发现临床隐性乳癌。

（二）CT 诊断

1. CT 的基本原理　1969 年 Hounsfield 等发明的计算机横断体层摄影装置，即计算机体层摄影（computed tomography，CT）的问世，使医学影像诊断发生了重大突破，大大地促进了医学影像诊断学的发展。CT 检查简便、迅速、安全、无痛苦。CT 图像是断层图像，密度分辨力高，解剖关系清楚，病变显示良好，对病变的检出率和诊断的准确率均较高。此外，可以获得不同正常组织和病变组织的 X 线吸收系数，以进行定量分析。因此，CT 得到越来越广泛的临床应用。

CT 是用 X 线束从多个方向对人体检查部位具有一定层厚的层面进行扫描，扫描过程中由灵敏的、动态范围很大的探测器记录下大量的衰减信息，转变为可见光后，由光电转换器转变为电信号，再由快速的模数转换器转换成数字，输入电子计算机，高速计算出该层面上各点的 X 线衰减数值，由这些数据组成矩阵图像，再由图像显示器将不同的数据用不同的灰度等级显示出来，这样横断面上的诸解剖结构就由电视显示器清晰地显示出来了。

2. CT 基本结构　CT 基本结构包括以下 4 个部分：

(1) X 线发生部分：包括高压发生器及机架内的 X 线球管和冷却系统等。其基本功能是提供一个稳定的高压。

(2) X 线检测部分：包括位于扫描机架内的检测器、检测回路和模数转换器等。其主要任务是检测人体对 X 线的吸收量。

(3) 电子计算机部分：包括电子计算机、图像显示器、磁盘、磁带和打印机等。主要任务是进行数字处理和图像重建，以及记录、储存和显示有关信息和图像。

(4) 操作、控制部分：主要包括操作台和诊断床。这是整个 CT 机操作和控制部分，通过它进行 X 线曝光条件的选择，控制 X 线源——检测系统工作。输入有关图像识别的多种数据和资料，控制图像的显示，以及窗宽和窗位的选择。

根据扫描方式的不同 CT 机分为 3 种类型：普通 CT、螺旋 CT（包括多层螺旋 CT）、电子束 CT。

3. 与 CT 有关的基本概念

(1) CT 值：CT 值表示组织对射线的吸收程度。各种组织不仅可用图像灰度的不同反映其密度的高低，还可用组织对 X 线的吸收系数说明其密度的高低，但在实际工作中不用吸收系数，而换算成 CT 值，用 CT 值表示组织密度，单位为 HU。CT 值越大，表示组织密度越高。

(2) 窗宽（window width，WW）：指显示图像时所选用的 CT 值范围，在此范围内的组织结构按其密度高低从白到黑分为 16 个等级（灰阶），如窗宽为 160 HU，则可分辨的 CT 值为 160/16＝10 HU，即两种组织的 CT 值的差别在 10 HU 以上者即可分辨出来。窗宽影响图像的对比度，窗宽小，对比度强，可分辨密度较接近的组织。不同组织成像有不同的窗宽要求。

(3) 窗位（window level，WL）：窗宽上、下限 CT 值的平均数称窗位，通常用“WL”表示，也叫窗中心，因为不同组织的 CT 值不同，欲观察其细微结构最好选择该组织的 CT 值为中心，即窗位。窗位的高低影响图像的亮度，窗位低，图像亮度高呈白色；窗位高，亮度低呈黑色。

(4) 部分容积效应:矩阵图像中像素代表一个体积,即像素面积×层厚,此体积内可能含有各种组织。因此,每一像素的CT值实际所代表的是单位体积各种组织CT值的平均数。

(5) 密度分辨力和空间分辨力:空间分辨力表示的是影像中能显示的最小细节,密度分辨力所表示的是能显示的最小密度差别。

4. CT诊断价值、适应证及定位

(1) 中枢神经系统

① 诊断价值:CT的密度分辨力高,能显示常规X线检查无法显示的器官及其病变,检查方便,成像速度快,对颅内疾病有很高的诊断价值,已成为脑部检查的主要技术。在显示肿瘤钙化、了解骨结构的细节方面较MRI更具有优势。但由于受到颅底骨质伪影的干扰,CT在诊断后颅窝和近颅底的病变受到制约,优势不如MRI。对于脊髓,CT平扫多用于评价椎管骨质及其对椎管结构的影响。

② 适应证

a. 颅内肿瘤的诊断及鉴别诊断。

b. 脑部肿瘤术后并发症的诊断。

c. 治疗后的随访、复查,监测有无肿瘤复发。

d. 协助脑外科选择手术路径、判断肿瘤的可切除性和判断预后。

③ 肿瘤定位

a. 区分脑内或脑外肿瘤。

b. 区分脑室内或脑室外肿瘤。

c. 区分髓内、髓外硬膜内及硬膜外肿瘤(以MRI最佳)。

d. 对放疗的精确定位。

(2) 头颈部

① 诊断价值:CT能十分清楚地显示眼、耳、鼻、鼻窦、咽和喉等的复杂解剖结构,能较好地显示这些部位的病变及其与周围正

常结构的关系，在显示肿瘤钙化及细微的骨质侵蚀方面优于MRI。CT已成为五官和颈部最有价值的一种影像检查技术，在许多疾病中可作为首选方法。但定性诊断仍有不少困难。在显示鼻咽部早期病变、区分茎突后间隙病变组成、沿神经通道向颅内侵犯的显示及肿瘤与炎症的鉴别不如MRI。

② 适应证

a. 眼、耳、鼻、副鼻窦、咽喉部肿瘤的诊断。

b. 已确诊肿瘤病人，了解侵犯范围，指导分期和确定治疗方案。

c. 肿瘤治疗后随访复查。

d. 放射治疗的精确定位。

③ 肿瘤定位：CT在五官及颈部病变的诊断中，可以清楚地显示肿瘤的部位、大小、侵犯范围以及颈淋巴结转移等，在治疗前对肿瘤进行正确分期。在放疗病人中，CT是最主要的精确定位方法。

(3) 胸部

① 诊断价值：肺部CT为横断位成像，没有影像重叠，能显示胸部X线片难以显示的病变，如纵隔旁、心后区及肋膈角区的病变等。CT的密度分辨力高于胸片10倍，能显示肺组织结构的细节，接近大体解剖的分辨能力，可发现肺内2 mm大小的病灶，能敏感地显示结节、肿块内钙化、脂肪及液化坏死，是胸部X线片以外诊断肺部疾病的首选检查技术。在多数情况下，胸部CT优于MRI。

② 适应证

a. 肺、纵隔、胸膜肿瘤的进一步诊断。

b. 已确诊为肿瘤病人，了解肿瘤胸内侵犯和(或)转移的范围，以明确分期和决定手术能否切除。

c. 原发或转移性肺肿瘤治疗后疗效的评估或随访。

d. 因胸腔积液或胸膜肥厚影响肺部观察而又不能排除肺内病变者。

e. 为寻找肺门增大的原因，即明确是血管性改变还是淋巴结肿大或其他肿块。

f. 引导穿刺活检和某些介入治疗。

g. 用于食管癌单纯放疗或术后的放射治疗定位，尤其是在调强放疗中确定 GTV 的范围。

③ 肿瘤定位

a. 显示肿瘤的部位、大小、侵犯范围、毗邻关系以及周围淋巴结转移等。

b. 在治疗前对肿瘤进行正确分期，可协助临床选择合适的治疗方案，评估手术治疗难度。

c. 放疗病人作精确定位。

d. 区分肺内与胸膜肿块。

e. 区分肺内与肺尖斜角肌间隙、纵隔肿瘤。

(4) 腹部(肝、胆、胰、脾)

① 诊断价值：腹部实质性器官如肝、胰、脾、肾及肾上腺等脏器内部或与周围组织结构的密度对比差异较小，常规 X 线平片提供的信息极其有限，CT 等影像技术的应用，可使这些脏器直接显影，结合常用的各种造影检查如消化道造影、胰胆管造影、血管造影等，对腹部疾病的诊断范围明显扩大，诊断准确率明显提高，为临床治疗提供了越来越多的很有价值的信息。CT 虽是诊断肝脏等疾病最重要的影像检查方法，但仍有不少问题需要解决，如不易检出小病灶，小于 1 cm 的肝癌 CT 不易检出；少数局灶性病变的定性诊断仍有困难。

② 适应证

a. 肝脏、胰腺、脾脏及胆囊肿瘤的诊断和鉴别诊断。

b. 进行术前分期，有助于治疗方案的选择。

c. 肿瘤治疗后疗效的评估或进行随访。

d. 用于引导活检及介入治疗。

e. 明确梗阻性黄疸的部位及原因。

f. 鉴别梗阻性与非梗阻性黄疸。

③ 肿瘤定位

a. 区分膈下间隙肿块与肝、脾肿块。

b. 区分胆道梗阻原因、如是胆管本身肿瘤还是肿大淋巴结压迫等。

(5) 胃肠道系统

① 诊断价值：胃肠道钡剂造影和胃肠内镜相互配合可使大多数胃肠道疾病得到正确诊断，但尚不能认为是全面诊断，因为它们获得的仅是呈现于黏膜面的病理改变以及通过腔内造影所反映的间接变化。CT 检查原理则完全不同，它能直接显示器官及其病变本身，也能发现病变对邻近或远处脏器的侵犯，有其特殊的诊断价值。

② 适应证

a. 胃肠道肿瘤手术切除可能性的预测。

b. 用于胃肠道梗阻的诊断。

c. 鉴别良、恶性胃幽门区狭窄。

③ 肿瘤定位

a. 区分胃肠道本身的占位与外来压迫性肿块。

b. 对需放疗病人进行定位。

(6) 泌尿系统

① 诊断价值：静脉肾盂造影(IVP)为肾脏疾病传统和常规的检查方法，对于肾盂肾盏和输尿管的显示甚佳，但对于肾脏实质占位病变敏感性差，定性能力低。而 CT 平扫＋多期增强扫描(皮质期、实质期和肾盂期)能够发现和确诊绝大多数泌尿道肿瘤，特别是对小肾癌的诊断。对于进展期肾癌，CT 检查能够提高临床分期的准确性，帮助临床制定合理的治疗措施。CT 检查能够判断肿瘤是否累及肾动静脉及周围组织；有无肾静脉和下腔静脉癌栓；有无后腹膜淋巴结转移；有无肝、肺转移。

② 适应证

a. 肾脏、肾上腺肿瘤的诊断和鉴别诊断。

b. 对已确诊的肾脏肿瘤，确定肿瘤侵犯范围，有无肾静脉和下腔静脉癌栓，有无后腹膜淋巴结及肝、肺转移等。

c. 肿瘤术后随访复查。

③ 肿瘤定位

a. 区分肾实质与肾盂肿瘤。

b. 区分肾上腺与非肾上腺来源的腹膜后肿瘤。

（7）盆腔

① 诊断价值：B超为女性盆腔疾病的首选和常规检查方法，敏感性高，判断囊性、实质性及显示囊内分隔、壁结节等相当准确，但在显示小的淋巴结、细小的钙化、肿瘤血供方面有缺陷。高分辨力和高场强的MRI在诊断女性盆腔病变方面有突出的优势，尤其是子宫本身的病变。CT对畸胎瘤钙化和脂肪成分的显示、卵巢癌盆腹腔小的种植灶的发现优于MRI，而且CT动态增强扫描有利于判断肿块的性质和起源。因此，在女性盆腔疾病的诊断中，CT检查也是常用的手段。

② 适应证

a. 女性子宫、卵巢：明确盆腔肿块的起源和性质；明确病变侵犯范围、淋巴结及腹腔转移情况，确定治疗方案；宫体、宫颈癌放射治疗定位；卵巢癌及宫体、宫颈癌术后或放化疗后随访。

b. 男性前列腺：诊断前列腺肿瘤和炎症及前列腺癌术前分期及治疗后的随访。

c. 膀胱：膀胱癌术前分期；对膀胱癌治疗后进行疗效随访；鉴别膀胱壁增厚是炎症还是肿瘤；鉴别膀胱内充盈缺损来自膀胱或膀胱外（如前列腺）。

③ 肿瘤定位：区分卵巢与卵巢外肿瘤；区分膀胱内与膀胱外肿瘤；用于宫颈、宫体及前列腺癌的精确放疗定位。

（8）肌肉、骨关节系统

① 诊断价值：CT分辨力高，无影像重叠。可明确显示脊柱、胸锁关节、髋关节等结构复杂的骨关节解剖关系，对骨破坏区的死骨、钙化、骨化及破坏区周围骨质增生、软组织肿块的显示优于X线平片。因此，CT检查能够发现各种骨关节系统及软组织原发

肿瘤及转移性病变，但不如 MRI 敏感，尤其是对于骨髓的早期侵犯及软组织病变范围的显示，CT 不如 MRI。

② 适应证

a. 骨或肌肉肿瘤的检出及确定病灶范围。

b. 鉴别良、恶性骨或肌肉肿瘤。

c. 肿瘤治疗后的随访。

d. 引导穿刺或某些介入治疗。

e. 骨、软组织肿瘤的放疗定位。

f. 有金属植入物，不能行 MRI 检查者。

③ 肿瘤定位：CT 检查可以明确显示骨内外受累的范围，显示肿瘤的组织结构（脂肪、囊性、实质性及血供）及钙化，明显优于 X 线平片。螺旋 CT 的 MPR 和三维重建技术能够为骨肿瘤的外科手术计划提供帮助，CT 为需放疗的病人进行定位。

（9）乳腺

① 诊断价值：乳腺 CT 检查能够清晰地显示乳腺的解剖结构，能够发现较小的乳腺病变，并根据病变的形态、边缘、密度及强化特征，进行良、恶性的判断。对于恶性病变，CT 检查可同时显示腋窝及纵隔淋巴结有无肿大、有无肺及骨转移，指导分期及确定治疗方案。

② 适应证

a. 协助判断乳腺肿块的性质。

b. 乳癌患者的肿瘤分期。

c. 治疗后的疗效评定或进行随访。

③ 肿瘤定位

a. 临床隐性肿瘤的定位。

b. 放疗病人的精确定位。

（三）MRI 诊断

1. 磁共振成像（magnetic resonance image，MRI）原理　当某种原子核（有奇数质子、奇数中子或两者均为奇数的原子核）被置于强磁场时，将沿磁场方向排序，并开始以一定的速度或频率

(Larmor 频率)旋转。如果以该频率发射射频脉冲,原子核将吸收射频脉冲能量并被“激励”。射频终止后,原子核将释放电磁波而发生弛豫,弛豫过程中释放的射频能量是核磁共振的信号来源。将这些信号经计算机处理后就成为我们所熟悉的 MRI 图像。

氢原子核是最简单的原子核,只有单一质子,因此氢核又被称为质子。由于氢核具有最强的磁矩,并且在人体含量也最丰富,因此成为临床磁共振的首选核。一般来讲,如不作特别说明的话,核磁共振成像都是指氢质子成像。为了将核磁共振检查与使用放射性元素的核医学相区别,突出这一检查的无电离辐射的优点,临床医师建议把核磁共振称为磁共振。

2. 磁共振检查的优点

(1) 多参数、多序列、多方位成像。

(2) 无放射性损伤,安全可靠。

(3) 比 CT 有更高的软组织分辨力。

(4) 无骨伪影存在。

(5) 基于流空现象,无需造影剂就可直接显示心脏和血管结构;特别是磁共振增强扫描时所用的顺磁性造影剂无毒性反应,可代替 CT 检查中造影剂过敏者行增强扫描。

3. 磁共振检查的限度和不足

① MRI 显示钙化不敏感。

② 对于骨骼系统以及胃肠道方面不及 X 线方便、敏感。

③ 对呼吸系统的病变显示和诊断还远远不及 CT。

④ 磁共振检查比较复杂,检查时间较长,特别要注意的是磁共振检查存在禁忌证和相对禁忌证。

(1) MRI 检查禁忌证

① 带有心脏起搏器、疑有眼球金属异物、动脉瘤用银夹结扎术后病人。

② 检查部位存在不可卸除的金属物者。

③ 病情危重并带有生命监护和维持系统者。

④ 癫痫发作状态患者。

⑤ 幽闭恐惧症患者。

(2) MRI 检查相对禁忌证

① 无法控制或不自主运动、不合作者。

② 怀孕 3 个月以内者。

③ 高热或散热障碍者。

④ 体内非检查部位有金属物者(如假牙、内固定器、宫内避孕环)。

以上人员应慎做 MRI 检查,如需进行 MRI 检查,应事先向患者(或家属)做好解释说明工作,并采取必要的措施(药物控制、尽可能去除金属异物等)后再行 MRI 检查。

4. MRI 的诊断价值

(1) 中枢神经系统肿瘤

① MRI 诊断价值:MRI 在中枢神经系统的应用较为成熟。常规 MRI 三维成像能清晰逼真地显示中枢神经解剖,可很好地观察器官的大小、形状和位置等方面的情况,使病变的定位诊断更为准确;流空效应可观察病变与血管的关系;注意观察病变信号的强弱与均匀性,有助于病变性质的判断。一般情况下,MRI 检查已成为中枢神经系统肿瘤的首选检查方法。

② 适应证

a. 颅内肿瘤的诊断和鉴别诊断:对颅底、颅顶、幕下脑干和小脑病灶的显示,对发现 1 cm 以下的小病灶及脑膜转移性病变,MRI 优于 CT。

b. 脑肿瘤术后与放疗后随访:在鉴别脑肿瘤术后残存或复发方面 MRI 优于 CT,成为首选影像学检查方法。

c. 脊髓和椎管内病变,MRI 是椎管内肿瘤定位和定性诊断的最佳的影像学检查方法。

③ 肿瘤定位:MRI 多方位成像能清晰显示肿瘤的大小、形状和位置及与邻近组织、血管的关系,定位诊断较 CT 更直观、更准确。

(2) 头颈部肿瘤

① MRI 诊断价值：MRI 检查能做多切面成像，因此适合于头颈部肿瘤的检查。增强 MRI 检查特别对于明确鼻咽癌侵犯范围、颈部淋巴结的转移和鉴别鼻咽癌放疗后复发或纤维化方面明显优于 CT。在评价眼眶内肿瘤范围及眶内结构的关系方面也优于 CT。在鼻腔及鼻旁窦肿瘤方面，能清楚显示病变对颞下窝、眼眶、颅底及海绵窦等结构的侵犯。

② 适应证

a. 颅底肿瘤及颅神经肿瘤：CT 能清晰显示颅底诸骨的骨结构，较好显示颅骨的破坏情况，是制定手术入路不可缺少的依据，MRI 有助于明确肿瘤的范围及颈部血管的情况；MRI 检查采用薄层高分辨的各种扫描序列，能直接显示颅神经的形态及走形，是检查颅神经病变的主要方法。

b. 眼及眼眶病变：MRI 优于 CT，适合眼球及眼眶肿瘤和肿瘤样病变。

c. 鼻和鼻窦病变：MRI 检查时，气体及骨皮质表现为无信号，因此，对鼻窦及颅底诸结构的骨质显示不佳，但 MRI 对软组织的分辨力好，能直接显示黏膜、肌肉、间隙、血管及神经等结构。MRI 检查是 CT 检查的补充手段，两者联合应用，有利于提高鼻窦病变的影像学诊断水平。

d. 耳部病变：HRCT 是耳部病变的常规检查方法；MRI 对内耳道肿瘤，尤其是局限在内耳道的微小听神经瘤是首选的检查方法。

e. 口腔及颌面部病变，MRI 是检查口腔颌面肿物时的首选检查方法。

f. 咽部病变：CT 及 MRI 已成为咽部肿瘤病变诊断、分期、放疗野设计及放疗后复查的主要手段。由于 MRI 软组织分辨力高于 CT，因此能显示较小病灶，对淋巴结转移及颅内侵犯的显示明显优于 CT；有助于区分放疗后局部纤维化与肿瘤复发。但 MRI 显示较小的颅底骨质破坏不如 CT。

g. 喉部病变：CT、MRI为喉部病变的常用检查方法，MRI多参数多方位成像对于鉴别肿瘤与炎症、复发肿瘤与瘢痕优于CT。

h. 颈部病变：MRI具有分辨解剖结构和显示组织学特性的能力，因此对显示甲状腺和甲状旁腺较小病灶较为敏感，并可区别甲状腺的实性肿瘤与囊肿，胶样囊肿与出血囊肿，甲状腺肿瘤手术后改变是水肿、纤维化或肿瘤复发。能显示颈部软组织的轮廓和界限，显示臂丛神经的走形，对诊断臂丛神经的病变有重要价值。对于颈动脉体瘤，MRI能清楚显示颈部血管的推移情况，是本病的主要检查手段。

③ 肿瘤定位：与CT一样，MRI能对肿瘤进行准确的定位，但在显示肿瘤的侵及范围与邻近组织、血管的关系方面优于CT，在肿瘤的随访复查及鉴别诊断方面也好于CT。

(3) 胸部肿瘤

① MRI诊断价值：MRI检查可在不改变病人体位的情况下获得冠状面、矢状面的图像，这对于鉴别肺内外病变、纵隔内外病变、横膈上下病变及了解病变的起源有很大帮助。MRI通常作为X线胸片、胸部CT检查的重要补充。MRI的血管流空效应在鉴别纵隔肿块为血管性还是非血管性方面，认识血管腔内及血管壁的改变较普通CT有优势。纵隔淋巴结的显示也是MRI所具有的优势之一。MRI在鉴别纵隔肿瘤的侵袭性与非侵袭性，肺肿瘤对纵隔或胸壁的侵袭方面也比CT敏感，对于术前判断能否切除肿瘤很有帮助。由于肺癌的信号特点与块状纤维化病变及慢性炎症肿块信号的不同，MRI通常能区别肺部肿瘤与其远端的阻塞性实变，从而确定肿瘤的实际大小，有时能根据其远端阻塞性实变的信号改变推测炎症或不张的时间及不张是否合并炎症。MRI还可将软组织肿块与合并的胸腔积液相鉴别；MRI对纵隔神经源性肿瘤的诊断和分期起着重要作用，多平面成像能很好地显示肿瘤与周围组织的关系及肿瘤侵犯范围，明确肿瘤是否向椎管内延伸及是否压迫脊髓，从而为手术提供可靠的影像学资料。

由于肺信号弱，且呼吸运动和心脏大血管搏动所致伪影的干扰，MRI 对钙化灶的显示不敏感，所以，MRI 对肺内结节灶的发现和鉴别诊断远不如 CT。一般来讲，MRI 检查不作为胸部肿瘤的首选方法，只作为重要的补充鉴别诊断方法。

② 适应证

a. 肺部病变：MRI 检查不是肺部病变的首选检查方法。

• 判定胸壁受侵和肿瘤与横膈的关系；

• 显示肺上沟瘤与臂丛神经及血管的关系；

• 对碘造影剂过敏者，用来观察纵隔肺门淋巴结的情况；

• 肿瘤治疗后的随访复查。

b. 纵隔病变：MRI 是二线释疑手段，不宜作为纵隔肿瘤的常规检查方法。

• 鉴别肿瘤的囊实性；

• 显示肿瘤与心脏、大血管的关系；

• 纵隔的血管性肿瘤；

• 后纵隔神经源性肿瘤。

c. 胸膜、胸壁病变：MRI 同样是二线释疑手段，不宜作为常规检查方法。

• 评估肿瘤累及胸壁、纵隔、横膈的范围；

• 判断肿瘤来源，骨性胸廓、软组织或胸膜；

• 评估肿瘤切除的可能性；

• 肿瘤治疗后的随访复查。

③ 肿瘤定位：MRI 对来源于肺部、纵隔及胸膜、胸壁的肿瘤均能较准确地定位，不需造影检查即能显示肿瘤与心脏、大血管的关系。

(4) 腹部肿瘤

① MRI 诊断价值：MRI 对肝内占位性病变的诊断与鉴别诊断明显优于 CT 平扫，特别在不典型肝癌、肝硬化再生结节的诊断及鉴别诊断上优于 CT；对于脂肪肝的患者，MRI 检查应是肝脏病变的首选检查方法；对于有明确肿瘤病史的患者，为了解肝脏的转移灶情

况,MRI 检查的检出率明显高于 CT,也可以作为首选检查方法。

常规 MRI 结合胆管成像(MRCP)可非常容易地观察到胆囊、胆管及胰管大小的改变,一旦出现扩张或狭窄表现与 PTC 或 ERCP 所见相同,可以明确梗阻的平面,有时可以诊断出梗阻的原因。目前,MRCP 正在逐步取代 ERCP 的检查。

对于胰腺来讲,由于胰头与十二指肠常难以分辨,特别是病人缺乏大量脂肪时,胰腺的 MRI 检查不如 CT,故 CT 仍是胰腺疾病的首选检查方法。

② 适应证

a. 肝脏占位性病变,MRI 对肝癌和海绵状血管瘤的鉴别诊断,特别对小肝癌的检出和鉴别诊断具有十分重要的价值。

b. 胆道系统肿瘤。

c. 胰腺肿瘤性病变。

d. 脾脏肿瘤性病变。

③ 肿瘤定位:MRI 能对肝脏、脾脏、胆系及胰腺的肿瘤进行准确定位,判断肿瘤与血管的关系及邻近脏器、腹腔及后腹膜淋巴结的情况,为肿瘤正确分期提供可靠依据。

(5) 泌尿系统和腹膜后间隙肿瘤

① MRI 诊断价值:MRI 对肾及肾上腺病变的诊断价值与 CT 相当,对确定病变组织的成分和内部结构均有较高的价值,尤其对于恶性肿瘤的评估,由于能较为准确地显示肿瘤侵犯的深度、范围、邻近器官和血管有无受累、有无瘤栓及远隔性转移,因而有助于肿瘤的分期及临床治疗。对于 CT 检查结果可疑或碘过敏的患者,可首选 MRI 检查。恶性肿瘤治疗后 MRI 随诊检查,还可确定肿瘤有无复发,其价值要优于 CT 检查。MRI 在显示泌尿系梗阻性病变方面具有独特的价值。泌尿系 MRI 检查的不足之处在于不能可靠地发现钙化性病变,因此很少用于泌尿系统结石的检查。

MRI 检查多方位成像能很好地显示腹膜后间隙的解剖结构,由于流空效应的存在,MRI 图像上容易鉴别血管与软组织,尤其是淋巴结等。MRI 检查在确定肿瘤性质、出血等方面优于 CT 检查，但对筋膜的显示稍逊于 CT 检查。

② 适应证

a. 泌尿系统先天性发育异常。

b. 泌尿系统肿瘤。

c. 肾上腺病变。

d. 腹膜后肿瘤。

③ 肿瘤定位：MRI 对肿瘤的定位准确，结合 MRI 显示组织学特性的能力，在病变的定性诊断上较 CT 有一定的优势。MRI 能部分替代排泄性尿路造影。

（6）盆腔肿瘤

① MRI 诊断价值

a. 膀胱肿瘤：MRI 检查优于 CT 之处在于能区别膀胱深肌层的侵犯及其对邻近组织的侵犯，因此分期准确率较高。

b. 前列腺肿瘤：MRI 是前列腺肿瘤诊断和分期的最佳影像检查方法。对于早期限于前列腺被膜内的肿瘤，MRI 为首选检查方法。

c. 女性生殖系统肿瘤：MRI 是女性生殖系统最佳的影像学检查方法。MRI 检查能明确分辨子宫、子宫内膜和子宫颈的各解剖层，因而对子宫内膜癌和宫颈癌的分期具有很高价值，其准确性要优于 CT 和超声检查。需要注意的是，子宫内放置节育环的患者，需取环后才能行 MRI 检查。

② 适应证

a. 膀胱肿瘤。

b. 良性前列腺增生与前列腺肿瘤。

c. 睾丸肿瘤。

d. 女性生殖系统肿瘤与肿瘤样病变。

③ 肿瘤定位：MRI 对盆腔肿瘤定位准确，评价肿瘤侵犯程度及邻近组织的侵犯要优于 CT，对肿瘤的定位、定性诊断及肿瘤分期具有一定优势。

(7) 乳腺肿瘤

① MRI 诊断价值：MRI 软组织分辨力高，对鉴别良、恶性病变具有较高价值，且无辐射，已成为 X 线检查的重要补充手段。乳腺 MRI 检查具有以下优势：对于发现乳腺病变有较高的敏感性，特别是 X 线平片评估较为困难的致密型乳腺、乳腺癌术后局部复发以及观察乳房成形术后假体位置、有无遗漏或并发症和后方乳腺组织内有无癌瘤等。

② 适应证

a. 乳腺良性肿瘤。

b. 乳腺恶性肿瘤。

③ 肿瘤定位：MRI 对乳腺多灶性、特殊部位肿瘤的定位诊断明显优于 CT；对乳腺囊性和实性肿物的鉴别诊断也好于 CT。

(8) 骨骼及软组织肿瘤

① MRI 诊断价值：MRI 检查提供了一种在活体非创性了解人体解剖细节甚至病理改变的方法，已成为许多骨、关节及软组织疾病诊断的主要检查方法。MRI 对显示肿瘤在骨内外软组织中的病变范围明显优于 CT 和 X 线平片，但对肿瘤的特异性显示欠佳。骨肿瘤 MRI 评估的主要作用不在于定性诊断，而是在 X 线初步定性诊断的基础上，对肿瘤的骨内、外范围作出确切定量诊断，而对于 X 线不能作出定性诊断的肿瘤，MRI 检查可以显示出常规 X 线不能显示的病灶特点和细微改变，从而获得有价值的诊断信息。

由于 MRI 检查具有极高的软组织分辨力及多方位成像的能力，现已成为软组织肿瘤首选的影像学诊断方法。对于一些具有特定组织信号的软组织肿瘤(神经源性肿瘤、血管瘤、脂肪瘤及脂肪肉瘤等)能作出较为肯定的诊断。

② 适应证

a. 神经纤维瘤病：MRI 在发现颅内、脊柱和周围软组织的神经纤维瘤上最有价值，明显优于其他影像学检查。

b. 骨肿瘤与肿瘤样病变。

c. 软组织肿瘤。

d. 骨髓病变：MRI 是目前诊断骨髓肿瘤疾病的最敏感且无创的方法。

e. 骨转移性肿瘤：MRI 是目前诊断骨转移瘤最敏感和首选的影像学检查方法，能检出 X 线、CT 和核素扫描不能发现的病灶，同时还能提供详细的椎管和脊髓的侵及情况。

③ 肿瘤定位：MRI 骨骼和软组织肿瘤的定位与 X 线、CT 相当，但显示肿瘤骨内外软组织病变的范围及侵及程度明显优于 CT 和 X 线平片。

（四）正电子发射体层成像（PET）

1. PET 的原理　正电子发射体层成像是医学影像领域最先进的技术之一，代表了现代核医学影像技术的最高水平，现已在医学生物学研究和临床诊断及处理中担当了重要角色。正电子发射体层成像是一种从人体分子水平反映机体功能和代谢状况的诊断技术。

正电子是带有一个正电荷的带电粒子，形态与电子相似，但与其极性相反。正电子在人体组织中的射程与其所带的能量呈正相关。

正电子发射装置产生的正电子与人体内的负电子相撞而消失，它们在相撞时发出方向相反的两个光子，也就是说，在每个正电子消失时可以产生两个方向的信号。最后，这些光子信号被检测器检测到，检测器可以记录下机体释放出光子的时间、光子所处的位置、光子的数量和光子的方向。计算机将检测器收集的这些信号进行运算与处理，并进行图像重建，最终形成某一组织或器官的代谢图像。

正电子发射体层成像采用了同位素，如 ^{11}C、^{15}O、^{18}F、^{82}Rb 和 ^{13}N，这些同位素都具有以下一些共性：① 可以发射正电子；② 可与人体内代谢产物结合，但不改变这些产物的生理作用；③ 与人的生命活动密切相关；④ 半衰期短；⑤ 在病人进行检查时用量较小，因此，病人受到的损伤也较小。

如果给病人注射^{18}F-FDG示踪剂，可以了解到机体内糖代谢的情况；如果给病人注射^{13}N，由于^{13}N不能很快参与机体内的代谢活动，因此，可以利用它在机体内的分布了解人体内的血液分布情况。

2. PET的优缺点

(1) PET的优点：正电子发射体层成像具备功能（代谢）成像，该种成像较解剖学成像更为敏感，并且其图像空间分辨力高。随着全身扫描仪的发展，一次检查可显示肿瘤在全身软组织、骨骼和中枢神经系统的分布。同时还可在一次检查中，精确地给肿瘤进行分期。

由于使用了影像复合登录技术，许多有机化合物可在正常的生物化学通道不被干扰的情况下被取代它的核素所示踪。以确切的单位测定放射性药物的吸收或生理功能来补充形态学的信息，可对肿瘤的分布做精确的定位；指导对伴有瘢痕或坏死的肿块进行鉴别；鉴定增大的淋巴结是反应性的或是转移性的。

(2) PET的缺点

① 费用昂贵，短半衰期核素的产生依赖于回旋加速器，而后者需要早期的大量资金投入且运行费用昂贵。

② 目前常用的示踪剂为^{18}F-FDG，由于其仅仅反映组织细胞对葡萄糖的代谢，所以它对肿瘤诊断缺乏特异性，如炎症、炎性肉芽肿、手术肉芽肿或残端、结节病等亦可表现葡萄糖代谢活跃。随着^{18}F-FLT（胸腺嘧啶）、^{18}F-FES（雌二醇）、^{18}F-FMISO（乏氧细胞显像剂）、^{11}C-蛋氨酸、^{11}C-胆碱等新型正电子放射性药物不断投入临床使用，不但可明显提高对肿瘤诊断的特异性，而且能够更早期、更准确地反映肿瘤治疗的效果。

③ 某些代谢不活跃的恶性肿瘤，如肾癌、胰腺癌等常表现阴性。

3. PET在肿瘤学方面的应用

(1) 肿瘤学临床方面应用的概述：正电子发射体层成像依靠肿瘤的代谢产物和酶解物与正常细胞的代谢产物和酶解物的不

同，将肿瘤细胞与正常细胞鉴别和区分开来，其方法如下：

① 大部分肿瘤组织有大量糖酵解，而正常组织与瘢痕组织没有此种现象发生，放射示踪^{18}F-FDG 可借此确定恶性组织的部位并将其与正常组织、瘢痕组织区分开来。

② 由于肿瘤组织含有较多的氨基酸，也可用示踪蛋氨酸或亮氨酸（^{11}C 蛋氨酸，^{11}C 亮氨酸）鉴定肿瘤。

（2）最适于正电子发射体层成像诊断的肿瘤

① 淋巴瘤。

② 肺部肿瘤。

③ 乳腺部位肿瘤。

④ 结肠部位肿瘤。

⑤ 头颈部位肿瘤。

⑥ 黑色素瘤。

⑦ 原发性神经系统肿瘤等。

（3）正电子发射体层成像在诊断肿瘤方面的临床应用

① 淋巴瘤：^{18}F-FDG 和^{11}C 蛋氨酸两者均可被用于淋巴瘤的诊断，^{11}C 蛋氨酸在发现淋巴瘤上有较大的优势，而^{18}F-FDG 可对淋巴瘤进行精确的肿瘤分期。由于淋巴瘤有较高的糖酵解率，^{18}F-FDG的摄取程度与淋巴瘤的恶性程度有关，还可预测预后、监测治疗反应、鉴别残存肿瘤与瘢痕组织。

② 肺部肿瘤：正电子发射体层成像在肺癌的早期诊断、肿块结节的良恶性鉴定、判断肺癌的疗效、治疗后残余或复发的肿瘤、判断肺癌有无远处转移等方面，可作出较准确的评价，其准确性、灵敏性、特异性都比较好。

a. 肺部肿瘤的良、恶性鉴别：根据肺部肿瘤摄取的用^{18}F-FDG标记的脱氧葡萄糖的变化，可进行肺部肿瘤的良、恶性鉴别。据报道，恶性肿瘤的^{18}F-FDG 摄取率在 5.6 ± 0.24，而良性肿瘤的^{18}F-FDG摄取率在 0.56 ± 0.27，该指标与恶性肿瘤的分型没有直接的关系。

b. 转移病灶的监测：据报道，正电子发射体层成像检查时，如果在肿大的淋巴结内见到^{18}F-FDG 的异常浓聚，说明癌瘤已转移到淋巴结；如果在肿大的淋巴结内未见到^{18}F-FDG 的异常浓聚，说明癌瘤未转移到淋巴结。其诊断的灵敏度和特异性分别为 100%与 87%。

c. 肺部肿瘤化疗疗效的评价：肺部的小细胞癌可对化疗药物产生耐药性，虽然化疗后在胸部 X 线片常常表现为肿瘤缩小，但如果有^{18}F-FDG 在肿瘤体内大量地浓聚，常常提示化疗疗效较差。

d. 手术和放疗后的疗效评价：据报道，经手术和放疗后的肺癌残留病灶与复发病灶的^{18}F-FDG 的摄取范围在 3～25. 6，平均为 11. 2±5. 7，而正常组织对标化^{18}F-FDG 的摄取范围平均为3. 5±1. 8。

e. 确定手术指征：据报道，在肺癌病人的术前评估中，近 1/3 的非小细胞癌病人按 CT 标准有手术指征，但经^{18}F-FDG 确定有未曾疑及的病变，因而其中 18%改为非手术疗法。

③ 乳腺肿瘤：评价腋窝有无转移；术前分期及预后判断；还可发现对侧乳腺、腋窝、骨及全身任何软组织的病变；进行疗效评价等。据报道，用^{18}F-FDG 正电子发射体层成像检查，对原发性乳腺癌的灵敏度为 92%，特异性为 86%，并能进行乳腺肿瘤的良、恶性鉴别诊断。

④ 头颈部肿瘤　治疗头颈部鳞癌的关键在于评估局部淋巴结状态及肿瘤的范围，而^{18}F-FDG 和^{11}C-蛋氨酸均能有效地发现恶性组织，尤其对那些仅表现为淋巴结病变而无原发肿瘤证据的头颈部肿瘤病人更有价值；还可发现头颈部以外的原发灶；在早期治疗或治疗后立即做^{18}F-FDG 检查，可评估和监测疗效；^{18}F-FDG 摄取减少还与肿瘤的衰退密切相关；^{18}F-FDG 还能精确地鉴别瘢痕组织和复发肿瘤。

⑤ 黑色素瘤：^{18}F-FDG 对黑色素瘤转移的诊断特别有价值，其敏感度和特异度均接近 100%，还能为黑色素瘤的分期、发现和随访复发病灶提供有价值的信息。

⑥ 中枢神经系统肿瘤：^{18}F-FDG 和^{11}C-蛋氨酸均已广泛用于脑肿瘤的评价，它们被用于指导中枢神经系统的肿瘤活检；确定复发性肿瘤的分化程度；^{18}F-FDG 的摄取和组织学分级密切相关，摄取的程度对预测病人的预后有意义。

^{11}C-蛋氨酸在正常脑组织具有相对低的摄取率，而在肿瘤组织中摄取率高，其正电子发射体层成像与^{18}F-FDG 正电子发射体层成像、CT 和 MRI 相比较，在划分肿瘤范围上比它们更好。与^{18}F-FDG正电子发射体层成像相比，其摄取程度和肿瘤分期的关系不明显。

⑦ 全身体检肿瘤筛查：根据华山医院 340 例重点人群肿瘤筛查的体会，PET-CT 的体检将会有更大的优势。在这些体检人群中，PET-CT 发现的良性病变大大超越了原先预想，对一些良性的但同时也需要治疗的疾病的发现也会使 PET-CT 原先局限于肿瘤筛查的定义发生变化，这将促使人们对体检人群的检测争取由被动向主动方面转变。

4. PET-CT——影像诊断的有机融合　在目前常用的影像设施中，CT 和 MRI 已成为肿瘤诊治的重要手段，可显示人体精细的解剖结构，但其尚难以鉴别肿瘤残留、局部复发与治疗后的改变。相对而言，PET 能从分子水平上反映人体组织的生理、病理、生化、代谢改变，对于多种恶性肿瘤的诊断、分期、再分期、疗效评价、监测转移及复发是一种有效的方法。然而，由于 PET 显像图像的低对比和低分辨力，不能对异常浓聚病灶进行精确解剖定位；CT 能提供高分辨、高对比、低噪声的断层图像，却不能直接评价其功能及代谢信息。

那么，能不能将 PET（正电子发射断层扫描）和 CT（电子计算机断层扫描）两种先进的影像技术有机地结合起来？新近出现的新型分子影像诊断设备 PET-CT 就是这种有机融合，它一次性显像即可获得形态和功能信息，形成两种技术的优势互补，较单纯用 PET 或 CT 检查大大提高了对疾病诊断的特异性和准确性。

PET-CT 检查的优点如下：

(1) 疾病诊断更早期：疾病的过程是先有病理代谢改变，随之逐渐发展为病灶，致使解剖结构异常，最后病人出现临床症状。PET-CT 因为能从分子水平反映人体存在的生理或病理变化，灵敏地探测疾病早期的代谢异常，所以能早期作出诊断。

(2) 检查结果更准确：PET-CT 中的 PET 通过定性和定量分析，能提供有价值的功能和代谢方面的信息；PET-CT 中的 CT 能提供像地图一样的解剖信息；PET 和 CT 的融合图像如同路标，能帮助确定和查找肿瘤的精确位置。为此，其检查结果较单独的 PET 或 CT 有更高的准确性，特别是显著提高了对微小病变的诊断能力，使对疾病的诊断和治疗迈上了一个新台阶。

(3) 全身检查更快捷：CT 和 MRI 是对选定的身体某部位进行断层扫描，而 PET-CT 一次 15～30 min 全身扫描(头、颈、胸、腹、盆腔、四肢)就能分别获得 PET、CT 和两者融合的全身图像，可直观地看到疾病在全身的受累部位，检查时间大为缩短。

(4) 无创显像更安全：PET-CT 所采用的显像剂大多是构成人体生命的基本元素，检查十分安全，无副作用，短时间内可以多次重复检查。

(五) 核医学

1. 核医学定义与内容　核医学是应用放射性核素诊断、治疗疾病和进行医学研究的学科。内容包括临床核医学与实验核医学。其中临床核医学又分为诊断与治疗两部分。

2. 放射性核素显像技术　将放射性核素或者放射性核素标记的药物引入人体，在体外通过核医学仪器探测放射性核素所发出的射线，显示出放射性药物在体内吸收、代谢、浓聚、排泄过程及分布的影像，从而判断机体组织的功能状态及其病理变化。所以，放射性核素显像是一种功能显像。

3. 放射性核素治疗　是指将放射性核素引入体内，在病变组织或特定部位选择性聚集，利用射线电离辐射的生物学效应，达到体内照射治疗的目的。

4. 标记免疫分析技术　已广泛应用于临床医学体外检查，其中放射免疫分析作为核医学检测技术的代表，是一类以放射性核素标记抗原或抗体为示踪物，竞争或非竞争性免疫结合反应为基础的微量物质检测技术。

5. 放射性生物效应　分为确定性效应和随机效应。

(1) 确定性效应：指辐射损伤的严重程度与所受剂量呈正相关，有明显的阈值，剂量未超过阈值不会发生有害效应。

(2) 随机效应：是辐射效应发生的几率与剂量相关的效应，不存在具体的阈值。主要有致癌效应和遗传效应。

(六) 超声诊断

超声波是指振动频率在20 000Hz以上，超过人耳听觉阈值上限的声波。超声医学是利用超声波的物理特性和人体器官组织学特征相互作用产生的信息，将其接收放大，作信息处理后形成图形曲线或其他数据，进行疾病诊断的检查方法。

1. 超声波成像原理

(1) 正压电效应：某些特殊介质在外加机械力作用下产生形变，引起材料内部原来重合的正负电荷中心发生相对位移，从而导致介质表面出现符号相反的极化电荷。这样，由机械力作用产生电场，将机械能转变为电能的效应称为正压电效应。超声接收换能器利用正压电效应，将来自人体的反射和散射声能转化为电能。

(2) 逆压电效应：对压电材料沿着电轴方向施加电压，由于电场作用引起材料内部原来重合的正负电荷中心发生相对位移，在材料内部产生引力，从而导致材料形变。这样将电能转变为机械能的效应称为逆压电效应。超声接收换能器利用逆压电效应，将电能转变为机械能，并射向人体。

(3) 换能器：又称探头，是利用压电效应原理，将机械能和电能相互转换的装置。

2. 超声设备

(1) A型超声：超声反射至人体发生反射和散射，回声信号被接收放大后，幅度变化在示波屏上显示。主要用于液性区的诊断。

(2) 二维超声(B型超声):回波信号强弱用亮度调制,组成人体断层面的二维超声图像。能清晰、真实地实时显示各脏器的形态结构、位置、相互关系等。

(3) M型超声:回声光点沿水平方向扫描,代表时间轴;同时,在垂直方向的深度扫描线,把心脏各层组织和探头之间的距离和回声显示为曲线,即超声心动图。

(4) 彩色多普勒血流显像:主要是显示心血管内某一断面的血流信号,可与二维图像同时实时显示,但对血流速度不能测定确切数据。

(5) 频谱型多普勒:分脉冲波多普勒超声和连续波多普勒超声。脉冲波多普勒对心血管内某一点处血流方向、速度及性质进行细致定量分析,但最大血流速度有时受到限制。连续多普勒对心血管内声速一条线上的血流方向、速度及性质定量分析,但无法分辨距离,无法了解异常血流产生的准确位置。

(6) 彩色多普勒能量图:依据血管腔内红细胞等运动散射体产生的多普勒信号强度(能量)进行二维彩色成像,因此与产生多普勒频移信号的红细胞数有关,用于观察脏器的血流灌注情况。

3. 超声图像和术语

(1) 回声强度命名

① 无回声:无点状或者其他形状的回声,呈一片黑色暗区。

② 低回声:病变的回声强度低于周围正常组织的强度。

③ 等回声:病变的回声强度与周围正常组织几乎相等。

④ 高回声:病变的回声强度高于周围正常组织的回声强度。

(2) 回声形态命名

① 点状回声:细小的亮点回声,直径通常小于0.2 cm。

② 片状强回声:为片状明亮回声,直径常在0.3～0.5 cm。

③ 团状强回声:为大于0.5 cm的团样明亮回声。

④ 带状强回声:为线条状明亮回声。

⑤ 环状强回声:为圆环状明亮回声。

⑥ 透声:声波全部或均匀透过组织或病变,后方回声增强。

⑦ 声影：声波因反射吸收等因素，使声能大量衰减，阻碍声的传播，引起回声减弱或照射受限。

（3）人体组织器官声学类型（见表1-3-2）。

表1-3-2 人体组织器官声学类型

反射类型	组织器官	二维超声反射回声
无反射型	血液、胆汁囊肿等液性物质	液性暗区
少反射型	心肌、肝、脾等实质性脏器	低亮度、低回声区
多反射型	心瓣膜、肝包膜、管道结构等	高亮度、高回声区
全反射型	肺、肠气、钙化等	极高亮度、高回声区，后伴声影

（4）特殊声像描述

① 镶嵌征：瘤体内包含小肿瘤，瘤体间有分隔带，常见于原发性肝癌。

② 卫星征：又称母子灶，指病灶周围有小病灶，犹如卫星环绕，常见于原发性肝癌。

③ 声晕：实性肿块周围出现环状暗带，常见于原发性肝癌、转移性肝癌及子宫肌瘤、甲状腺腺瘤。

④ 靶环征：病灶中央呈等回声团块，四周有较宽的低回声环，常见于原发性肝癌。

⑤ 牛眼征：为强回声或等回声团块，周围有环状暗带，团状中央液化，酷似牛眼，常见于消化道肿瘤的转移声像。

⑥ 假肾征：声像形状似肾脏形态，但非肾脏肿瘤，常见于原发的消化道肿瘤。

⑦ 平行管征：胆管增粗，与门静脉内径相似，形成平行管征。提示胆道扩张，梗阻。

⑧ 彗星征：团状强回声后方有数条平行增强的条状回声，常在附壁结石或肺鳞癌显示。

（5）超声伪像：由于超声波发射与反射回声的信息差异（包括声能减少、失真等），产生的超声显示的断面图像与客观的解剖断面两者的差异。了解和认识超声伪像，有助于提高超声诊断的正确率。

4. 超声成像的优越性和局限性

(1) 优越性

① 对软组织结构分辨力高,对比性强,可清晰显示组织脏器的正常和异常结构。

② 实时成像,确保对动态脏器结构和功能的连续观察与检测,优于 CT 及 MRI。

③ 超声检查无痛苦,无电离辐射,重复性好,经济实用,易被多数患者接受。

④ 新超声技术(如造影技术)的运用,对微小血管灌注及肿瘤生长因素的跨阶梯性研究,促进了超声医学的临床应用。二维图像结合彩色多普勒,使超声诊断达到了脏器形态结构与其生理、病理功能密切结合的水平。

(2) 局限性

① 超声对气体及骨性结构界面的反射和散射,难以传导到深部,故对肺、骨骼成像效果差,对肥胖者显像不清。

② 超声伪像使声像图畸变,易导致误诊。

5. 超声在肿瘤影像诊断和治疗中的应用　临床上肿瘤的超声诊断主要应用于腹腔、盆腔、软组织、乳腺部位和腔内检查。

(1) 肝癌:肝脏是最适合超声检查的脏器之一。

肝细胞肝癌超声分型分为结节型、巨块型、弥漫型。晕环、镶嵌征、卫星灶(母子灶)是原发性肝癌的典型声像图,多数病人伴有肝硬化声像改变。

原发性肝癌的彩色多普勒表现为瘤体内部血供丰富,动静脉瘘,并可见高阻力血流信号。

转移性肝癌,来自不同脏器、不同病理组织的转移性肝癌声像图各异。

(2) 胆囊癌:超声显示胆囊内中等回声团块。分为小结节型、蕈伞型、厚壁型、混合型(上述 3 种类型混合存在)、实块型。

胆囊结石合并胆囊癌发病率高,结石及声影是导致肿瘤漏诊的主要原因。实块型胆囊癌正常胆囊腔消失，呈实性肿块回声，多伴有结石及声影，易浸润肝实质。

(3) 胆道(管)肿瘤：声像图常归结为两类：一类在扩张的胆管远端显示软组织肿块，乳头型或团块型，强回声，边缘不规整，无声影；另一类为扩张胆管远端突然截断或狭窄闭塞，阻塞端与周围组织回声边界不清，常伴有阻塞上段肝内、外胆管扩张。

胆管炎性狭窄与第二类胆管癌鉴别困难，中下段肝外胆管癌受胃肠气体干扰显示有困难。

(4) 胰腺癌：超声显示胰腺局限肿大，不规则，呈低回声区，边缘分叶，与周围组织分界不清，常伴有胰管及胆管扩张及肝门区、胰腺周围淋巴结肿大等声像。根据胆管及胰管回流特点，超声可对梗阻性黄疸的声像逆行性分析，以提高正确诊断率及诊断正确率。

(5) 盆腔肿瘤：包括膀胱癌、前列腺癌、卵巢癌、子宫恶性肿瘤及子宫肌瘤等。

(6) 乳腺癌、腋窝及锁骨上淋巴结检查：高频探头可使乳腺癌超声诊断率明显提高。

(7) 软组织肿瘤：对软组织肿瘤的物理性质(囊性、实性、混合性)、部分病理诊断及恶性肿瘤向周围侵润范围可以明确提示，为临床治疗提供了相关信息。

(8) 腔内超声

① 经食管超声：经食管超声是将探头置于食管腔内，观察心脏、肺及食管病变的超声检查。在肿瘤诊断方面，主要是观察食管占位的物理性、恶性肿瘤的浸润层次，食管旁浸润及淋巴结肿大情况。

② 经阴道超声：经阴道超声是指将阴道探头直接置入阴道内，观察盆腔脏器，包括宫颈、宫体、双侧卵巢，尤其是细小病变如内膜病变等对大小、形态、内部回声、血流状态及周围组织关系提供超声诊断，患者不必充盈膀胱，不受肠道气体影响。并可在阴道超声的引导下介入。

③ 经直肠超声：经直肠超声将探头置于直肠内观察直肠病变位置、侵润肠壁深度、距肛门口距离及周围淋巴结转移情况；前列腺及周围病变及分期，提高超声诊断率。

6. 超声应用的进展

(1) 术中超声：术中超声是指在外科手术中，将专用的高频率超声探头置于脏器表面进行扫查，图像清晰，定位准确，操作简便，诊断迅速，节省手术时间。在肝脏可确认在肝表面难以触及的深部小肿瘤及腹部超声未能发现的转移性小肿瘤，并提示与周围血管的关系，估计手术切除的可能性及范围；引导穿刺活检，准确安全。并可引导术中介入治疗。

(2) 介入性超声诊断和治疗：在超声影像监视下将探头、穿刺针、引流管等置管引流以达到诊断和治疗的目的。包括超声引导下经皮穿刺活检、超声引导下经皮穿刺治疗、超声引导下经皮穿刺良性肿物治疗。

(3) 超声造影剂及造影新技术的应用：超声造影技术是将含有微小气泡的超声造影剂经血管注入体内，使相应的心血管及靶器官显影，可发现常规超声未能显示的病灶，明确肿瘤活性范围等，进行鉴别诊断。

四、内窥镜检查

内窥镜从最初 1805 年以烛光为光源的硬式直管开始，先后经历了半可曲式内窥镜、纤维内窥镜、电子内窥镜和胶囊内窥镜。内窥镜检查技术给人体管腔系统疾病的诊断和治疗带来了突破性的进展，目前内窥镜的一大进展是将超声检查技术应用于内窥镜，使对恶性肿瘤的定位诊断，尤其是病变累及深度的判断更加准确。内窥镜的另一大进展是在内窥镜下开展的治疗技术，使不少先前需外科手术解决的疾病在内窥镜下可进行满意的治疗，也使得不少先前在内窥镜下尚未开展的技术得到了创造性的发展，如经胃镜下胃造瘘和空肠造瘘术(PEG/PEJ)，内窥镜下切除高位食管黏膜下平滑肌瘤等。

（一）内窥镜诊断的方法

1. 形态的诊断　内窥镜检查最主要的功能是通过肉眼进行的直接的形态学的诊断，并通过目镜或荧屏的显示，仔细观察检查的脏器黏膜的光整度、色泽及血管纹理改变、是否有隆起或浸润性改变、溃疡边缘是否有虫蚀状、是否有杵状粗大黏膜、黏膜是否有中断、溃疡表面附着苔的浊厚度、表面是否有渗血现象及内腔扩张状况，以及动态观察收缩和蠕动的情况。

2. 放大观察　目前某些型号的内窥镜系统具有视频放大的功能，能对组织的微细结构和微小病变作清晰的观察，有利于微小癌的诊断和鉴别。

3. 染色、荧光　应用染色剂亚甲蓝和刚果红对可疑部位喷洒染色，通过色素沉积的对比度和色素吸收的深浅观察和荧光显示，以判别病变良、恶性质，并能对病变部位准确取材以及了解病变浸润的范围。

4. 活体组织病理检查　对可疑病变的部位，需通过活检明确病变性质，如炎症的程度和性质，良、恶性溃疡的鉴别，腺瘤早期癌变的诊断，癌的分化程度的确定，均须通过活检后证实。

5. 细胞刷（涂）片　对癌的早期病变，狭窄部位活检困难者，使用细胞刷涂片进行细胞学的检查，有利于提高诊断的准确率。

6. 穿刺细胞学诊断　对黏膜下病变或浸润性病变，活检很难取到黏膜下组织，通过内窥镜的注射针进行穿刺细胞学诊断有利于明确病变的性质。

7. 介入超声诊断　超声内窥镜或经内窥镜活检孔伸入小探头超声镜，能判断肿瘤的浸润深度和范围，了解肿瘤周围淋巴结转移及邻近脏器的情况，对黏膜下肿瘤可进一步区分其性质。

（二）常用的内窥镜检查

1. 食管镜　食管镜为直视型，长 60 cm，目前已被胃镜所替代。

2. 胃镜　胃镜检查是应用最普遍的一种内窥镜检查，可观察咽喉、食管、贲门、胃、十二指肠球部、十二指肠壶腹部和十二指肠降段的病变。目前多为电子胃镜，带有电视系统，功能全面，容易辨认各种疾病，并能对可疑病变进行多处和多次活检，因此，胃镜检查对食管、胃和十二指肠各种病变，尤其是对肿瘤有重要的诊断作用。

① 适应证：有吞咽不畅、进食梗阻、胸骨后疼痛、呃逆、恶心、呕吐、不明原因的消瘦和贫血者；上腹部触及肿块、肛指检查触及以及直肠膀胱窝有种植灶、锁骨区转移性癌，考虑为上消化道来源者；腹胀；食管、贲门、胃切除术后随访检查；全身性疾病需了解上消化道情况者；X 线钡餐发现或怀疑上消化道病变性质难定；食管、胃溃疡需明确诊断；幽门梗阻；疑有上消化道异物。

② 禁忌证：张口困难，不能插入内窥镜；急性上呼吸道感染；坏死性食管炎；严重心血管疾病如主动脉瘤、心包炎、冠心病伴有心功能不全且发作者；有重度肺、气管疾病且伴呼吸困难者；食管穿孔；食管明显的活动性出血；蜂窝组织性胃炎；有溃疡穿孔迹象者；病毒性肝炎活动期；全身状况差不能耐受检查者。

3. 十二指肠镜　十二指肠镜为侧视型内窥镜，可送达十二指肠空肠曲，对食管不能很好显示，故不能对食管病变尤其是上中段食管作出诊断，而是以检查十二指肠和壶腹部病变为主。

经内窥镜胰胆管造影(ERCP)目前是诊断胰胆肿瘤和疾病的新方法之一，1968 年由 Mucunne 首创，能显示胰、胆管及其分支，对管腔内及周围病变累及的情况均有诊断价值。结合腹腔镜、超声内窥镜，可对胰、胆、肝脏进行进一步的检查。

① ERCP 的适应证：肝、胆、胰良恶性肿瘤、炎症及结石的鉴别；原因不明的黄疸；可疑胆石症；原因不明的消瘦；慢性腹泻；中上腹肿瘤；Vater 壶腹部癌；胰腺囊肿；慢性胰腺炎；钡餐发现胃、十二指肠外压或十二指肠窗扩大；胃癌需排除胰腺的浸润；转移性腺癌，可疑原发灶来自胰胆系；十二指肠乳头旁憩室。

② ERCP 的禁忌证：急性胰腺炎、慢性胰腺炎急性发作；急性胆管感染；急性病毒性肝炎；胆管蛔虫伴有脓血分泌者；碘剂

过敏者；内窥镜无法进入十二指肠者；全身状况差不能耐受内窥镜检查者。

4. 小肠镜　目前临床应用的小肠镜主要有 3 种类型：推进式小肠镜、探条式小肠镜和导线式小肠镜。

① 适应证：各种原因的吸收不良综合征；经胃镜、结肠镜检查尚未明确原因的消化道出血；X 线钡餐检查疑有小肠病变者；术中需了解小肠内情况者。

② 禁忌证：一般内窥镜检查禁忌证者；小肠广泛粘连；急性胰腺炎发作者；有活动性出血者。

5. 结肠镜　自 20 世纪 80 年代初期以来，电子结肠镜及其配件的发展使结肠镜在结、直肠疾病的诊断和治疗上有了重大的发展。结肠镜不仅能对各种大肠疾病做出正确诊断，而且在治疗方面也越来越体现出其重要地位。目前，结肠镜已成为结、直肠疾病诊断和治疗中最常用、有效、可靠的方法。

结肠镜的操作技术要求较高，熟练的操作技巧是预防并发症发生的关键。

① 适应证：疑有结、直肠和末端回肠病变者；有不明原因的便血、大便习惯和性状改变、腹泻、腹痛、腹部肿块、消瘦及贫血等症状者；X 线钡灌肠疑有异常需进一步明确病变部位和性质者；转移性腺癌找原发灶者；血清 CEA 升高须查明原因者；已明确大肠癌的术前全结肠检查；结、直肠癌术后和结肠息肉等切除后的随访。

② 禁忌证：严重的心、脑血管疾病患者；呼吸衰竭者；怀疑腹膜炎或肠穿孔者；多次腹部手术后腹腔内广泛粘连者；严重腹水者。

6. 支气管镜　支气管镜检查是诊断肺癌的有效手段，通过观察肿瘤的部位和范围，取活体组织做病理检查，了解各叶段支气管浸润的情况，评估手术切除的可能性。

① 适应证：咯血或痰血原因不明者；不明原因的肺不张；胸片发现肺部孤立性结节或块状阴影；痰中找到癌细胞而胸片影

像学阴性；疑有气管食管瘘者；支气管肺癌或可疑，需进一步明确者。

② 禁忌证：麻醉药物过敏者；心肺功能严重障碍者；颅内压升高者；主动脉瘤；支气管哮喘发作者；大咯血过程中或大咯血停止时间少于 2 周者；全身状态极差不能耐受检查者。

7. 腹腔镜　腹腔镜为硬镜的结构，配合软性的导光纤维，用于临床腹腔、盆腔病变和肿瘤的诊断。近年来，腹腔镜在腹部普外科手术方面的应用得到了长足的发展。

① 适应证：疑腹部肿瘤，但其他各项检查不能确诊者；胃、小肠、结肠疾病需确定病变范围或有无病变转移时；胰腺、肾脏肿瘤需证实其大小、范围时；需要脾穿刺者；合并腹水的腹膜疾患，在鉴别恶性肿瘤、结核和多发性浆膜炎有困难时；其他各项检查不能确定的肝病诊断时；妇科疾病，包括宫外孕、卵巢囊肿、子宫肌瘤等。

② 禁忌证：腹腔急性炎症者；心肺功能衰竭或全身状况极差者；各种腹部手术后的严重粘连。

8. 鼻咽喉镜

适应证：查看鼻腔深部、鼻窦开口及其邻近部位的细小病变；查看鼻咽部（咽鼓管隆突、开口、咽隐窝、鼻咽顶）的病变；会厌喉面、喉室、声门下区等部位肿瘤的早期诊断；摘除声带息肉、声带小节；鼻咽部及喉部手术后的随访。

9. 膀胱尿道镜　膀胱尿道镜是泌尿外科临床最常用的内窥镜，分硬性和软性两种类型。主要应用于膀胱和尿道疾病的诊断和治疗，如膀胱肿瘤的活检和电灼，膀胱结石粉碎和膀胱内取异物，输尿管插管和逆行造影等。

① 适应证：经其他检查不能确诊的膀胱、尿道及上尿路疾病；血尿原因和出血部位的诊断；膀胱肿瘤部位、大小、性质的确定及活检；了解泌尿系统以外的疾病对泌尿系统的影响；膀胱异物的诊断或取出；某些泌尿系统疾病的治疗。

② 禁忌证：尿道狭窄无法插管者；急性膀胱炎；大量血尿和由

前列腺增生症引起的急性尿潴留；全身出血性疾病者；全身状况差不能耐受检查者；1 周内的重复检查。

10. 宫腔镜　宫腔镜问世 100 多年来，已把传统的创伤大、开放性的诊疗手段演变成创伤小、非开放性的内窥镜诊疗手段。随着器械、冷光源、膨宫介质的不断发展和成熟，使得宫腔镜在临床上的使用已不仅仅是单纯的诊断，目前各种宫内治疗和手术已得到了很大的发展和应用。

① 适应证：子宫异常出血；原发性或继发性不育；反复流产；宫腔内异物诊断；宫腔内畸形和粘连的诊断；宫腔内手术后随访。

② 禁忌证：体温异常者；活动性子宫出血；急性生殖道炎症；近期行子宫穿孔修补术；浸润性宫颈癌；宫颈管或宫腔狭窄；严重心、肺疾病者。

11. 阴道镜

① 适应证：阴道细胞涂片巴氏Ⅱ级及其以上者；临床可疑宫颈癌；宫颈癌术前了解浸润情况；下生殖道疾病治疗后随访和疗效观察；要求防癌体检者。

② 禁忌证：下生殖道有急性或亚急性感染；生殖道有伤口；有活动性出血。

五、病理学检查

（一）肿瘤病理的概念

目前尚未形成关于肿瘤的确切定义，一般认为：肿瘤是机体在各种致瘤因素长期作用下，局部组织的正常细胞在基因水平上失去对其生长的正常调控，导致克隆性异常增生而形成的新生物，即使致瘤因素已不存在，仍然持续性生长，常形成局部肿块，因而得名。

这个定义显然不能充分说明所有肿瘤的特征，如有的组织的生长其外表类似肿瘤，但和真性肿瘤不同，有时又难以区别，故称为瘤样病变，如毛细血管瘤、血管瘤等。

肿瘤细胞与正常细胞相比有结构、功能和代谢的异常，他们具有超过正常的增生能力，并无规则地迅速增长，以致破坏正常组织器官的结构并影响其功能。恶性肿瘤细胞还能向周围浸润蔓延，扩散转移到其他器官组织，继续成倍地增长，造成对人体或生命极大的危害。

(二) 肿瘤的组织学分类

传统的分类以形态学为基础，由肿瘤的组织来源和性质两个方面来命名和分类。

1. 按肿瘤的性质，即肿瘤的生长特点和对身体的危害性分类

(1) 良性(benign)。

(2) 恶性(malignant)。

(3) 介于良性与恶性之间的中间性/交界性肿瘤或交界瘤(borderling tomor)。

但是，这种分类也不是绝对的。有的肿瘤还可以由恶性变为良性，如神经母细胞瘤。有的肿瘤可以从良性变成恶性，如乳腺的乳头状瘤及直肠腺瘤等。

2. 按肿瘤的组织来源分类

(1) 上皮组织来源的肿瘤。

(2) 间叶组织来源的肿瘤。

(3) 淋巴造血组织来源的肿瘤。

(4) 神经组织来源的肿瘤。

(5) 性索和生殖细胞肿瘤。

(6) 胚胎残余组织来源的肿瘤。

(7) 神经内分泌肿瘤以及组织来源尚未肯定的肿瘤。

3. 近年，WHO(世界卫生组织)对许多肿瘤进行了新分类，虽然仍以光学显微镜观察为基础，但对大多数肿瘤强调了临床资料、病理学特点、免疫表型、超微结构特征，并引入了细胞和分子遗传学进行分型，较前两种分类更为科学、客观和进步。为肿瘤学家和病理学家提供了国际标准，也可作为设计肿瘤临床治疗和转归研究课题的指南。

（三）肿瘤的命名

1. 一般命名法

(1) 良性肿瘤：按“部位＋组织来源＋瘤”命名，如阴茎鳞状上皮乳头状瘤。

(2) 恶性肿瘤：来自被覆上皮，一般称之为癌（carcinoma），按“部位＋组织来源＋癌”命名，如膀胱移形细胞癌；来自间叶组织一般称之为肉瘤（sarcoma），按“部位＋组织来源＋肉瘤”命名，如腹膜后脂肪肉瘤；如同时含有癌和肉瘤的结构，按“部位＋癌肉瘤（carcinosarcoma）”命名。

2. 特殊命名法

(1) 冠以“恶性”，如恶性黑色素瘤，恶性中胚叶混合瘤。

(2) 结合大体形态特点，如乳头状囊腺癌。

(3) 冠以分化程度，如胚胎性横纹肌肉瘤。

(4) 冠以人名，如霍奇金淋巴瘤。

（四）肿瘤的一般形态和结构

1. 肿瘤的肉眼观形态

(1) 肿瘤的数目和大小：与肿瘤的性质、生长时间和发生部位有一定关系。通常一个，有时可为多个，多个多见于良性肿瘤，如子宫平滑肌瘤、直肠息肉和皮肤纤维瘤；少见于恶性，如重复癌、多原发癌。肿瘤的大小不一，小者极小甚至在显微镜下才能发现，如原位癌，巨大者达数十千克。巨大者多为良性。恶性肿瘤一般体积不大，发生于体表和腔道的相对较大，发生于狭小腔道内的（如椎管内）一般体积较小。

(2) 肿瘤的形状：可多种多样，一定程度上反映了良、恶性。一般良性呈结节状、分叶状、囊状，恶性呈不规则状、菜花状、蟹状。

(3) 肿瘤的颜色和性状：与肿瘤供血，有无变性、坏死，是否含色素有关。如血管瘤呈暗红色，黑色素瘤呈灰黑色，肉瘤呈鱼肉状，平滑肌瘤和纤维瘤呈编织状。

(4) 肿瘤的硬度：与肿瘤的种类、实质与间质的比例和有无变性、坏死等有关。

2. 肿瘤的组织结构　肿瘤的组织结构多种多样，但任何一个肿瘤的组成都可分为主质和间质两部分。

（1）主质：即肿瘤的实质，是肿瘤细胞的总称，构成肿瘤的主要成分。肿瘤的特征及生物学特点都是由肿瘤的实质决定的。通常根据肿瘤的实质形态来识别各种肿瘤的组织来源，进行肿瘤的分类、命名和确定肿瘤的良、恶性以及肿瘤的恶性程度的组织学诊断。

（2）间质：肿瘤的间质成分不具有特异性，一般由结缔组织及脉管组成，起着支持和营养肿瘤的作用。有时有淋巴细胞浸润是机体的免疫反应，结缔组织中的肌纤维母细胞可能对瘤细胞浸润过程有延缓作用，并限制瘤细胞的活动，遏制了瘤细胞侵入脉管，从而减少播散机会。

（五）肿瘤的异型性

肿瘤组织在细胞形态和组织结构上与其发源的正常组织之间的差异，称为异型性。包括细胞形态和组织结构两方面，是区别良、恶性肿瘤的主要依据。

1. 肿瘤细胞形态的异型性　良性肿瘤细胞的异型性小，一般都与起源的正常细胞相似。恶性肿瘤细胞常具高度异型性，表现为以下特点：

（1）多形性（pleomorphism）：瘤细胞彼此在大小和形态上的变异，包括细胞和细胞核的多形性。

（2）瘤细胞胞浆的改变：由于胞浆内核蛋白体，细胞产生的异常分泌物或代谢产物而具有不同特点。

（3）间变（anaplasia）：指的是恶性肿瘤细胞缺乏分化，异型性显著，间变性肿瘤细胞具有明显的多形性，几乎都是恶性肿瘤。

瘤细胞的形态，特别是胞核的多形性常为恶性肿瘤的重要特征，在区别良、恶性肿瘤上有重要意义，而胞浆内特异性产物常有助于判断肿瘤的来源。

2. 肿瘤组织结构的异型性　是指肿瘤组织在空间排列方式

上与其来源的正常组织的差异，包括极向、器官样结构及其与间质的关系等方面的差异。良性肿瘤组织结构异型性不明显，一般与其来源组织相似，恶性肿瘤则失去正常的排列结构、层次和极向。

（六）肿瘤的生长方式

各种肿瘤的生长速度有很大的差异。

良性：生长缓慢，如果其生长速度突然加快，要考虑发生恶性转变的可能。

恶性：生长较快，短期内即可形成明显的肿块，易发生出血、坏死等继发改变。

1. 肿瘤的生长方式　肿瘤可以呈膨胀性、外生性和浸润性生长。

（1）膨胀性生长：是大多数良性肿瘤所表现的生长方式，往往呈结节状，有包膜，与周围组织分界清楚。这种生长方式的肿瘤对局部器官、组织的影响主要是挤压或阻塞作用。一般不会明显破坏器官的结构和功能。

（2）外生性生长：发生在体表、体腔或管道器官表面的肿瘤，形成乳头状、息肉状、蕈状或菜花状的肿物。良性肿瘤和恶性肿瘤都可呈外生性生长，恶性在外生性生长的同时，其基底部往往呈浸润性生长。

（3）浸润性生长：为大多数恶性肿瘤的生长方式，此类肿瘤没有包膜，与邻近正常组织无明显界限。侵犯方式可表现为侵犯包膜、周围组织、神经、淋巴管和血管。

2. 肿瘤的扩散　浸润性生长的恶性肿瘤，不仅在原发部位继续生长、蔓延，而且还可以通过多种途径扩散并转移到身体其他部位。

（1）直接蔓延：随着肿瘤的不断长大，瘤细胞常常连续地沿着组织间隙、淋巴管、血管或神经束衣侵润，破坏邻近正常器官或组织，并继续生长，称之为直接蔓延。

（2）转移(metastasis)：瘤细胞从原发部位侵入淋巴管、血管或体腔，迁徙到他处继续生长，形成与原发肿瘤同样类型的肿瘤，这个过程叫转移。转移的方式有淋巴道转移、血道转移和种植性转移。

（七）肿瘤特征性组织结构的鉴别诊断

1. 肿瘤的特征性组织结构

（1）上皮性肿瘤的常见排列方式：腺管状、腺泡状、乳头状、筛状、片块状、巢状、条束状、梁状、栅状、菊形团、裂隙和丛状排列。

（2）间叶组织肿瘤的常见排列方式：栅状、编织状、漩涡状、席纹状或车辐状、网状、腺泡状和丛状排列。

（3）神经组织肿瘤的常见排列方式：菊花样、漩涡状、蜂窝状、乳突状、洋葱皮样、花冠样、栅状、假栅栏状、触觉小体样结构。

（4）呈腺泡状排列的肿瘤：腺泡状软组织肉瘤、腺泡状横纹肌肉瘤、副神经节瘤、甲状腺髓样癌、肾上腺腺瘤和腺癌、胰岛细胞瘤、肾透明细胞癌等。

（5）呈漩涡状排列的肿瘤：神经纤维瘤、星形细胞瘤、髓母细胞瘤、肝母细胞瘤、肾母细胞瘤、性腺母细胞瘤、脑膜瘤、胸腺瘤、神经束膜瘤、恶性周围性神经鞘膜瘤、低度恶性纤维黏液样肉瘤等。

（6）呈筛状排列的肿瘤：乳腺、汗腺、涎腺的腺样囊性癌；胃、肠、胰、胆囊、子宫内膜、子宫颈内膜和卵巢的各种腺癌等。

（7）呈菊形团结构的肿瘤：视网膜母细胞瘤、髓母细胞瘤、神经母细胞瘤、类癌、胶质瘤、胸腺瘤、原始神经外胚层瘤等。

（8）呈栅状排列的肿瘤：神经鞘瘤、恶性周围性神经鞘膜瘤、淋巴结内栅栏状肌纤维母细胞瘤、纤维型脑膜瘤和胃肠道间质瘤等。

2. 肿瘤特征性组织结构的鉴别诊断

（1）良性肿瘤与恶性肿瘤的鉴别诊断要点（表 1 - 3 - 3）

表 1-3-3　良性肿瘤与恶性肿瘤的鉴别

项　目	良性肿瘤	恶性肿瘤
细胞形态	细胞大小、形态较一致，与其来源组织的成熟细胞近似	细胞明显异型，大小不等，形状各异，核大、深染，核浆比例增大
核分裂像	无或稀少，不见病理性核分裂像	多见，可见病理性核分裂像
组织分化	肿瘤组织分化成熟，细胞极向正常	肿瘤组织不同程度间变，细胞极向紊乱
生长方式	膨胀性或外生性生长，常有包膜，与周围组织分界清楚，常可推动	浸润性或外生性生长，无包膜，一般与周围组织分界不清，不能推动
生长速度	缓慢	较快
继发改变	很少发生出血、坏死	常发生出血、坏死或溃疡形成
转移	一般不转移	常有转移
复发	手术后很少复发	常复发
对机体的影响	较小，多为局部压迫或阻塞作用	较大，除压迫、阻塞或破坏外，还可引起出血、合并感染，或导致恶病质

(2) 癌与肉瘤的鉴别诊断要点(表 1-3-4)。

表 1-3-4　癌与肉瘤的鉴别

项　目	癌	肉瘤
发病率	较常见，约为肉瘤的 9 倍	较少见
发病年龄	多见于中老年	以青少年多见，平均发病年龄比癌低
组织学特点	实质与间质分界清楚，多形成癌巢	肉瘤细胞多弥漫分布于间质中
网状纤维	癌细胞间多无网状纤维	肉瘤细胞间多有网状纤维
免疫组化	EMA、CK 阳性	相关间叶源性标记物阳性
转移方式	多经淋巴道	多经血行

(3) 原发瘤与转移瘤的鉴别诊断要点(表 1-3-5)

表 1-3-5　原发瘤与转移瘤的鉴别

项　目	原发瘤	转移瘤
病史	原发瘤多先出现	一般后出现,偶有先出现转移瘤者
数目	常为单个,但也有多发性者	常为多个,但肺转移瘤也可呈单个
癌旁组织	可见增生性病变或瘤前病变	残留淋巴结结构或其他组织
癌旁组织形态	与起源组织有一定程度的相似	多保留原发肿瘤的形态和结构
好发部位	乳腺癌常转移至肾上腺、卵巢,肺癌常转移至肝、肾上腺、骨和脑	骨转移瘤多来自甲状腺、前列腺和肾,肺转移瘤多来自肾、肝、乳腺和子宫绒毛膜癌

(八) 免疫组织化学染色技术的应用

免疫组织化学染色(IHCT)是指带显色剂标记的特异性抗体在组织细胞原位通过抗原抗体的特异反应和组织化学的显色反应,对相应抗原进行定位、定性、定量测定的一项技术。它把免疫反应的特异性、组织化学的可见性巧妙地结合起来,借助显微镜(包括荧光显微镜、电子显微镜)的显像和放大作用,在细胞、亚细胞水平检测各种抗原物质(如蛋白质、多肽、酶、激素、病原体以及受体等)。

免疫组化技术为肿瘤的诊断、鉴别诊断、预后评估及发病机制的研究提供了强有力的手段。免疫组化技术出现以前,对肿瘤的诊断和分类还局限于细胞水平,而引入免疫组化技术后,则使研究的深度提高到了生物化学水平和分子水平。近年来,伴随着基因探针研究而兴起的核酸分子原位杂交技术,以及伴随着基因芯片研究而兴起的组织芯片技术也正在蓬勃发展,更使免疫组化如虎添翼,将研究推进到了基因水平。

1. 免疫组织化学技术的应用价值

(1) 确定细胞类型:通过特定抗体标记出细胞内相应抗原成分,确定细胞类型。如角蛋白是上皮性标记,前列腺特异性抗原仅见于前列腺上皮,甲状腺球蛋白抗体是甲状腺滤泡型癌的敏感标记,而降钙素抗体是甲状腺髓样癌的特有标记。有些细胞(如黑色素细胞、淋巴结内指突状和树突状网织细胞)光镜下不易辨认,但免疫组化标记(S-100蛋白等)能清楚显示其形态。另外,利用某些细胞产物为抗原制备的抗体,可作为相应产物的特殊标记,如内分泌细胞产生的各种激素,大多数可用免疫组化技术标记出来,据此可对内分泌肿瘤作功能分类,检测分泌异位激素的肿瘤等。

(2) 鉴定病变性质:通过标记Ig轻链(κ、λ)可区分部分B细胞性淋巴瘤与B细胞反应性增生,前者常表达单一的Ig轻链(κ^+/λ^+),后者常为多克隆Ig轻链(κ^+、λ^-)。而标记bcl-2蛋白在区别滤泡型淋巴瘤和反应性滤泡增生上有相当的意义。在滤泡型淋巴瘤,90%以上肿瘤性滤泡细胞有bcl-2的高表达;而在滤泡反应性增生时,滤泡反应中心的细胞不表达bcl-2蛋白。

(3) 了解分化程度:大多数标记物都有其特定的分布部位,如上皮细胞膜抗原(EMA)着色部位在细胞膜上,但差分化乳腺癌胞浆内也可出现阳性颗粒;角蛋白的含量也与分化程度有关,低分化或未分化癌含量较低、染色较弱。

(4) 发现微小转移灶:某些癌的早期转移有时与淋巴结内窦性组织细胞增生不易区别,用常规病理组织学方法要在一个组织中辨认出单个或几个转移性肿瘤细胞是不可能的,但采用免疫组化方法(如用上皮性标志)则非常有助于微小(癌)转移灶的发现。对转移性肿瘤也可借助免疫组化标志寻找原发瘤,如骨组织内有前列腺特异性抗原阳性细胞,提示前列腺癌转移。

(5) 探讨肿瘤起源或分化表型:一些来源不明的肿瘤长期争论不休,最后可通过免疫组化标记取得共识。如颗粒性肌母细胞瘤,曾被认为是肌源性的,但该肿瘤肌源性标记阴性,而神经性标记阳性,证明为神经来源(可能来自神经鞘细胞)。分化很差的肿瘤病理上常按细胞形态分为梭形细胞肿瘤、小圆细胞肿瘤等，通过多种标记的联合应用，也可能确定来源。

（6）确定肿瘤分期：判断肿瘤是原位还是浸润及有无血管、淋巴管侵袭与肿瘤分期密切相关。用常规病理方法判断有时十分困难，但用免疫组化法可获得明确结果。如采用层粘连蛋白和Ⅳ型胶原的单克隆抗体可清楚显示基底膜的主要成分，一旦证实癌突破了基底膜，就不是原位癌，而是浸润癌了，其预后是不同的。用第Ⅷ因子相关蛋白、荆豆凝集素等显示血管和淋巴管内皮细胞的标记物则可清楚显示肿瘤对血管或淋巴管的浸润。对许多肿瘤的良、恶性鉴别及有无血管或淋巴管浸润，这是主要的鉴别依据，同时也有指导治疗和预后的价值。

（7）指导治疗和预后：免疫组化标记中与预后有关的标记大致可分为四类：① 类固醇激素受体：如雌激素受体、孕激素受体等，它们与乳腺癌的关系已获公认，性激素受体阳性者内分泌治疗效果较好，预后也较好。相似的结果也见于子宫内膜癌和卵巢癌。② 肿瘤基因标志：如癌基因 c-erB-2，c-myc，P53 蛋白等，在肿瘤中高度表达者，患者预后较差；而 nm23 蛋白高度表达者，肿瘤转移率较低，预后较好。③ 细胞增殖性标志：如表皮生长因子受体（EGFR）、增殖细胞核抗原（PCNA）、Ki-67 等，表达指数越高，表明其增殖越活跃，恶性度增高，预后不良，其中以恶性淋巴瘤、乳腺癌较为明显。而且在乳腺癌的研究中发现 EGFR、PCNA、Ki-67 阳性者，淋巴结转移率高，并与激素受体的表达呈负相关。④ 肿瘤血管生成活性标志：利用针对血管内皮标志的抗体，如抗Ⅷ因子相关抗原（vWF）抗体、抗 CD31 抗体或抗 CD34 抗体等，通过免疫组化显示肿瘤内血管并对其计数（MVD），观察血管内皮生长因子（VEGF）的表达。MVD、VEGF 表达越高，肿瘤内血管生成活性越高，患者预后一般较差。

（8）辅助疾病诊断和分类：内分泌肿瘤如垂体前叶腺瘤，根据其分泌功能可分为生长激素腺瘤、泌乳激素腺瘤等 10 型；胰岛细胞瘤的功能分类为胰岛素瘤、高血糖素瘤等 6 种；恶性淋巴瘤根据瘤细胞表面标志不同可分为T细胞性、B细胞性。

2. 免疫组织化学技术应用中的问题

(1) 某些抗体特异性不高，与正常组织存在交叉反应。如应用免疫组化技术检测乳腺癌骨髓微转移，乳腺癌为上皮性肿瘤，而骨髓属间叶来源，本身无上皮性抗原的表达，故可应用针对上皮抗原如CK-19单克隆抗体进行染色；但某些正常骨髓细胞可能会出现不同程度的交叉反应，肿瘤细胞表面抗原表达的不均一性也可能影响到对转移细胞的正确评判。可使用多种抗体组成所谓的“鸡尾酒疗法”，既可降低假阴性率，又可减少假阳性。

(2) 软组织肿瘤大多无特征性的超微结构，免疫组化技术对软组织肿瘤的良、恶性鉴别诊断价值不大。

(3) 免疫组化检测主要靠人工完成，存在经验和理解上的差异，主观因素影响较大。

(4) 免疫组化从取材、固定到结果解释，过程比较复杂，步骤比较多，每一步骤和环节均会影响结果。此外，不同厂家生产的抗体和检测试剂其质量和敏感性都存在差异。这些原因都可能造成检测结果的假阴性或假阳性，或者实验室间结果存在很大差异。因此，检测流程的标准化和检测试剂的标准化非常必要。

总之，免疫组化标记结果的意义不能绝对化，应在光镜观察组织形态的基础上，合理使用免疫组化技术，审慎判断其标记的意义。

3. 常用标记物(抗体)及其特性

(1) 上皮性标记物

① 角蛋白(Karatin)，现已知至少有20种角蛋白。

② 上皮膜抗原(EMA)和癌胚抗原(CEA)。

③ 应用特殊的CK对腺癌的起源判断十分有用，如CK7、CK20。

④ 特异性和(或)相对特异性上皮标记物：

TC(甲状腺球蛋白)：标记甲状腺癌。

PSA(前列腺特异性抗原)：标记前列腺癌。

CDX-2:标记肠癌。

CA125:标记卵巢癌。

TTF-1:标记肺癌。

AFP(甲胎蛋白):标记肝癌、内胚窦癌。

34βE12:标记前列腺基底细胞。

PLAP(胎盘碱性磷酸酶):标记生殖细胞源性肿瘤。

(2) 间叶组织标记物

Vimentin(Vim 波形蛋白):近来发现该抗体几乎在所有肿瘤都呈阳性表达,特异性差,故在判断上要严谨。

(3) 肌肉标记物

① Desmin(结蛋白)。

② MSA(肌特异性肌动蛋白)。

③ SMA(平滑肌肌动蛋白)。

④ Myoglubin(肌红蛋白)。

⑤ MyoD1(肌调节蛋白)。

⑥ Myogenin(成肌蛋白)。

⑦ Myosin(肌球蛋白)。

(4) 血管源性标记物

① FⅧRagen(第Ⅷ因子相关抗原)。

② UEA-1(荆豆凝集素)。

③ CD31。

④ CD34。

(5) 淋巴造血组织源性标记

① 全淋巴细胞

CD45/LCA(白细胞共同抗原)。

TDT(末端脱氧核苷酸转移酶)。

CD30(Ki-1)。

② 全 B 细胞

Igκ。

Igλ。

CD20/L-26。

CD79α。

③ B 细胞亚型

CD10。

CD23。

CD138。

④ 全 T 细胞

CD3。

CD5。

CD43。

CD45RO/UCHL-1。

⑤ T 细胞亚型

CD1a。

CD4。

CD8。

⑥ NK 细胞

CD56。

CD57/Leu-7。

CD16/Leu-11。

⑦ 细胞毒性颗粒蛋白标记物

TIA-1。

颗粒酶 B(granzymeB)。

穿孔素(perforin)。

⑧ 粒细胞和单核巨噬细胞

MPO。

CD99。

CD68。

S-100。

CD11c/LeuM5。

CD15。

Lysozyme(溶菌酶)。

已摒弃 α1-抗胰蛋白酶(1-AT)、α_1-抗糜胰蛋白酶(d1-ACT)、Mac387。

⑨ 其他

EMA(上皮细胞膜抗原)。

CD99。

ALK-1(间变性淋巴瘤激酶)。

bcL-2、bcL-6、bcL-10。

Ki-67。

CyclinD$_1$(周期素 D$_1$)。

CD34、CD25。

CD21(标记滤泡树突状细胞)。

CD35(标记滤泡树突状细胞)。

(6) 组织细胞标记

① CD68(KP-1)。

② 溶菌酶。

③ 已摒弃 α_1-抗胰蛋白酶(α_1-AT)、α_1-抗糜胰蛋白酶(α_1-ACT)、Mac387。

(7) 神经内分泌源性标记物

① 激素标记物

胰岛素。

儿茶酚胺、5-羟色胺(5-HT)。

多肽和肽释放因子。

垂体激素。

甲状腺:TG、CT。

甲状旁腺。

② 非激素标记物

NSE(神经元特异性烯醇化酶)。

CgG(嗜铬素 A)。

SYN(突触囊泡蛋白)。

③ 激素受体：
雌激素受体(ER)。
雄激素受体(AR)。
孕激素受体(PR)。
(8) 神经源性标记物
① S-100 蛋白。
② GFAP(胶质纤维酸性蛋白)。
③ Leu 7。
④ NSE(神经元特异性烯醇酶)(注：已认为可以摒弃)。
⑤ (NF 神经微丝蛋白)。
(9) 胚胎性抗原
① 癌胚抗原(CEA)。
② 甲胎蛋白(AFP)。
(10) 细胞增殖抗原
① Ki-67。
② 增殖细胞核抗原(PCNA)。
(11) 黑色素标记物
① HMB45。
② S-100。
③ Melanoma。
(12) 病原体标记物
① 乙型肝炎病毒。
② EB 病毒。
③ 乳头状瘤病毒(HPV)。
④ 人类 T 细胞白血病病毒Ⅰ型(HTLV-1)。
⑤ Myocobacterium Bovis(分枝杆菌，抗卡介苗)。
(13) 癌基因和抑癌基因
① survivin。
② c-erbB-2。
③ Rb。

④ p53。
⑤ p16(多肿瘤抑制基因)。
⑥ p27。
⑦ ALK-1。
⑧ p21。
(14) 靶基因标记物
① CD20。
② CD117。
③ ER(雌激素受体)。
④ PR(孕激素受体)。
⑤ EGFR、VGFR。
(15) 预后因子
① ER/PR。
② Ki-67。
③ ALK。
④ c-erbB-2。
⑤ Rb。
⑥ p16。
⑦ p21。
⑧ p27。
(16) 恶性肿瘤的性质标记物(表 1-3-6)

表 1-3-6　恶性肿瘤的免疫组织化学鉴别诊断

项　目	LCA	CK	S-100
淋巴瘤	+	−	−
癌	−	+	−/+
恶性黑色素瘤	−	−	+
肉瘤	−	−	−/+

(17) 儿童小圆细胞肿瘤的性质标记物

① 淋巴瘤/白血病:LCA+,CD99+/-,TDT+/-。

② 横纹肌肉瘤:Desmin+, $MyoD_1$+, myogenin+。

③ PNET(原始神经外胚层肿瘤):CD99+, Syn-/+。

④ 神经母细胞瘤:CD99+, Syn+。

⑤ 促结缔组织生成小细胞肿瘤:CK+, Desmin+。

(18) 梭形细胞肿瘤(表 1-3-7)

表 1-3-7 梭形细胞肿瘤的免疫组织化学鉴别诊断

肿瘤类型	Vim	CK	EMA	Des	Actin	S-100	FⅧUEA	CD34
平滑肌肉瘤	+	-	-	+	+	-	-	-
恶性外周神经鞘膜瘤	+	-	-/+	-	-	+	-	-
单相性滑膜肉瘤	+	+	+	-	-	+/-	-	-
纤维肉瘤	+	-	-	-	-	-	-	+/-
恶性纤维组织细胞瘤	+	-	-	-	-/+	-	-	-
梭形细胞血管肉瘤	+	-	-	+	-	-	+	+/-
胃肠道间质瘤	+	-	-	-	-/+	-/+	-	-
梭形细胞恶性黑色素瘤	+	-	-	-	-	+	-	-
梭形细胞癌	-	+	+	-	-	-	-	-

(19) 淋巴造血组织肿瘤(表 1-3-8)

表 1-3-8　淋巴造血组织肿瘤免疫组织化学鉴别诊断

肿瘤类型	CD20	CD3	CD10	TDT	CD30	CD15	MP0	CyclinD1	CD68
前淋巴母细胞性淋巴瘤	+/-	+/-	-	+	-	-	-	-	-
B 细胞性淋巴瘤	+	-	-	-	-/+	-	-	-	-
套细胞淋巴瘤	+	-	-	-	-	-	-	+	-
滤泡性淋巴瘤	+	-	+	-	-	-	-	-	-
T 细胞性淋巴瘤	-	+	-	-	-/+	-	-	-	-
间变性大细胞性淋巴瘤	-/+	-/+	-	-	+	-	-	-	-
霍奇金淋巴瘤	-	-	-	-	+	+	-	-	-
粒细胞肉瘤	-	-	-	-	-	-	+	-	-
真性组织细胞性淋巴瘤	-	-	-	-	-	-	-	-	+

(20) 神经内分泌肿瘤

① 垂体腺瘤的免疫组化鉴别诊断(表 1-3-9)

表 1-3-9　垂体腺瘤的免疫组织化学鉴别诊断

肿瘤类型	LTH	GH	ACTH	PSH/LH	FSH	CHG	NSE	KER
泌乳素细胞腺瘤	+	-	-	-	-	-	+	+
生长激素细胞腺瘤	-	+	-	-	-	-	-	+
促皮质激素细胞腺瘤	-	-	+	-	-	-	+	+
促性腺激素细胞腺瘤	-	-	-	+	-	+	+	+/-
促甲状腺素细胞腺瘤	-	-	-	-	+	+	+	+/-

② 胃肠道神经内分泌肿瘤：基本上可分为类癌、混合性腺癌-内分泌癌、小细胞性（肺外燕麦细胞型）和大细胞性神经内分泌癌，表达一般性神经内分泌标记，如 NSE、Chg-A 和 Syn。

③ 胰腺肿瘤：可分为胰岛素瘤（insulin）、胰多肽瘤（PP）、胰高血糖素瘤（slucagon）、胃泌素瘤（gastrin）、VIP 瘤（VIP）、生长抑素瘤（somatostatin）和 5-HT 类癌（5-HT）。

④ 肺神经内分泌肿瘤：良性者为肺的微小瘤（tumorlet），恶性者包括典型类癌、不典型类癌、燕麦细胞癌和大细胞性神经内分泌癌，可表达一般性神经内分泌标记。

⑤ 皮肤：麦克尔（Merkel）细胞癌，表达 CK20 和一般性神经内分泌标记。

⑥ 甲状腺滤泡旁细胞肿瘤：髓样癌表达降钙素（calcitonin）和多种其他内分泌相关激素，如蛙皮素、生长抑素、5-HT、VIP 和 ACTH 等。

⑦ 其他肿瘤：如肾上腺皮、髓质肿瘤等。

（九）细胞学诊断

1. 细胞学诊断同其他方法一样存在着一定的局限性。

（1）细胞学诊断有一定的误诊率，如针吸细胞学诊断假阴性可达 10%以上，痰细胞学诊断假阴性可达 20%以上。少数病例可出现假阳性，主要是因为肿瘤细胞和增生细胞之间存在着过渡状态，形态学上很难区别。

（2）细胞学诊断区别良、恶性肿瘤准确率高，而对恶性肿瘤的分型诊断准确率低，尤其是对一些低分化的肿瘤。

（3）细胞学诊断往往不能确定肿瘤的具体部位，需要结合其他诊断手段。

（4）对非肿瘤性疾病的细胞学诊断在国内仍属起步阶段，认识有待深化。

2. 细胞学诊断报告

（1）直接表述性诊断：根据细胞学检查，直接写出疾病的诊断。包括：肯定性细胞学诊断报告；不同程度意向性细胞学诊断报告；形态描述性细胞学诊断报告；告知无法做出细胞学诊断报告。

(2) 间接分级性诊断：目前妇科细胞学的分类只需采用改良的巴氏五级分类法和TBS分类法。非妇科细胞学分类只需采用改良的巴氏五级分类法和描述性诊断方法，尤其是细针穿刺的细胞学标本更应采用描述性诊断法。

改良的巴氏五级分类法：

Ⅰ级：涂片内未见异常细胞（基本正常）。

Ⅱ级：涂片内见异常细胞，均为良性。

Ⅱa：轻度核异质细胞、变形细胞等。

Ⅱb：中度及重度核异质细胞，属于癌前期病变，需定期复查。

Ⅲ级：有可疑癌（恶性）细胞，形态明显异常，难以肯定良、恶性，需复查。

Ⅳ级：有癌细胞，但不够典型或数量极少，需进一步证实。

Ⅴ级：有癌细胞，形态典型且数量较多，如有可能，应区分其组织学类型。

3. 恶性肿瘤细胞的形态特点

(1) 恶性肿瘤细胞核异型性表现

① 核增大，一般比正常胞核增大1～4倍，少数可大十多倍。而且出现胞核大小不等和极性消失。

② 核染色质深染，粗糙，呈结块状，分布不均，形态不规则，染色质聚集于核膜下，使核膜不规则增厚。有的胞核染成深蓝色呈墨水滴状。

③ 核畸形，核形状不规则，可呈方形、长形、三角形。有时核凹陷呈不规则分叶状。

④ 核质比失常，为恶性肿瘤细胞重要的形态特征。

⑤ 核仁增大，数目增多，核仁外形异常。核仁组成区相关嗜银蛋白（AgNORs）数量增加。

⑥ 核分裂增多及病理核分裂出现。

⑦ 瘤巨细胞和多核瘤巨细胞。

⑧ 可出现癌性裸核。

(2) 恶性肿瘤构型性表现:上皮组织发生恶性肿瘤称为癌,有上皮组织的特点,具有成巢倾向。涂片中可见单个散在癌细胞,还可见成团脱落的癌细胞。癌细胞团中,细胞大小、形态不等,失去极性,排列紊乱。癌细胞可呈堆叠状或镶嵌状。

4. 常见癌细胞的形态特征

(1) 鳞癌

分化好的鳞癌细胞:涂片中以相当于表层的癌细胞为主,常散在分布,多数癌细胞胞质内有角化,胞质丰富,染成鲜红色,细胞似鳞状上皮表层细胞形态。细胞核深染而粗糙,核畸形明显,核仁不明显。

分化差的鳞癌细胞:涂片中仅见底层或中层的癌细胞,多数呈圆形或不规则形,成团或散在分布。成团脱落的癌细胞胞质较少,嗜碱性,可堆叠。胞核畸形居中,染色质呈粗颗粒状,且分布不均,有时可见核仁。

(2) 腺癌

分化好的腺癌细胞:癌细胞较大,常呈圆形或卵圆形。常成团脱落,围成腺腔或腺管状结构。胞质较丰富。略嗜碱性,胞质内可出现黏液空泡使癌细胞呈印戒样细胞,癌细胞常核偏位。核呈圆形或卵圆形,略畸形,染色质丰富,略深染呈粗网状或粗块状,核膜不规则增厚,常有1～2个显著核仁。

分化差的腺癌细胞:癌细胞较小,常成团脱落,界限不清,细胞核位于细胞团边缘,整个细胞团呈桑椹状。胞质少,嗜碱性,胞核较小,为圆形或不规则形。畸形明显,核偏位。染色质明显增多,呈粗网状或粗块状,分布不均,核膜增厚,可见明显核仁。

(3) 未分化癌

大细胞未分化癌:体积较大,呈不规则圆形、卵圆形或长形,胞质少,嗜碱性,核较大,大小不等,呈不规则形,染色质增多,呈粗颗粒状或粗网状深染,核畸形明显,有时可见较大核仁。癌细胞散在或集合成团。

小细胞未分化癌:可散在分布,但更常成团、成球或成堆脱落,细胞间界限不清。癌细胞体积小，为不规则小圆形或卵圆形。胞质少，呈裸核样，弱嗜碱性染色。胞核成镶嵌状结构。胞核小，比正常淋巴细胞大0.5～1倍，呈不规则圆形、瓜子形或燕麦形，核畸形明显，染色深呈墨水滴样。

5. 脱落细胞学的应用

(1) 阴道脱落细胞学

① 阴道正常脱落细胞：复层鳞状上皮各层细胞，宫颈管和宫内膜柱状上皮细胞，各类非上皮细胞成分。

② 阴道上皮受卵巢分泌的直接影响，其成熟程度与体内雌激素水平呈正相关。雌激素水平高，可见大量角化细胞；雌激素水平低，可见底层细胞。

③ 阴道炎症时，上皮细胞可出现变性、增生、化生、核异质或异常角化。核异质或异常角化与癌前病变有关。

④ 宫颈癌脱落细胞。宫颈鳞癌细胞形态上分为角化型、非角化型和小细胞形3种。宫颈腺癌细胞主要来自子宫颈、子宫内膜和输卵管，仅占阳性涂片的5%。宫颈未分化癌细胞极为少见，仅占阳性涂片的1%。

(2) 气管、支气管、肺脱落细胞学

① 涂片正常时可见鳞状上皮细胞、纤毛柱状上皮细胞、储备细胞、巨噬细胞及化生的鳞状上皮细胞。

② 良性病变时，纤毛柱状上皮细胞可出现多核，核增大、增生，基底细胞增生，鳞状细胞化生，在鳞化基础上发生不典型增生。而鳞化细胞的不典型增生被认为是癌前病变。

③ 肺部原发性肺癌细胞学检查可见鳞癌、腺癌、未分化癌及腺鳞癌。肺鳞癌组织各部分分化程度不很一致，不能根据脱落细胞诊断分化程度。腺鳞癌是既有腺癌特点又有鳞癌特点的混合性癌。

(3) 浆膜腔积液脱落细胞学

① 良性病变时，浆膜腔积液涂片可见间皮细胞、退化变性的间皮细胞、异型增生的间皮细胞、巨噬细胞(组织细胞)及各类炎

细胞。

② 恶性病变时，浆膜腔积液涂片可见：转移性癌中腺癌占积液转移癌的 80%以上，鳞癌仅占 2%～3%，小细胞未分化癌为 3%～5%，恶性淋巴瘤罕见。原发性肿瘤为恶性间皮瘤。

(4) 食管脱落细胞学

① 涂片正常时可见鳞状上皮细胞多为表层柱状上皮细胞。

② 炎症时：涂片除表层、中层细胞外，还可见基底层细胞。食管上皮细胞可分 5 级。Ⅲ级为重度增生，增生的中层细胞核大于正常同级细胞核 3 倍以上；Ⅳ级为近癌；Ⅴ级为早期癌。

③ 食管癌：涂片可见 95%以上为鳞癌，2%～3%为腺癌，未分化癌罕见。

(5) 尿液脱落细胞学

① 尿液正常时可见移行上皮细胞、鳞状上皮细胞、柱状上皮细胞及其他非上皮细胞成分。

② 炎症时可见上皮细胞及炎细胞，上皮细胞数目增加并常变性。长期炎症，上皮细胞可轻度核异质。尿结石，上皮细胞核轻度异质，胞质内可见尿酸盐结晶；膀胱黏膜白斑，排除污染，可见完全角化细胞。

③ 尿液中的恶性肿瘤多为移行细胞癌。鳞癌、腺癌少见。

(6) 乳头溢液脱落细胞学

① 乳头溢液的良性病变：涂片中可见导管上皮细胞、泡沫细胞、大汗腺样细胞、鳞状上皮细胞及炎细胞。乳腺导管乳头状瘤：导管上皮细胞呈分支状或乳头状排列，可有大汗腺细胞及肌上皮细胞。

② 乳头溢液的恶性病变：乳腺导管内癌，涂片中可见大量细胞成团或散在，细胞核明显异型性；Paget 病，涂片中可见大量 Paget 细胞。

6. 针吸细胞学的应用

(1) 乳腺针吸细胞学

① 乳腺良性病变针吸细胞学检查：纤维囊性乳腺病针吸涂片

可见大量泡沫细胞、导管上皮细胞或大汗腺化生的导管上皮细胞。乳腺炎症针吸涂片中可见导管上皮细胞(少见,易成堆)及炎细胞。乳腺纤维腺瘤针吸涂片中可见纤维细胞、组织细胞及(腺病性)腺上皮细胞。

② 乳腺癌针吸细胞学检查:乳腺癌很难凭涂片分类,涂片中可见细胞成分极多。癌细胞具有一般肿瘤细胞的特征,密集成团,多为巢状或片状,也可呈腺样排列,分界不清,排列紊乱,可见瘤巨细胞。

(2) 甲状腺针吸细胞学

① 甲状腺良性病变的针吸细胞学检查

亚急性甲状腺炎:针吸涂片中可见滤泡细胞间有大量炎细胞浸润,主要为中性粒细胞、多核巨细胞、上皮样细胞、淋巴细胞及少量浆细胞。

慢性淋巴细胞性甲状腺炎:针吸涂片中可见滤泡细胞可有正常、增殖性及嗜酸性细胞 3 种。滤泡细胞间有大量淋巴细胞。

甲状腺瘤:针吸涂片中可见较多滤泡细胞呈滤泡状结构排列,滤泡大小不等。腺瘤性滤泡细胞为正常滤泡细胞的 1～2 倍。若囊性变时,可见吞噬细胞。

② 甲状腺癌的针吸细胞学检查

甲状腺乳头状癌:针吸涂片中可见癌细胞呈乳头状排列,比正常滤泡细胞大 3 倍以上。核呈毛玻璃样,有核沟及核内包涵体,可见沙砾体。

甲状腺滤泡癌:针吸涂片中可见癌细胞呈不规则滤泡状排列,比正常滤泡细胞大 3 倍以上,可显示不同程度的异型性,可见核分裂像。

细针细胞学常难以区分甲状腺滤泡性腺瘤和甲状腺滤泡癌。

六、肿瘤标志物(TM)

肿瘤标志物是癌细胞在发生过程中产生的一种或几种正常细胞所没有的或含量很低的“特异性”物质,或者是宿主细胞对癌细胞入侵反应所产生的正常细胞成分，但在量或质上与正常或良性疾病相比有显著差异。人体的细胞、组织、血液或体液中有许多物质可作为肿瘤标志物，如酶、激素、抗原、多肽和蛋白质等，可用生物化学、免疫学或分子生物学方法进行定性或定量测定。广义的肿瘤标志物，还包括肿瘤相关抗原、肿瘤相关基因及其产物等。

（一）肿瘤标志物的临床应用价值

肿瘤标志物主要用于恶性肿瘤的临床诊断、治疗方案的选择、治疗监测和预后判断，亦可用于肿瘤的免疫定位或作为免疫治疗的目靶。

1. 肿瘤筛查　大多数肿瘤标志物同时存在于健康人组、良性疾病组和恶性肿瘤组的循环血液中，而且浓度水平有较大的重叠，其特异性不足以用于癌症普查的过筛试验，只在肿瘤的高发区或有肿瘤家族史的高危人群中作为过筛试验。

2. 临床诊断　由于大多数肿瘤标志物的特异性和灵敏度尚不够高，难以准确地区别恶性肿瘤和良性疾病，因此不能单纯依靠某一肿瘤标志物的测定诊断癌症，但肿瘤标志物作为肿瘤的辅助诊断指标是非常成功的。应用多种肿瘤标志物联合检测，可以提高肿瘤标志物诊断的特异性。

3. 病程监测

（1）用于疗效监测：这是肿瘤标志物最重要的用途。肿瘤标志物的浓度反映肿瘤细胞活动程度和标志物自身转换率的动态平衡。虽然血清中标志物的水平能反映肿瘤细胞的负荷量，但是，肿瘤大小和标志物浓度间没有确定的联系。标志物浓度轻度升高，可能属于正常范围内的变异，也可见于非恶性疾病。不同肿瘤对于同一标志物可有不同的合成速率，而标志物的降解或转换也可因病人而异。根据血清中标志物的半衰期（half-life）能够预示标志物浓度下降速率，如 PSA 为 3 天，人 hCG 为 12～20 h，AFP 为 5 天，CEA 为 6 天，糖类抗原为 7 天。治疗或手术有效者，肿瘤标志物浓度必定下降。假设所有肿瘤细胞均被清除，则标志物浓度下降速率接近于它的生物半衰期;如果仅仅部分肿瘤细胞被破坏,则标志物浓度以较慢的速率下降。手术或化疗后血清肿瘤标志物的半衰期大于理论预期的半衰期,表示手术或化疗不成功。因此,定期检测血清肿瘤标志物浓度,可以判断治疗是否有效。对于评价肿瘤的治疗效果来说,血清肿瘤标志物浓度的改变方向和改变速率,要比肿瘤标志物绝对浓度具有更大的意义。

在连续检测中标志物浓度出现异常变化时,必须先排除测定误差及良性疾病的影响(如炎症或感冒时,可引起 CEA 和CA19-9的升高),标志物浓度升高或下降必须大于 95%可信区限才有临床意义。

(2) 复发监测:是肿瘤标志物的另一重要用途,此时标志物的灵敏度要比特异性更加重要。要选择高灵敏度的标志物,定期检测其浓度,可以早期监测肿瘤是否复发。一般情况下,检测时间间隔为 3～6 个月,以后可逐渐延长到 1 年。如怀疑复发时,必须缩短检测周期,每月或更短时间内测定一次,观察连续检测的标志物的浓度变化曲线和浓度上升速率。PSA 由于具有绝对组织特异性,所以是监测前列腺癌的重要标志物。血液中肿瘤标志物浓度的改变可先于肿瘤复发的临床物理检查阳性征数周至数月(前导期,lead time)。肿瘤标志物检测,因其灵敏度和取血方便,作为无创伤性监测程序,已得到广泛应用。

4. 预后判断　即根据肿瘤标志物测定值和其他临床诊断资料对个体患者的可能后果进行评估。肿瘤患者的预后,取决于对肿瘤侵袭性的评估。预后因素的临床应用与上述肿瘤标志物的临床应用有些不同:肿瘤标志物是证明肿瘤的存在或复发;而预后因素提示一种危险性,预示初始治疗后无复发期的长短及总体生存率。

5. 导向治疗　肿瘤标志物的抗体与同位素或细胞毒素结合、注入体内后,抗体结合的同位素或细胞毒素在肿瘤细胞表面积聚,破坏肿瘤细胞,同时可减少对正常细胞的损伤。

（二）肿瘤标志物的使用原则

1. 动态监测　大多数肿瘤标志物是非特异性的，一次检测结果难以准确鉴别良、恶性疾病。非恶性疾病引起的标志物浓度升高大多是一时性的，而恶性肿瘤引起标志物浓度的升高则是持续性的。每隔2～3周连续测定可以排除假性升高。血清肿瘤标志物浓度水平的动态变化方向和变化幅度，对于判断恶性肿瘤的疗效与复发是一个重要的指标。治疗有效，标志物浓度持续下降；标志物浓度下降缓慢或不下降，提示治疗无效或手术后有肿瘤组织残留；连续3次（每次间隔2～4周）测定值均有较大幅度升高，预示肿瘤复发。

2. 定期检测　应根据不同病人、不同肿瘤制定测定时间表。一般地可参照表1-3-10进行相关检测。

表1-3-10　不同类型肿瘤测定时间表

治疗前	1～2次，确定基础值
治疗后2～14天内	测定第一次
治疗后1～2年内	每月测一次，标志物（TM）显著降低后，每3个月测一次
治疗后3～5年	每年测1～2次
治疗后6年	每年测1次

每次改变治疗方案或怀疑复发和转移时，应及时测定TM浓度。

3. 联合检测　选择细胞类型相同的肿瘤所共同表达的标志物：以上皮细胞癌检测盘为例，乳腺癌、卵巢癌、肠癌、前列腺癌、胃癌和胰腺癌等来自上皮细胞，他们都含有类似的遗传组分（genetic makeup），但是由于各种肿瘤的细胞分化不同，标志物的表达水平有差别。这些肿瘤都能表达CEA、CA19-9、CA15-3、CA125和CA75-4，只是在量上有差别，因此可形成每种肿瘤的特殊（标志物）谱型。因为60％以上的恶性肿瘤是上皮细胞癌，使用CEA、CA19-9、CA15-3和CA125联合检测盘，有助于鉴定癌的原发部位（如肠癌、卵巢癌、乳腺癌和胰腺癌等）。生殖细胞肿瘤的检测盘，应包含 AFP、hCG、碱性磷酸酶和乳酸脱氢酶。监测生殖细胞肿瘤的疗效与复发，考虑 AFP 与 β-hCG 联合检测，生殖细胞肿瘤的细胞成分不同，对治疗反应不同，复发的速率也不同。

选择对细胞、细胞产物或组织特异的肿瘤标志物：角蛋白对上皮细胞癌特异；鳞状细胞癌抗原对鳞状细胞癌特异；AFP 对原发性肝细胞癌特异；PSA 对前列腺组织特异；而 CA19-9、CEA、CA15-3、CA19-5 和 CA50 对黏蛋白（mucin）分子特异。酶和同工酶虽缺乏肿瘤特异性，但放在联合检测盘中却是一个很有价值的标志物，因为酶与同工酶具有细胞和组织特异性。

（三）常见肿瘤标志物

人体的细胞、组织、血液或体液中有许多物质可成为肿瘤标志物，例如肿瘤特异性抗原及相关抗原、激素、受体、酶和同工酶、癌基因、抗癌基因、与肿瘤相关基因及其产物等，均可称为肿瘤标志物。临床上常用的肿瘤标志物有以下几类：胚胎抗原——胚胎期表达，正常成人不表达，伴随肿瘤发生又重新表达的抗原，如 AFP、CEA。肿瘤相关糖脂及糖蛋白——细胞膜成分异常糖基化形成的抗原，如 CA19-9、CA50、CA125、PSA 等。激素肽、酶及蛋白——正常组织中有表达但在肿瘤组织中只是过量表达的抗原，或肿瘤细胞分裂时或破溃时排出的抗原，如 β-hCG、PAP、NSE、铁蛋白等。

1. 甲胎蛋白（AFP）　甲胎蛋白是相对分子质量平均为 70 kD 的甲种球蛋白，妊娠妇女血和尿中的 AFP 含量会持续增高，胎儿血浆中的 AFP 值可达到3 mg/ml，随后逐渐降低，出生后，AFP 合成很快受到抑制，其含量降至 50 μg/L，周岁末婴儿的浓度接近成人水平。一般健康成人血浆 AFP 浓度低于 25 μg/L。

AFP 为肝细胞癌和生殖细胞肿瘤的标志物，具有以下特征：

(1) AFP 是原发性肝癌最灵敏、最特异的肿瘤标志，血清 AFP 测定结果大于 500 μg/L 以上，或含量有不断增高者，更应高度警惕。90％原发肝细胞癌 AFP 增高。

(2) AFP＋β-hCG 有助于生殖细胞肿瘤分类和分期以及诊

断。① 单纯性精原细胞瘤、无性细胞瘤和分化型畸胎瘤 AFP 为阴性，β-hCG 仅约 5% 为阳性；② 单纯性卵黄囊肿瘤 AFP 阳性；③ 肝胆管源性肝癌（起源于胆管上皮）AFP 总是阴性；④ 胚胎性肿瘤 AFP 与 hCG 均可升高；⑤ 非精原细胞性睾丸癌 AFP 70%～80%阳性，AFP＋hCG 对复发的诊断率为 86%；⑥ 低水平 AFP、高水平 CEA 示胃肠、胆、胰等处癌的肝转移。

（3）妊娠期胎儿异常、神经管发育缺陷和脐突出等胚胎病变，母亲血清 AFP 升高；葡萄胎、过期流产和 Down's 综合征胎儿，母亲 AFP 相对低值。

2. 癌胚抗原(CEA)　CEA 是一种相对分子质量为 22kD 的多糖蛋白复合物，由胎儿胃肠道上皮组织、胰和肝的细胞所合成，通常在妊娠前 6 个月内 CEA 含量增高，出生后血清中含量已很低下。健康成年人血清中 CEA 浓度小于 2.5 μg/L。CEA 属于非器官特异性肿瘤相关抗原，分泌 CEA 的肿瘤大多位于空腔脏器，如胃肠道、呼吸道和泌尿道等。正常情况下，CEA 经胃肠道代谢，而肿瘤状态时 CEA 则进入血和淋巴循环，引起血清 CEA 异常增高，使上述各种肿瘤患者的血清 CEA 均有增高。在临床上，CEA 大于 60 μg/L，可见于结肠癌、直肠癌、胃癌和肺癌等。一般来说，手术切除后 6 周，CEA 水平恢复正常，否则提示有残存肿瘤；若 CEA 浓度持续不断升高，或其数值超过正常 5～6 倍者均提示预后不良。连续随访定量检测血清 CEA 含量，对肿瘤病情判断更具有意义。

3. 糖类抗原 125(CA125)　CA125 为黏蛋白样糖蛋白复合物，相对分子质量为 20～100 ku，是上皮性卵巢癌和子宫内膜癌的标志物。浆液性子宫内膜样癌、透明细胞癌、输卵管癌及未分化卵巢癌患者的 CA125 含量可明显升高。当卵巢癌复发时，在临床确诊前几个月便可呈现 CA125 增高，尤其是卵巢癌转移患者的血清 CA125 更明显高于正常参考值。动态观察血清 CA125 浓度有助于卵巢癌的预后评价和治疗。

但 CA125 不是卵巢癌的特异性标志物，输卵管腺癌、子宫内膜癌、宫颈癌、胰腺癌、肠癌、乳腺癌和肺癌患者 CA125 水平也会升高。

CA125 血清浓度轻微上升还可见于约 1%的健康妇女、3%～6%的良性卵巢疾患或非肿瘤患者，包括孕期起始 3 个月、行经期、子宫内膜异位、子宫纤维变性、急性输卵管炎、肝病、胸腹膜和心包感染等。

4. 糖类抗原 19-9（CA19-9） CA19-9 是一种黏蛋白型的糖类蛋白肿瘤标志物，是迄今报道的对胰腺癌敏感性最高的标志物。如果以正常参考范围上限（39 U/ml）为诊断标准，敏感性和特异性均可达 90%以上。CA19-9 水平与胰腺癌的阶段有关，术前血清中含量的高低对手术难易程度和预后都有一定提示作用。肿瘤复发时，CA19-9 可再度升高，并且发生于影像学诊断之前，因此可用于监测肿瘤的复发。

CA19-9 在卵巢癌、淋巴瘤、胃癌、肝癌、食管癌和乳腺癌也有表达，但阳性率较低。胃癌的阳性率约为 25%～60%，直肠、结肠癌患者阳性率为 18%～58%，皆与肿瘤分期有关，同时测定 CEA 可提高敏感度。胆囊癌、胆管癌和胆道癌的 CA19-9 水平较低，可用于区别胰腺癌。

良性疾患时，如胰腺炎和黄疸的 CA19-9 浓度也可增高，但往往呈"一过性"，而且其浓度多低于 120 U/ml，必须加以鉴别。

5. 肿瘤抗原 15-3（CA15-3） 是相对分子质量为 400 ku 的黏蛋白，属于多型上黏蛋白，是监测乳腺癌的重要抗原。CA15-3 是乳腺癌的诊断指标，尤其对转移性乳腺癌的早期诊断有很重要的价值。其检测值在乳腺癌不同病期增高的程度有所不同。早期乳腺癌 CA15-3 血清水平很少大于 30 U/ml，而 60%～80%进展期乳腺癌病人其水平高于 30U/ml。CA15-3 的测定对于经治疗后无症状的Ⅱ期和Ⅲ期乳腺癌患者病情复发的早期诊断具有重要意义。在临床上同时使用 CA15-3 和 CEA，比单独使用 CA15-3 更有利于发现早期的复发肿瘤患者。

CA15-3 除乳腺癌外，还存在于多种腺癌内，如肺癌、胃肠癌、宫颈癌、卵巢癌、肝癌和胰腺癌等血清中 CA15-3 也可见轻度增高。应用时需要特别注意排除部分妊娠引起的含量升高。

6. 人绒毛膜促性腺激素(hCG) 是由胎盘滋养层细胞所分泌的一类糖蛋白类激素，在正常妊娠妇女血中可以测出 hCG。β-亚基的相对分子质量约 15 ku，可被单克隆抗体检测，是一个较好的标志物。

通常情况下，尿中 hCG 的总量(ELISA 法)小于 30 μg/L，血清中 hCG 小于 10μg/L，β-hCG 小于 3.0 μg/L。当胎盘绒毛膜细胞恶变为恶性葡萄胎后，hCG 会明显增高。hCG 还会在乳腺癌、睾丸癌和卵巢癌中增高。当子宫内膜异位症、卵巢囊肿等非肿瘤状态时，hCG 也会增高。

临床意义：① 妊娠诊断确定。② 滋养层恶性肿瘤灵敏性 100%；非精原性睾丸癌 70%；精原细胞瘤 10%；绒毛膜上皮癌，hCG 阳性，AFP 阴性；内胚窦瘤(卵黄囊肿瘤)则 AFP 阳性，hCG 阴性。

7. CA50 通常作为胰腺和结、直肠癌的标志物，健康成人血清 CA50 浓度低于 20 U/ml。但因 CA50 广泛存在于胰腺、胆囊、肝、胃、结直肠、膀胱和子宫等组织的细胞膜内，当细胞恶变时，由于糖基转化酶的失活或胚胎期才能活跃的某些转化酶重新被激活，造成细胞表面糖类结构发生变化，抗原性质改变，导致肿瘤标志物产生。因此，它又是一种普遍性的肿瘤标志相关抗原，而不是特指某个器官的肿瘤标志物。CA50 在多种恶性肿瘤中可检出不同的阳性率。胰腺癌、胆囊癌的阳性检测率达 90%，对肝癌、胃癌、结直肠癌及卵巢肿瘤诊断亦有较高价值，在胰腺炎、结肠炎和肺炎发病时，CA50 也会升高，但随炎症消除而下降。

8. 神经原特异性烯醇化酶(NSE) NSE 是烯醇化酶存在于神经元和神经内分泌细胞内(APUD 系统)的一种同工酶。在肺小细胞癌、神经母细胞瘤和神经内分泌细胞(APUD)系肿瘤中均明显增高。NSE 作为神经母细胞瘤的标志物，对该病的早期诊断具有较高的临床应用价值。神经母细胞瘤患者尿中 NSE 水平也有一定升高，治疗后血清 NSE 水平可降至正常。另外，血清 NSE 水平的测定对于监测疗效和预示复发均具有重要参考价值，比测定尿液中儿茶酚胺的代谢物更有意义。小细胞肺癌（SCLC）是一种恶性程度较高的神经内分泌系统肿瘤，约占肺癌的 25%～30%，它可表现神经内分泌细胞的特性，有过量的 NSE 表达，比其他肺癌和正常对照高 5～10 倍以上。SCLC 患者血清 NSE 检出的阳性率可高达 65%～100%，目前已公认 NSE 可作为 SCLC 高特异性、高灵敏性的肿瘤标志物。有报道，NSE 水平与 SCLC 转移程度相关，但与转移的部位无关，NSE 水平与其对治疗的反应性之间也有良好的相关性。

9. 前列腺特异性抗原（PSA） PSA 为糖蛋白，存在于人前列腺导管上皮。PSA 是诊断前列腺癌的特异性抗原，阳性率高于 63%，血清 PSA 定量的阳性临界值为大于 10 μg/L，前列腺癌的诊断特异性达 90%～97%。

PSA 可用于前列腺癌的筛查，鉴别转移性腺癌的来源，以及判断疗效与预后。有明显家族史的男性应从 40 岁开始就进行前列腺癌的筛查。血清 PSA 除可检测和早期发现前列腺癌，还可用于治疗后的监控。约 90%术后患者的血清 PSA 值可降至不能检出的痕量水平，若术后血清 PSA 值升高，提示有残存肿瘤。放疗后疗效显著者，50%以上患者在 2 个月内血清 PSA 降至正常。

PSA 几乎和所有的前列腺疾病相关，并不具有肿瘤特异性。在其他情况下，包括肾癌、良性前列腺增生（BPH）和前列腺炎都会引起 PSA 的升高。

10. CA72-4 是肿瘤相关糖蛋白，相对分子质量为 200～1 000ku，是乳腺癌、胃肠道癌和卵巢癌的肿瘤标志物。研究表明，80%以上的人体腺癌可在其细胞膜上检出 CA 72-4，而非上皮性的恶性肿瘤及良性增殖性病变均无该抗原表达。因此，它与一些在正常组织有表达的糖类抗原，如 CA125、CA19-9 等相比，特异性更强。恶性肿瘤时 CA72-4 增高，阳性率分别为：胃肠道癌

40%、肺癌36%、卵巢癌24%。CA72-4的检测与CEA具有互补作用;CA72-4在检测残余肿瘤时很有作用;与CA125联合检测,作为诊断原发性及复发性卵巢肿瘤的标志:两者均阳性时特异性可达100%,两者均阴性时,说明无残余肿瘤;与CA19-9联合应用于胃癌的检测,CA72-4、CA19-9的阳性率分别为42%~47%和46%,而联合检测时阳性率可达63%。胃癌术后监测CA72-4水平还有助于早期发现胃癌复发。正常人和良性胃肠道疾病的阳性率分别为3.5%和6.7%。

11. 组织多肽抗原(TPA) 是一种非特异性的肿瘤标志物。引起血清TPA升高的肿瘤主要有膀胱癌、前列腺癌、乳腺癌、卵巢癌和消化道恶性肿瘤。对膀胱转移细胞癌的诊断敏感性高。TPA在循环血液中的半衰期为7天,肿瘤切除后3~4周降至正常水平。由于TPA的水平与肿瘤细胞的增殖分化相关,如果TPA水平降至正常,说明肿瘤治疗有效,是监测肿瘤是否复发的良好指标。

急性肝炎、胰腺炎、肺炎和胃肠道疾患血清中TPA升高。妊娠的最后3个月TPA升高。

12. 癌抗原24-2(CA 24-2) 是胰腺、胆道和结直肠癌等消化系统肿瘤标志物,由CA24-2单克隆抗体识别,对胰腺和结直肠癌具有很高的特异性和灵敏度。特别是在胰、胆和肠癌的恶性病变中,CA24-2的表达和CA19-9相仿,但在良性疾病中CA24-2的表达较CA19-9低得多,可用于鉴别肝胆系统的良、恶性疾病和CA19-9假阳性病例。国际上通常将CA24-2与CA19-9作联合测定。

七、TNM分类和分期

肿瘤临床分期的目的是反映疾病的发展阶段,从而为制定治疗计划和估价预后提供依据。目前临床常用的主要是TNM分期,分期前必须先进行TNM分类。

1. TNM分类的原则 T表明原发肿瘤,根据肿瘤大小和局部范围分为四级（T_1、T_2、T_3、T_4），此标准在各个部位（器官）的肿瘤均有所不同，在许多部位还可加上另外两种分级：T_{is}（原位癌）及 T_0（未见原发肿瘤）。N 用以说明区域淋巴结的情况，按淋巴结的受累范围可分为四级（N_0、N_1、N_2、N_3），其标准在各个部位不同。对区域淋巴结的情况难以做出估计时，则用符号 N_x。对于多数肿瘤来说，M_0 代表无远处转移，M_1 代表有远处转移。

TNM 临床分类：

T——原发肿瘤

T_x：无法对原发肿瘤做出评价。

T_0：未发现原发肿瘤。

T_{is}：原位癌。

T_1、T_2、T_3、T_4：原发肿瘤的大小或局部范围（按顺序递增）。

N——区域淋巴结

N_x：无法对区域淋巴结作出评价。

N_0：未发现区域淋巴结转移。

N_1、N_2、N_3：区域性淋巴结受累的范围（按顺序递增）。

（注：原发肿瘤直接累及淋巴结，在分类上归为淋巴结转移，非区域性淋巴结转移归为远处转移）

M——远处转移

M_x：不能确定有无远处转移。

M_0：无远处转移。

M_1：有远处转移。

用下列标志进一步指明 M_1 的范围。

PUL	肺	OSS	骨	HEP	肝	BRA	脑
LYM	淋巴结	MAR	骨髓	PLE	胸膜	PER	腹膜
ADR	肾上腺	SKI	皮肤	OTH	其他		

2. TNM 分类

(1) 临床分类（治疗前临床分类）：以 TNM 或 cTNM 表示。这一分类法是基于未经治疗前，来自体检、影像学、内窥镜、活组织切片及其他各种有关检查和手术探查所获得的证据。

(2) 病理学分类(手术后组织病理学分类)：以 pTNM 表示。这一分类法是基于未经治疗前所获得的诊断依据，再由手术和病理检查所获得的其他诊断依据来补充或修正。

3. TNM 分期　确定 T、N、M 和(或)PT、PN、PM 后，就可依此来分期。对某一恶性肿瘤而言，可归纳为数个合适的 TNM 期别。其中，定原位癌为 0 期，有远处转移的为Ⅳ期，中间分为Ⅰ、Ⅱ、Ⅲ期。原则是早期无淋巴结转移，中期是有局部淋巴结转移但仍可切除，晚期是不能手术切除。采取这样的分期，使同一期内的癌症病例在临床诊治和生存时间方面具有一定的一致性，而不同期别的生存率差别显著。

临床分期对选择治疗方案和评价疗效是必要的，而病理分期则提供最确切的资料，来估计预后和预测最终转归。对每一癌症的分期，在使用时应经常注意查阅全文。

4. 肿瘤 TNM 分期再结合肿瘤组织学分类和分级情况，来达到以下目的：

(1) 指导临床医师制定治疗计划。

(2) 在一定程度上预测病人的预后。

(3) 有助于评价疗效。

(4) 有利于各治疗中心的信息交流。

(5) 有利于对人类癌症的连续研究。

第四章 肿瘤药物学

抗肿瘤药在肿瘤治疗中占有重要地位。1943 年 Gilman 等首先将氮芥应用于淋巴瘤的治疗，揭开了现代肿瘤化疗学的序幕。此后抗肿瘤药物的基础和临床研究取得了长足的进步。某些肿瘤采用化疗方法可使部分病人达到根治，但对大多数肿瘤的化疗效果仍不很满意。近年来，随着分子生物学技术的提高和对肿瘤发病机制从细胞、分子水平的进一步认识，肿瘤生物治疗已进入一个全新时代，抗肿瘤药正从传统的细胞毒类药物向针对机制的多环节作用的新型抗肿瘤药物发展。

一、抗肿瘤药的药理学基础

（一）抗肿瘤药的分类

目前，临床常用的抗肿瘤药物绝大部分属于直接杀伤肿瘤细胞的药物，通常称为抗癌药（anticancer drugs）或肿瘤化疗药物，另有一部分药物通过对机体的调节作用，抑制肿瘤生长。抗肿瘤药的分类迄今尚不统一，既有根据药物化学结构和来源分类，又有根据药物作用的生化机制和药物作用周期或时相特异性进行分类。

1. 根据药物化学结构和来源分类

（1）烷化剂（氮芥类、乙烯亚胺类、亚硝脲类、甲烷磺酸酯类等）。

（2）抗代谢药物（叶酸、嘧啶、嘌呤类似物等）。

（3）抗肿瘤抗生素（蒽环类抗生素、丝裂霉素、博莱霉素类、放线菌素类等）。

（4）抗肿瘤植物药（长春碱类、喜树碱类、紫杉醇类、三尖杉生物碱类、鬼臼毒素衍生物等）。

（5）抗肿瘤激素类（肾上腺皮质激素、雌激素、雄激素等激素及其拮抗药）。

（6）生物反应调节剂（细胞因子、抗体等）。

(7) 其他抗肿瘤药及辅助治疗药。

2. 根据抗肿瘤作用的生化机制分类

(1) 细胞毒类药物:① 干扰核酸生物合成的药物;② 直接影响 DNA 结构与功能的药物;③ 干扰转录过程和阻止 RNA 合成的药物;④ 干扰蛋白质合成与功能的药物;⑤ 杂类。

(2) 激素类药物。

(3) 生物靶向治疗药。

(4) 其他抗肿瘤药与治疗肿瘤辅助药。

3. 根据药物作用周期或时相特异性分类

(1) 细胞周期非特异性药物:如烷化剂、抗肿瘤抗生素及铂类配合物等。

(2) 细胞周期特异性药物:如抗代谢药物、长春碱类药物等。

(二) 抗肿瘤药的药理作用机制

1. 抗肿瘤作用的细胞生物学机制　恶性肿瘤细胞具有一个共同的特点,即细胞增殖与凋亡失控,因而肿瘤细胞表现为不受机体约束的无限增殖状态,与此同时,侵袭周围组织,发生远处转移。因此,诱导肿瘤细胞分化、抑制增殖或者促进细胞凋亡、抑制新生血管生成、逆转肿瘤细胞耐药性等药物,均可发挥抗肿瘤作用。

肿瘤细胞群包括增殖细胞群和静止细胞群(G_0期)。肿瘤增殖细胞群与全部肿瘤细胞群之比称为生长比率(growth fraction, GF),是肿瘤增长的指标。增长迅速的肿瘤 GF 值较大(接近 1),对药物敏感;增长缓慢的肿瘤,GF 值较小(约 0.01～0.5),对药物不敏感。一般肿瘤早期 GF 值大,对化疗药敏感性高,疗效也较好。

增殖细胞群不断按指数分裂增殖,其细胞繁殖生长周期称为细胞周期,历经 4 个时相:DNA 合成前期(G_1期)、DNA 合成期(S 期)、DNA 合成后期(G_2期)和有丝分裂期(M 期)。G_1/S 期、S/G_2期和 G_2/M 期的交界存在控制点(cheek point)。细胞周期的运行与否,能否按序完成细胞周期生化事件,由细胞周期调控机制精确调控。抗肿瘤药通过影响细胞周期的生化事件或细胞周期调控，对不同周期或时相的肿瘤细胞产生细胞毒作用并延缓细胞周期的时相过渡。非增殖细胞群主要是静止期（G_0期）细胞，G_0期细胞有增殖能力，但暂不进行分裂，当增殖周期中的肿瘤细胞被药物大量杀灭时，G_0期细胞即可进入增殖期，是肿瘤复发的根源。G_0期细胞往往对药物不敏感。

依据药物作用的周期或时相特异性，大致将药物分为两大类：

（1）细胞周期非特异性药物（cell cycle nonspecific agents，CCNSA）：能杀灭处于增殖周期各时相的细胞甚至包括G_0期细胞的药物，如直接破坏DNA结构以及影响其复制或转录功能的药物。此类药物对恶性肿瘤细胞的作用往往较强，能迅速杀死肿瘤细胞，剂量反应曲线接近直线，在机体能耐受的毒性限度内，其杀伤能力随剂量的增加而成倍增加。

（2）细胞周期（时相）特异性药物（cell cycle specific agents，CCSA）：仅对增殖周期的某些时相敏感而对G_0期细胞不敏感的药物。此类药物对肿瘤细胞的作用往往较弱，需要一定时间才能发挥其杀伤作用。剂量反应曲线是一条渐进线，即在小剂量时类似于直线，达到一定剂量时则效应不再增加。

2. 抗肿瘤作用的生化机制

（1）干扰核酸生物合成：药物分别在不同环节阻止DNA的生物合成，属于抗代谢物。根据药物主要干扰的生化步骤或所抑制的靶酶的不同，可进一步分为：① 二氢叶酸还原酶抑制剂；② 胸苷酸合成酶抑制剂；③ 嘌呤核苷酸互变抑制剂；④ 核苷酸还原酶抑制剂；⑤ DNA多聚酶抑制剂。

（2）直接影响DNA结构与功能：药物分别破坏DNA结构或抑制拓扑异构酶活性，影响DNA复制和修复功能。① DNA交联剂（烷化剂）；② 破坏DNA的铂类配合物；③ 破坏DNA的抗生素；④ 拓扑异构酶抑制剂。

（3）干扰转录过程和阻止RNA合成：药物可嵌入DNA碱基对之间，干扰转录过程，阻止mRNA的形成，属于DNA嵌入剂。

(4) 干扰蛋白质合成与功能：药物可干扰微管蛋白聚合功能，干扰核蛋白体的功能或影响氨基酸供应。① 微管蛋白活性抑制剂；② 干扰核蛋白体功能的药物；③ 影响氨基酸供应的药物。

3. 调节激素平衡　药物通过竞争激素受体或抑制合成酶的活性等机制影响机体内分泌的平衡，直接或间接通过垂体的反馈作用改变原来机体的激素平衡和肿瘤生长的内环境，从而抑制某些激素依赖性肿瘤。

4. 调节机体免疫反应及基因表达　药物具有非细胞毒性和靶向性，有调节作用和细胞稳定性作用。传统抗肿瘤药物大部分着眼于细胞增殖，把增殖过程中必要的物质特别是 DNA 作为靶点。当前，对于肿瘤发展过程中机体免疫特别是细胞免疫的功能缺损已有比较明确的认识，对于分类基因的调控正在被认识，并已开展相应的基础和临床研究，这些药物通过调动机体自身的生物学反应抑制或消除肿瘤。其效应机制为：

(1) 调控肿瘤细胞生理功能，通过抑制生长、促使细胞分化或诱导体内细胞因子而抑制肿瘤。

(2) 调动机体免疫机制，促进自然杀伤(NK)和巨噬细胞的功能。

(3) 抑制新生血管生成，影响肿瘤的营养血供，防止肿瘤转移。

(4) 通过单克隆抗体与某些特定肿瘤标志物的结合，介导宿主抗肿瘤免疫应答。

(5) 调控机体靶细胞的基因表达，修复和纠正肿瘤相关基因的结构和功能。

(三) 耐药机制

肿瘤细胞对抗肿瘤药物出现不敏感现象即耐药性，是肿瘤化疗失败的重要原因，也是化疗有待克服的难题。有些肿瘤细胞对某些抗肿瘤药物具有天然耐药性(natural resistance)，即对药物一开始就没有反应，如处于 G_0 期的肿瘤细胞一般对多数抗肿瘤药不敏感。有的肿瘤细胞对于原来敏感的药物，治疗一段时间后才产生不敏感现象，称之为获得性耐药性（acquired resistance）。最常见的、典型的耐药性是多药耐药性（multidrug resistance，MDR）或称多向耐药性（pleiotropic drug resistance）。多药耐药性是指肿瘤细胞在接触一种抗肿瘤药后，对多种结构不同、作用机制各异的其他抗肿瘤药也产生交叉耐药性。

肿瘤细胞产生耐药性的原因很复杂，对不同药物其耐药机制不同，对同一种药物亦存在多种耐药机制。耐药性的遗传学研究表明，肿瘤细胞在增殖过程中有一部分细胞会产生突变，且有较固定的突变率，每次突变均可导致耐药性瘤株的产生。当肿瘤长大并采用药物治疗时，肿瘤中敏感细胞被杀灭，肿瘤体积缩小，产生疗效；但耐药细胞却大量增殖，肿瘤又长大。耐药性的生化机制有多方面，如肿瘤细胞内活性药物减少（摄入减少、活化降低、灭活增加和外排增加），药物作用的受体或靶酶的改变，利用更多的替代代谢途径，肿瘤细胞受损的 DNA 修复加速等等。

典型的多药耐药性有以下特点：多药耐药性多出现于天然来源的抗肿瘤药，如长春碱类、鬼臼毒素衍生物、紫杉烷类、蒽环类抗生素、丝裂霉素和放线菌素 D 等，这些药物一般为亲脂性药物，分子量 300～900 Da；药物进入细胞是通过被动扩散；药物在耐药细胞中的积聚比敏感细胞少，导致细胞内药物浓度不足而未能致细胞毒作用；耐药细胞膜上多出现一种称为 P-糖蛋白（P-gp）的跨膜蛋白，P-gp 依赖 ATP 介导药物转运，降低细胞内药物浓度，故又称为药物外排泵。多药耐药性的形成除与多药耐药性基因 mdrl 过度表达 P-gp 有关外，多药抗药性相关蛋白、谷胱甘肽及谷胱甘肽 S-转移酶、拓扑异构酶Ⅱ、蛋白激酶 C（PKC）、肿瘤细胞膜的流动性变化等亦起到重要作用。

依据抗肿瘤药的特性和肿瘤类型设计联合化疗方案，可以提高疗效，降低毒性，并延缓耐药性的产生。针对肿瘤耐药机制而设计的某些耐药性逆转剂如维拉帕米、环孢素等对减缓耐药性有一定作用。

二、肿瘤治疗药物

(一) 化学治疗药物

化学治疗药物是直接攻击 DNA 或抑制其合成及功能，或是破坏细胞结构以阻止其循环不断分裂的一类药物。作用的特点，集中于细胞的活跃增殖而非其他特异性，致使人体许多正常的、DNA 合成与细胞分裂并不比癌细胞慢多少的头发毛囊细胞和胃肠道黏膜细胞，尤其是骨髓造血细胞等，也会受到化疗药物的影响，出现贫血、抵抗力下降、恶心、呕吐、脱发等不良反应。

目前，国际上临床常用的化疗药物有八十余种。

1. 烷化剂类　本类药物作用机制相似。能向其他化学分子引进烷基的化合物称为烷化剂(alkylating agents)。它们的烷基可以转变成缺乏电子的活泼的中间产物，这些产物和生物大分子(DNA、RNA 及蛋白质)中含有丰富电子的基因(如氨基、羟基、羧基及巯基等)共价结合，这一反应称为烷化反应(alkylation)。

生物大分子受到烷化后，DNA 结构受到破坏，影响细胞分裂；导致异常碱基配对，复制错码而致细胞变异。mRNA、rRNA、tRNA 及核蛋白体分子也可受到烷化，从而干扰翻译过程。

烷化剂也可浓集于生物膜(核膜、线粒体膜、胞膜)，干扰氨基酸的转运及能量的传递。

烷化剂对 G_1、S、G_2、M 期细胞以及 G_0 期细胞都有杀伤作用，属于周期非特异性药物。为广谱的抗肿瘤药物。通常单独使用或与其他抗肿瘤药物联合应用。

烷化剂是第一类用于治疗恶性肿瘤的化疗药物。目前常用的有以下几种：

(1) 氮芥类：氮芥、苯丁酸氮芥、苯丙氨酸氮芥、N-甲酰溶肉瘤素、甲氧芳芥、抗瘤新芥、消瘤芥、环磷酰胺、异环磷酰胺、甘磷酰芥、磷雌氮芥。

(2) 乙烯亚胺类：噻替派。

(3) 亚硝脲类：氯乙亚硝脲、环己亚硝脲、甲基环己亚硝脲、尼莫司汀、福莫司汀。

(4) 甲烷磺酸酯类:白消安。

(5) 环氧化物类:二溴甘露醇、二溴卫矛醇。

(6) 甲基化剂:甲基苄肼、氮烯咪胺、替莫唑胺、六甲蜜胺。

(7) 酰化剂:乙亚胺。

2. 抗代谢药类　本类药物的化学结构大多与细胞生长繁殖所必需的代谢物质如叶酸、嘌呤碱、嘧啶碱等相似,它们能竞争与酶的结合,从而以代谢物的形式干扰核酸中嘌呤、嘧啶以及其前体物的代谢。它们也可以与核酸结合,取代相应的正常核苷酸,从而干扰 DNA 的正常生物合成,阻止瘤细胞的分裂繁殖。一般不影响休止期细胞,主要作用于增殖旺盛的细胞周期内的细胞,为抗代谢物(anti－metabolites)。这类药物一般为周期特异性药物。叶酸、嘧啶和嘌呤类似物主要作用于细胞周期中的 S 期。有些只在 S 期有作用,如阿糖胞苷;另一些亦可抑制 RNA 和蛋白质的合成,对 G_1 和 G_2 期也有作用,随着时间延长,其作用也减弱,故称为自限性 S 期特异性药物,如甲氨蝶呤、巯基嘌呤等。

这类药物临床单独使用或与其他抗肿瘤药物联合应用。对急性白血病、慢性粒细胞性白血病、消化道肿瘤、绒毛膜上皮癌、乳腺癌、骨肉瘤、头颈部癌等疗效较好,对各种恶性淋巴瘤疗效差。目前临床常用的抗代谢药物有:

(1) 抗叶酸化合物:这类药物与叶酸竞争二氢叶酸还原酶,抑制二氢叶酸还原酶的活动。

常用药物有:培美曲塞(多靶点抗叶酸)、甲氨蝶呤、氨蝶呤、依达曲沙、雷替曲塞。

(2) 嘧啶拮抗剂:氟尿嘧啶及其衍生物。

① 5-Fu 系在尿嘧啶的 5 位上的 H 为 F 所取代而起抗代谢作用。

常用药物有:氟尿嘧啶、呋氟啶、双呋氟尿嘧啶、氟脲苷、去氧氟尿苷、优福定、TS-1、卡莫氟、卡培他滨。

② 阿糖胞苷类:可抑制 DNA 聚合酶活力而抑制 DNA 的合成;亦可掺入 DNA,干扰 DNA 的生理功能。此外有少量掺入

RNA，干扰其生理功能。

常用药物有：阿糖胞苷、环胞苷、氮杂胞苷、脱氧氮杂胞苷、氟阿糖腺苷、吉西他滨。

(3) 嘌呤拮抗剂：能抑制嘌呤的净合成。

常用药物有：巯嘌呤、6-巯基鸟嘌呤、磺巯嘌呤钠、克拉屈滨。

(4) 核苷酸还原酶抑制剂：核苷酸还原酶参与DNA合成过程中所有前体物的净合成，因此，抑制该酶活力可直接影响DNA合成及肿瘤细胞增殖。

常用药物有：羟基脲。

(5) 多胺合成抑制剂：多胺对原癌基因表达有促进作用，也可促进细胞恶性转化。本类药物可阻断细胞恶性转化。

常用药物有：丙脒腙。

(6) 嘧啶合成抑制剂：抑制参与嘧啶净合成的一些酶系统的活力，从而抑制嘧啶的合成。

(7) 蛋白质合成抑制剂：药物致使门冬酰胺缺乏，影响肿瘤细胞的蛋白质合成，肿瘤细胞生长受到抑制，最终导致肿瘤细胞死亡。

常用药物有：左旋门冬酰胺酶。

3. 抗肿瘤抗生素　抗肿瘤抗生素是由微生物产生的具有抗肿瘤活性的化学物质，另外还有为数众多的经半合成途径得到的相应同类物。其主要通过对DNA的直接作用发挥治疗作用。已经报道有抗肿瘤活性的药物有1 500种以上，用于临床的有二十多种。本品中大部分属细胞周期非特异性药物。常作为联合化疗方案中的重要药物。

抗肿瘤抗生素的化学结构多种多样，其作用机制亦不尽相同。

(1) 蒽环类抗生素：可嵌入DNA链，与DNA呈非共价结合。

常用药物有：阿霉素、柔红霉素、表阿霉素、去甲氧柔红霉素、阿克拉霉素、吡喃阿霉素、三铁阿霉素、氟乙阿霉素、奈莫柔比星、米托蒽醌。

(2) 放线菌素D：可嵌入DNA链，与DNA呈非共价结合。

(3) 博莱霉素类：直接损害 DNA 模板，使 DNA 单链断裂。

常用药物有：博莱霉素、平阳霉素、匹莱霉素。

(4) 丝裂霉素 C：属烷化剂，与 DNA 的双螺旋形成交叉连接，抑制 DNA 的复制。

(5) 链脲霉素：属烷化剂，与 DNA 的双螺旋形成交叉连接，抑制 DNA 的复制。

(6) 糖苷类抗生素：本品抑制核酸合成，对 RNA 合成的抑制大于 DNA。

常用药物有：光神霉素、色霉素 A_3。

(7) 新制癌素：能抑制 DNA 合成，使 DNA 的单链断裂。

(8) 16 元大环内酯化合物：是一种新型的微管稳定剂，致使有丝分裂停止，阻断 G_2-M 期的过渡。

常用药物有：埃坡霉素。

4. 植物来源的抗肿瘤药　从植物中寻找有效的抗肿瘤药物已成为国内外重要的研究课题。几十年来我国广大医药工作者进行了大量的研究工作，从中找到一些有效的抗肿瘤药物。

目前临床上用于治疗肿瘤的植物药已筛选出二十余种，它们分别为生物碱(如长春碱类、三尖杉酯碱类、喜树碱类等)、木脂体类(如鬼臼毒素之半合成衍生物)、二萜类化合物(如紫杉烷类、冬凌草素等)等。植物来源的抗肿瘤药物的作用机制与烷化剂及抗代谢药物完全不同。本类药物主要作用于 S 期或 M 期，属于细胞周期特异性药物。常作为联合化疗方案中的重要药物。

(1) 长春碱类：抑制微管蛋白的聚合，阻断微管的形成。

常用药物有：长春碱、长春新碱、长春地辛、长春瑞宾。

(2) 喜树碱类：DNA 拓扑异构酶-1 的抑制剂，抑制 TOPO-1 活性，从而干扰 TOPO-1 的 DNA 链断裂一重连接反应，导致 DNA 单链断裂。

常用药物有：喜树碱、羟基喜树碱、伊立替康、拓扑替康、Camptogen。

(3) 三尖杉生物碱类：抑制蛋白质的合成，对 DNA 的合成亦有抑制作用。

常用药物有：三尖杉酯碱、高三尖杉酯碱。

(4) 鬼臼毒素衍生物：干扰 TOPO-Ⅱ的“DNA 链断裂－连接”功能，从而造成 DNA 双链断裂。亦可抑制微管组装。

常用药物有：依托泊苷、替尼泊苷。

(5) 紫杉烷类：促使微管蛋白组装成微管，使之形成一稳定的微管束，且不易拆散，破坏了组装－拆散之间的平衡，微管功能受到破坏，影响纺锤体功能，抑制肿瘤细胞的有丝分裂。

常用药物有：紫杉醇、复方红豆杉胶囊、紫杉特尔。

(6) 冬凌草及其有效成分：抑制 DNA 的合成，对 RNA 及蛋白质的合成亦有抑制作用。

常用药物有：冬凌草甲素、冬凌草乙素。

(7) 靛玉红：抑制 DNA 聚合酶，影响 DNA 的聚合。

(8) 秋水仙碱类：可与微管蛋白结合，阻止微管蛋白形成微管，影响纺锤体的功能，使细胞分裂停止于中期。

常用药物有：秋水仙碱。

(9) 莪术油：抑制肿瘤细胞 DNA、RNA 及蛋白质的合成。

常用药物有：榄香烯。

(10) 苦木内酯类：抑制肿瘤细胞蛋白质的合成，对 DNA 合成也有一定抑制作用。

常用药物有：鸦胆子素。

(11) 其他：如马蔺子甲素、康莱特等。

5. 铂类配合物　铂类配合物的研究始于 20 世纪 60 年代，Rosenberg 在研究电磁场对微生物的作用时，偶然发现在氯化铵的存在下，铂电极周围电极微量电解产物培养液可抑制大肠杆菌的增殖。在这一发现的启示下，1969 年 Rosenberg 首先报道了铂类配合物有抗肿瘤活性。20 世纪 70 年代初，顺铂以一新型无机抗癌药被应用于临床，1978－1979 年先后被美、英政府批准生产。目前顺铂已成为最常用的抗肿瘤药物之一。但由于顺铂会引起肾毒性等不良反应，目前已开发了第 2 代、第 3 代铂类配合物。

铂类药物主要作用于DNA,与DNA碱基产生链内链间交叉连接,阻止DNA的转录及复制,导致DNA断裂和错码,抑制细胞有丝分裂。抗瘤谱较广,为细胞周期非特异性药物。常为联合化疗方案的重要药物。

第一代:顺氯氨铂;第二代:卡铂;第三代:奥沙利铂、奈达铂、洛铂。

6. 其他

胺苯吖啶:干扰TOPO-Ⅱ对DNA双链的松解、断裂及再连接的功能,引起DNA双链断裂,阻止DNA的合成与复制。主要用于急性白血病和恶性淋巴瘤。

亚砷酸:对凋亡抑制基因Bcl-2的表达具有下调作用,而并不影响C-MYC、P53、BAX、Bcl-X的表达。Bcl-2表达的下调必将导致Bcl-2/BAX比值下降,从而诱导细胞凋亡。亚砷酸还能使线粒体跨膜电位下降,诱导凋亡。主要用于急性早幼粒细胞白血病和肝癌。

苏拉明:它能与多种血浆蛋白和酶非特异性结合,抑制一些自分泌的生长因子结合和促有丝分裂作用,特别是对生长因子反应性肿瘤。临床表明,对肾上腺癌、肾癌和其他癌症有效。

替拉扎明:本品为生物还原剂类抗肿瘤药。选择性作用于乏氧细胞,通过在乏氧细胞中分解成自由基而损伤DNA,产生细胞毒效应。与铂类或紫杉烷类药物合用呈高度协同作用。临床用于非小细胞肺癌、乳腺癌、头颈部肿瘤、胰腺癌等。从临床结果看,本品适宜与铂类或紫杉烷类药物联合作用。

Talc:本品为水化镁硅酸盐,临床使用的是其灭菌Talc胸膜内气雾粉剂。Talc灌输入胸腔能导致炎性反应,促使内脏和胸膜壁层粘连,从而使胸膜腔闭塞,防止胸腔积液再蓄积,用于恶性胸膜渗液。

(二) 靶分子药物

针对细胞受体、关键基因和调控分子为靶点的治疗,即“靶向治疗”,是以病因机制为基础的治疗。以导致肿瘤发生的关键受体及基因产物作为靶点而设计、筛选出的药物,称为靶分子药物

(molecular targeting drugs)。

靶分子药物按照作用靶点和作用机制分为以下几类：

1. 抗体或配体导向的靶向治疗(antibody/ligand－targeted therapeutics in anticancer therapy，LTTs)药物

(1) 抗 CD20 抗体：CD20 是人 B 细胞分化抗原(B-lymphocyte-restricted differentiation antigen，Bp35)。90％以上的 B 细胞非霍奇金淋巴瘤(Non－Hodgkin's Lymphoma，NHL)表达 CD20。

① Rituxan(Rituximab)(人－鼠嵌合抗体)：用于复发的、低恶性或囊性的、CD20 阳性的 B 细胞非霍奇金淋巴瘤。

② Zevalin(Ibritumomab Tiuxetan)：是放射性同位素钇标记的抗 CD20 单抗(鼠抗)。用于复发的、转化的低恶性 B 细胞非霍奇金淋巴瘤的治疗。

③ Bexxar(Tositumomab)：^{131}I 标记的抗 CD20 单抗(鼠抗)，其适应证与 Zevalin 相同。

(2) 抗 CD33 抗体：CD33 抗原是一种唾液酸依赖的粘附蛋白，80％的急性白血病(acute myeloid leukemia，AML)表达。

Gemtuzumab Ozogamicin(Mylotarg)：系与 calicheamicin 结合的抗 CD33 抗体。用于 60 岁以上、CD33 阳性的急性白血病(AML)。

(3) 抗 CD52 抗体：CD52 抗体和细胞表面的 CD52 分子结合以后，其抗体依赖的细胞溶解作用可杀死白血病细胞。

Alemtuzumab(Campath)：是人－鼠嵌合抗体(Chemeric mAb)，用于 B-细胞慢性淋巴细胞白血病(B-cell chronic lymphocytic leukemia，B-CLL)。

(4) Denileukindiftitox(Ontak)：白介素-2(IL-2)和白喉毒素的重组蛋白。白介素-2 能结合到白介素-2 受体，使得 Ontak 中的白喉毒素部分特异地杀死表达白介素-2 受体的细胞。用于皮肤性 T-细胞淋巴瘤(Cutane. usT-cell Lymphoma)的治疗。

2. 针对信号传导分子而设计的抗癌药　几乎细胞的所有生理过程包括分裂、增殖、细胞循环、凋亡、转录调控和 DNA 修复等

都涉及信号传导(signal transduction)的调控。典型的信号传导通路如 EGF 受体被激活,其细胞内部分自主磷酸化,然后激活 RAS 基因,通过下游 RAS-Raf-MAP Kinase 路径和 PI-3-Kinase 路径等一系列的磷酸化调控机制最终影响和多种生理功能有关的基因转录和细胞循环。阻断生长因子受体的激活或在信号传导过程中其他分子,可有效地抑制肿瘤生长。

(1) 以 Ab1 激酶和 C-kit 为靶点的抗癌药

Gleevec:是抑制 Abl 激酶、C-kit 激酶和 PDFGR 的化学小分子。用于慢性粒细胞白血病(chronic myelogenous leukemia, CML)和 GIST 肿瘤(gastrointestinal stromal tumors)的治疗。是第一个针对特异靶分子而杀伤肿瘤的小分子化合物。

(2) 以 EGFR 为靶点的抗癌药:EGFR 有 4 个亚型。共有 3 个功能域,包括细胞膜外和配体(如 EGF, TGF-α)结合的区域,跨膜区和细胞浆区,其中细胞浆区部分具有激酶活性,和配体结合后发生自身磷酸化。

① 以 EGFR 为靶分子的单克隆抗体

Erbitnx:针对Ⅰ型 EGFR 的单抗,用于进展期和转移性的结肠癌,特别是对 Irinotecan 产生抗药性的结肠癌。

Trastuznmab(Herceptin):针对Ⅱ型 EGFR 的人鼠嵌合抗体,用于乳腺癌、卵巢癌等的治疗。

② 以 EGFR 为靶点的化学小分子抗癌药

Iressa 和 Tarceva:是化学小分子 EGFR 酪氨酸激酶抑制剂,能特异地、竞争性地结合在 EGFR 激酶功能区的 ATP 结合位点,从而抑制其激酶活性。首先用于非小细胞肺癌的治疗。

3. 转录因子(transcription factor)作为抗癌药的靶分子　转录因子基本上可分为几个亚族,每个亚族与不同的肿瘤发生有着不同的关系。

(1) 甾醇类受体:与肿瘤密切相关的如雌激素受体和乳腺癌,雄激素受体和前列腺癌。有关抗雌激素、雄激素的药物见内分泌章节。

(2) 蛰伏转录因子(latent transcription factors):在细胞浆中

有多种因子可激活蛰伏转录因子，如磷酸化、蛋白水解和蛋白质相互结合成多聚体等。

Bortezomib(Velcade)：第一个以在 NF-κB 通路能水解磷酸化的 IκB 的多聚蛋白酶体为靶点的抗肿瘤药。用于多发性骨髓瘤(multiple myeloma)的治疗。

(3) 以 RXRs 受体(Retinoid X receptor)为靶点的抗肿瘤药 是一组类维生素 A(Retinoid)结构的化合物，能特异地结合并激活 RXRs 受体。激活的 RXRs 受体作为转录因子能调节许多和细胞分化有关的基因。临床应用的药品中包括 Vesanoid，Panretin 和 Targretin。

4. 以抗炎症为机制的抗肿瘤药(anti-cancer therapeutics inflammatory based on anti-inflammatory) 约 85%～90%的结肠癌及多种肿瘤可检测到 Cox-2 的过度表达，非甾醇类抗炎药(non－steroidal anti－inflammatory drugs，NSAIDs)如 Cox-2 抑制剂可用于结肠癌等的治疗，临床应用的药物为 Celebrex 等。

5. 以抗血管增生为机制的抗肿瘤药(anti-tumor therapeutics based on anti-agiogenesis) 当肿瘤直径小于 0.4 mm 时，肿瘤细胞依然能够通过弥散的方式(diffusion)接受氧气和营养成分。但超过这个体积时，需要血管内皮细胞(vascular endothelial cells)经增殖、变形等过程，在肿瘤组织内形成新的血管，以便供应肿瘤细胞生长所需的多种营养成分。

(1) Bevacizumab(Avastin)：抗 VEGFR 单克隆抗体，用于已发生转移的结肠癌、非小细胞肺癌等的治疗。

(2) Endostatin：由胶原末端 184 个氨基酸片段构成，靶点为血管内皮细胞。对血管内皮细胞的增殖和迁移有选择性抑制作用，并导致内皮细胞的凋亡。

(三) 内分泌治疗药物

激素敏感性组织来源的肿瘤可能是激素依赖性的。它们的生长能被具有相反作用的激素、激素拮抗剂或抑制激素合成的药物所抑制。乳腺癌、前列腺癌、宫颈癌、卵巢肿瘤和甲状腺癌等都与相应激素失调有关。因此，用激素或其拮抗剂调节体内激素平衡，可抑制这些肿瘤生长，而不具化疗药物的毒副反应。激素类及与激素相关的抗肿瘤药物有：

1. 糖皮质激素　糖皮质激素用于治疗恶性肿瘤主要有 3 个目的：① 大剂量时杀灭肿瘤细胞；② 中剂量时作为辅佐性治疗，用于减轻水肿，治疗高血钙症，控制血小板减少症及缓解严重的造血功能低下；③ 小剂量（即生理性补充）时与氨鲁米特合用，以补充内源性皮质激素合成不足。临床应用于急性淋巴细胞白血病、恶性淋巴瘤、多发性骨髓瘤等。

常用药物有：泼尼松、泼尼松龙、甲基泼尼松龙。

2. 雌激素　能对抗雄激素的作用，用于前列腺癌等。

常用药物有：雌二醇、己烯雌酚。

3. 抗雌激素类　能与雌二醇竞争雌激素受体，这种药物受体复合物可转位入细胞胞核内，阻止染色体基因活化，从而抑制肿瘤细胞生长。用于乳腺癌、乳腺小叶增生症及多药耐药逆转剂。

常用药物有：他莫昔芬、托瑞米芬、萘氧啶、雷洛昔芬、Fulvestrant。

4. 孕激素类　① 拮抗糖皮质激素受体；② 直接细胞毒作用；③ 阻止 ER 合成和重新利用，从而降低 ER 量；④ 通过反馈机制而降低 LH、FSH 水平，从而影响性激素水平；⑤ 抑制 LH、ACTH 及泌乳素的分泌；⑥ 类固醇激素受体与细胞生长分化有关的其他调节蛋白间相互作用。主要用于乳腺癌、肾癌及子宫内膜癌。

常用药物有：甲羟孕酮、甲地孕酮、达那唑。

5. 雄激素类　可对抗雌激素的作用，用于乳腺癌。

常用药物有：睾丸酮、二甲基睾丸酮、丙酸睾丸酮、去氢睾酮丙酯。

6. 抗雄激素类　与雄激素竞争激素受体，阻滞细胞对雄激素的摄取，抑制雄激素与靶器官的结合。用于前列腺癌。

常用药物有：氟他胺、比卡鲁胺、尼鲁他胺、酮康唑。

7. 促黄体激素激动剂　可竞争性与 LH-RH 受体结合，导致

LH 和 FSH 分泌能力下降，因而抑制卵巢激素及睾丸激素的产生，使激素敏感性肿瘤萎缩。用于前列腺癌，亦可用于乳腺癌。

常用药物有：亮丙瑞林、戈舍瑞林、高那瑞林。

8. 芳香酶抑制剂　芳香酶是体内合成雌激素的重要酶系，酶活性被抑制后，使血中雌酮及雌二醇水平下降。主要用于绝经期后乳腺癌。

(1) 非甾体类芳香酶抑制剂：氨鲁米特、阿那曲唑、来曲唑、法曲唑。

(2) 甾体类芳香酶抑制剂：福美坦、依西美坦。

9. 肾上腺皮质阻抑剂　能引起肾上腺皮质坏死及萎缩。还可加速皮质激素在周围组织中的灭活。用于肾上腺皮质癌。

常用药物有：米托坦。

（四）肿瘤的生物治疗药物

自 20 世纪 80 年代中叶以来，肿瘤生物治疗开始被广泛研究并逐步用于临床，被誉为肿瘤治疗的第四模式。其机制为通过调动肿瘤宿主防御机制或生物制剂的作用，以调节机体自身的生物学反应，从而抑制或消除肿瘤。

生物治疗目前主要包括肿瘤免疫治疗（生物反应调节剂）和基因治疗（基因制剂、反义药物等）两大方面。

1. 生物反应调节剂　近年来，将一些能修饰机体免疫功能的药物称为生物反应调节剂（biological response modifier，BRM）。它包括：① 增强、调节和恢复机体免疫应答的非特异性成分，如灭活病毒或细菌、细菌脂多糖等；② 干扰素或干扰素诱导剂；③ 胸腺激素、胸腺因子；④ 淋巴因子和细胞因子；⑤ 单克隆抗体及其交联物；⑥ 重新被激活的免疫活性细胞；⑦ 肿瘤抗原及其疫苗等。

BRM 的种类甚多，性质各异，按其作用及来源临床上常用的有如下几类：

(1) 免疫调节剂：卡介苗、短小棒状杆菌、溶链菌制剂、多抗甲素、灵菌素、红色诺卡菌细胞壁骨架、假单胞菌注射液、高聚生、云芝多糖、香菇多糖、植物血凝素、免疫核糖核酸、左旋咪唑。

(2) 干扰素及干扰素诱导剂：干扰素 α、重组人干扰素 γ、聚肌胞苷酸、替洛隆。

(3) 淋巴因子、细胞因子：注射用人重组粒细胞集落刺激因子、Pegfilgrastim、重组人粒细胞-巨噬细胞集落刺激因子、重组人白介素-2、Denileukin Diftitox、肿瘤坏死因子、转移因子。

(4) 胸腺素：胸腺素 α_1、胸腺五肽、匹多莫德。

(5) 单抗及其交联物：见靶分子治疗药物章节。

(6) 效应细胞：巨噬细胞、NK 细胞、细胞毒性 T 细胞、LAK 细胞、T 辅助细胞。

2. 基因制剂及反义药物　近 20 年来，对癌变机制分子水平的深入研究表明，肿瘤发生、发展的本质基础是基因的病变。基于此，众多学者们预见，肿瘤的基因治疗将是人类得以从根本上征服肿瘤的希望所在。

肿瘤基因治疗的原理是将外源基因(目的基因)用基因转移技术导入人体的靶细胞，直接修复和纠正肿瘤相关基因的结构和功能，或间接通过增强宿主的防御机制和杀伤肿瘤能力，从而抑制和杀伤肿瘤细胞。

反义寡核苷酸是指人工合成长度为 10～30 个碱基的 DNA 分子及其类似物。以序列特异性的方式与 DNA 或 RNA 结合，通过干扰或抑制 RNA 编码蛋白的产生而阻断基因的表达，达到鉴别和治疗疾病的目的。

(1) 重组人 p53 腺病毒注射液：由 5 型腺病毒载体 DNA 和人 p53 肿瘤抑制基因重组，形成有活性的基因工程重组腺病毒颗粒。

本品能特异地引起肿瘤细胞程序性死亡，或者使肿瘤细胞处于严重冬眠状态，但对正常细胞无损伤。

临床用于头颈部肿瘤和其他恶性肿瘤，包括皮肤癌、宫颈癌、肺癌、胃癌、肠癌、食管癌、胆囊癌、卵巢癌、脂肪肉瘤、横纹肌肉瘤、复发性甲状腺癌和胸腹腔转移癌等。

(2) 奥利默森钠(G3139)：为 18-基体硫代磷酸酯寡聚脱氧核

苷酸，系一种 Bcl-2 靶向抗癌药。

本品为 bcl-2 反义寡核苷酸，其作用靶点是 bcl-2 mRNA 开放阅读框的前 6 位密码子，能诱导 Bcl-2 mRNA 核苷酸序列的特异性降解，抑制 Bcl-2 蛋白的表达，从而不影响肿瘤细胞的凋亡。

临床用于多发性骨髓瘤和慢性淋巴细胞白血病。与其他药联合使用：与氮烯咪胺合用于黑色素瘤；与多西紫杉醇合用于乳腺癌；与米托蒽醌合用于前列腺癌；与卡铂及依托泊苷合用于小细胞肺癌。

三、肿瘤治疗辅助用药

（一）癌症疼痛治疗药物

1. 药物治疗的主要原则

（1）口服或其他非创伤性给药途径。

（2）“按时”用药。

（3）“按阶梯”用药（表 1－4－1）。

表 1－4－1　癌痛药物按阶梯给药原则

阶　梯	治疗药物
轻度疼痛	非甾体类抗炎止痛药（非阿片类止痛药）±辅助药物
中度疼痛	弱阿片类±非阿片类止痛药±辅助用药
重度疼痛	强阿片类±非阿片类止痛药±辅助用药

（4）药物剂量个体化。

（5）适当使用辅助用药。

① 抗惊厥药：卡马西平及丙戊酸适用于某些神经痛。

② 抗抑郁药：阿米替林和丙米嗪对神经痛有效。阿米替林又是一种抗乙酰胆碱能药物，具有很强的镇静作用。

③ 抗焦虑药：苯二氮䓬类系肌肉松弛剂，可减轻焦虑，特别适合治疗肌肉痉挛引起的疼痛。酚噻嗪类有镇静、缓解疼痛及止吐作用。

④ 皮质类固醇：适合于治疗风湿性关节炎及其他急性炎症性

疾病，也可用于治疗骨痛及脊髓压迫痛。

2. 三阶梯止痛治疗常用药物（表 1-4-2）

表 1-4-2 三阶梯止痛治疗常用药物

阶梯	药 物	剂量（mg/次）	用 法	不良反应	给药方法
轻度疼痛	阿司匹林	100～500	q 4～6 h	胃肠刺激，血小板功能障碍	口服
	对乙酰氨基酚（醋氨酚）	500～1 000	q 4～6 h	肝毒性	口服
	布洛芬	200～400	q 4～6 h	胃肠刺激	口服
	吲哚美辛	25～50	q 4～6 h	胃肠刺激	口服
	双氯芬酸钠	50	q 4～6 h	胃肠刺激	口服
中度疼痛	可待因	30～60	q 4～6 h	便秘、恶心、呕吐	口服
	氨酚待因*	1～2 片	q 4～6 h	便秘、恶心、呕吐、肝毒性	口服
	舒尔芬*	1～2 片	q 4～6 h	便秘、恶心、呕吐、胃肠道刺激	口服
	路盖克*	1 片	q 4～6 h	便秘、恶心、呕吐、肝毒性	口服
	达宁*	1～2 片	q 4～6 h	便秘、恶心、呕吐、肝毒性	口服
	曲马多	50～100	q 4～6 h	头昏、恶心、呕吐、多汗	口服
重度疼痛	吗啡	5～30（个体差异大）	q 4～6 h	便秘、恶心、呕吐	口服
	吗啡缓释（控释）片	30～60（个体差异大）	q 12 h	便秘、恶心、呕吐	口服
	芬太尼贴剂	25～100 μg（个体差异大）	q 72 h	便秘、恶心、呕吐	外贴

*注：①氨酚待因：可待因，醋氨芬；②舒尔芬：可待因，双氯芬酸钠；③路盖克：双氢可待因，醋氨酚；④达宁：右丙氧芬，醋氨酚。

（二）恶心、呕吐治疗药物

胃肠道反应为化疗药物常见的副作用，包括恶心、呕吐、食欲不振、腹泻、便秘、口腔炎等。其中尤以恶心、呕吐临床最为常见，据统计，其发生率为65%～85%。部分患者恶心、呕吐较重，常使化疗难以进行，从而影响治疗并增加患者的痛苦，故临床化疗中应予以有效的止吐措施。

目前抗癌药物中，顺铂引起的恶心、呕吐发生率最高，几乎达到100%，其余按发生率高低，依次为DTIC、DACT、HN2、STZ、CTX、BCNU、CCNU、ADM、DNR、Ara-C、Vp-16、MTX、5-FU、VLB、BLM、VCR等。

影响呕吐程度的因素有：① 化疗剂量：剂量大，呕吐重；② 性别：女性比较重；③ 年龄：老年人和儿童呕吐轻；④ 饮酒：常大量饮酒呕吐轻；⑤ 既往化疗者呕吐重。

1. 止吐药物的分类

（1）作用于化学受体感受区类：① 吩噻嗪类：氯丙嗪、甲哌氯丙嗪、奋乃静等；② 丁酰苯类：氟哌啶醇、氟哌利多等；③ 多巴胺拮抗剂：甲氧氯普胺、多潘立酮等；④ 5-羟色胺受体拮抗剂：昂丹司琼、托烷司琼、格拉司琼、阿扎司琼、雷莫司琼、多拉司琼、帕洛诺司琼；⑤ P/Neuronin 1(NK1)拮抗剂：Aprepitant。

（2）作用于人脑皮质类：① 大麻酚类：四氢大麻酚、大麻隆等；② 苯二氮䓬类：苯甲二氮䓬、氯羟二氮䓬；③ 抗组胺类：苯海拉明。

（3）作用于呕吐中枢类：① 抗组胺类：苯海拉明；② 抗胆碱类：东莨菪碱。

（4）作用于末梢神经（胃肠道部）类：甲氧氯普胺、多潘立酮。

（5）作用机制不明类：地塞米松、甲基泼尼松龙、氢化可的松等。

2. 常见药物的用法及不良反应（见表1-4-3）

表 1-4-3　常见药物的用法及不良反应

止吐药名称	用法用量	不良反应
甲哌氯丙嗪	10～20 mg, q3～4 h, po、im、iv、栓剂	锥体外系反应、镇静、体位性低血压
氯丙嗪	25～50 mg, q 3～6 h, po、im、iv	锥体外系反应、镇静、体位性低血压
氟哌啶醇	1～2 mg, q 3～6 h, po、im、iv	锥体外系反应、镇静、体位性低血压
氟哌利多	1～3 mg, q 3～6 h, iv	锥体外系反应、镇静、体位性低血压
甲氧氯普胺	1～2 mg/kg, q 2～4 h, iv、im、po	锥体外系反应、镇静、口干、腹泻
多潘立酮	20 mg, q 4 h, po、iv、栓剂	低血压(栓剂无副作用)
四氢大麻酚	5～10 mg/m^2, q 4 h, po	运动失调、幻觉、烦躁、口干
苯甲二氮䓬	5～10 mg, q 4 h, im、iv、po	低血压、镇静
氯羟二氮䓬	1～2 mg, q 4～6 h, po、iv	低血压、镇静
苯海拉明	25～50 mg, q 4～6 h, po、im、iv	口干、镇静
地塞米松	10～20 mg, q 4～6 h, iv、im、po	失眠、高血糖、情绪变化
甲基泼尼松龙	200～500 mg, q 4～6 h, iv	失眠、高血糖、情绪变化
昂丹司琼	po: 8 mg/次, q 8 h; iv: 0.15 mg/kg, 化疗前 30 min, 后每 4 h 一次, 共 2 次, 再改口服	头痛、疲劳、便秘或腹泻
托烷司琼	5 mg/d, iv、po	头痛、疲劳、便秘或腹泻
格拉司琼	3 mg/d, iv	少有头晕、头痛、便秘
阿扎司琼	10 mg/d, iv	头痛、头重、烦躁感、口渴、皮疹、发热、双腿痉挛、心悸、颜面潮红、过敏等
雷莫司琼	0.3 mg/d, iv	头痛、头重、烦躁感、口渴、皮疹、发热、双腿痉挛、心悸、颜面潮红、过敏等
多拉司琼 (ANZEMET)	1.8 mg/kg(约 100 mg), 持续 30 s, iv 化疗前 30 min	头疼、头晕、倦睡、尿潴留、血压降低、腹泻、肝功能异常等
帕洛诺司琼 (Aloxi)	化疗前 30 min 单次静脉给药, 0.25 mg, 30 s	头疼、腹部疼痛、腹泻、疲倦、失眠
Aprepitant (EMEND)	每日口服一次, 连续应用 3 天, 化疗前 125 mg, 以后每日 80 mg。建议与 Ondansetron 和 Dexamethasone 合用, 提高疗效	肌无力、呃逆、胃不适、食欲差、腹泻、便秘、头晕、头痛等

（三）骨溶解抑制类药物

骨溶解抑制类药物（双膦酸盐类化合物）能够降低破骨细胞活性，延迟溶骨性转移的进展，减少溶骨性转移骨折的发生，减轻骨转移疼痛和降低血钙。与化疗联合应用，对多发骨转移的效果较好，最近有研究报道此类药物具有抑制肿瘤转移的作用。

1. 双膦酸盐的分类

(1) 按开发时间和作用强度分类

第一代：依替膦酸盐、氯屈膦酸盐。

第二代：帕米膦酸盐、替鲁膦酸盐、奈立膦酸盐、奥帕膦酸盐、阿仑膦酸盐、伊斑膦酸盐、利塞膦酸盐。

第三代：唑来膦酸盐。

(2) 按含氮(—N)与否分类

第一代：不含氮(—N)双膦酸盐：依替膦酸盐、氯屈膦酸盐、替鲁膦酸盐。

第二代：含氮(—N)双膦酸盐：帕米膦酸盐、奈立膦酸盐、奥帕膦酸盐、阿仑膦酸盐、伊斑膦酸盐、利塞膦酸盐、唑来膦酸盐。

2. 临床应用　双膦酸盐用于骨质疏松症，以及多发性骨髓瘤、乳腺癌、前列腺癌及肺癌等恶性肿瘤骨转移引起的骨代谢异常所致的高钙血症，减少骨病、骨痛和骨折的发生率，并能减轻高钙血症并发的恶心、呕吐、多尿症、口渴及中枢神经症状，改善患者的生活质量，也可用于治疗变形性骨炎(Paget's disease)。

Etidronate 具有双向作用，小剂量[5 mg/(kg · d)]时抑制骨吸收，大剂量[20 mg/(kg · d)]时抑制骨形成。所以全身应用 Etidronate 不仅能抑制异位钙化，还能抑制异位骨化。如剂量充分，Etidronate 能损伤正常钙化组织（如骨）的矿化。

二代、三代双膦酸盐则对骨矿化作用无影响。

因本品（帕米膦酸钠）与骨结合，故可干扰骨同位素扫描。

（四）降低肿瘤治疗毒副反应和治疗增敏药物

1. 亚叶酸钙　本品是叶酸还原性的甲酰化衍生物，系叶酸在体内的活化形式。本品可直接提供叶酸在体内的活化形式，具有

“解救”过量的叶酸拮抗物在体内的毒性反应，有利于胸腺嘧啶核苷酸、DNA、RNA及蛋白质合成。本品可限制甲氨蝶呤对正常细胞的损害程度，通过相互竞争作用，能逆转甲氨蝶呤对骨髓和胃肠黏膜反应，但对已存在的甲氨蝶呤神经毒性则无影响。本品临床常用于预防甲氨蝶呤过量或大剂量治疗后所引起的严重毒性反应。

近年来应用亚叶酸钙作为5-FU的生物调节剂，与5-FU联合应用，可提高疗效。

2. 美司钠　异环磷酰胺在体内首先转变成4-羟基异环磷酰胺，然后分解成异磷酰胺氮芥及丙烯醛。异磷酰胺氮芥发挥对肿瘤细胞的细胞毒作用，但在高剂量时（超过1 g/m^2），50%以上病人会出现出血性膀胱炎与泌尿系统上皮毒性反应，主要为丙烯醛所致。本品为泌尿系统保护剂，通过巯基和丙烯醛化合成无毒化合物（灭能作用），由尿排出体外，亦可和4-羟异环磷酰胺形成相对稳定的缩合物（稳定作用或灭活作用），减低降解速度，避免膀胱炎的发生。

与异环磷酰胺合用，作为泌尿系统保护剂。

3. 氨磷斯丁　本品为细胞保护剂，能选择性保护正常细胞而不保护癌细胞。氨磷斯丁在体内需被碱性磷酸酶（ALP）催化，转变成有活性的氨基丙氨基乙基硫化氢（WR1065）而起作用。正常细胞中产生的WR1065较多，有利于正常细胞生成并摄取有效的代谢物，从而受到保护。

临床与烷化剂、铂类等化疗药同时使用可减轻血液系统、肾脏的损害和神经毒性；与放射治疗合用可使放疗增敏而且减小正常细胞的损伤。与G-CSF有协同作用。

4. 右雷唑烷　本品为乙烯二胺四酯酸哌嗪衍生物，具强大的铁螯合作用，可螯合游离铁和从蒽环类金属复合物中夺取金属离子，增加金属离子的排除。

蒽环类药物的心脏毒性与自由基形成有关，自由基在铁存在下于心脏中充当氧化剂，而本品的络合作用可有力地阻断阿霉素-

Fe^{3+}复合物的形成以及由其引起的脂质过氧化；本品与阿霉素-Fe^{3+}复合物形成三元复合物，利用较大的空间位阻效应阻断阿霉素-Fe^{3+}引起自由基的生成。

本品为心脏保护药，适用于与阿霉素并用治疗。

5. Palifermin　本品为一种重组人角质形成细胞生长因子[recombinant human keratinocyte growth factor(KGF)]，含140氨基酸蛋白。KGF是成纤维细胞生长因子[fibroblast growth factor(FGF)]家族中的一种内源性蛋白质，能与KGF受体结合。KGF与相应受体结合后，能导致上皮细胞的增殖、分化和移动。KGF受体存在于上皮细胞中，具有KGF受体的上皮细胞分布在舌、口腔黏膜、食管、胃、肠、唾液腺、肝、胰、肾、膀胱、乳腺、皮肤毛囊、皮脂腺和眼晶体等许多组织上。故本品能专对口腔和肠道等的表皮细胞起保护作用，能促进细胞的生长，防止治疗所引起的部分损害。

临床用于肿瘤患者化疗和放疗后的口腔黏膜炎，减少持续时间，并降低其严重程度。

6. 甘氨双唑钠　实体瘤中存在相当比例的厌氧细胞，它们对射线及化疗药物有明显的抗拒作用，导致治疗效果不理想。本品很大的亲电子作用能够转移肿瘤细胞受损分子上的电子，使损伤固定下来，加速肿瘤细胞死亡，增强了放、化疗的效果；对DNA修复酶，特别是聚合酶β有抑制作用，能抑制肿瘤细胞中受损DNA分子的修复；抑制肿瘤乏氧细胞的潜在致死损伤修复(PLDR)和亚致死损伤修复(SLDR)，进而提高放、化疗对肿瘤细胞的杀灭作用。

本品具有特异性地浓集于肿瘤组织的肿瘤定位功能。

临床作为治疗增敏剂，用于对各种实体瘤，如头颈部肿瘤、食管癌、肺癌等进行放、化疗的患者。

四、抗肿瘤药物合理应用原则

目前常用抗肿瘤药物疗效还不满意，毒性反应较大，并且容易产生耐药性。肿瘤化疗中需合理用药以增加疗效、降低毒性以及消除和延迟耐药性的发生。通常合理用药应考虑以下几点原则：

（一）选择合理的给药方法

1. 大剂量间歇给药　周期非特异性药物对癌细胞的作用快而强，能迅速杀死癌细胞，疗效主要与药物在体内浓度（C）相关，浓度越大杀灭的癌细胞数越多，且一次大剂量所能杀灭的癌细胞数，远远超过小剂量分次用药所能杀灭癌细胞数之和。较多地杀灭增殖期细胞后，还可诱导 G_0 期细胞转入增殖期，增加了患者对抗癌药的敏感性及减少耐药的产生。此外，大剂量间歇用药还有利于机体造血系统功能的恢复，从而减轻抗癌药的毒性反应，故临床上常主张在最大耐受量下采用大剂量间歇给药。临床实践证明，环磷酰胺、卡莫司汀、阿霉素、丝裂霉素、环己亚硝脲、喜树碱等许多抗癌药，采用大剂量间歇疗法比每日连续小剂量给药法好。

2. 小剂量连续给药　周期特异性药物对癌细胞的作用慢而弱，需要维持一定时间的有效浓度才能发挥其杀灭作用。同时，一些周期特异性药物半衰期较短，机体消除较快，故临床上采用小剂量连续给药。临床上比较常见的是 5-FU 小剂量连续给药。

3. 时辰给药　机体生理功能存在时辰节律性，人体组织对一些药物的处置存在时辰节律性，机体组织对药物毒性的耐受程度存在着时间差异性，不同类型的肿瘤对药物也有特定的时间敏感性，因此，掌握和利用肿瘤与机体对药物反应的时辰规律，可以获得优化的治疗方案，使抗癌药物发挥最大的治疗作用，又使其对正常组织的损伤程度减小到最小。5-FU 在临床常采用时辰给药。5-FU 的代谢限速酶二氢尿嘧啶脱氢酶具明显昼夜节律，活性变化符合余弦规律，峰值在 01:00，谷值在 13:00。按时辰给药，耐受性好。

4. 局部给药　为了提高抗癌药物在肿瘤局部的浓度，可用局部给药。根据病变部位，采用不同的局部给药途径，会取得更好的疗效。腹、盆腔内播散的癌灶，采用腹腔给药会有较高的药物浓度及更直接地杀灭癌细胞。肝转移癌用肝动脉插管给药，药物会更直接地到达作用部位。盆腔内病灶采用盆腔动脉灌注给药，灌注区域药物浓度较高，可加速病灶消退。脑转移灶（如绒癌脑转移）用颈动脉灌注化疗，也有较好疗效。癌性胸腔积液，抽液后注药也可促进胸腔积液的吸收。局部用药，不仅提高疗效，而且可减轻全身毒副反应。局部给药需注意药物吸收特点、活性形式以及是否具有刺激性或腐蚀性。

（二）合理的药物联合应用

1. 从细胞增殖动力学考虑　根据肿瘤细胞增殖的时相特点，依据药物作用的周期选择性及时相选择性，设计组合不同类型的药物，以进行联合化疗。方法有：

（1）招募作用：设计细胞周期非特异性药物和细胞周期特异性药物的序贯应用方法，驱动更多 G_0 期细胞进入增殖周期，以增加肿瘤细胞的杀灭数量。其策略是：① 对增长缓慢（GF 不高）的实体瘤，可先用细胞周期非特异性药物杀灭增殖细胞及部分 G_0 期细胞，使瘤体缩小而驱动 G_0 期细胞进入增殖周期，继而用细胞周期特异性的药物杀灭之。② 对增长快（GF 较高）的肿瘤如急性白血病等，宜先用细胞周期特异性药物（作用于 S 期或 M 期药物），使大量处于增殖周期的恶性肿瘤细胞被杀灭，以后再用细胞周期非特异性药物杀伤其他各时相的细胞，待 G_0 期细胞进入细胞周期时，再重复上述疗法。

（2）同步化作用：先用细胞周期特异性药物，将肿瘤细胞阻滞于某时相，待药物作用消失后，肿瘤细胞即同步进入下一时相，再应用作用于后一时相的药物。

2. 从抗肿瘤作用生化机制考虑　联合应用作用于不同生化环节的抗肿瘤药物，能在癌细胞中形成多个环节生化损伤。药物联合应用最少可以得到相加效果，甚或可以达到协同作用，从而提高疗效。其策略是：

（1）序贯抑制：是指 2 种药物作用于一个线性代谢过程前后 2 个不同关键点，可使维持肿瘤细胞生存的物质显著减少。临床应用的有羟基脲与阿糖胞苷、甲氨蝶呤与氟尿嘧啶、6-巯基嘌呤与甲氨蝶呤等的序贯使用。

(2) 联袂抑制：将产生同一产物的 2 条生化途径同时抑制。阿糖胞苷和 6-TG 联用治疗急性粒细胞性白血病即属此类。

(3) 互补性抑制：是一种药物直接影响或改变一种最终产物的功能甚或破坏其结构，而另一药物则阻止这种最终产物的生物合成途径。这种联合应用相当广泛。临床应用的有：阿霉素与阿糖胞苷；氟尿嘧啶、甲环亚硝脲及长春新碱；环磷酰胺与阿糖胞苷；顺铂与氟尿嘧啶；阿霉素、环磷酰胺与氟尿嘧啶；环磷酰胺、博莱霉素与氟尿嘧啶；环磷酰胺与卡氮芥等。

3. 从药物毒性考虑

(1) 减少毒性的重叠：避免毒性相同的抗肿瘤药物联合使用，以减少毒性发生。大多数抗肿瘤药物有抑制骨髓作用，而顺铂和博莱霉素等无明显抑制骨髓作用，将它们与某一些药物合用，可以提高疗效并减少骨髓的毒性发生。

(2) 降低药物的毒性：在使用抗肿瘤药物时可合并应用解毒剂或细胞保护剂，以降低药物的毒性。如用美司钠可预防(异)环磷酰胺引起的出血性膀胱炎；用亚叶酸钙可减轻甲氨蝶呤的骨髓毒性等；氨磷斯丁与顺铂合用减轻顺铂引起的肾、血液及神经毒性。

4. 从药物的敏感性(抗瘤谱)考虑　肿瘤和抗瘤药物的种类很多，不同的肿瘤对不同的药物具有不同的敏感性，这可根据实验室各种药敏实验和临床实践的结果判断某些药物对肿瘤的实际效果。

临床上常使用某些增效剂增加抗肿瘤药物的作用。如亚叶酸与氟尿嘧啶的联用。

化疗过程中，肿瘤细胞对抗肿瘤药物产生不敏感现象即耐药性。某些肿瘤耐药性逆转剂如维拉帕米、环孢素 A、奎尼丁、他莫昔芬等对逆转耐药性可能起到一定作用，与抗肿瘤药联合使用可提高疗效。

5. 从抗肿瘤药物药代动力学特点考虑

(1) 药物体内分布的考虑：抗肿瘤药物在体内的分布对其疗效有着重要的影响。药物要进入肿瘤细胞才能发挥抗肿瘤作用，其疗效与细胞内浓度密切相关。如 VCR 可减少 MTX 从细胞外流，使 MTX 在细胞内浓度增加，停留时间延长，因此可提高 MTX 的疗效，临床上在使用大剂量 MTX 之前常使用 VCR。前述耐药逆转剂可影响抗肿瘤药物的分布，提高肿瘤细胞内浓度。

临床上有时可根据肿瘤生长的部位，选择合适的靶向制剂以期在特定的组织中积聚，增加疗效，降低毒性。临床常用靶向制剂为脂质体制剂以及一些前体药物。

(2) 药物体内代谢的考虑

① 影响药物的活化：一些抗肿瘤药物体内必须转化为活性代谢产物才能发挥作用，因此加强代谢过程可提高其活性。如 6-MP 联合应用 6-甲基嘌呤核苷(6-MMPR)。但这种途径在增加药物抗癌作用的同时也增加了对机体的毒性，临床少用。

② 影响药物的灭活：有些抗肿瘤药物在体内受到代谢酶的代谢而失活，如果抑制该代谢途径，则可提高其疗效。如 Ara-C 受胞苷脱氧酶催化脱氨变成阿糖鸟苷而失活，同时应用四氢鸟苷可逆性抑制该酶，从而延缓 Ara-C 的灭活，增强其疗效。其他有 6-MP联合应用别嘌呤醇等。

(3) 药物体内排泄的考虑：药物如有多条清除途径时，药代动力学的调节也可能影响其疗效或毒性。例如，环孢菌素 A 可以改善 Irinotecan 诱发的腹泻，此作用是由于抑制其毒性代谢物(SN-38)从胆汁排泄。

(三) 合理剂量的确定

1. 治疗前剂量的确定　一些肿瘤药物，其药动学参数与机体的生理参数具有良好的相关性，可根据病人的生理参数在治疗前确定合适的剂量，这主要是一些以肾排泄为主的药物。典型的例子是卡铂的剂量优化，使卡铂成为少数几个根据药动学参数而不是病人体重或体表面积确定剂量的药物。对于大多数主要以肝代谢消除的药物，治疗前剂量的优化是经验性的。一些药物在肝功能受损时应降低剂量。

大多数抗肿瘤药物在体内是经过相关酶代谢的，在治疗前对活性变化较大的酶进行检测有助于剂量的优化。在氟尿嘧啶使用前根据二氢嘧啶脱氢酶的活性调整剂量，可使部分病人免于严重的毒性反应。

2. 治疗中剂量的调整

(1) 根据耐受性调整：剂量强度是治疗成功的关键因素，在治疗中根据病人的耐受情况进行剂量调整是临床常采用的方法。这种方法也是经验性的，可导致剂量强度降低和治疗失败。

(2) 根据治疗药物监测调整：对于一些药动学和药效学关系明确的抗肿瘤药物，可以在初次给药后监测病人的血药浓度，根据药动学理论调整药物的剂量。目前，为数不多的治疗药物监测主要用于降低病人的毒性反应，少数用于提高疗效，这主要是由于确定疗效需要的时间较长，不易建立药动学和疗效的关系。典型的例子是大剂量甲氨蝶呤给药后，监测其血浆水平，确定解毒剂剂量。

第五章　肿瘤综合治疗

综合治疗就是根据患者机体状况、肿瘤的病理类型、侵犯范围和发展趋向，有计划地、合理地应用现有的治疗手段，以期较大幅度地提高治愈率和患者生存质量。不是所有的患者都需要综合治疗。综合治疗的目的要明确，按照循证医学要求，遵循基本原则，合理运用。

一、循证医学证据

循证医学(evidence based medicine，EBM)是在最佳研究证据基础上，结合了临床专业技能和患方价值的一种医学。其核心思想是：任何医疗决策的确定都应基于客观的临床科学研究依据，即临床医师在诊断治疗和行政部门制定卫生决策时都应依据现有的最可靠的科学依据进行。因此，循证医学是遵循证据的一个医学实践过程。这一过程是指临床医师使用当前可得到的最佳临床证据做出医疗决策，同时与患者充分沟通，考虑患者的意愿、经济社会背景及国情，去实践医疗决策，并客观评价结果，不断完善的全部过程。

国际上公认，大样本随机对照试验结果是证明某种疗法的有效性和安全性的最可靠的依据(金标准)。

目前医学证据级别可分为以下几类：I_a是从 Meta 分析随机对照试验得出的证据。I_b是从一次以上随机对照试验得出的证据。Ⅱ 从一次以上妥善设计的(非随机)对照试验得出的证据。Ⅲ 无对照的描述性研究(例如比较研究、相关研究)得出的证据。Ⅳ 从专家委员会的报告或意见及(或)权威人士的临床经验得出的证据。

临床实践中可从高至低依次参考和使用各级临床研究证据。对高级别证据也要注意看其是否真正进行了随机分组，样本量大小，疗效判断标准和随访时间等。对于有对照但未随机分组的试验证据，要充分认识其局限性。无对照研究是初步观察，这种研究的可靠性较差。专家的经验，特别是专家将证据与经验相结合后提出的观点是很有价值的。多个专家达成的共识比个人的观点相对可靠。临床应用某个指南时应注意依照推荐强度，确定其临床应用价值：推荐级别为Ⅰ级，表示只要患者没有禁忌证就可使用；推荐级别为Ⅱ级，表示这种方法可使用，但证据并不充分，应结合临床实际情况决定是否应用，并随时注意新证据的发现情况；如推荐级别为Ⅲ或Ⅳ级，提示对这种治疗的支持性证据更加缺乏，医师应更加灵活掌握适应证，结合临床实际情况做出决策，达到治疗个体化的目的。

二、综合治疗基本原则

（一）局部与全身并重原则

局部与全身并重原则，指的是在设计恶性肿瘤的治疗方案时，在以处理局部肿瘤为主的方案中，应兼顾到全身治疗，而在以全身治疗为主时可辅以局部治疗，从而有计划地、合理地应用不同的治疗手段，以提高治愈率，改善生活质量，能收到事半功倍的效果。

（二）分期治疗原则

TNM分期是恶性肿瘤综合治疗方案设计和对照比较治疗效果的基础。同一恶性肿瘤不同的TNM分期，其综合治疗方案应是不同的，分期的多样性决定了综合治疗方案的多样化。

（三）个体化治疗原则

所谓个体化治疗，就是要根据具体病人的预期寿命、治疗耐受性、期望的生活质量和病人自己的愿望及肿瘤的异质性来设计具体的多学科综合治疗方案。在正式开始肿瘤治疗前，先掌握上述问题，根据肿瘤的异质性及病人的生理、心理状况，乃至社会、经济关系等综合因素，制订出个体化的治疗方案，是恶性肿瘤多学科综合治疗的研究重点之一，也是未来的发展方向。

（四）生存率与生存质量并重原则

随着生物—心理—社会医学模式的建立，改善、提高病人生活质量已成为恶性肿瘤治疗方案设计中日益受到重视的问题。主要表现在两方面：一是尽量减少破坏性治疗手段所致的毁容、致残程度；二是重视姑息和支持治疗，尽可能地减少晚期癌症病人的痛苦，提高他们的生活质量。

生存率和生存质量并重的原则，要求在制订多学科综合治疗方案时需考虑下述几点：① 病人的预期寿命是否因癌症的治疗而得到延长；② 病人的生存质量是否因癌症治疗而得到改善；③ 病人生活的依赖性是否因癌症治疗而得到改变，治疗方案的实施应使病人的生命得到延长，同时生存质量也得到提高。不可因过分追求治疗技巧而忽视病人的生存质量。

生存质量实际上是由人的身体健康所决定的一种总体上的良好状态。对某些癌症，生存质量是一项独立的预后因素，如对非小细胞肺癌的研究已证实，体重减轻指数超过15%的病人化疗的耐受性和效果均差，病人的预后也差。生存质量也是癌症姑息治疗临床研究的一个独立的终末评价指标，如中医药治疗效果的评价和晚期癌症病人的姑息治疗，目前可能的客观评价指标也就是生活质量了。对于预期寿命很短的病人来说，癌症治疗唯一的效果可能仅仅体现在生存质量的改善上；在疾病本身的好转相当缓慢或不完全的情况下，生存质量的价值在增大。

（五）不断求证原则

从目前的研究结果与临床实践看，肿瘤的多学科综合治疗还没有固定成熟的模式，仍处在一个不断探索的阶段。因此，恶性肿瘤的任何一种多学科综合治疗模式，必定只是代表某一阶段的研究结果，它的不足甚至错误，只能在不断求证的过程中不断充实和不断纠正。所谓的不断求证，并非是单纯的经验积累和经验求证，而是根据循证医学的理论，在临床随机对照研究的基础上，收集出版的和未出版的相关研究，用严格的统计学进行综合系统评估，以获得公正合理的证据形成临床指引来为肿瘤病人提供最好的医疗服务。临床指引具有时效性，根据不断发现的新的证据而不断地改进，这构成了现代肿瘤多学科综合治疗、临床研究和临床实践的鲜明特色。

（六）成本与效果并重原则

恶性肿瘤多学科综合治疗比起单一手段治疗，其经济花费要大得多。如何用尽可能少的钱来取得癌症治疗的最好效果，是一个需要研究和考虑的十分现实的问题。如果采用多学科综合治疗能达到的效果仅仅比单一手段的治疗稍有提高，但其经济代价却要增加数倍，那么这种综合治疗方案就很难得到推广和接受。成本与效果并重的原则，关键在于对各种治疗方法、手段及其适用范围和效果有充分了解，并遵循以下原则：

1. 成本最低原则　对临床效果基本是一样的多种治疗模式，优先选用经济费用最低的方案。

2. 成本效果原则　即在单位时间内付出的成本应获得一定量的健康效果。以生存年为分母，以成本为分子，当两种方法比较时，以标准方法和新方法成本的差异和标准方法和新方法生命年的差异之比来计算，结果优于标准方法的可选用。

3. 成本效用原则　同时考虑生存时间和生存质量，在成本同样的情况下，选择在预算内能达到最大质量调整生存年的治疗模式。

4. 成本效益原则　用货币为单位进行计算。效益大的首选。

（七）中西医并重原则

中医对肿瘤的治疗强调了调节和平衡的原则。通过双向调节、整体调节、自我调节及功能调节等方法恢复和增强机体内部的抗病能力，从而达到阴阳平衡治疗疾病的目的。肿瘤的现代治疗手段，包括手术、放疗和化疗甚至生物治疗，在治疗肿瘤的同时都不可避免地损害了机体的正常功能。中医的辨证施治对提高机体对肿瘤的防御能力，减轻放、化疗的毒副作用，巩固和加强肿瘤的治疗效果，促进肿瘤患者的康复，延长患者的生命和保证生存质量都具有相当重要的作用。

三、综合治疗手段

（一）外科手术治疗

1. 肿瘤外科的生物学意义　肿瘤的发生是一个漫长的过程，外科手术在肿瘤发展过程中的每一阶段，其效果及目的并不相同。癌前期，采用预防性手术，预防肿瘤发生；原位癌时期，及时局部切除，即可取得治愈效果；侵袭期可采用根治性手术，有望达到治愈。对进入播散期肿瘤采用姑息性手术，可以减少肿瘤负荷，为其他治疗提供可能或提高治疗的效果，并且可以改善或消除某些症状，提高肿瘤患者的生存质量。

但是，手术仅能清除局部病灶，并不能清除体内所有的癌细胞。残留的癌细胞需要借助其他治疗手段和机体的免疫功能才有可能得到控制。

2. 肿瘤外科治疗的无瘤技术　肿瘤的手术治疗除了必须遵循一般外科学原则外，由于肿瘤的特殊性还必须遵循无瘤操作技术原则，以防止因操作不当可能导致的肿瘤医源性扩散。

（1）术前检查应轻柔，防止粗暴的检查，并要尽可能减少检查次数。

（2）术前皮肤准备时应轻巧，减少局部摩擦，不要用肥皂擦洗，防止癌细胞进入血管。

（3）需要截肢者，不采用抬高患肢减少失血的办法，以免癌细胞沿血运扩散。

（4）尽量不用局部麻醉，也不要轻易在肿瘤内注射任何药物，因为局部麻醉可促使组织水肿，造成手术困难。同样，局部麻醉或向肿瘤内注射药物可以使得局部压力增高，容易造成肿瘤细胞播散。

（5）手术切口要充分，并留有延长切口的余地，暴露要清楚，以便于操作，使肿瘤在分离、切除、移去过程中不受挤压。

（6）对有溃破或已活检的癌瘤，要用无菌纱布遮盖，并用医用薄膜封闭，然后进行消毒。

(7) 手术时尽可能地采用电刀切割，这样不仅可以减少出血，同时由于小血管及淋巴管被封闭，且高频电刀也有杀灭癌细胞的功能，因而可以减少血道播散及局部种植的可能。分离过程尽量用锐性分离，少用钝性分离。

(8) 剖腹手术切开后要保护创面，除了用纱垫外，还应用一层薄塑料膜，以防止癌细胞在创面种植。

(9) 探查腔内，应从远到近，以免将癌细胞播散在腔内。

(10) 检查癌灶，应首先用纱布垫包裹，避免癌细胞脱落。

(11) 解剖应从四周到中心，做活检后，手术者换手套及手术器械，手术野重新铺消毒巾。

(12) 手术时，可用适当的抗癌药物浸泡创面，以期消灭脱落的癌细胞。生理盐水冲洗创面时，必须充分，避免脱落癌细胞残留。术后也可采用化疗药物创面灌注方式，杀灭或减少脱落癌细胞。

(13) 结扎通往肿瘤的血管，先静脉后动脉。

(14) 对结、直肠癌手术，肠道准备时不用灌肠而用泻药，避免将肠内脱落的癌细胞冲散到全结肠。手术时，在搬动肿瘤前，先用纱布条结扎肿瘤的上、下端肠管，防止癌细胞在肠腔内扩散。切除癌瘤后，吻合肠管时务必切除钳夹的肠壁。断端口无瘤处理后才能吻合，以避免或减少吻合口癌复发。

3. 肿瘤的手术治疗方式　肿瘤的手术依据其目的可以分为诊断性手术、预防性手术、根治性手术、姑息性手术、减体积手术、转移病灶的手术、复发病灶的手术、化学手术。

(1) 肿瘤的诊断性手术：以取得明确诊断，特别是病理学诊断为目的的手术。

① 细针吸取细胞学检查：细针吸取即通过用细针头，对怀疑的肿块进行穿刺做细胞学检查。其优点是方法简便，准确率在85%以上。缺点是有一定的假阳性及假阴性，因而不能以此作为根治性手术的指征。

② 针吸活组织检查：应用针吸取得组织送病理做组织学检查，特殊的针头如 Core－cut、True－cut 等。一般需在局麻下进

行操作。缺点是穿刺活检有可能促进肿瘤细胞的播散,故应严格掌握指征。确诊后应尽快治疗。

③ 切取活检:通常在局部麻醉下,切取一小块肿瘤组织做组织学检查,以明确诊断。做切取活检时必须注意手术的切口及进入途径,要考虑到活检切口及进入的间隙必须在以后手术时能一并切除,不要造成肿瘤的播散。肢体肿瘤的活检常于止血带的远端进行。活组织检查与第二次手术间隔时间应该越短越好,最好是在有冰冻切片的条件下进行手术,以防止肿瘤的播散。

④ 切除活检:即切除整个肿瘤送病理检查以明确诊断。切除肿瘤的边界必须有一些正常的组织。切除的标本在浸泡入固定液前需注意充分考虑标本应该做的检查项目,如特殊染色、免疫组织化学、肿瘤体外药物敏感试验、肿瘤疫苗制备等。对有些乳腺肿瘤还需进行甾体激素受体的测定,以了解肿瘤的各种生物学特性,为进一步的处置方案提供必要的参数。

(2) 肿瘤的预防性手术:指切除癌前病变或原位癌。对于癌前病变或原位癌能及时切除可以达到治愈的效果。对高危人群,切除胃肠道息肉(尤其是倾向恶变的绒毛状息肉)、甲状腺肿瘤、乳房肿瘤、胃肠道平滑肌瘤是有必要的。

(3) 肿瘤的根治性手术:根治性手术是指对原发灶的广泛切除,连同其周围的淋巴结转移区的整块切除。

原发灶的切除:恶性肿瘤可以自局部向周围组织浸润及扩散,因此手术治疗的原则是切除原发灶及其可能累及的周围组织。手术切除的范围应根据不同肿瘤的生物学特性而定,同时也需要熟悉肿瘤的病理知识。

① 如果肿瘤在某一器官或组织,则将该器官全部或大部切除。如对肺癌、胃癌、肾癌、食管癌、软组织恶性肿瘤等。

② 如果原发灶已与邻近脏器有粘连或侵犯时,必要时可对邻近脏器作部分或全部切除。如胃癌侵犯肝左叶时,可连同肝左叶一并切除。

③ 皮肤的基底细胞癌为局部浸润性生长,很少有淋巴道的转

移，因此切除的范围较一般鳞形细胞癌为小，也不必做区域淋巴结的清除。

④ 皮肤的恶性黑色素瘤需做局部的广泛切除并连同周围淋巴结一并切除。

⑤ 肢体的软组织肉瘤如横纹肌肉瘤等需要将受累及的肌肉做整块切除。

⑥ 骨肉瘤原则上应对整条骨骼做切除。

淋巴结的清除：在根治性手术中，对区域淋巴结连同原发肿块做整块切除或分段切除。

① 临床已有明确转移的淋巴结，除对放疗敏感的肿瘤（如鼻咽癌、睾丸精原细胞癌等）外，一般要做手术切除。如胃癌、结肠癌及宫颈癌等的手术，在做脏器切除的同时，对周围淋巴结一并清除已成为常规。

② 对有些肿瘤，如乳腺癌、头颈部肿瘤等，如临床上未扪及肿大的淋巴结，是否需做预防性淋巴结清除尚有争议。理论上讲选择性的区域淋巴结清除对临床未扪及肿大淋巴结而病理上已有转移的意义最大，但对临床上淋巴结未有明确转移的是否需要清除，则应根据原发肿瘤的生物特性、肿瘤部位和肿瘤的扩展情况而定。

③ 近年来，通过“哨兵”淋巴结的活检来确定区域淋巴结是否需要清除已越来越引起重视。

(4) 肿瘤的姑息性手术：姑息性手术是指对原发病灶或其转移性病灶的切除达不到根治的目的，切除肿瘤的目的是防止肿瘤危害生命及其对身体功能的影响；消除某些不能耐受的症状；或为了提高生存的质量所采取的一些简单手术。

① 癌姑息切除主要应用于因肿瘤的出血、坏死、溃破、空脏器穿孔或肿瘤压迫已危及到生命时采取的止血、修补、减压等手术。

② 空腔器官梗阻时行捷径转道或造口术。

③ 内分泌腺切除，指对内分泌依赖性肿瘤通过切除内分泌腺体，以期退缩肿瘤，或减少肿瘤的复发。

(5) 减体积手术：有时肿瘤的体积较大，手术治疗已不能达到根治的目的，而将原发灶做大部分切除，以便应用其他治疗方法控制术后残留的瘤细胞，称为减体积手术。它区别于姑息性瘤切除的特点是，后者在将肿瘤原发灶做大部切除后，对残留的肿瘤组织无特殊有效的治疗方法。

减体积手术的目的在于缩小肿瘤体积，减少肿瘤细胞数量，以便于其他治疗方法的有效实施。

(6) 转移性肿瘤的手术治疗：近年来，对转移性肿瘤的手术治疗已受到重视。转移灶手术切除的适应证，须依据原发肿瘤的基本生物学特性及对原发肿瘤应用手术或其他治疗的效果而定。

① 对肺孤立性病灶手术治疗的效果是可以肯定的，对肺部多发性转移病灶经严格选择的病例也有一定效果。选择病例时从手术到复发间隔时间长者效果好，以间隔时间在 1 年以上者的疗效最好。其次，肿瘤生长缓慢，倍增时间越长，其疗效亦越好。

② 肝脏转移性癌有两种情况。一种是在原发灶手术时发现同时有肝脏转移性癌，如果肝脏转移癌小且孤立，则同时行肝脏局部或楔形切除。另一种是原发肿瘤切除术后，再发现肝脏转移的病例，如果单个转移灶或多个转移灶局限于一叶者也可以做手术切除。肝脏两叶均有转移灶，一般不做手术切除，可选用介入疗法。

③ 脑转移癌可严重威胁生命，脑的单个性转移灶常是手术的指征。

(7) 化学手术：其方法是对某些类型的恶性肿瘤，先切除大部分肿瘤后立即用饱和二氧乙酸液止血，涂固定糊，厚度根据要固定的组织深度决定。组织固定后用刀切除，并用冰冻切片检查以确定有无残留癌。重复固定和切除直到无癌细胞为止。主要应用于低度恶性肿瘤、局限性外阴癌、乳癌手术或放疗后局部复发结节者。优点是根据冰冻切片做最小而又彻底的切除，尽可能保留功能。

(8) 腹腔镜手术

① 腔镜技术在恶性肿瘤诊断中的应用

腹腔镜在恶性肿瘤的诊断中具有极高的应用价值和技术优势：

一是腹腔镜技术可以将图像放大8～14倍，且占用空间小，发现术前影像学检查不能发现的微小病灶。

二是腹腔镜下可以对病变组织进行活检。内窥镜技术对腔道外的病灶无法检查，但对胃肠道内、泌尿道内病变可以直视管道，并进行活检。

三是腹腔镜下超声可以观察到脏器深部病变，而且腔镜下超声探头可以直接与拟观察的脏器表面接触，避免了腹壁及胃肠道气体的干扰，提高了分辨率。

综上所述，诊断性腹腔镜和腹腔镜超声应该作为"原发性或转移性腹部恶性肿瘤患者术前影像学检查的补充方法"，避免无谓的"开关术"。

② 腔镜技术在恶性肿瘤治疗中的应用

腹腔镜除可对胰腺癌进行诊断，还可对晚期胰腺癌进行姑息治疗，对处于探索阶段的胰体尾和胰头癌进行切除。

腹腔镜下结直肠切除术的适应证逐渐扩大，已由原来的早期大肠癌、肿瘤大小不宜超过T_2期发展到目前所有适合传统开腹手术的大肠癌患者。对邻近脏器受侵犯者可尝试腹腔镜探查。DukesA、B期患者是腹腔镜手术比较好的对象，对直肠下段癌即使DukesC期无远处转移者，也可尝试在腹腔镜下手术。

③ 腹腔镜辅助结直肠癌切除术禁忌证

肿瘤病灶已浸透浆膜层，侵犯邻近器官，远处或腹腔内广泛转移。

对伴急性肠梗阻或穿孔引起腹膜炎等需要急诊手术治疗的结直肠癌患者，肠道没有经过充分的准备，患者病情不稳定，全身情况差，为减少术后化脓性感染的发生率和降低术后肿瘤的复发率和转移率，仍以开腹手术为好。

对肿瘤侵及结直肠外周、肿瘤体积＞6 cm，由于手术操作相对较困难，术中无瘤原则不易控制，即使能切除肿瘤，取出标本也需在腹壁上切一较长的切口，也宜选择开腹手术。

对过度肥胖者，有过结直肠手术史者，手术难度较大，以开腹为好。

腹腔镜在肝癌治疗中，适于肿瘤位于Ⅱ、Ⅲ、Ⅳa、Ⅴ、Ⅵ段的占位病变，肿瘤直径不宜超过 10 cm，患者无重要脏器功能障碍，无明显黄疸、腹水及凝血功能障碍。肿块已与周围器官粘连或被包裹，不宜行腹腔镜肝切除。

腹腔镜在胃癌诊治中的应用，目前最大的争论是腹腔手术能否严格遵循肿瘤切除手术的原则，现有资料主要集中于早中期胃癌根据肿瘤所在部位行毕Ⅱ式或毕Ⅰ式根治性胃大部切除术或全胃切除术，同时行淋巴结清扫。D_1手术操作较容易，D_2或D_3手术则难度较大。目前腹腔镜在胃部恶性肿瘤诊治方面的应用，主要是进行胃癌的分期、根治性手术和姑息性治疗。

影响腹腔镜在恶性肿瘤治疗中应用的主要问题在于：肿瘤根治的彻底性；腹壁切口种植及腹腔内播散；术者腹腔镜技术掌握程度及经验；手术耗材昂贵；手术时间较长；手术因标本过大而取出困难时需小切口辅助。

（二）放射治疗

放射治疗，简称为放疗，是利用放射线治疗疾病的一种治疗方法。放疗以治疗恶性肿瘤为主，也用于治疗某些良性疾病。放射治疗学包括 3 个方面：① 放射物理学：研究发生射线的设备，射线的种类及物理特性，射线的剂量，以及设备保养维修的一门学科。② 放射生物学：研究放射线与机体组织细胞相互作用的一门学科。③ 临床放射治疗学：临床医师利用放射线治疗疾病的一门临床学科，包括选择疾病适应证、制订治疗计划、执行治疗医嘱、观察及处理治疗反应等项内容。

1. 放射治疗物理学基础

（1）放射治疗设备及特点

① 医用加速器：加速器是一种能赋予带电粒子能量达兆伏级的装置。根据加速电子的方式，加速器可分为电子感应加速器、电

子直线加速器和电子回旋加速器。加速器可产生各种能量的电子线和 X 线，用于各种肿瘤病人的治疗。为医学所设计的加速器称医用加速器。目前临床上最常用的医用加速器为电子直线加速器。

② 钴治疗机：放射治疗设备，同位素 ^{60}Co 为其放射源，利用其衰变发出的 γ 射线治疗病人。该设备故障率低，维修方便。平时放射源在设备的铅屏蔽中，治疗时放射源由气泵顶出到达射线出口治疗病人。由于放射性同位素的衰变，放射源安装后，治疗时间需逐步延长。一般放射源使用 2 个半衰期后需更换。

③ 近距离治疗机：属近距离放射治疗设备，也称后装治疗机，^{192}铱等为其放射源。治疗时将施源器放入治疗部位。最常用于妇科肿瘤的治疗。

④ 模拟机：是专用 X 光机。它在几何、光学、机械等方面模仿放疗设备，用它设置验证照射野，获取放射治疗用的各种几何参数，还可用于病人日常的复查。是放疗必不可少的设备。

⑤ 治疗计划系统：为一套专用计算机。用它在放射治疗前根据现有的设备条件、病人的情况模拟给量，通过不断对各种投照参数、几何参数等的修改得到可以接受的实施方案应用于临床治疗。现代的三维适形放疗和三维调强放疗方案须通过治疗计划系统制定。

⑥ 切割设备：一种制作放射治疗挡块的装置。主要用于制作放疗照射需用的各种挡块。

(2) 放射治疗源及其特性

① ^{60}钴：衰变时放出 γ 射线。半衰期为 5.27 年，每月衰减 1.1%，γ 射线平均能量 1.25 Mev。用于大多数恶性肿瘤外照射治疗。

② ^{192}铱：衰变时放出 γ 射线。该源体积小，点源等效性好，半衰期为 74 天，平均能量为 360 Kev，剂量率高。用于近距离治疗。

③ 高能 X 线：由加速器产生的光子，能量为 2～50 Mev，临床常用能量为 4～18 Mev。与^{60}钴相比深度剂量较大，半影小。

④ 电子束：电子束为带电的高速运动电子流。临床常用能量

为 4～20 Mev。用于浅表肿瘤的治疗。对深部组织有一定的保护作用。

(3) 放射治疗剂量学：放射剂量在严格规定相应参数的基础上测出或计算得出，临床工作要在严格遵循相关定义的情况下进行。放疗中常用几个重要的几何参数定义为：

① 源皮距：模体表面野中心到放射源的距离(SSD)。

② 源轴距：机架旋转中心到放射源的距离(SAD)。

③ 皮瘤距：在中心轴上照射靶区选定参考点到皮肤的距离(SKTD)。

放射治疗剂量单位：

① 照射量：X 线或 γ 线的光子在单位质量空气中释出的所有次级电子，当它们完全被阻止在空气中时，在空气中所产生的同一种符号离子的总电荷量。单位为库伦/千克(C/kg)。一般用于说明放射源的输出量。

② 吸收剂量：是单位质量介质受照射时所吸收的辐射能量，单位为焦耳/千克，专用名称戈瑞(Gy)，1 Gy 为 100 cGy。临床上用此描述组织受照量，即吸收剂量。常用以下两种计算方法：百分深度剂量和组织最大剂量比。前者主要用于等距离照射吸收剂量计算；而后者主要用于等中心照射吸收剂量计算。

百分深度剂量(PDD)：是一种放疗剂量计算参数。百分深度剂量是指体模内照射野中心轴上某一深度点吸收量与该轴上最大剂量的百分比。为临床上最重要且使用最广泛的概念之一，它用于固定源皮距治疗时计算肿瘤剂量以及正常组织剂量。

组织最大剂量比(TMR)：体模内照射野中心轴上任一点吸收剂量率与体模中最大剂量点处的吸收剂量率之比。

百分深度剂量的影响因素有：

① 射线能量：高能量射线某深度的百分深度剂量比低能量的大，且深度量变化比低能量的小。从临床应用角度考虑，对于位置较深的肿瘤原则上应选高百分值射线，这样有利于减少体积积分量，保护正常组织。

② 野面积和形状：照射野面积增大，同一深度百分深度剂量增大。当面积增至一定程度后，百分值的增幅减慢。计算临床野的百分深度剂量，必须对野形状加以规范，即使用等效方野。它的含义是：只要长方形野或不规则野中心轴上的剂量分布与某个正方形野完全一致，我们称该正方形野为该长方形野或不规则野的等效方野。

③ 深度影响：在组织吸收射线达到最大剂量之前，随着深度的增加，其吸收量也逐渐增加，但在该区域（又称建成区）内剂量变化大，影响因素多，有较大的不确定性，故临床上不宜将治疗的肿瘤放在此区内。最大剂量之后随着深度的增加，吸收量渐小，临床通常用该区域治疗肿瘤。

④ 源皮距影响：源皮距越大，同一深度百分量越高。

近距离放射治疗剂量学：

① 计算机化的现代近距离放射治疗：现代近距离放射治疗大多采用高剂量率后装加适时计算计划系统，对剂量分布可以作详细的了解，使优化治疗方案成为可能。但是早期后装治疗实践总结的一些经验、法则对近距离治疗的合理使用仍有指导意义。

② 平方反比定律：平方反比定律是指空间任意一点的剂量和该点到源的距离的平方成反比。当然，体模内某点的剂量除了和距离相关外，还与模体的衰减以及散射线的贡献相关。但是在近距离放射治疗的剂量计算中，模体的衰减以及散射线对剂量的贡献比平方反比的贡献低一个量级，且相互有抵消作用，因此平方反比定律是最重要的剂量影响因素。

③ 剂量点优化：在食管癌、鼻咽癌以及一些敷贴治疗中，为了保证施源器周围的肿瘤能得到足够而均匀的剂量，可以在施源器周围设置一些剂量参考点，通过系统优化计算放射源在各个驻留点的时间，以达到满足临床对剂量参考点的剂量要求。

④ 曼彻斯特系统：曼彻斯特系统是妇科肿瘤腔内治疗的剂量规范。在剂量学上，曼彻斯特系统要求精确确定 A、B 点的剂量。A 点为从宫颈口向上 2 cm，旁开 2 cm 处，A 点再旁开 3 cm 即为 B

点。A 点为妇科肿瘤剂量计算参考点，B 点表示闭孔淋巴结剂量。

⑤ 巴黎系统：巴黎系统为近距离插植治疗的剂量规范。巴黎系统要求各个基准点剂量与平均值的偏差不能超过±10%，基准点剂量平均值的 85%为参考剂量，参考剂量刚好包围靶区，这使插植治疗的靶区剂量分布均匀合理。

（4）放射治疗计划的设计

常见放射治疗方式：

① 单野照射：用一束射线行放射治疗。该照射使放射源近侧肿瘤剂量高，远侧剂量低，因此剂量梯度大，主要用于浅表的范围较小的肿瘤病变。

② 二野对穿照射：即两照射野呈 180°照射。常用于中线部位或对称肿瘤如鼻咽癌、脑瘤、纵隔病变和双颈肿大淋巴结等的治疗。二野对穿照射时一般要求一侧射线在对穿 1/2 深度时剂量不小于 75%，两个野的剂量配比不同对剂量分布会有影响；两野距离增大，中间剂量渐小。

③ 二野成角照射：用于明显偏向一侧病变的照射，需加用滤板，否则剂量分布极差。滤板楔形角的选用与两成角照射野夹角有关，楔形角一般为两成角照射野夹角一半的余角。

④ 三野及多野照射：对位置比较深，周围有重要危及器官的病变治疗可选三野或多野照射，这可使靶区外的正常组织受量低于靶区剂量。运用三野及多野照射时，可能需要加用滤板。现代三维适形和三维调强放疗常用多野照射。

治疗计划系统组成及特点：

① 输入设备：用它获取病人的原始数据以制定放疗计划，有网络、扫描仪、摄像头等。由网络获取并输入的原始数据最精确，一般用于三维计划的制定。

② 剂量计算软件：为放射治疗计划设计的专用软件，需与相应的治疗计划系统硬件相配。为使剂量的计算结果准确，在运用软件前必须将本单位治疗设备的各种剂量学参数输入系统内。此外，软件还能进行数字化放射图像（DRR）处理；对外轮廓及密度

不均匀性进行校正；对三维治疗计划系统应有一定的三维图像显示功能。剂量体积直方图(DVH)和射线方向观(BEV)是三维计划系统必不可少的两项基本功能。

③ 输出设备：用于治疗计划结果的输出，如磁带打印机、光盘刻录机等。

④ 网络：网络为治疗计划系统中的“连接线”，传送放疗计划相关的各种数据，但并非简单的物理连接线，需由相应的通讯协议、转接口、软件等支持。

靶区的定义：

① 肿瘤靶区(GTV)：指肿瘤的临床病灶，即通过一般检查手段能确定的具有一定大小的肿瘤病变区域。包括肿瘤原发病灶和转移灶。肿瘤根治切除后则认为没有肿瘤区。

② 临床靶区(CTV)：肿瘤靶区、亚临床病灶及肿瘤可能侵犯的区域。

③ 计划靶区(PTV)：考虑到照射器官的运动及摆位体位的误差，在临床靶区外拉大的区域。只有在 PTV 得到足够剂量的情况下，临床靶区的剂量才能得到保证。

④ 危及器官：邻近靶区周围被照射野涉及的某些正常敏感器官，由于其放射敏感性会影响到放疗计划的设计或靶区处方剂量的大小。放疗时一般要对这些器官加以保护。

⑤ 外照射靶区：指接受特定吸收剂量和剂量—时间模式照射的区域，不仅包括显在的瘤体，还包括潜在的、可能受肿瘤侵犯的组织(靶区可能不止一个)。靶区的确定与剂量分布无关。

放射治疗计划设计的基本方法：

① 病人体位的固定，放置参考标记等。病人固定的体位要求定位和治疗一致。参考标记须一直保留到放射治疗结束。

② 肿瘤靶区和临床靶区范围在断层影像的确定。这是靶区的定量过程，计划系统就是根据靶区范围进行设计，不合适的靶区范围会导致劣质的放疗计划。

③ 制定计划相关参数的规定。临床医师根据病情、需保护的

器官等提出治疗要求，包括处方剂量、剂量均匀性、正常组织的保护程度等。

治疗计划的评估：

过去对放射治疗计划的评价主要考虑靶区剂量和周围正常组织耐受剂量的限制。在三维适形放射治疗中应用的三维治疗计划通常采用剂量体积直方图(DVH)进行评价，它可以描述正常组织及肿瘤组织受特定剂量或百分剂量照射的体积百分比。但 DVH 也存在一定的缺点：① DVH 属于一种统计学的图表，缺乏空间和解剖学的特点；② 对于两个相互无交叉的曲线尚可以比较其优劣，但对于相互交叉的计划曲线则难以断定其优劣。正常组织并发症几率(NTCP)和肿瘤控制几率(TCP)从放射生物学的角度预测治疗效果及副作用的生物学指标。近年来，应用 NTCP/TCP 结合 DVH 广泛应用于三维放射治疗计划优劣的评价。NTCP 计算分为两类：① 平行结构组织器官，如肝、肾、肺。并发症的发生受照射体积百分比的影响。② 链式组织器官，如脊髓、食管、肠道等，并发症的发生率受最高剂量影响。

① 等剂量线：百分深度剂量是中心轴上某一点的剂量，实际治疗中，还需了解体模中射野中心轴以外的剂量。我们将体模或组织中相同剂量点连成线即为等剂量曲线。临床上可用它比较直观地了解各个断面的剂量分布情况，用于放疗计划的评价，它是评价治疗计划必不可少的一步。

② 剂量体积直方图：用直方图的形式表示关心的各体积(靶区、正常组织或危及器官)内受照射剂量与体积的关系。分为微分剂量体积直方图和积分剂量体积直方图两种。前者用受到各个剂量区间剂量照射的体积和剂量的关系表示；后者用受到各个剂量区间剂量及以上剂量照射的体积和剂量的关系表示，也称为剂量体积直方图，目前最为常用。通过剂量体积直方图可以很快地对治疗计划作出初步评价，但是剂量体积直方图不包含位置及关联信息，即对剂量体积直方图反映出的高的或低的剂量体积，不能明示其空间位置，也不能指出高或低的剂量是处于分散状态还是集中在一起。

③ 剂量均匀性要求：对于计划靶区的剂量分布，一般要求是尽可能均匀，尤其是不要出现冷点，与处方剂量的偏差以不超过－5%到＋7%为佳。

④ 危及器官剂量限制见表1-5-1。

表1-5-1　放射耐受量(cGy)

器官	损伤	1%～5% (TD 5/5)	25%～30% (TD 5/50)	照射面积 或长度
皮肤	溃疡，严重纤维化	5 500	7 000	100 cm²
口腔黏膜	溃疡，黏膜发炎	6 000	7 500	50 cm²
食管	食管炎，溃疡，狭窄	6 000	7 500	75 cm²
胃	溃疡，穿孔，出血	4 500	5 500	100 cm²
小肠	溃疡，穿孔，出血	5 000	6 500	100 cm²
结肠	溃疡，狭窄	4 500	6 500	100 cm²
直肠	溃疡，狭窄	6 000	8 000	100 cm²
唾液腺	口腔干燥	5 000	7 000	50 cm²
肝脏	急性、慢性肝炎	2 500 1 500	4 000 2 000	全肝 全肝条状照射
	肝衰竭，腹水	3 500	4 500	全肝
肾脏	急、慢性肾炎	2 000 1 500	2 500 2 000	全肾 全肾条状照射
膀胱	挛缩	6 000	8 000	整个膀胱
输尿管	狭窄	7 500	10 000	5～10 cm
睾丸	永久不育	100	400	整个睾丸 (5cGy/d，散射)
卵巢	永久不育	200～300	625～1 200	整个卵巢
子宫	坏死，穿孔	＞10 000	＞20 000	整个子宫
阴道	溃疡，瘘管	9 000	＞10 000	全部
乳腺				
儿童	不发育	1 000	1 500	全乳
成人	萎缩，坏死	＞5 000	＞10 000	全乳
肺	急、慢性肺炎	3 000 1 500	3 500 2 500	100 cm² 全肺

续表 1－5－1

器官	损伤	1%～5%（TD 5/5）	25%～30%（TD 5/50）	照射面积或长度
毛细血管	扩张，硬化	5 000～6 000	7 000～10 000	
心脏	心包炎，全心炎	4 500	5 500	60%
骨及软骨				
儿童	生长受阻，侏儒	1 000	3 000	整块骨或 10 cm^2
成人	坏死，骨折，硬化	6 000	10 000	整块骨或 10 cm^2
脑	梗死，坏死	6 000	7 000	全脑
	梗死，坏死	7 000	8 000	25%
脊髓	梗死，坏死	4 500	5 500	10 cm
眼				
视网膜	全眼炎，出血	5 500	10 000	全眼
角膜	角膜炎	5 000	＞6 000	整个角膜
晶体	白内障	500	1 200	整个或部分晶体
耳				
中耳	严重耳炎	6 000	7 000	整个中耳
前庭	梅尼埃综合征	6 000	7 000	整个前庭
甲状腺	功能低下	4 500	15 000	整个甲状腺
肾上腺	功能低下	＞6 000		整个肾上腺
垂体	功能低下	4 500	20 000～30 000	整个垂体
肌肉				
儿童	萎缩	2 000～3 000	4 000～5 000	整块肌肉
成人	纤维化	6 000	8 000	整块肌肉
骨髓	再生不良	200	450	全身骨髓
		3 000	4 000	局部骨髓
淋巴结及淋巴管	萎缩，硬化	5 000	＞7 000	整个淋巴结
胎儿	死亡	200	400	整个胎儿
外周神经	神经炎	6 000	10 000	10 cm^2
大动脉	硬化	＞8 000	＞10 000	10 cm^2
大静脉	硬化	＞8 000	＞10 000	10 cm^2

(5) 放射治疗的质量保证和控制

治疗设备的质量保证：

① 机械精度：指治疗机(包括模拟机)的机械偏差不能超过国家标准。等中心的最大误差不能超过 2 mm，照射野的光野一致性不能超过 2 mm，照射野的实际大小和指示值间的偏差不可超过 2 mm。机架角、准直器的角度偏差不能超过 0.5°。

② 定位精度：指定位参数的偏差不能超过国家标准。光距尺的偏差不能超过 2 mm，激光线的偏差也不能超过 2 mm。

③ 剂量精度：指加速器的射野输出剂量和分布不能超过国家标准。标准剂量的误差不能超过 3%，照射野的均整度和对称性分别不可以超过 3%和 2%。能量参数的偏差不可以超过 3%

放射治疗的质量保证：

① 几何参数：指患者治疗时参考标志和设定值之间的偏差不宜过大。如 3 个激光标志的偏差、源皮距的指示值与模拟机的设定值之间不宜超过 3 mm。

② 解剖结构：指患者治疗时和制定计划时解剖结构之间的偏差不宜过大。病人治疗期间要经常用射野片或电子射野成像器件检查体内解剖结构和数字重建放射片或模拟机图像间的区别，如有 3 mm 以上的误差，应分析原因，予以纠正。

2. 放射治疗生物学基础

(1) 放射治疗生物学基本概念

① 靶细胞 DNA 和脂质膜是放射线的靶点，放射线对细胞的作用通过靶点产生。

② 平均致死剂量 D_0：可导致每个细胞有一次致死事件的剂量。该剂量将杀死 63%的细胞。一般哺乳动物的 D_0 为 1～2 Gy。

③ 死亡形式：受照细胞的死亡形式包括坏死和凋亡。按死亡发生的先后顺序表现为即刻死亡和增殖性死亡。增殖性死亡指肿瘤细胞经过若干个增殖周期后进入死亡程序。

④ 损伤修复：低 LET 放射线照射后，部分细胞的损伤可被完全修复或在一定的条件下被完全修复，前者称亚致死损伤修复，后者

称为潜在致死损伤修复。一般在照射后的 4～6 h 可以完成修复。修复能力的大小与肿瘤细胞是否放疗抗拒密切相关。TD 5/5为最小耐受剂量，指在标准治疗条件下，5 年内小于等于 5%的病人发生严重并发症的剂量。TD 50/5 为最大耐受剂量，指在标准治疗条件下，5 年内 50%的病人发生严重并发症的剂量。TD 5/5、TD 50/5的大小与受照体积有关，体积越大，上述两值越低。

⑤ 早反应组织：增殖更新快的组织，如黏膜、造血系统、肿瘤组织等，这些组织放疗后损伤会很快表现出来。

⑥ 晚反应组织：增殖更新慢的组织，如心脏、肾、神经系统，这些组织放疗反应很晚才表现出来。有些组织同时有早期反应和晚期反应，如皮肤在受照早期有红斑，晚期会出现纤维化、萎缩。

⑦ 肿瘤细胞放射敏感性：指肿瘤细胞对放射线反应的程度。一般增殖快、分化低的肿瘤放射敏感性较高，但放射敏感性与放疗可治愈性无关。

⑧ 生存分数 SF_2：指 2 Gy 照射后的细胞存活比例。该指标可反映肿瘤细胞对放射的敏感性。

⑨ 线性二次模式：$E=\alpha D+\beta D^2$，α 为单击致死的份额，β 为双击致死的份额。当单击致死和双击致死份额相同时，数值上 $D=\alpha/\beta$；当 α/β 较大时，表明该肿瘤有更高的分次敏感性。一般早反应组织 α/β 在 7～20 Gy，晚反应组织 α/β 在 0.5～6 Gy。

（2）放射治疗方式

① 常规分割放疗：指每次剂量 1.8～2.0 Gy，每周 5 次。

② 超分割放疗：1.15～1.2 Gy/次，每日 2 次，间隔大于 6 h。当生物效应与常规分割相同时总剂量要求较高。优点是局部控制率更好而晚反应组织损伤不增加。间隔大于 6 h 的原因是使正常组织得以充分修复，但对脊髓 6 h 太短。

③ 加速分割放疗：1.5～1.6 Gy/次，每日 2 次，间隔大于 6 h 的治疗。目的在于抑制肿瘤细胞的加速再增殖，缩短治疗时间，以提高局部控制率，但早、晚反应组织损伤均增加。

(3) 放射生物效应

① 生物效应剂量(BED):在用不同分割方式作等效(生物效应相同)换算时可先计算其BED,根据 $BED=nd\times[1+d/(\alpha/\beta)]$ 推算等效分割方式,其中 n 为分次数,d 为分次剂量。

② 剂量效应曲线:肿瘤放疗局部控制率与剂量呈反"S"形曲线,当剂量达到一定量时,效应进入坪区,坪的高度可以反映照射对该组织的总效应。放射增敏剂可使曲线左移,放射防护剂使曲线右移。

③ 氧增强比(OER):是指在乏氧的情况下,达到某一放射生物学效应需要的剂量与充分氧合时达到该效应所需要的剂量比值。该比值在肿瘤组织一般为2.5~3。这表明氧合好的肿瘤放射敏感性高。

④ 热增强比(TER):是指单纯照射和加热照射达到相同效应时的剂量比,该比值一般为1.3~2.5,表明热有放疗增敏作用。

⑤ 高LET生物学效应:高LET射线如中子、质子、重离子,其产生的生物学效应不同于X线和γ射线,其损伤不易修复,氧增强比小,对处于不同细胞周期的细胞有几乎相同的杀伤力。

(4) 分次治疗放射生物学基础

① 放射损伤修复(repair):放射线作用于细胞靶点即DNA和细胞脂质膜后可产生致死性损伤,表现为坏死或凋亡。也可以产生非致死性损伤,包括亚致死性损伤和潜在致死性损伤。亚致死性损伤通常是指DNA的单链断裂,是一种正常条件下可修复的放射损伤。潜在致死性损伤是指受照后在正常条件会死亡,但在适当条件下可修复存活的细胞。影响亚致死性损伤修复的因素:高LET射线不易修复,乏氧细胞不易修复,未增殖的细胞几乎没有亚致死损伤修复。不同细胞修复所需时间不同,一般约为4~6 h。脊髓需要的时间更长。因此需间隔一定时间(通常大于6 h)放疗以便正常组织修复。

② 细胞周期再分布(redistribution):处于不同细胞周期的细胞对射线的敏感度不一样。一般认为M期最敏感,G_2期其次,S

期最不敏感。所以，放疗后总的趋势是S期的比例增高，肿瘤对放射线的敏感性变差。间隔一定时间的放疗可使肿瘤细胞从放疗不敏感相向放疗敏感相再分布，从而提高杀灭比例。但如果未能进行有效的细胞周期再分布，则可能导致放疗抗拒。

③ 乏氧细胞再氧合(reoxygenation)：肿瘤内氧合好的细胞在放疗时会被首先杀死，剩下的活细胞乏氧比例较高，随着时间的推移(从几小时到数天)，乏氧细胞会逐渐再氧合，又变得放疗敏感。

④ 再群体化(repopulation)：肿瘤细胞受照射后可触发其中的克隆源性细胞加速增殖，使之比照射前增殖得更快，这个过程称为加速再群体化。受照射组织中存活下来的克隆源性细胞再群体化是导致放疗失败的原因之一。研究表明，对于头颈部肿瘤其再群体化发生的时间约为治疗开始后的28天，因此在理论上，后程加速分割放疗可以更好地控制肿瘤。另外，再群体化理论也为缩短放疗周期并提高放疗效果提供了理论依据。

(5) 正常组织放射反应和损伤

① 放疗相关干细胞概念：一般来说，组织中有3种不同层次的细胞：干细胞、分化中的细胞、已分化细胞或功能细胞。它们的放射敏感性依次降低。因此，随着放疗剂量的增加，干细胞层次的细胞逐渐耗减，当干细胞全部耗竭时组织将因无力再生而出现纤维化，因为干细胞是组织更新的源泉。在一些没有明确的细胞分化层次的组织器官如肝脏、肾，它们在受照射后将出现细胞总数的进行性耗减，达到临界水平后引发代偿性增殖，这时大量细胞进入有丝分裂，临床上则表现出放射损伤。由于这些细胞有自稳机制，损伤效应会滞后相当长的一段时间。

② 早期反应组织：通常把正常组织的放射反应分成两种主要类型：早期反应和晚期反应。早期反应的发生取决于已分化的功能细胞的寿命。而反应的严重程度则与组织内干细胞受损程度密切相关。如果受照剂量过大导致干细胞耗竭，组织将不能修复，这时早期反应就会成为慢性损伤而长期不愈。晚反应组织的更新很慢，甚至不进行更新(如神经组织)，因此，这种损伤一旦发生将难

以修复,并且这种损伤很晚才表现出来,因此在临床放疗中晚反应组织是重要的剂量限制因素。肿瘤组织大都属于早反应组织。

③ 晚反应组织:比早反应组织对分次剂量的变化更敏感。分次剂量越大,晚反应组织损伤越重。由于晚反应组织更新慢,放疗期间一般不发生代偿性增殖,因此对总放疗时间的长短变化不敏感。早反应组织则对总放疗时间的长短很敏感,缩短总放疗时间将加重损伤。

④ 耐受剂量:指产生临床可接受的综合征的剂量。该剂量与受照体积密切相关,照射体积越大,耐受剂量越小。通常用 TD 5/5、TD 50/5 来描述耐受剂量的大小。

(6) 近距离放射生物学:主要有低剂量率近距离放疗和高剂量率近距离放疗及脉冲近距离放疗。低剂量率近距离放疗是在一段时间内持续进行照射,因此在治疗期间可能发生亚致死损伤修复,总治疗时间大大短于外照射,放射生物学效应类似于超分割放疗。高剂量率(>12 Gy/h)近距离放疗因为治疗时间小于 1 h(一般几分钟,大于 15 min 将影响生物效应),所以基本不考虑亚致死损伤修复。脉冲近距离放疗是高剂量率近距离放疗的一个衍生分支,是指用分次数量多,但单次剂量小,间隔时间短(1 h)的照射。

3. 远距离放射治疗　放疗从照射方式上分为远距离照射和近距离照射。远距离照射和近距离照射是两个相对的概念。远距离治疗又称外照射,是指通过人体体表的照射,如^{60}钴远距离治疗,电子直线加速器的高能 X 线及电子束治疗等。近距离治疗是指腔内(intracavitary)、管内(intralumenal)、组织间(interstitial)、术中(intraoperative)和模(mould)治疗等。现代近距离治疗普遍使用后装治疗机或导管植入设备,用微机进行控制或用人工手动控制。不论用哪种方式,均需用电子计算机计算剂量和做出治疗计划,包括放射源的位置、布阵及剂量分布。

(1) 治疗目的与方法

① 根治性放疗:以放疗为主要手段达到彻底杀灭肿瘤细胞,治愈肿瘤的目的。例如鼻咽癌、皮肤癌、非小细胞肺癌、贲门癌、食

管癌、霍奇金淋巴瘤、早期非霍奇金淋巴瘤、子宫颈癌等相对早期病变的局部病变。

② 姑息性放疗：以缓解症状、延缓肿瘤发展为目标的放射治疗，例如复发性鼻咽癌、食管癌病变范围广泛；各种用放疗缓解症状的治疗；广泛转移病人出现压迫症状，如上腔静脉综合征、脊髓压迫症、脑定位症状、骨转移疼痛、宫颈癌出血等。

（2）治疗适应证：非常广泛，放射敏感肿瘤病人从早期的根治到晚期的姑息止痛均可，因此只要放疗对病人利大于弊即为适应证。

（3）相对禁忌证：仔细权衡放疗利弊后可以考虑是否放疗。

① 放疗认为不敏感肿瘤。

② 放疗中等敏感，但有远处转移。

③ 放疗中等敏感，足量放疗后局部复发。

④ 照射可能严重影响脏器功能（肺癌，肺功能不全）。

⑤ 有严重的并发症。

⑥ 血象太低。

（4）绝对禁忌证：放疗对病人无益处，见于濒死病人。

（5）放疗急症

① 出血，肿瘤坏死引起的出血。如宫颈癌、头颈部肿瘤出血。

② 上腔静脉综合征。

③ 气管压迫。

④ 脊髓受压。

⑤ 骨转移剧痛。

4．近距离放射治疗

（1）近距离放射治疗的特点

① 局部剂量高，达到边缘后剂量陡然下降。

② 照射范围内剂量分布不均匀，近源处剂量高。

③ 照射时间短。

④一次连续照射或数次照射。

（2）现代近距离放射治疗的特点

① 后装。是指先将施源器置放于接近人体的天然腔、管道或将空心针管插入瘤体，再导入放射源。

② 单一高活度放射源。源运动由微机控制的步进马达驱动，使治疗更准确、迅速，更个性化。

③ 放射源微型化。可以通过施源管到达身体的多个部位，治疗身体不同部位的肿瘤。

④ 剂量分布由计算机进行计算。

(3) 现代近距离放射治疗常用的放射性核素

① ^{192}铱，为最常用的放射源。

② ^{60}钴。

③ ^{137}铯。

④ ^{103}钯。

⑤ ^{125}碘。

(4) 近距离放射治疗按剂量率

① 低剂量率：<2～4 Gy/h。

② 中剂量率：4～12 Gy/h。

③ 高剂量率：>12 Gy/h。

(5) 近距离放射治疗的内容及适应证：近距离放射治疗主要用于外照射后残留病灶，或者是小病灶，且没有淋巴结转移或淋巴结转移已控制，无远处转移。其内容包括：

① 腔内或管内照射：广泛用于鼻腔、鼻咽、口腔、气管、支气管、食管、阴道、宫颈、宫体、直肠等部位的治疗。

② 组织间照射：用于脑、头颈部、肺及肢体软组织肉瘤的治疗。

③ 术中置管、术后照射：克服了术中只能一次性照射的缺点，可以在术后一定时间内进行分次照射。

④ 模照射即敷贴治疗。

(6) 近距离照射剂量分布特点：假设放射源是点源，空间中某点剂量与该点到源距离的平方成反比。所以，近距离照射在一个治疗体积中，剂量分布是不均匀的。随着与放射源距离的增加，组织受量按反平方规律迅速下降。因此，一般近距离放疗都要同时配合体外照射。

(7) 近距离放疗时常用的几个剂量参考点

① A点：穹隆上2 cm与子宫中轴旁2 cm之交点，其解剖位置在子宫动脉与输尿管交叉处，位于宫旁三角区内，代表子宫颈肿瘤基底部的剂量(正常组织耐受量及晚期反应的参考剂量)。

② F点：宫腔放射源顶端旁开子宫中轴2 cm。代表子宫体肿瘤基底部的受量。

③ 直肠癌、阴道癌腔内治疗时的参考点定在黏膜下0.5 cm处，即施源器表面外5 mm处。

④ 食管、气管肿瘤参考点设在距源轴10 mm处。

5. X(γ)线立体定向放射治疗(即X刀、γ刀治疗)

(1) 一般概念：X(γ)线立体定向治疗采用多个小野集束定向照射病变，周围正常组织受量很小，射线在病变的边缘起到类似于手术切除样的作用，俗称为X(γ)刀。γ刀利用^{60}Co γ射线，用201个固定小野或30个小野旋转达到集束；X刀利用直线加速器的高能X线，通过机头装有锥形限光筒或小多叶光栅的机架和治疗床的联合运动，实现多个弧形共面旋转集束或多个弧形非共面适形集束。X(γ)线立体定向治疗一般经过病灶定位、治疗计划、实施治疗3个过程。按治疗的身体部位分为头部立体定向放射治疗和体部立体定向放射治疗；按治疗方式分为单次照射的立体定向放射手术(SRS)和分次照射的立体定向放射治疗(SRT)。它们的特点是能实现定点大剂量照射，位置和剂量高度准确。放射肿瘤、肿瘤或神经外科、放射影像医师及放射物理师共同协作是完成这项跨学科工作的保证。

(2) 设备和技术条件

① 头部γ刀原则上安装在神经外科，X刀及体部γ刀必须安装在医院的放疗科。

② 开展此项工作的医院必须具备放射治疗科、神经外科和影像科。必须具备合格的X射线计算机成像系统(CT)、磁共振

计算机成像系统（MRI）、脑血管造影系统和带有旋转治疗功能的医用直线加速器及一套进行放射线质量控制和保证的质检设备。

③ 上岗人员条件：需中级以上放射肿瘤、神经外科、放射影像医师及放射物理师，并必须经过考试取得合格证书后方可上岗。参加工作的技术员和护士必须经过半年以上的专业技术培训。

④ 质量控制和质量保证：每半年检测最大剂量点或射野离轴比有无偏差；每季度检测 CT、MRI、DSA 定位框架精度；每月检测靶坐标精度及加速器旋转功能；每周检测加速器等中心精度和激光灯与等中心重合精度，特别是激光灯平行度；每周校正输出剂量，射野和激光灯野符合度。

(3) 头部肿瘤立体定向放射治疗：头部 X(γ)线立体定向治疗最佳适应证是颅内深部，直径 ≤3 cm 的实性病灶。采用分次立体定向治疗，治疗实性病灶的直径可放宽到 5 cm。

① 颅内良性肿瘤：不宜或拒绝手术，术后残留或多次复发者，包括脑膜瘤、垂体瘤、听神经瘤及颅咽管瘤、畸胎瘤、脊索瘤等。

② 颅内恶性肿瘤

脑转移瘤：颅内数目不多的转移灶、不宜手术或术后、放疗后复发者，或对放射线不敏感的肿瘤。

胶质瘤：经手术或活检取得病理诊断，不宜手术或术后、放疗后残留者。

③ 颅外肿瘤：如鼻咽癌常规放疗后残留或复发者，头颈其他部位恶性肿瘤治疗后残留、复发且病灶较小者。小的眼球脉络膜黑素瘤或转移瘤。

(4) 体部肿瘤立体定向放射治疗：原则要求是病灶不超过 3 个，直径<6 cm 的体部肿瘤，如不能手术的肺癌、纵隔肿瘤、肝癌、后腹膜肿瘤、胰腺癌、胆管癌及盆腔肿瘤等，以及常规放疗残留、复发者。对晚期肿瘤病人，本治疗可发挥一定的姑息治疗作用。多采用分次的立体定向放射治疗。

(5) 禁忌证

① 头部肿瘤立体定向放射治疗

绝对禁忌证：顽固性颅内压增高，脑室明显扩大。

相对禁忌证：全身状况差，预计生存期不超过3个月者。

放疗高度敏感肿瘤（仅作为常规放疗后的补量照射），如颅内松果体瘤、生殖细胞瘤及髓母细胞瘤。

有播散倾向的肿瘤，如淋巴瘤、室管膜瘤。

鞍区肿瘤在影像学检查肿瘤与视交叉或视神经的间距小于5 mm及对年轻有生育要求的患者。

② 体部肿瘤立体定向放射治疗

大量胸腔积液、腹水、恶病质、并发严重感染，预计治疗不会给患者带来明显利益的。

空腔脏器肿瘤，如食管癌、胃癌、贲门癌、结直肠癌，以及腹腔内肿瘤与肠管有粘连等情形，治疗要慎重，否则易造成正常空腔脏器的放射损伤，如穿孔、溃疡、狭窄和出血等问题。不宜使用单次大剂量、低分割照射，可使用立体定向技术做常规或超分割的三维适形放射治疗。

6. 与放疗联合的综合治疗

(1) 放射治疗与手术综合治疗

① 手术前放射治疗，对头颈部癌和肺癌效果肯定，如上颌窦癌。

② 术中放射治疗，目前对胃癌、胰腺癌效果较为肯定。

③ 手术后放射治疗，如乳腺癌治疗。

④ 手术前及手术后放射治疗，对头颈部及软组织肉瘤效果较为肯定。

(2) 放射治疗与化疗综合治疗

① 放化综合治疗的理论基础：放、化疗因各自作用的部位不同，可发挥空间的协同作用。包括放、化疗的相加作用，放疗作用于G_2-M期细胞，化疗作用于G_1-S和S期细胞（指主要作用）；化疗对放疗的增敏作用，化疗诱导肿瘤细胞同步化或发生G_2-M的

阻滞；同步化疗抑制放疗的亚致死和潜在致死损伤的修复；放疗后肿瘤细胞的再氧化增加对化疗的敏感性。放化综合治疗的形式包括：同步、序贯、交替。

② 新辅助化疗：对高度敏感性肿瘤控制转移，如小细胞肺癌；对放射中度敏感性肿瘤减轻负荷及增敏，如头颈部肿瘤；对放射低度敏感肿瘤提高放射敏感性，如肉瘤。

③ 同时期化放疗：优点：局控加根除转移灶；化疗直接加强放疗的细胞毒作用。在头颈癌、肺癌等中应用提高了局控率和生存率。但护理工作更加艰巨。

④ 辅助化疗：辅助化疗是指放射治疗后使用的化疗。目前较少单独使用，往往与放疗同时进行配合应用。目的是消灭放射区域残留的肿瘤细胞及全身亚临床转移灶，以达到提高局部控制率，减少远处转移，提高长期生存率的目的。

(3) 手术前放、化疗：目前在三期非小细胞肺癌及晚期食管癌试用。

（三）化疗

1. 肿瘤化疗的适应证

(1) 晚期或因各种原因无法进行手术或放疗的病人。

(2) 对已进行了手术或放疗的病人，为了消除微小残留病灶，防止复发、转移，需给辅助性全身化疗。

(3) 因病情需要，选择经胸腹膜腔、骨髓、椎管内及动脉内插管，给予局部区域化疗。

(4) 在自身骨髓移植或外周血干细胞移植的支持下，能耐受高剂量或超常规剂量化疗的病人。

(5) 为了局限肿瘤，在应用局部治疗手段前先使用化疗促使局部肿瘤缩小，以期减少切除范围，减少手术创伤，清除或抑制可能存在的微小转移灶，有利于最大限度地保持机体功能，防止转移而进行的新辅助化疗。

2. 肿瘤化疗的基本原则

(1) 化疗前应获得病理或细胞学诊断，个别确实难以取得组织学或细胞学材料，也应通过临床物理学及实验室检查获取比较确切的诊断依据，并结合临床征象体检，充分了解肿瘤侵犯范围，尽可能作出 T、N、M 分期。

(2) 接受化疗的病人体质状况应比较好，生活基本能自理，无伴发其他严重的疾病，血常规、肝肾功能及心电图均正常。凡骨髓或肝肾功能有轻度损伤时，可参照有关标准调整化疗药物的用量。

(3) 化疗必须在肿瘤专业医师指导下进行，应该让病人熟悉有关药物的常见副反应，加强临床观察和复查生化及血细胞分析等检查，详细了解药物不良反应的发生情况，做好各项指标的监测，以便及时发现情况，作出相应的处理，尽可能减轻毒副反应，提高治疗效果。

(4) 根据病理类型和分期，是否存在高危复发因素，按初治或复治等情况，制订合适的策略，选择合理的、最佳的化疗方案。对有望治愈的病人，应争取首次治疗以取得完全缓解，此后再予巩固强化治疗，争取达到根治。

(5) 化疗期间应加强化疗药物过敏、粒细胞减少及并发感染和恶心、呕吐等常见毒副反应的观察和处理。

(6) 应帮助病人树立战胜肿瘤的信心，消除对化疗的恐惧心理，对可能出现的消化道反应及脱发要有足够的思想和心理准备，需及早采取预防措施，尽量减轻化疗的不良反应。

(7) 治疗期间应注意卧床休息，进清淡、富于营养、易消化吸收的饮食。也要补充适量的新鲜水果及液体以便促进药物代谢物从尿中排泄。此外，必须注意保持口腔清洁，防止黏膜损伤，减少并发感染的机会。

3. 联合化疗的原则

(1) 选用药物，一般须在单一用药时有效。

(2) 各种药物之间的作用机制及作用于细胞周期的时相各异。

(3) 各种药物之间有可能互相增效。

(4) 毒性作用的靶器官不同，或虽作用于同一靶器官，但作用时间不同。

(5) 各种药物之间无交叉抗药性。

4. 化疗注意事项　化疗药物一般都有明显的毒副作用，不宜用于预防性、诊断性治疗，或作为安慰剂使用，使用时需要权衡利弊得失。有下列情况之一者，应禁用或慎用：

(1) 一般情况较差、年老体弱、恶病质等无法耐受化疗者。

(2) 骨髓功能差、严重贫血、白细胞和血小板低于正常范围而无法满足正常化疗要求者。

(3) 伴有心、肝、肾、肺功能异常，肾上腺功能不全，有出血倾向者，慎行化疗，并禁用对有关脏器功能有严重毒副作用的药物。

(4) 以往做过多程化疗、骨髓转移者慎行化疗。进行重大手术及大面积放疗者，应避免同时进行化疗。

(5) 过敏体质，尤其对化疗药物过敏者，应慎行化疗。

(6) 严重感染、高热、出血、失水、电解质紊乱、酸碱平衡失调等并发症及有其他严重内科疾病患者忌做化疗。

(7) 精神病未能控制患者及无法自控的患者，由于依从性差，无法对化疗毒副反应进行及时全面的观察和处理，慎行化疗。

在化疗中如出现以下情况应考虑减药、停药或换药：

① 判断化疗无效者，如化疗 1 个周期后在间歇期中发生病情恶化或治疗 2 个周期后病变评价为进展者。

② 出现 3～4 级血液学毒性或非血液学毒性，如骨髓抑制，心、肝、肾功能损害，化学性肺炎等，应根据情况决定是否要在下个周期调整用药或停药。

③ 出现严重的相关并发症。

④ 出现较为严重的化疗药物过敏反应。

⑤ 因患者无法耐受或经济等原因，拒绝进一步化疗者。

（四）中医药治疗

中医药治疗是我国肿瘤治疗中的重要辅助治疗手段之一，中西医结合是我国肿瘤治疗的一大特色。中医药治疗在肿瘤的综合治疗中占有重要的地位，需要加强认识和运用。

1. 中医治疗肿瘤的理论基础　中国古代的阴阳五行、脏腑经络、辨证论治是中医学的理论基础，也是中医治疗肿瘤的理论基础。中医认为肿瘤的病因病机可概括为外感六淫、内伤七情、饮食不节等，导致人体气血运行失常，痰、瘀、毒邪搏结成块，致使脏腑功能失调，形成肿瘤。

正邪相争：中医认为疾病的产生是正邪相争的过程中邪气盛或正气虚的结果，邪气停留的根本条件是正气不足和脏腑虚损。

(1) 正气不足：所谓正气，就是营、卫、气、血、精、津、液，可以理解为维持机体生长、发育和生存的物质及其能力，包括机体的抗病(癌)能力。所谓邪气就是机体外或内的有害物质，也就是致病因子。邪气的入侵、停留或产生，与机体的正气不足密切相关。中医所谓"正气存内，邪不可干"，"邪之所凑，其气必虚"，说明了疾病产生时的正邪关系。肿瘤的产生和发展是正邪相争的过程。

(2) 脏腑虚损：中医的脏腑，和现代医学的脏腑相当，但它们的功能与现代医学概念不同。如先天之本肾，不只是泌尿功能，还包含免疫、内分泌系统的功能；后天之本脾，不只包含血的生成，更主要的是消化系统功能。肿瘤的形成与脏腑虚损相关，尤其重视脾肾之功能。即所谓脾肾不足及虚弱失调的人，都有积聚之病。肿瘤患者常常见到脾肾虚弱，我们常以健脾益肾法治疗肿瘤和预防肿瘤发生。

(3) 阴阳失衡：阴阳五行学说是解释自然界，包括机体运动的根本法则。中医理论的特点之一是整体观念，机体内的阴阳要平衡，五脏六腑必须要协调，营、卫、气、血、精、津、液要保持相对恒定。癌症的发生与这些因素的失调密切关联。像现代生物学中的c-GMP/c-AMP的平衡；T细胞亚群的 T_4/T_8 的比例关系；癌基因与抑癌基因；促血管生成因子与抑制血管生成因子，都是机体的阴阳平衡关系。中医药很多是起着双向调节作用的。

2. 中医治疗肿瘤的基本法则　辨证论治是中医的治疗原则，在肿瘤治疗中也必须遵循这个原则。即根据四诊中患者各种症状和体征，进行八纲辨证和脏腑辨证，确定疾病的寒、热、虚、实、气、血、阴、阳的属性，如气虚、血虚、阴虚、阳虚、气滞、血瘀、脾虚、痰湿等证，从而确定病变的部位、性质，确立治法和方药。

中医治疗肿瘤的法则主要有：扶正培本法、活血化瘀法、清热解毒法、软坚散结法、以毒攻毒法等。这些法则的运用不是单独的，而要相互结合，使用中也不是一成不变，而应灵活掌握。中医治疗恶性肿瘤，要强调辨证与辨病相结合，要抓住患者的主要病机，对症下药。

3. 中西医结合治癌的思路与特色

（1）环境致癌与环境治癌：中医的“天人相应”学说认为“人与天地相参”、“与日月相应”，“人以天地之气生，四时之法成”。天、地、人是不可分割的整体。现代科学业已证明，组成人体的各种元素与构成地球各元素的丰度值曲线是平行的。环境致癌物给人类带来了癌星，也必将为人类提供癌的克星。在中医整体观念指导下提出的环境致癌和环境治癌的学说，得到了越来越多学者的支持。也有许多实例足以证明，如移民流行病学证明，癌谱随迁移的环境变化而变化。

（2）辨证施治与个体化治疗：中医学诊治疾病，十分注重患者的体质特征、症候特点和用药习惯，认真进行辨证，实施个体化治疗，从而提高了疗效。最近，西方一些国家把我国东汉时期的医家张仲景的塑像请进了一些高等学府和研究机构的神圣殿堂，是因为他创立了《伤寒论》六经辨证和体质辨证学说。如对癌性发热、疼痛的治疗，须分清其属性后，再进行对证治疗。

（3）同病异治和异病同治：这是中医学治病的特点，其实质就是辨证论治。同一种疾病的不同阶段，其症状大相径庭，病理机制也完全不同，即使是同一疾病的同一病期，存在着个体差异、季节差异，在不同的地区、气候条件下，其症状也不尽相同，治疗上应予相应的方药，这就是同病异治；相反，不同疾病，如其症状相似，“证”的属性相同，即具有共同的病理机制，中医治疗的方药当然也类同，这叫异病同治。在癌症的治疗上，中医经常采用同病异治和异病同治的治则。如虽是同一类型同一病期的肺癌，中医治疗常需因人、因时、因地制宜，方药不尽相同；相反，不同肿瘤在放疗过程中，均可出现阴虚证，由于其“证”的属性相同，则治疗方药类同，从而提高了临床疗效。

(4) 抗肿瘤复发和转移：中医学认为肿瘤转移与复发的根本原因是机体长瘤的内、外因依旧存在。但两者又有区别。转移可迁移到远处，累及其他脏器，而复发一般在原发灶周围；转移有一定的规律性，如转移性肝癌大多来自胰腺或胃肠癌，而中枢神经系统转移灶大多来自肺癌，与中医五行学说的“反克”传播途径颇相吻合。正如《素问·玉机真藏论》所说：“病之且死，必先传行。至其所不胜，病乃死。此言气之逆行也”。“至其所不胜”即反克传播，“气之逆行”可能与多种因素有关，其“气”也是有物基础的。据此提出的阻断疗法防转移。关于复发，中医把它归纳为自复、情志复、食复、劳复、再复等许多类型，分别给予辨证施治，提高了疗效。

4. 中医治疗肿瘤的方法　中医学治疗的内容很多，如药物疗法、针灸疗法、按摩和推拿方法等。当前治疗肿瘤常用的方法可归纳如下：

(1) 内治法：包括口服用药，各种注射治疗是最常用的方法。

(2) 外治法：外用敷药或膏药。如“三品”治疗宫颈癌，“皮癌净”治疗皮肤癌等。

(3) 针灸疗法：偶见用火针治疗体表肿瘤的报道，但值得进一步探讨，针灸可用于止痛，或其他合并症的治疗。

5. 肿瘤临床辨证分型及其治则　根据中医理论及法则临床辨证常分为以下几型。

(1) 肝郁气滞型：七情所伤，肝气郁滞。

【主证】　胸胁胀痛，郁闷不舒，食欲不振，脘腹胀满，嗳气呃逆，或吞咽梗阻，或腹部串痛，乳房胀痛，易烦或失眠，舌苔薄白，质红，脉弦细。

【治则】　舒肝理气，降逆止痛。

【主方】　逍遥散合舒肝丸加减。

(2) 气滞血瘀型：气滞日久，血瘀不行，结为癥积。

【主证】 肿块坚痞，痛有定处，肌肤甲错，舌苔薄或黄，舌紫暗，有瘀斑，脉象细涩。

【治则】 活血化瘀，理气散结。

【主方】 膈下逐瘀汤合大黄䗪虫丸加减。

(3) 脾虚痰湿型：饮食所伤，脾胃受损，运化失健，痰湿内停。

【主证】 四肢无力，食欲不振，脘腹满闷，甚则恶心、呕吐，或咳吐痰涎，或咳喘痰鸣，或浮肿泄泻，痰湿流注肌肤，结节瘰疬。舌苔白腻，质胖大而有齿印，脉滑或细滑。

【治则】 健脾燥湿，化痰散结。

【主方】 六君子汤合导痰汤加减。

(4) 瘀毒内阻型：毒邪亢盛，瘀热内蕴。

【主证】 发热，口干咽燥，便干溲赤，头痛，鼻流脓涕，衄血，或痰粘色黄或咳吐脓血痰；小腹胀痛，女性白带增多，舌苔黄而干，质红而暗，脉弦数或滑数。

【治则】 活血化瘀，清热解毒。

【主方】 千金苇茎汤合白虎汤加减。

(5) 气血双亏型：久病体虚，耗气伤精，气血阴阳脏腑亏虚。

【主证】 消瘦乏力，面色苍白，心悸气短，自汗盗汗，口干纳呆，舌苔少，质淡红，脉沉细无力或虚大无根。

【治则】 补气养血，健脾益肾。

【主方】 十全大补丸加减。

6. 中医药治疗在肿瘤临床中的运用　肿瘤的中医药治疗在减轻肿瘤放、化疗的毒副反应，促进肿瘤病人手术后的身体恢复等方面可发挥相当重要的作用，对有效提高患者的生存质量，延长患者的生存期也具有较为积极的意义：

(1) 手术前，中医药治疗可用于改善患者的心、肝、肺、肾等重要脏器功能，纠正贫血，改善患者体质，为手术治疗创造条件。手术后，中医药治疗可减轻患者术后常出现的低热、多汗、食欲不振、腹部胀气、大便不畅等不良反应，缓解消化道肿瘤术后产生的胃肠功能紊乱、倾倒综合征、胆汁反流所致的吻合口炎等功能紊乱性病症。

(2) 在放疗中运用中医药治疗，可以减轻放疗的不良反应，以保证放疗顺利进行，提高治疗效果。

(3) 在化疗中配合中医药治疗，能够减轻化疗的毒副反应，保护各脏器的正常功能，减轻患者的病痛，使化疗能够顺利进行；同时，配合中医药治疗可提高化疗药物的敏感性，减少肿瘤复发和转移，增强疗效。

(4) 除用于改善病人体质外，中医药治疗还用于促进机体的免疫功能。对患有早期肿瘤，不必作术后放疗、化疗的病人，运用中医药治疗可增强人体抵抗肿瘤复发、转移的生理机能，提高病人的远期生存率。对无手术、化疗、放疗指征的晚期肿瘤病人，可以用中医药治疗减轻痛苦，延长生存期。

7. 抗癌中草药和中药抗癌作用机制

(1) 抗癌中草药结合辨证选用。根据药性分以下几类：

① 清热解毒类：如白花蛇舌草、半支莲、山豆根、白英、蛇莓、紫草、藤梨根、墓头回、冬凌草、金荞麦、土茯苓、蜀羊泉、青黛等。

② 活血化瘀类：如莪术、地龙、地鳖虫、天龙、蜈蚣、全蝎、斑蝥、石见穿、大黄等。

③ 化痰软坚类：如大贝母、皂角刺、天南星、半夏、山慈菇、冰球子、夏枯草、昆布、海藻、生牡蛎等。

④ 健脾祛湿类：薏苡仁、猪苓、茯苓、白术、汉防己等。

⑤ 以毒攻毒类：马钱子、雄黄、蟾酥、斑蝥、全蝎、蜈蚣、土鳖虫、附子、川乌、草乌、砒石、汞等

⑥ 其他：如八月札、蛇六谷、威灵仙、急性子、鸦胆子、射干、木瓜等。

(2) 中药的抗癌作用及机制：中药的化学实体是活性物质群，具有多靶点、多效性的特点，作用的基本形式是调整，而肿瘤是多因素、多阶段形成的，药病相合，能抑制其发生、发展，尤其是在改变机体生癌环境及抗肿瘤复发、转移中可发挥化疗药物不可替

代的作用。根据目前中药的实验室研究，中药的抗癌作用及机制有以下几个方面：

① 诱导细胞分化：这是诱导癌细胞向正常细胞逆转的重要方法，如葛根能明显诱导人早幼粒白血病细胞（HL-60）向粒细胞系统分化，使 G_1 期细胞比例明显增加。巴豆也有类似作用。丹参酮对宫颈癌细胞株（ME180）具有较好的诱导分化作用，使细胞形态良性分化，生长减慢，其机制是抑制 C-myc、Ha-ras 等癌基因的活化，增强促进细胞分化基因 C-fos 的表达。淫羊藿成分——淫羊藿苷（ICA）通过提高细胞内 cAMP/cGMP 比值，诱导 HL-60 细胞分化成熟。砷剂、复方青黛片也是通过诱导分化来缓解白血病的。许多扶正类作用均有诱导细胞分化的作用。

② 促进细胞凋亡：细胞凋亡与死亡是有本质区别的。细胞凋亡又称程序性细胞死亡，其特征为：质膜保持完整性，而核染色质固缩，内源性内切酶激活，染色质 DNA 降解成寡聚核小体，电泳带谱表现为特征性梯状带。诱导肿瘤细胞凋亡是治疗肿瘤的重要途径。中药在这方面起着重要作用。如莪术中提取的榄香烯能阻滞 HL-60 细胞从 S 期进入 G_2 期及 M 期，诱导 HL-60 细胞凋亡，且有量一效关系。天花粉蛋白（TCS）可使小鼠黑色素瘤 G_0/G_1 期细胞增加，S 期细胞减少，即呈现 G_0/G_1 期阻滞现象，促使恶黑细胞凋亡。众所周知，Bcl-2 基因的高表达可阻滞细胞凋亡，而丹参酮可使其表达降低，促使 HL-60 细胞凋亡。砷剂、青黛也有类似的作用。

③ 调节信息传递：信息传递通路中某一环节发生异常，可引起细胞生长失控，导致细胞不良分化和增殖，是肿瘤发生的重要因素。最为典型的两条信息系统是：环腺苷酸（cAMP）—蛋白激酶A（PKA）与二酰基甘油（DAG）—蛋白激酶 C（PKC），前者促进细胞分化抑制细胞增殖，后者促进 DNA 合成，细胞增殖。两者的正负调控类似中医的阴阳制约理论。中药复方白龙片（由黄芪、当归、白毛藤、龙葵等组成）可使人胃癌 MGC80-3 细胞内的 cAMP-PKA 信息系统上调，而使 DAG-PKC 系统下调，从而抑制胃癌细

胞的不良分化和增殖，从而证实了某些中药通过调节细胞的信息传递来抑制肿瘤的生长与发展。

④ 抑制肿瘤血管生成：血管生成是实体瘤生长和转移过程中的生物特性表现，当肿瘤体积超过 2 mm^3 时，如果没有血管长入，肿瘤组织将保持静止状态或者发生退化，反之则成指数倍增长。肿瘤血管生长过程一般认为其受血管生成促进因子 VEGF、PT-GF、TGF、EGF、FGF、基质金属蛋白酶(MMP)、某些白细胞介素和黏附因子等的影响。其中，只有 VEGF 专一作用于血管内皮细胞。而中药中提取的姜黄素、槲皮素、多西紫杉醇、人参 Rg3、云芝多糖和中成药康莱特、参麦注射液等有抑制、调节 VEGF 的作用。

⑤ 抗多药耐药：肿瘤细胞对多种化疗药物产生耐药性是化疗失败的重要因素。如多耐药基因 Pgp 高表达是多种药物耐药(MDR)的主要原因。Pgp 是一种能量依赖性“药泵”，它与癌细胞结合，可将药物“泵”出细胞外，从而降低癌细胞内药物的浓度，使化疗失败。而中药川芎嗪、汉防己甲素、补骨脂油提取剂 R3、姜黄提取物等有抗耐药的作用，从而增加癌细胞对阿霉素、长春花碱、长春新碱等抗癌药物的敏感性。

⑥ 调节生物反应：许多中药具有生物反应调节剂(BRM)样作用，如扶正培本、活血化瘀、清热解毒类中药能活化巨噬细胞，促使 B 细胞产生抗体，调节 T 细胞亚群，提高 NK、LAK 细胞的活性，诱导 IL-2、INF，抑杀靶细胞。如黄芪中的有效成分 F3 诱生 IL-2 提高 LAK 细胞攻击力；灵芝多糖 GL-B 可促进肿瘤坏死因子(TNT-α)和干扰素(TNT-γ)的分泌，还有生白术、天门冬、莪术等中药均有 BRM 样作用。为中药治癌提供了新的依据。

⑦ 直接攻击、杀伤癌细胞：业已证明，某些中药，尤其是有毒中药或中药中提取的生物碱、黄酮类等具有直接抑制肿瘤细胞增殖作用，如抑制 DNA、微管和其相关的酶，从而干扰细胞分裂和 DNA 复制。中药青黛的有效成分靛玉红，主要通过抑制 DNA 聚合酶而阻止细胞分裂；从长春花中分离出的长春新碱、长春花碱与管蛋白的聚体结合，干扰微管聚合，影响细胞的有丝分裂；喜树中

提取的喜树碱、羟基喜树碱能抑制 DNA 拓扑异构酶Ⅰ，抑制细胞 DNA 合成；三尖酯碱抑制 DNA 聚合酶 α 活性，延迟 G_1 向 S 期移行；鬼臼乙叉苷、鬼臼噻酚苷等干扰 DNA 拓扑异构酶Ⅱ的 DNA 断裂重新连接反应，使染色体畸变和细胞死亡；紫杉醇促进微管蛋白的聚合并抑制其解聚，使细胞周期阻断在 G_2-M 期。此外，还有冬凌草甲素、马蔺子甲素、苦参碱、巴豆碱、农吉利，雷公藤、山豆根、鸦胆子油、斑蝥素、华蟾素等也有明显抑杀癌细胞作用。

补肾健脾、益气养血配合清热解毒、化痰软坚的中药，既可增强机体免疫功能，又可抑制肿瘤的生长，以达到“扶正而不恋邪”、“祛邪而不伤正”的目的。扶正类中药与化疗药配合使用，可在扶助正气的同时，增强化疗药物的抗癌效果，且能避免单纯化疗中的肿瘤“反跳”现象。

8. 中药的使用方法和给药途径　中药的使用一方面仍保持饮片、丸、散、膏、丹等传统制剂，另一方面用现代科学提取制成注射剂和其他制剂。

(1) 口服煎剂：是中医药最传统、最广泛应用的方法，在中医理论指导下，以辨证论治原则，根据患者病种、症状及机体状况处方用药。此法可随证加减，易于“辨病与辨证相结合”。

(2) 传统中成药：包括丸、散、膏、丹等制剂，古代记载中对肿瘤有效或现代实验证明有一定抗癌作用的药物。如犀黄丸、梅花点癥丹用于乳腺癌和食管癌；当归芦荟丸对治疗慢性粒细胞白血病有一定效果；六味地黄丸治疗食管上皮重度增生等。

(3) 现代中成药：是在传统中医理论和现代医学研究的基础上研制的各种口服药，这是当前最多的形式。例如健脾益肾冲剂、贞芪扶正冲剂、肝复乐、肺瘤平膏等。

(4) 中药注射剂：也是在传统中医理论和现代医学研究基础上进行工艺提取制成注射剂的。如康莱特注射液是从中药薏苡仁中提取有效成分而制成的，对肺癌、肝癌患者可提高免疫功能有一定的抑瘤作用。还有黄芪多糖注射液、生脉注射液、参芪注射液等。

(5) 中药提取有效成分：如从青黛中提取靛玉红，从马蔺甲中提取马蔺甲素，从山慈菇中提取秋水仙胺，从喜树中提取喜树碱，又如冬凌草素、藤黄酸、斑蝥素、苦参碱、汉防己甲素等。我国运用中西医结合方式对恶性肿瘤进行了大量的临床观察与实验研究，已形成了防治肿瘤的一大特色——中西医结合。从单方、验方到辨证论治的复方研究，进而中西医结合综合治疗，开始有序和合理地应用中西两法。

(6) 外用中成药：中药制成的外用药对浅表肿瘤病灶有抑制作用。例如“皮癌净”(红砒、头发、指甲、大枣等烧制而成)对皮肤癌有较好的疗效。“三品”(白砒、明矾、雄黄等)治疗宫颈癌有效，制成的栓剂插入宫颈内，使肿瘤脱落，有的病例生存期可达 5 年以上。

(五) 肿瘤的介入放射治疗

介入放射学是指在 X 线、CT 等影像设备引导下，将特制的穿刺针、导管插入人体病变区，进行影像学的诊断、治疗，并取得组织学、生物化学、细菌学标本的临床学科。介入放射学治疗技术始于 20 世纪 60 年代，80 年代初在我国崛起，目前已成为肿瘤治疗手段之一。常用的方法有动脉灌注疗法、动脉栓塞疗法、经皮肝穿胆道引流术、内支架治疗肿瘤性管腔狭窄、介入导向下的基因治疗等。

1. 动脉灌注疗法

(1) 原理：经肿瘤供养动脉直接灌注化疗药物，疗效比静脉给药好。其主要理论依据：

① 经靶动脉给药使肿瘤组织内药物浓度高，对肿瘤的杀伤力强。

② 当药物经过血液循环后，再次来到肿瘤组织局部，重复对肿瘤细胞进行打击(如同静脉化疗)。

③ 经靶动脉给药，由于药物的首次效应使靶器官内药物量摄取多，流经身体其他部分的药量减少，一方面可增加局部化疗药物浓度，增强对肿瘤的杀伤作用，另一方面又可减少全身的不良反应。

（2）适应证及临床应用：动脉内灌注抗癌药物常用于治疗肝癌、胆系肿瘤、胰腺癌、肺癌、盆腔肿瘤，也用于治疗头颈部肿瘤、胃肠道肿瘤及四肢恶性肿瘤。对于外科手术不能切除的肿瘤可用此法进行姑息治疗；也可以通过灌注抗癌药物后使肿瘤缩小，再行外科手术切除；还可以对拟行肿瘤切除术的病人给予术前或术后动脉内灌注化疗，预防术后肿瘤复发。

常规动脉用药多联合用 2 种或 3 种化疗药物，可加用免疫制剂。如对于肝癌、肺癌、胃癌和胰腺癌的治疗，常用药物是 FuDR、OPT、E-ADM、IL-2、吉西他滨等。需要长期规律性动脉内化疗的患者可埋植动脉药盒系统“PCS”（静脉药盒系统提供的“静脉输液港”同样适用于需要全身静脉化疗的患者）。为了提高灌注疗效，据个体差异可间隔 1～4 周再行灌注。

（3）术后处理及并发症：术后包扎加压穿刺部位，穿刺侧肢体制动 6～8 h，防止穿刺部位出血和血肿形成。

动脉插管化疗后药物反应可持续 5～7 天。经腹腔动脉或肝动脉灌注时，如出现少量化疗药物反流入胃十二指肠动脉、胆囊动脉，可引起胃炎、胃溃疡或胆囊炎等并发症。也可引起肝、肾功能暂时性损害，需加以预防。

插管所致的并发症常见的有动脉内膜损伤、动脉夹层、动脉狭窄或阻塞以及动脉瘤形成。

2. 动脉栓塞疗法

（1）原理：使用栓塞剂临时或永久性阻断肿瘤血供，控制和延缓肿瘤生长。临床常用的栓塞剂有：自体凝血块和组织、明胶海绵、无水乙醇、不锈钢圈、聚乙烯醇、碘油、微囊或微球、中西药化疗栓塞乳剂、组织黏合剂、硅酮、可脱离球囊等。

（2）适应证及临床应用：动脉栓塞疗法在肿瘤的治疗中常与化疗相结合，称之为化疗性栓塞。将导管插进肿瘤供血动脉，在栓塞前做动脉造影以了解血管分布与变异、肿瘤大小与浸润范围以及侧支循环等情况，再据此选择栓塞剂和治疗方案。常用于肝、肾、头颈和盆腔肿瘤的治疗，还可用于肿瘤所致的紧急性出血的治疗。

动脉栓塞疗法操作方法各异，但都应遵循以下基本原则：

① 要正确选择和使用栓塞剂。

② 要严防栓塞剂反流。

③ 以消除病变组织、保留正常组织为目的。

原发性肝癌采用微导管超选择至供养肿瘤的肝段动脉支，行肝段化疗性栓塞，可使肿瘤的栓塞更为彻底，而肝功能不受损害或损害很轻，疗效明显提高，不良作用大大减低。肝段性栓塞时注入碘油乳剂，可同时栓塞肝肿瘤的动脉血供、微血管及瘤周的门静脉小分支，达到肝动脉、门静脉联合栓塞的目的，使肿瘤灶的坏死更彻底。

肾癌使用栓塞疗法常于术前5～7日内作栓塞治疗，可使肾肿瘤缩小，尤其对于富有血供的肾肿瘤，可减少术中出血，还可以增强机体对肿瘤的免疫能力。对不能切除的肾肿瘤可采用栓塞疗法作姑息治疗，以减轻症状。

(3) 术后并发症及处理：几乎所有患者在栓塞治疗后都会出现“栓塞后综合征”，即有恶心、呕吐、局部疼痛和发热等症状，这些症状出现的严重程度因人而异，一般症状维持3～7天，对症处理后均可缓解。其他常见的有胃炎、胃溃疡或胆囊炎、食管静脉曲张破裂大出血、肝肾功能衰竭等。非靶器官误栓塞少见，但可能出现脾梗死、胰腺梗死、肾梗死、胆囊坏死、肠坏死等严重并发症等。

插管引起的并发症有局部血肿、动脉内膜损伤、动脉夹层、动脉狭窄、阻塞及假性动脉瘤形成。

3. 经皮肝穿胆道引流术

(1) 原理：经皮肝穿胆道引流术指在X线透视和B超辅助下，使用穿刺器械形成体表到胆道的直接通路，有效引出淤滞在胆道内的胆汁，减轻胆道高压的技术。包括外引流、内引流和内支架引流术。

(2) 适应证及临床应用：可治疗胰腺癌、胆管癌、胆囊癌、肝癌及肝门转移性肿瘤引起的梗阻性黄疸，亦可作为术前胆管减压，为外科手术作准备或作为恶性梗阻性黄疸患者的姑息治疗。若与动脉化疗灌注栓塞相结合（“双介入”疗法），可延长生存期，尤其适于年老体弱的患者。

内引流术多用于胆总管下端梗阻，如胰头癌；外引流术多用于肝门转移性肿瘤压迫总胆管或胆管癌、胰腺癌所致的高位梗阻；置放内支架术可避免外置引流管所致的精神负担、生活负担和皮肤留置插管的伤口感染。

(3) 术后处理及并发症：术前、术后应用广谱抗生素及止血药。镇痛药要谨慎使用。导管护理十分重要，尤其在操作后 1 周内。在穿刺瘘道未形成时导管脱落，易引起胆汁漏入腹腔导致胆汁性腹膜炎的严重并发症。若在穿刺道形成后导管脱落，可从原针道插入新的引流管，若原道已闭合，则需重新穿刺插管。

常见并发症：菌血症或败血症、胆血症、血管胆管瘘、动静脉瘘、胸腔并发症（如气胸、胆汁胸、血胸等）、出血（包括肋间动脉穿破出血、肝包膜下血肿、腹腔内出血）、胆瘘、导管脱落等。

4. 内支架治疗肿瘤性管腔狭窄

(1) 原理：由不锈钢丝、钽丝及镍钛合金丝制成的内支架，放在血管、胆管、尿道、气管及食管等管腔内，靠其膨胀力来保持管腔的长期开通。

(2) 适应证及临床应用：常用于气管狭窄及上腔静脉压迫综合征、食管癌所致狭窄、下腔静脉狭窄、胆管狭窄等。

(3) 术后处理及并发症：消化道支架植入术后禁忌冷食，并行制酸、止血、抗感染、镇痛等处理。术后 1 天、7 天、半个月后定期行数字胃肠等相关影像学检查，防止移位、堵塞等并发症。必要时行带回收线支架植入。

血管内支架植入术后行抗凝、抗感染及对症等处理，术后 1 天、7 天、半个月后定期行影像学检查。

常见并发症：大出血、支架移位或滑脱（异位栓塞）、疼痛、再阻塞（肿瘤、增生组织长入或血栓、异物堵塞）、组织嵌顿不能取出、感染等。

5. 介入导向下的基因治疗

(1) 原理:肿瘤是一种由于基因改变导致细胞异常增生所致的基因病。肿瘤介入导向下的基因治疗,就是指使用介入放射学中非常成熟的选择性插管的技术,精确使用基因操作手段,干预靶细胞的有关基因,以达到肿瘤治疗目的的一类方法(目前肿瘤基因治疗大多集中于基因转移)。需要长期规律性治疗的可以使用 PCS 进行简便操作。

(2) 适应证及临床应用:药盒植入或肿瘤动脉途径行基因治疗晚期肿瘤临床常用于难治性晚期肝癌、肠癌肝转移、胰腺癌、胆管癌、胰头癌、妇科肿瘤和恶性黑色素瘤等。方案拟定前应行基因靶点测序,确为相关基因缺陷存在时再选择使用相应基因产品。治疗方案上可行单独基因治疗和复合基因治疗方法(基因治疗+化疗、基因治疗+热疗、基因治疗+化疗+热疗)。

(3) 术后并发症及处理:不良反应主要有发热,少数有恶心、胸闷、腹泻。其他并发症有注射部位疼痛、寒战、恶心以及虚弱无力。绝大多数的副反应程度为轻中度。予以相应的对症处理能够缓解。

(六) 超声聚焦刀治疗恶性肿瘤

1. 概述　超声聚焦刀即高强度聚焦超声肿瘤治疗系统(HIFU)。该系统是一种大型的超声治疗肿瘤设备,具有定位准确、无创“切除”肿瘤、疗效明显等特点,是现代肿瘤治疗的新突破。

高强度聚焦超声肿瘤治疗系统一般由功率源、监控系统、计算机系统、运动系统 4 个部分组成。由功率源发射强大的电流或电脉冲作用于组合探头中的治疗头晶片,产生高强度聚焦超声声束;监控系统通过组合探头中的超声显像探头获得图像,以达到实时监控、定位焦域及疗效评价的目的;计算机控制及处理系统除发出指令使功率源工作外,还控制着组合探头不同方向的运动、治疗方式、声像图采集并进行图像处理。HIFU 一般采用频率为 1 MHz 左右的超声波,聚焦后焦域内可达 1 000 W/cm^2 以上的高声强,与肿瘤超声温热治疗是不同的。

2. 治疗原理　超声波作为一种非放射线类机械波，具有良好的能量渗透性和生物组织内聚焦性。超声聚焦刀治疗原理是将体外的低能量超声束用聚焦方式准确聚焦于机体内肿瘤病灶处，通过焦点区的高能量超声波产生瞬态高温效应，致病灶内组织温度在 0.5～1 s 内骤升至 65～100℃，并伴发一系列空化、机械及声化学等复合效应，从而使受损肿瘤组织产生凝固性坏死，失去增殖和转移的能力。这些良性化的病灶最终会被机体溶解、吸收。

3. 治疗机制　采用超声治疗肿瘤的基础之一是超声可杀灭肿瘤细胞，且某些肿瘤细胞较正常细胞对超声更加敏感。大量实验及临床研究表明，HIFU 在治疗肿瘤过程中可产生一系列生物学效应，它使肿瘤细胞在形态、功能和结构等方面发生了不可逆变化。这些生物学效应主要有：

(1) 高温效应：超声波在传播过程中，其振动能量不断地被传声的介质吸收转变成热能而使自身温度升高。在 HIFU 治疗时，焦域内温度在几秒内即可达 65℃以上，其热效应是非常显著的。

(2) 空化效应：组织内，尤其是细胞的膜性结构(包括质膜和核膜)内的微气泡在声场的负半周期内迅速膨胀，随后在正半周期内被压缩以至崩溃，从而对该组织细胞造成严重损伤和破坏。空化过程中气体局部温度可以很高，并伴随相当高的压强。

(3) 机械效应：HIFU 所产生的大振幅机械振动可对细胞产生拉伸、搅拌、凝聚、击碎、切割等作用，使靶区内的肿瘤受损破坏，达到治疗目的。

(4) 声化学效应：当细胞膜性结构在崩溃前的瞬态时间内的极端物理条件下(高温和高压)与组织内其他成分相互作用，可产生化学反应，致靶区内细胞受损。

(5) 增敏作用：HIFU 可增强细胞膜的通透性，有助于药物进入细胞内，使肿瘤组织局部药物浓度增加，又影响肿瘤组织血流而致清除率降低，故 HIFU 与化疗同用治疗肿瘤有增强疗效的作用。

(6) 免疫机制：实验及临床提示超声治癌中可能有抗瘤免疫参与作用，有学者认为是高温固化留置瘤苗和(或)空化效应诱导细胞产生免疫的作用。即一方面，HIFU 破坏肿瘤，使瘤/宿主优势得以改善；另一方面，HIFU 使瘤组织变性，肿瘤组织抗原性改变，更易于刺激机体免疫。

一般认为超声强度<1 000 W/cm^2，治疗时间>1 s，主要考虑热效应；而超声强度>2 000 W/cm^2，治疗时间 0.04～1 s 时，主要是产生空化效应。

4. 治疗方法　治疗时患者被妥善固定后，术者通过显像定位装置探测肿瘤位置、形状、大小，再用低能量的超声波透过人体组织聚焦，产生巨大的能量叠加而形成超声聚焦点——“刀头”。此时，术者操作计算机控制装置引导“刀头”对癌块进行点、线、面运动性扫描“切割”。由于可以通过调整体位等方法进行精确定位聚焦，除在癌细胞处形成三维立体凝固性坏死灶外，周围正常细胞安全无恙。因为没有动用刀剪等手术器械，患者既无创口，也不流血。

5. 实时疗效评价　HIFU 治疗中，B 超图像不仅可用于定位，还可通过对比治疗前后的声像图变化进行治疗效果判断。如病灶回声明显增强，一般属凝固性坏死的声像图表现，则可以结束该点或面的治疗；如回声降低，多提示能量不足，应加大治疗；如回声无变化表明无效，应通过加大能量、增加治疗持续时间和增加重复次数等方式进行调整。回声强度变化可因肿瘤的不同而各异，通常成骨型骨肉瘤因内含较多的骨性成分，在治疗中，很快即可见到回声明显增强，呈放射性的结构变成团状、点状强回声；以溶骨性为主的骨肉瘤、神经鞘膜肉瘤、乳腺癌回声呈现大片状逐渐增强；肝癌部分区域回声明显增强，部分呈大片状逐渐增强；脂肪肉瘤也呈大片状回声增强，但需在该层面重复治疗多次才能见到回声增强的表现。HIFU 治疗过程中，回声强度的变化也存在着假象，主要因空化作用产生微气泡所致，应注意鉴别。通常在治疗完成后，间隔 10～20 min，再次观察声像图变化，如某一层面回声增强不明显，可增补治疗，直到满意为止，便可结束本次治疗。

治疗时还应注意有无相邻血管、组织结构和神经及皮肤损伤，一旦发现异常情况，应即刻终止该层面的治疗或重新调整焦域后再行治疗。

6. 适应证　目前在临床上主要用于治疗腹腔、盆腔内的实体肿瘤以及四肢体表肿瘤，如肝癌、肾癌、肾上腺癌、胰腺癌、膀胱癌、乳腺癌、骨癌、前列腺癌、腹膜后肿瘤等。特别适用于肿瘤手术后复发或年老体弱不能耐受手术的病人。它的特点是在治疗癌症的同时可保留患癌部位的功能，如乳癌保乳、骨癌保肢、肝癌保肝等，这可极大地提高患者的生活质量。目前超声聚焦刀不能用于颅内肿瘤及含气空腔脏器肿瘤如肺癌的治疗。

（七）热疗

肿瘤热疗学是一门利用热的生物效应治疗肿瘤的学科，就是通过各种加热技术和方法，使肿瘤病人体内的肿瘤病灶温度升高到一定程度，借以杀灭肿瘤细胞的一种治疗方法。

利用加热治疗恶性肿瘤，尤其是治疗晚期肿瘤，在临床上应用已经有一百多年的历史，但由于种种因素的限制，直到 1985 年才被美国 FDA 认证为继手术、放射治疗、化疗、生物治疗之后的第五大肿瘤治疗手段。

1. 热疗的温度概念及目前常用的热疗设备　热疗在临床上的应用分为三类：局部热疗（包括浅表加热、腔内加热）、区域热疗（主要指深部肿瘤的加热以及各种热灌注技术）和全身热疗。根据治疗温度的不同，临床上又分为常规高温热疗（41～45℃）、固化热疗（50～100℃）、气化热疗（＞200℃）以及近年来提出的亚高温热疗（39.5～41.5℃）。

常规高温热疗技术在临床上应用得最为广泛，主要是配合放射治疗、化疗。由于热疗对常规治疗手段如放射治疗、化疗不敏感的肿瘤可起到协同杀伤及增敏作用，因而热疗可提高现有治疗手段对肿瘤的局部控制率，改善预后。用于满足这一治疗要求的热疗设备主要有：用于浅表肿瘤加热的 433 MHz、915 MHz、2 450 MHz微波治疗机；用于深部肿瘤的加热有各种不同频段的射频热疗机。当然，还有更高温度的热疗机，如产生 50～100℃高温而造成肿瘤组织凝固性坏死的热疗机(如射频多弹头、超声聚焦等)。总之,肿瘤的治疗强调综合治疗,热疗是综合治疗手段中的一种,应当合理、有效地配合常规治疗手段,如手术、放疗、化疗等,尽量避免单纯利用一种热疗设备来治疗肿瘤的被动局面。

2. 热疗联合放射治疗的生物学基础 热疗联合放射治疗用于肿瘤的治疗有着确切的生物学基础。其依据包括以下内容:

肿瘤细胞的热敏性高于正常细胞,而且正常组织和肿瘤组织存在血管结构及微循环上的差别,加热时,肿瘤温度要高于周围正常组织 3～7℃,因此合理的热疗技术并不会在对肿瘤细胞进行杀灭的同时对肿瘤周围的正常组织造成损伤。

放疗不敏感的肿瘤细胞主要是乏氧细胞和 S 期细胞,对热疗表现为高敏感性。

热疗可以抑制肿瘤细胞放射治疗损伤的修复作用。

因为肿瘤周边血供较好,所以热疗对肿瘤周边细胞的杀伤作用远不及对肿瘤中央的杀伤作用,其治疗失败的主要原因是肿瘤周边性复发;而放疗局部控制失败的主要原因是肿瘤中央的局部复发。

综合以上因素,合理地应用热疗和放射治疗,可以克服热疗、放射治疗的缺陷,起到优势互补、协同增敏的作用。

3. 热疗、放射治疗的联合应用及疗效

(1) 单独热疗的疗效:单独热疗尽管可取得一定的疗效,但有效率较低,而且即使是有效的病人,临床缓解时间也较短,故临床上一般不主张单独热疗。

(2) 单独放射治疗与热疗+放射治疗的近期疗效:热疗配合放射治疗用于肿瘤的治疗已经有几十年的历史,在临床工作、基础研究方面积累了较为丰富的经验。合理地应用放射治疗和热疗的联合治疗,可以将放射治疗对肿瘤的完全消退率提高 1 倍或 1 倍以上,从而提高放射治疗的局部控制率。

(3) 热疗+放射治疗的常见并发症:浅部加热最常见的并发症为局部皮肤烫伤,其发生率一般为 5%～20%。但如果在治疗过程中加以注意并做一些处理,则并发症可以降低到最低点,如治疗时毛发过多的部位疗前要去除毛发；同时可考虑用循环水袋来降低表皮温度。对于特殊部位如腋下、腹股沟、手术刀疤区等易出现局部烫伤的区域，应注意避免局部温度过高。对出现皮肤烫伤者，局部可按照烫伤的处理原则进行治疗。

深部肿瘤在采用深部射频机进行加热时，其皮肤烫伤几率远远低于微波治疗机，但因为深部热疗机采用的电磁波频段的影响，表现为皮下脂肪容易吸收过多的热量而形成“脂肪硬结”，尤其是对肥胖者其发生率较高，病人主要表现为局部疼痛、查体加热区域脂肪较多的部位有局部硬结，这种反应在热疗后数月的时间可以自行消失，对病人的生存质量并无太大的影响。

随机性研究证实：热疗配合放射治疗不仅不会增加放射治疗的并发症，甚至在一定程度上降低了放射治疗的并发症。

4. 影响热疗疗效的因素

(1) 热疗因素

① 热疗的次数：热疗次数到底多少为最佳，目前仍无定论。单次热疗很难保证瘤体受到均匀有效的加热，采用多次加热则可在一定程度上克服这方面的缺陷，因此目前临床上多主张多次热疗。但由于热耐受的影响，两次热疗的时间间隔最短不应低于48～72 h，也就是说1周热疗的次数最多为2次，且两次时间间隔要超过48～72 h。当然，也可采用1周一次热疗的方法，与放疗同步进行。

② 热疗与放射治疗的顺序：加温与放射治疗同时进行的增敏作用最大，但在照射前后1个多小时的时间内加热，都对放射有不同程度的加强作用。目前临床上经常采用的模式为先放射治疗后热疗，但先热疗后放射治疗对疗效并无明显影响，只要尽量把两者的时间间隔控制在40 min内，不宜超过1 h。

③ 分次热疗的间隔时间：间隔时间的长短主要取决于热耐受的问题。简而言之，热耐受定义为第一次加热后对后继加温产生的抗拒现象。此种现象为暂时性、无遗传性，一般可在加热后48～72 h后消失，以后细胞又再次恢复了对热的敏感性。因此，两

次热疗之间一般要间隔 72 h，也就是说，热疗最多 1 周 2 次。

(2) 肿瘤因素

① 肿瘤部位：对浅表病灶而言，凡病变位于较为平坦的部位如胸壁，因易于加热并有较好的温度分布，热疗的效果就表现得很理想。而头颈部病变因部位凹凸不平，加热使温度分布受到很大影响，从而影响其疗效。对深部病灶而言，应采用深部射频热疗，但因为射频电磁波受气体的影响，因此总的来说，对深部肿瘤效果，胸部肿瘤不如腹部，而腹部不如盆腔。如果肿瘤内均能得到有效的加热，则部位对疗效基本无影响。

② 肿瘤大小：一般认为热疗对晚期大块性病变的治疗有优势，主要是因为大块肿瘤较小肿瘤病变的热蓄积作用明显，因此，利用热疗来治疗小块性病变的价值有限。但目前国外的研究表明，非大块性肿瘤病变采用热疗和放射治疗的综合治疗一样可取得满意的疗效，而且在肿瘤的完全消退率和局部控制率方面优于大块性病变。因此，在临床上即使肿瘤不大，但如疗前考虑到肿瘤对放射治疗不敏感或放射治疗的局部控制较为困难，可直接选用放射治疗加热疗的治疗方案。

③ 肿瘤组织学类型：过去一般认为黑色素瘤、肉瘤效果好于上皮来源的鳞癌、腺癌等，但经过文献复习，则发现组织学类型与热疗效果没有直接相关性。

(3) 放疗相关因素

① 分次剂量：联合热疗的最佳放射治疗分次剂量目前仍不明确。因为热疗和放射治疗间的作用到底是协同作用，还是相互独立的作用，或者是两者兼而有之，目前仍无一致的结论。临床实践中，对浅表肿瘤常采用分次 3～4 Gy 的放射治疗以联合热疗。而对深部肿瘤，因分次剂量大的放射治疗容易造成放射损伤，所以还主张常规分割放射治疗。

② 总剂量：研究表明，放射治疗总剂量的高低显著影响热疗、放射治疗的疗效。为最大限度地提高放射治疗的局部控制率，可采用标准的根治剂量。目前尚未观察到热疗与放射治疗联合治疗

的并发症同单纯放射治疗比较有所增加；相反，热疗的介入，在一定程度上降低了放射治疗并发症的发生。

5. 热疗疗效评定标准　因为热疗＋放射治疗的病变基本为放射治疗不敏感的病理类型或大块性病变，单纯放射治疗较难控制者，此类病变热疗＋放射治疗尽管表现为有效，但如按照 WHO 评定疗效的标准，相当一部分有效的病变，尤其是大块性病变往往被判为无效，因此有人主张热疗＋放射治疗后疗效评定时间应推至治疗结束后 3 个月甚至半年时瘤体的变化才算断定是否有效。热疗治疗肿瘤有效的另外一个标准为瘤体内出现坏死区，尽管瘤体无明显变化，但如果疗后瘤体内出现坏死或原有坏死区域扩大，均可视之为热疗有效的一种标记。

四、综合治疗模式

目前，临床上常用的肿瘤综合治疗模式主要有以下几种：

1. 手术加术后辅助放、化疗　这是传统的综合治疗模式。绝大部分实体瘤都需对比较局限的肿瘤先手术，再根据病期决定是否加用放疗和(或)化疗。术后辅助放、化疗，可对术后全身存在的亚临床病灶或残留病灶作进一步的清除，减少局部复发和远处转移的发生。

2. 手术加术前放、化疗　又称新辅助放、化疗，适用于局部进展期、范围较大、手术有困难或手术无法根治的肿瘤。

优点：① 早作化疗无耐药，有效率高；② 术前行化疗，因肿瘤血管完整，抗癌药容易到达肿瘤；③ 肿瘤未经切除即行化疗，能了解抗癌药的有效性；④ 早期作全身治疗有可能使预后得到改善；⑤ 有可能抑制术后残留肿瘤细胞的活性；⑥ 如有效，可最大限度地保留器官功能并通过化疗和(或)放疗，为不能手术的病人创造机会。

缺点：① 存在治疗无效，病情进展的情况；② 如果是非浸润癌，会造成治疗过度。

术前放、化疗在乳癌、直肠癌及食管癌、胃癌、软组织肉瘤等肿瘤的治疗中已取得较好的效果。

3. 联合放、化疗，加或不加手术　主要适用于晚期无法手术的肿瘤病人，或某些部位手术困难的情况，同时放、化疗能有效控制局部病变和全身进展，提高病人的生存质量。同时放、化疗的好处还在于有可能提高进展期病人的器官保有率，比如，头颈部病人的保咽、肛管癌患者的保肛等。同时，放、化疗也用于控制某些不适于根治手术的局部原发灶和转移灶，如上腔静脉综合征、颅内转移和骨转移等。同时，实施放、化疗时，制定合理的治疗计划至关重要，要考虑到病人的耐受能力和生活质量。

在上述治疗模式的基础上，配合其他局部治疗和全身治疗手段。

局部治疗包括介入、γ 刀、X 刀、超声刀、热疗等手段，全身治疗包括免疫治疗、基因治疗、分子靶向治疗和中医药治疗等。

第六章　肿瘤诊治进展及其新技术的应用

一、肿瘤诊断新技术及其应用

（一）基因诊断

基因诊断是指采用分子生物学方法，在DNA或RNA水平对基因的结构和功能进行分析，从而对特定的疾病进行诊断。肿瘤基因诊断是利用特定的DNA探针与目的基因形成分子杂交的原理，也可以利用已知DNA顺序设计引物对目的基因进行PCR扩增，从DNA水平和mRNA的基因转录水平上检测出肿瘤基因的存在和基因缺陷，从而做出诊断。过去基因诊断主要是在DNA水平上进行的，因而基因诊断又称为DNA分析。但是，有时直接在DNA水平进行基因诊断操作较为困难，而且基因的改变会直接导致基因转录和表达的变化，因此需要从RNA水平进行基因诊断。诊断的基因涉及多种癌基因、抑癌基因及相关基因，为肿瘤的基础研究、肿瘤防治和肿瘤的个体化或预见性治疗提供了更为充分的证据。

1. 基因诊断技术

（1）DNA探针杂交技术：DNA探针杂交技术是以已知DNA片段作为探针，与待测样品DNA或其片段进行核酸分子杂交，从而判断两者的同源程度。它包括Southern杂交、Northern杂交、斑点杂交、液相杂交、夹心杂交、原位杂交和寡核苷酸探针技术等。Southern杂交是最经典、应用最广泛的杂交技术，根据基因探针与待测DNA限制酶酶切片段的带谱，可以直接确定致病基因的缺陷或在RFLP连锁分析中区分亲代染色体；Northern杂交应用于检测目的基因的mRNA；斑点杂交技术是将待测DNA或mRNA直接点在杂交膜上，与探针进行杂交，该方法适用于基因拷贝数多的样品，具有简捷、快速的特点，常用于流行病和感染性疾病外源性致病基因的检测。寡核苷酸探针技术是检测点突变的有效技术。根据已知点突变的确切位置,可人工合成相对应的正常和突变的寡核苷酸探针进行杂交。此技术的优点是探针易合成和标记,不仅可用于有点突变的等位基因的区分,还可用于 mRNA 的检测。原位杂交是直接在组织切片或细胞涂片上进行杂交。在合适的条件下,用高比活度探针可获理想效果。同时该技术还可结合光镜和电镜进行定位,是一种在基因水平上进行分子病理诊断的好方法。该技术可检出细胞中单拷贝 mRNA,估算病毒在宿主细胞中复制和转录的程度,对于病毒感染,特别是长期潜伏的病毒感染和一些退行性疾病的诊断很有帮助。

(2) PCR 和 RT-PCR 技术:DNA 探针技术主要通过提高探针的比活度以提高检测的灵敏度,与此不同的是,PCR 技术通过提高待测基因拷贝数以提高检测灵敏度。由于其操作简便而快捷,PCR 技术现已成为基因诊断的主要方法,不仅可以在 DNA 水平上检测待测基因,而且可在 RNA 水平上进行分析,即采用 RT-PCR 方法。它使那些基因本身没有突变,而是转录水平发生差异、大片段的基因检测、内含子拼接位点不恒定的融合基因的检测均变得更为方便。并且可以利用内对照、竞争片段、掺入带荧光的标记物进行半定量、定量检测,这为更精确地分析待测基因的变化提供了条件,结合运用 SSCP、RFLP 等分析方法则大大提高了上述检测的灵敏度。

(3) 其他技术:主要包括 PCR 法与 DNA 探针技术相结合的方法、DNA 探针技术与其他技术相结合的方法。但此类方法在日常检测中并不常用。

2. 基因诊断在恶性肿瘤中的应用　与其他一些疾病相比,肿瘤的表现特点显然复杂得多。这不仅限于表型,也反映在基因结构及其表达的变化上。某一肿瘤的产生常常涉及多个基因的变化,这为肿瘤特异性分子诊断的临床应用带来了困难。所以肿瘤基因诊断不如遗传性疾病、感染性疾病的分子诊断开展得普遍。但随着近年来分子生物学理论及技术的发展,临床诊断工作也在逐步进行。

(1) 恶性肿瘤的特异性基因诊断：目前这一工作在血液系统肿瘤中开展得较为成功。一方面，在一些白血病中，由于发现一些非随机染色体的易位及其产生的融合基因对某些特殊亚型的白血病具有特异性，因此可用检测特殊融合基因的方法进行某些白血病的诊断。如绝大多数慢性粒细胞性白血病患者具有 t(9;22)易位所形成的 bcr-abl 融合基因。又如，急性早幼粒细胞性白血病几乎 100%具有 PML/RARα 融合基因，因此可通过检测该融合基因诊断那些依靠形态及染色体难以确诊的患者。同时，通过高灵敏性的 PCR 方法可对 APL 患者进行微小残留病变的检测。另一方面，在淋系白血病中，由于存在单克隆或寡克隆的细胞群，而免疫球蛋白(Ig)和 T 细胞受体(TCR)的基因重排和表达是淋巴细胞所特有的体细胞遗传学改变，因此，淋系肿瘤中存在大量均一的 Ig 或 TCR 基因的 V-(D)-J 组合。这些均一的重排基因便可作为 B、T 恶性淋巴细胞增殖性疾病的克隆标志。应用 Southern 杂交或 PCR 方法可检测这些标志，对该类疾病进行诊断及微小残留病变的跟踪和监控。

(2) 恶性肿瘤相关基因分析：如上所述，肿瘤的发生是多基因、多环节的，一种肿瘤的发生可以涉及多个非特异性的癌基因、抑癌基因、凋亡与抗凋亡基因的各种变化：基因缺失、插入、扩增、突变、表达过量等。这使肿瘤相关基因的研究成果直接用于临床变得较为困难。然而每种肿瘤还是可能具有其相对特异的"基因图谱"的。其理论基础是，在细胞成长过程中，基因的表达与改变(如重排)严格地受到组织特异性和分化特异性两种方式的调控。某一类型的肿瘤细胞总是停滞于分化途径的某一阶段，那么总是存在特异于该阶段的相关基因的改变。因此，通过对肿瘤相关基因的分析，同样可对临床起到鉴别诊断、判断预后的作用，如对儿童神经母细胞瘤、神经上皮瘤所进行的研究工作。这两种肿瘤在组织病理学上很难进行鉴别诊断和分类。当用印迹杂交法检查上述两种肿瘤的 N-myc 和 c-myc 表达图谱时，发现两者的表达图谱迥然不同：所有神经母细胞瘤都有 N-myc 的扩增，同时具有很高水平的 N-myc mRNA 表达活性；神经上皮瘤只含有单一拷贝 N－myc，其表达 mRNA 的水平不及神经母细胞瘤的 1%。相反，神经母细胞瘤无 c－myc mRNA 的表达活性，神经上皮瘤却具有高水平的 c－myc mRNA 的表达。因此，根据 N－myc 和 c－myc 的表达图谱即可将上述两者鉴别出来。在预后方面，人们发现在神经母细胞瘤中，N-myc 的扩增与预后具有高度相关性，扩增倍数越大，预后越凶险，反之亦然。最近，一种多肿瘤相关基因分析方法已开始应用于临床，即"基因芯片"，它将多种已知肿瘤基因的探针固定于一张膜上，并与患者标本进行杂交，然后对待测标本的基因图谱进行分析，从而做出相应诊断并提示预后。相信这一技术的应用前景甚为广阔。

(3) 恶性肿瘤的分子病理学诊断：随着分子生物学技术特别是核酸原位杂交技术在病理学中的应用，使一向以组织和细胞形态观察为主的病理学走上了形态与基因诊断相结合的分子病理学道路。由于原位杂交可在病理切片上进行，这样就可以在组织、细胞和亚细胞层次上定位目的基因或其表达产物，同时进行组织学和细胞学观察，若同时使用双标记探针或免疫细胞化学方法，则可以在同一标本上同时检测不同指标。原位杂交在肿瘤病理诊断中的应用至少包括如下几个方面：

① 致癌病毒的检测：如肝穿标本中肝炎病毒的检测与定位。

② 肿瘤细胞遗传学改变的检测：如目前逐步开展的荧光原位杂交技术(FISH)，不仅可以检测染色体分裂中期数目和结构的改变，还可识别常规染色体检测难以辨别的分裂间期、终末未分化细胞的染色体改变及标记染色体。

③ 细胞内基因结构和量的改变的检测：如在神经母细胞瘤患者中，N-myc 扩增或表达增强与不良预后直接相关。但是如果在整个肿瘤细胞群体中只有很少细胞具有 N-myc 扩增，用 Southern 杂交或 Northern 杂交通常很难检出，而用原位杂交则可把这些具有 N-myc 扩增的瘤细胞检出。同样，霍奇金淋巴瘤发生免疫球蛋

白基因的克隆化重组，用 Southern 杂交法不能鉴别发生基因重组的细胞类型，而用原位杂交则可鉴别之。

④ 基因表达产物的检测：该法对神经内分泌肿瘤的检测独具优点。因为这种肿瘤多数产生异位激素，其激素合成后立即分泌到血液中，用免疫细胞化学法检测瘤细胞中激素含量时均得阴性结果，若用原位杂交法检测该种激素 mRNA，则可得阳性结果。

⑤ 肿瘤分化程度的确定：如甲状腺癌细胞中甲状腺球蛋白 mRNA 的含量分析表明：分化很好的细胞 mRNA 含量大于 2000 拷贝/细胞，中度分化的癌细胞则为 600～1 000 拷贝/细胞。

⑥ 实体瘤中抗药性肿瘤细胞的定位检测：如 MDRl 基因扩增与表达的检测，以提示临床耐药的细胞类群。

（二）组织芯片技术

组织芯片又称组织微阵列（tissue microarray，TMA），由 kononen 等于 1988 年在 *Nature* 上首先报道，是一种以形态学为基础的分子生物学新技术，是指将数十个、数百个乃至上千个小的组织片整齐地排列在载玻片上而制成的缩微组织切片，根据不同的需要自由组合和设计，利用免疫组化染色、原位杂交等多种方法进行研究，不仅能进行形态学观察，而且可在同一芯片上对上百种分子生物标记进行检测分析的一种分子生物学新技术。

1. 组织芯片在肿瘤诊断中的应用　虽然组织芯片对于肿瘤的病因学及发病机制、诊断和鉴别诊断、治疗和预后评估等方面的研究起到重要的作用，但采用的研究方法不一：有的进行传统切片和组织芯片效果比较，有的采用免疫组化方法和原位杂交方法对照，还有的通过制作不同的组织芯片进行对比分析，主要应用集中在以下几个方面：

（1）判断肿瘤组织来源：恶性肿瘤具有转移性，因此判断其组织来源成为肿瘤诊断中的一项重要工作内容，而当前医学主要通过形态学及肿瘤标志物检测来完成这项工作。利用 TMA 测定组织来源肿瘤的相关基因表达，可以获取大量的生物学信息，利用 TMA 不仅可以方便地研究肿瘤相关基因及蛋白质在不同组织中的分布情况，而且可以研究肿瘤相关基因在同一组织的癌细胞和正常细胞之间的表达差异，为肿瘤的组织起源鉴别提供了必要的生物学信息。

(2) 肿瘤分期：同一肿瘤不同发展阶段的相关基因表达状况具有差异性，这些差异性可作为肿瘤不同发展阶段的特异性标志物，该技术可应用于对同一种肿瘤不同发展阶段的检测；通过对这些特异性标志物的检测，可以了解肿瘤不同发展阶段的特性，从而指导临床工作，进行针对性治疗。

(3) 肿瘤抗原的筛选：肿瘤细胞表达多种不同的组织抗原，而大多数肿瘤抗原并不具有免疫原性，因此，筛选出特异性肿瘤抗原，对肿瘤的免疫治疗至关重要。传统的筛选方法效率低下，而TMA 可以大幅度地提高抗原筛选效益。TMA 与基因芯片联合应用，可用于发现新的肿瘤相关基因。

目前利用 DNA 芯片技术已筛选出数百个新的候补肿瘤基因，而这些基因必须用大量的临床病例去检验，组织芯片技术为迅速完成这一任务开辟了道路。首先将 DNA 芯片筛选出的基因制成探针，然后将探针与组织芯片中众多的肿瘤组织进行荧光原位杂交，再确定肿瘤相关基因。在乳腺癌中利用该技术发现了17q23 与 20q23 这两个新的乳腺癌相关基因。

2. 组织芯片的基本制作方法　即将所选组织蜡块仔细核对后，先进行组织定位，然后用组织芯片制作仪或手工细针打孔方法从组织蜡块上采集圆柱形的组织芯片，再整齐放入已事先打好孔的空白蜡块中，孔径一般为 2 mm(组织芯片直径应与蜡块孔径相一致)，最后切片置于载玻片上，待下一步实验研究。常规每张切片厚度约为5 μm，可进行 100～200 张连续切片。根据需要进行相应的分子生物学操作，并利用计算机信息采集系统进行数据收集和处理等。

3. 组织芯片技术的优缺点　TMA 具有体积小、信息容量大等特点，可在同一张切片上高通量获得组织学、基因和蛋白的表达等信息，极大地提高了实验操作效率，降低了资金消耗，同时避免了不同实验条件下产生的结果误差，具有较强的可对比性和重复性。组织芯片技术的发展为探索生命奥秘提供了强有力的工具，使原本一些复杂繁琐的工作变得简单快捷，也使肿瘤研究方法更加高效，所获信息也越来越丰富。然而，在实际工作中也存在一些有待解决的问题，其中最主要的就是肿瘤的异型性，而组织芯片取样小，难以代表肿瘤全貌，可能造成一些判断上的误差，因此，在目前条件下，不能够代替常规病理进行单独检查。另一方面，组织芯片制作缺乏相应的操作标准，芯片质量得不到保障，操作中容易发生组织脱片、移位等。在组织来源方面，有些罕见的肿瘤病例标本难以获得，从而使研究受到限制。

（三）肿瘤微转移诊断技术

1. 肿瘤微转移的定义　1869 年首次在外周血中发现癌细胞以来，肿瘤微转移逐渐引起了人们的重视。所谓微转移（micrometastases），是指用常规病理学方法不能检出的非血液系统恶性肿瘤的转移。微转移的肿瘤细胞常以单个或微小细胞团的形式存在。发生微转移的瘤细胞大多数在形态和功能上与原发瘤无明显差异，少数有一定异质性，如转移的结肠癌细胞，其 CD44、V6、nm23、p53、p16 的表达较原发灶明显增强，肿瘤本身的细胞骨架蛋白和黏附因子等也发生一定的变化。淋巴结、血液循环、骨髓中存在的微转移提示肿瘤不再局限于原发灶，有发展为远处转移瘤的可能，但微转移灶也可长期处于 G_0 期或增殖与死亡平衡状态，只有当机体遭受种种打击或免疫力下降时，休眠的肿瘤细胞才会摆脱抑制状态而持续增殖，并发展为临床显性转移。

2. 肿瘤微转移的意义　肿瘤微转移是一个独立的预后指标，它的检出增加了在形成明确转移灶之前做出诊断的可能性，有助于确定建立在治疗强度、持续时间基础上不同的、个体化的治疗方案。大量的临床研究已经证实，存在微转移的肿瘤患者术后复发转移的风险增加，整体的生存率下降，预后不良；淋巴结微转移患者的生存期短，预后差。骨髓中检出癌细胞，表明患者已存在血液转移，就不能再作为早期患者对待，应及时合理地辅助治疗，改善预后。目前，有很多有关不同组织癌变与微转移的研究报道，从疾病的起因及预后都提示肿瘤微转移检测的意义是十分巨大的。

3. 微转移肿瘤标志物的选择　肿瘤标志物包括传统的大分子标志物（主要是大分子蛋白质）和基因标志物，大分子蛋白质以抗体为基础进行免疫组化（IHC）或蛋白质印迹（western blot）检测；基因标志物主要进行RT-PCR检测。

（1）细胞角蛋白（cytokeratins，CK）：CK起源于上皮细胞，是上皮细胞和上皮来源的恶性肿瘤细胞中间丝的组成成分，包括至少20种相关多肽的多基因家族，是上皮分化的最可靠标记物，对上皮组织的定性具有独特的价值。而血液、淋巴结、骨髓组织属于结缔组织，CK在这些组织中不表达，故CK系列被认为是检测循环癌细胞的敏感标记物。其中以CK家族中CK19和CK20运用得最为广泛。

（2）癌胚抗原（cancinoembryonic antigen，CEA）与癌胚抗原信使核糖核酸（cancinoembryonic antigen mRNA，CEA mRNA）：CEA是一种胃肠道肿瘤细胞以及某些幼稚细胞合成的蛋白质，可被肿瘤细胞分泌于血液和腹水中，CEA检测对消化系统恶性肿瘤的特异性较高，常应用于消化系统肿瘤的辅助诊断及恶性腹水的鉴别诊断。各因素分析证明，CEA作为预测胃肠道癌腹膜转移指标优于经典的肿瘤TNM分期及细胞学检测系统。但CEA指标阳性率较低，动态监测CEA变化对判断疗效和转归则有较好的应用价值。近年来，采用RT-PCR技术筛查mRNA用于微转移的检测，显示出很好的特异性和高敏感性。CEA mRNA几乎只存在于某些肿瘤细胞内，细胞外不存在游离CEA mRNA。因此，如在血循环、骨髓、淋巴结及胸、腹水等标本检测到CEA mRNA，则提示发生了相关肿瘤细胞的转移。

（3）血管内皮细胞生长因子（vascular endothelial growth factor，VEGF）：瘤内新生血管形成是肿瘤迅速增长、侵袭及转移的关键。VEGF是比较重要和有特性的促进血管内皮细胞生长的细胞因子，它能通过与受体作用，一方面促使微血管内皮细胞增殖、迁移；另一方面促进微血管的通透性增加，被认为是血管新生的重要启动子。作为一种特异的内皮细胞有丝分裂原，调控肿瘤的血管形成。新生血管的结构和功能异常，也有利于肿瘤细胞逃逸而发生转移，具有血管生成能力的肿瘤细胞更易在转移灶处存活和发展。研究发现，肿瘤患者的 VEGF 表达异常，比健康人明显升高，癌组织中的 VEGF 表达显著高于良性及正常组织。癌组织中 VEGF 表达阳性者的微血管密度（microvessel density, MVD）显著高于阴性者，而 MVD 计数与肿瘤大小和浸润深度密切相关，在人类的多种肿瘤中，肿瘤类 MVD 被认为是肿瘤转移潜能的一个较可靠的预测指标，原发瘤内 MVD 高者肿瘤的转移率高。

（4）基质金属蛋白酶（matrix metalloproteinase, MMPs）：MMPs 是一类锌离子依赖的催化 ECM 降解的重要蛋白水解酶，MMPs 家族至今已发现有 20 多个成员，MMPs 在多种恶性肿瘤中表达增高，肿瘤的间质中也有表达，提示 MMPs 与肿瘤的侵袭、转移有关。MMPs 破坏局部组织结构，促进肿瘤生长；破坏基底膜屏障，利于肿瘤转移；通过对 ECM 的改建，促进肿瘤新生血管的形成。MMP29 能特异性降解明胶及胶原，在肿瘤细胞侵袭穿透基底膜的过程中起着重要的作用。

（5）黏蛋白（mucin 1, MUC1）：黏蛋白基因也是一种上皮组织特异性标志物。编码上皮组织细胞膜上黏蛋白的核心蛋白，在正常外周血、骨髓及淋巴结中无 MUC1 表达，若在这些非上皮组织中检测到 MUC1，就提示癌组织的存在，可诊断为发生了转移。

（6）端粒酶（Telometase）：采用端粒酶反复扩增检测技术，通过 CR-ELISA 分析测定发现肝癌患者末梢血端粒酶活性阳性率比慢性肝病患者明显增高，比正常对照患者更高。在肝癌患者中，Ⅲ期具有血管浸润者明显高于Ⅱ期无血管浸润患者。通过检测血清端粒酶催化亚基 mRNA（hTERT mRNA），发现结直肠癌患者血清 hTERT mRNA 较正常人也明显增高。

（7）表皮细胞生长因子受体信使核糖核酸（epidermal growth

factor receptor mRNA，EGFR mRNA)：表皮细胞生长因子受体是一种糖蛋白，在表皮细胞生长因子的结合作用下，被激活而具有酪氨酸激酶的活性，产生自身磷酸化，启动细胞核内的有关基因，从而促进上皮细胞的分裂增殖。表皮细胞生长因子受体在乳腺癌、肺癌、大肠癌患者中的表达可达 50%～70%。外周血表皮细胞生长因子受体信使 RNA 的检测是测定肿瘤患者血循环中肿瘤细胞特异性和敏感性相当高的方法。

4. 肿瘤微转移的检测方法

(1) 免疫组织化学法：免疫组织化学法是利用抗原抗体反应的原理，对组织内的其他组织成分进行定位的一种方法，定位后显色反应，可鉴别单个细胞，其诊断准确度及辨别率均优于常规组织切片染色。

(2) 转基因法：此法主要用于肿瘤转移的实验研究，可发现早期小癌灶的形成。也有用绿色荧光蛋白(green fluorescent protein，GFP)基因转入肿瘤细胞内检测微转移灶的，这种方法可免去染色的麻烦，而直接在显微镜下观察肿瘤细胞和微转移灶的形成。但这一方法对技术条件要求高，不适于临床研究。

(3) 原位杂交法：利用生物素标记的 Alu 探针，采用原位杂交、斑点分析技术，检测基因组中的所有 Alu 序列，从而发现转移灶。这种方法目前只能用于动物模型，尚未用于人体的临床检测。

(4) 放射免疫：选择特异性针对肿瘤细胞表面抗原的抗体，标记放射性同位素，输入患者体内，根据显像结构可以准确地判断转移病灶的位置。另外，根据肿瘤原发部位的显像结果还可以判断疾病是否复发。该法不仅具有较高的灵敏度，而且有较高的特异性，但不适用于所有肿瘤的检测。

(5) PCR 技术：PCR 技术检测外周血、骨髓、淋巴结中的肿瘤微转移灶有两种方法：PCR 法检测肿瘤细胞中的基因突变、染色体重排而造成的异常 DNA 片断；RT-PCR 扩增或检测肿瘤细胞中特异的 mRNA 片断，它们在正常组织细胞中不表达。RT-PCR 检测肿瘤基因标志物是目前认为最适于发现肿瘤早期转移的方法。

(6) 基因芯片技术:近年来,基因芯片技术应用于微转移的检测,在技术上又进了一步。肿瘤是多基因变异累积的结果,每个肿瘤中异常基因组数量达 $10^3 \sim 10^5$,具备高通量、高效率、高自动化特点的基因芯片则适于肿瘤基因的表达研究。

二、肿瘤治疗新技术及其应用

(一) 个体化药物治疗

肿瘤治疗合理用药的核心是个体化给药。由于任何两个人几乎不可能有同样的基因信息,因此,根据药物基因组学的理论观,任何药物都不会对所有病人起作用。对于许多药物来说,它们的疗效和毒性存在很大的个体差异,测定产生这些差异的遗传基础以及按照各自的基因进行治疗是十分重要的。当医学进入"个体化医学"的时代时,每个病人应有一份属于自己的基因型药物,在临床治疗中必将采用因人而异的疗法,医师必须根据各种依据决定最适合病人的药物和剂量。药物基因组学正是从基因水平准确地阐述某些药物为什么对有些人可获得理想效果,而对另一些人则不然。它通过研究病人对药物的反应是如何受其基因影响的,从而解决为什么不同的病人对同一种药物有不同反应这一临床难题。药物代谢酶的遗传多态性是药物发挥疗效时引发的个体差异重要因素,迄今已在整个人群中鉴定出数十种酶的活性因人而异,这可能决定了病人对药物有利、有害甚至是致命的反应。

目前研究发现,药物代谢及相关的基因多态性在群体中表现出典型的个体表型差异。单核苷酸多态性(single - nucleotide polymorphisms,SNPs)作为基因组的标志之一,与疾病和药效的变化密切相关。随着分子测序技术的发展,以发现 SNPs 为起始,通过生物化学或临床研究来评价基因多态性在病人中有无表型差异,为临床合理用药提供依据。通过对一些疾病相关基因的 SNP 检测,将为药物基因组的发展及个体化用药奠定坚实的基础。通过检测对特定药物具敏感性或抵抗性的患病人群的 SNP 差异,今后有望用于指导临床个体化用药,提高疗效和减少费用,同时对药物治疗方案设计也具有指导作用。

(二) 腹部恶性肿瘤腹腔镜治疗进展

腹腔镜胆囊切除术已成为一种公认、成熟的手术方法，而腹腔镜手术在腹部恶性肿瘤诊治中的应用则还处于探索阶段，在许多方面仍然存在着较大的争议，如淋巴结的清扫范围、穿刺部位肿瘤种植、无瘤技术、切除标本的完整性、CO_2气腹对呼吸和循环等功能的影响等。即便如此，国内外许多医院依然开展了各种腹腔手术治疗腹部恶性肿瘤，亦取得了明显进步，尤其是在胃肠道恶性肿瘤的治疗方面更为明显，这与近年来胃肠吻合器、超声刀等设备的迅猛发展密不可分。而在肝、胆、胰恶性肿瘤的治疗中，腹腔镜手术的发展显得相对缓慢，其制约因素有：肝、胆、胰的解剖关系更为复杂，毗邻的重要脏器及血管较多，出血不易控制，手术操作空间狭小，手术器械尚不尽如人意等。

以下简述腹腔镜在腹部肿瘤诊治中的一些应用，借以反映腹腔镜的一些发展趋势。

1. 腹腔镜的应用

(1) 肝癌的腹腔镜治疗：自 1991 年国外首次开展腹腔镜肝脏良性肿瘤切除术以来，国内外已有多家医院开展了类似的肝脏肿瘤切除术，其中不乏原发性肝癌及肝转移癌的病例。随着手术技巧的提高，腹腔镜肝癌切除术的手术时间有明显缩短的趋势。Gutt 等应用免气腹装置行肝癌切除术获得成功，避免了CO_2气腹形成空气栓塞对患者呼吸、循环等功能的不良影响。手助腹腔镜肝癌切除术的优点在于如出现肝内主要血管破裂出血，术者能及时有效地止血，从而降低了手术风险。Francois 等对腹腔镜肝癌切除的病例做出较长期的随访及对照，结果表明，腹腔镜肝癌切除与开腹手术相比，两组术后并发症发生率、病死率、远期生存率及无瘤生存率均无显著差异。关于腹腔镜肝癌切除术的指征，一般认为，单发肿瘤，直径≤3 cm，位于Ⅱ、Ⅲ、Ⅳ、Ⅴ、Ⅵ肝段或肝脏前缘、侧缘者适合行腹腔镜下切除术；而位于Ⅰ、Ⅶ、Ⅷ肝段或与肝内大血管相邻，位置较深者，不宜行腹腔镜下切除术。因此，现阶段开展腹腔镜肝癌切除术，应选择位于肝脏表面的单发小肿瘤作为手术对象，这样能最大限度地保证患者的安全，同时手术亦容易成功。对位置较深的肿瘤，应以常规开腹手术为主，待手术技巧及设备进一步发展后再逐步扩大腹腔镜肝癌切除的适应证，是一种较为稳妥的方法。至于腹腔镜下行肝癌微波固化、激光、冷冻、射频、无水酒精注射等治疗，这些手术较肝癌切除术操作简单，出血少，手术风险小。

(2) 胆囊及胆管癌的腹腔镜治疗：目前胆囊癌的手术仍以开腹为主，腹腔镜下胆囊癌的切除主要发生在术前尚未确诊、多为合并胆囊结石者，在以治疗胆囊结石为目的的胆囊切除中意外发现胆囊癌。对于早期胆囊癌的腹腔镜切除术，5 年生存率与开腹胆囊切除术相比无差异，但术中胆囊穿孔者其生存率明显降低，提示术中应注意防止胆汁溢出。目前，关于腹腔镜下胆囊切除术的报道不多，说明仍须更大规模的病例对照观察及更长时间的随访，方可得出比较客观的结论。胆管癌的腹腔镜切除目前未见相关报道，从手术可行性方面看，早期中段胆管癌(从左右肝管汇合区至胆总管十二指肠上段)行腹腔镜下切除有一定的前途，因为腹腔镜胆囊及胆管与空肠吻合术已有多家医院开展，这为中段胆管癌的腹腔镜切除奠定了基础。对于胆总管下段恶性梗阻的姑息性治疗，除了胆肠吻合术外，腹腔镜下 T 管引流术则是一种较为成熟的手术，可以作为常规手术来开展。对于肝门部胆管癌及下段胆管癌，因位置特殊，目前要开展腹腔镜切除术尚不现实。

(3) 胰腺及脾恶性肿瘤的腹腔镜治疗：胰腺癌的开腹手术历来都是腹部外科的重大手术。胰腺周围毗邻许多重要的脏器及血管，可供手术操作的空间非常窄小，同时胰腺本身血供丰富，极易引起难以控制的大出血，因此，在现有条件下开展腹腔镜胰腺癌切除术难度极大，同时手术风险大，对患者的安全不利。即使如此，国内亦有个别医院成功地开展了腹腔镜下胰十二指肠切除术治疗十二指肠乳头癌，说明即使是腹部外科最为复杂的手术，在腹腔镜下同样能够顺利完成。相信经过不断的经验积累、技术改进和设备发展，将有更多的医院开展这项手术。腹腔镜脾切除术是肝胆外科开展较多的一种手术，国内许多医院都能顺利施行本手术，其安全性及成功率均较高，只是由于原发于脾的恶性肿瘤发病率极低，目前有关腹腔镜应用于脾恶性肿瘤的治疗报道很少。对于早期体积较小、局限于脾实质内的恶性肿瘤，行腹腔镜脾切除术是可行的，在技术上不会存在太大的困难。

（4）胃肠道恶性肿瘤的腹腔镜治疗

① 胃癌的腹腔镜手术：由于胃肠道毗邻的重要脏器及血管较少、手术空间较大、术野暴露良好、出血容易控制、吻合方便，因此，胃肠道恶性肿瘤腹腔镜手术的发展较肝胆恶性肿瘤更为迅速。20世纪90年代，日本率先开展了腹腔镜下早期胃癌切除术。手术方法分为3种：腹腔镜下胃局部切除术，腹腔镜下胃内黏膜切除术，腹腔镜辅助的胃远端切除术。对晚期胃癌的腹腔镜手术，国外有学者进行了尝试，亦有较好的效果。

② 腹腔镜下结直肠癌根治术：目前，国内外开展的腹腔镜下结直肠癌根治术病例数量远远多于胃癌，原因在于其切除、吻合及淋巴结清扫等问题较胃癌而言相对简单，更适合于腹腔镜手术的开展。目前，腹腔镜下行结直肠癌根治术在技术、设备及病例数量上并无太多争议，关键是看远期疗效，若患者的5年生存率及术后复发率均能令人满意，则本手术可望成为治疗结直肠癌的常规方法。关于腹壁穿刺部位种植转移的问题，有人用分子技术证实了无论是腹腔镜还是开腹手术均存在癌细胞的微转移问题，因此，手术方式不是肿瘤是否发生转移的决定因素。

综上所述，在腹部恶性肿瘤的腹腔镜治疗中，现阶段应选择早期病例作为手术对象，手术操作相对简单，风险较小，以确保患者的生命安全。结直肠癌的腹腔镜手术具有已开展的病例数量大、参与的医院多、手术技巧与仪器设备比较成熟、淋巴结清扫范围基本符合恶性肿瘤手术的要求、术后并发症少、近期疗效好等特点，有望成为继腹腔镜胆囊切除术及阑尾切除术之后又一可常规开展的微创手术。其远期疗效将是今后人们关注的焦点。胃癌的腹腔镜手术主要面临的困难在于能否获得满意的淋巴结清扫，而这又对患者的预后产生很大的影响，因此，在手术的彻底性方面仍须进一步提高。肝胆胰恶性肿瘤的腹腔镜手术目前还处在探讨如何完整、安全地切除肿瘤这一阶段，手术的彻底性、安全性等情况尚无定论。由于开展手术的例数较少，所以难以客观评价手术效果。因此，这类手术的常规开展尚需更多的经验积累。

2. 腹腔镜术中气腹对肿瘤转移的影响

(1) 气腹对肿瘤转移的影响：临床上常用建立气腹的气体为二氧化碳(CO_2)、笑气(N_2O)、氦气(He)、氩气(Ar)，空气较少采用。近年来，许多研究人员进行了非气腹条件下、气腹条件下与开腹条件下对戳口和腹腔内肿瘤种植(port - sitetumorrecurrence, PSR)以及不同气腹介质对肿瘤细胞种植与转移的影响的深入研究。结果显示，非气腹组肿瘤生长较其他两组少，两组气腹组间无显著差异，应用非气腹腹腔镜技术时 PSR 发生率较气腹条件下低。在气腹介质的选用方面，从减少术后肿瘤转移的角度出发，应用 He 优于其他类型气体，而 CO_2、空气、N_2O 间的取舍尚有争议。

(2) 预防措施：随着 PSR 越来越受到临床医师的重视，在基础研究的指导下，采取了一些相应的预防措施。通过大量动物实验和临床经验总结做出结论，在腹腔镜术操作中倡导非气腹技术的使用，以 He 建立气腹，掌握熟练的操作技术以减少气腹的存留时间，避免对肿瘤组织造成不必要的挤压；病灶取出时，切口应足够大，并使用保护袋，避免与正常组织直接接触等，均可减少 PSR 的发生。药物预防方面，证明肝素、taurolidine 能减少基质肿瘤浸润生长，因而可用于创伤组织局部清洗。在腹腔镜肿瘤术后，预防性的腹腔内或静脉注射环磷酰胺可降低 PSR 的发生及腹膜种植。上述 3 种药物的使用可作为临床预防 PSR 发生的易行措施。而近期有研究证明在腹腔镜术中预防性地应用基质金属蛋白酶药物——1210 邻二氮杂菲可显著降低肿瘤细胞的侵犯能力(与不使用 He、CO_2气腹对照组比较均有 $P<0.01$)，对减少 PSR 的发生有重要意义。

第二篇　基本知识

第七章　鼻腔及鼻窦恶性肿瘤

一、概述

鼻腔及副鼻窦癌占全身恶性肿瘤的2.05%～3.66%，以鼻腔和上颌窦癌最多，筛窦次之，蝶窦罕见。病理以鳞状细胞癌最多见，占70%～80%，其次为腺癌，少数为恶性黑色素瘤、恶性淋巴瘤、横纹肌肉瘤和骨肉瘤等。

二、临床表现

（一）症状及体征

主要为肿瘤占位产生的挤压堵塞症状，包括鼻塞、脓血涕、头痛、头胀、面颊部疼痛及麻木感、上牙列疼痛或松动、面颊部隆起、瘘管、复视、眼球运动受限、硬腭隆起、张口受限。

（二）辅助检查

1. 前、后鼻腔镜检查很重要。
2. X线检查，可见软组织阴影，患侧鼻腔扩大，鼻腔侧壁骨质破坏。
3. CT片有助于了解病变扩展范围，显示骨结构破坏情况，帮助判断病变的性质。
4. MRI有良好的软组织分辨能力，特别是对肿瘤和炎症的鉴别。
5. 鼻内窥镜检查，了解肿瘤部位和各窦口情况。

（三）病理检查

外突肿瘤可钳取，如副鼻窦内肿瘤钳取困难可行鼻窦穿刺细胞涂片病理学检查或上颌窦开窗活检，也可在内窥镜下进行。

三、诊断

1. 病史、体征、影像学。
2. 病理确诊。
3. TNM 分期(UICC,1992)。

四、鉴别诊断

需和鼻咽癌、中线恶性肉芽肿、内翻性乳头状瘤、浆细胞肉瘤、鼻硬化症等相鉴别。

五、治疗

以手术、放疗、化疗 3 种治疗为主，可联合 2 种或 3 种治疗。

（一）手术治疗

1. 大多数鼻腔、鼻窦恶性肿瘤首选手术治疗，尤其是早期、肿瘤范围局限者。术式有 Denker 手术、鼻侧切开术、上颌骨部分切除或全切，必要时加眶内容物剜除术，甚至颅面联合切除术。

2. 内镜手术适用于鼻腔、副鼻窦良性肿瘤，恶性肿瘤不宜广泛应用。

3. 颈淋巴结清扫术　行治疗性颈清术（Ⅰ～Ⅳ区），不行选择性颈清。

（二）放射治疗

1. 术前放疗　DT(50～60)Gy/(4～8)周。

(1) 中晚期鼻腔、筛窦癌，尤其是侵犯眼眶者，术前放疗以控制亚临床病灶，增加切除安全度，争取保留面部重要器官。

(2) 低分化癌或未分化癌对放射治疗敏感，手术作为挽救性治疗手段。

以下情况者，需进行术后放疗。

(1) 手术切缘不干净，安全界不够或肿瘤残存。

(2) T_4病变。

(3) 周围神经/血管/淋巴管受侵。

(4) 面部软组织或肌肉受侵。

(5) 恶性黑色素瘤。

(6) 出现颈淋巴结转移、术后多个阳性淋巴结、淋巴结包膜受侵或侵及软组织。

(7) T_3、T_4N_0鳞癌病变同侧淋巴引流区预防性照射。

(8) T_3、T_4N_0低分化鳞癌，病变侵犯鼻咽腔或恶性黑色素瘤，应行双上颈、同侧下颈淋巴引流区照射。

（三）化学治疗

化学治疗不首选。对不愿意接受或不适合放疗及手术、手术不彻底者可采用化疗。也可用于术后复发不能再手术者的姑息治疗。

第八章　鼻咽癌

一、概述

发病率居头颈部恶性肿瘤第一位，具有地区聚集性、种族易感性和家族聚集现象等流行病学特点。常见的致病因素包括 EB 病毒感染、化学致癌因素和遗传因素等。

解剖上鼻咽腔被颅底、颈椎、软腭背、鼻腔后端围绕。上下、左右径约为 3～4 cm，前后径 2～3 cm，分为顶、底、前、后、双侧壁 6 个壁。淋巴引流主要有两种途径：鼻咽——咽后外淋巴结——颈深上淋巴结；鼻咽——颈深淋巴结＋副神经淋巴结链。

二、临床表现

（一）症状及体征

晨起回吸性涕血与鼻衄，鼻塞，耳鸣与听力下降，听力减退为传导性，头痛以及肿瘤累及周围结构所导致的相应症状及体征。颅神经受侵犯时可出现 Horner 综合征、垂体一蝶骨综合征、眼眶综合征等。当发生颈淋巴结转移时可出现颈部肿块。

（二）辅助检查

1. 影像学检查　包括鼻咽侧位片、颅底平片、CT、MRI 以及 PET-CT。

2. 实验室检查　EB 病毒抗体（VCA-IgA，EA-IgA）的检测。其中，EA-IgA 的阳性反应更具有特异性。

3. 器械检查　包括一般器械检查和内窥镜检查（后鼻镜或鼻咽光导纤维镜）。

4. 组织学检查　鼻腔或口腔钳取鼻咽部肿瘤组织活检是最可靠的诊断依据。当临床难以获得鼻咽部病理标本时，可行颈部淋巴结活检术。

三、组织病理和细胞学

鼻咽癌约 90%以上是低分化鳞癌，其次是高分化鳞癌和未分化癌，而腺癌、囊腺癌等则少见。

四、临床分期

1. 1992 年福州分期

T　原发灶

T_1　局限于鼻咽腔内。

T_2　局部浸润至鼻腔、口咽、茎突前间隙、软腭、颈椎前软组织、颈动脉鞘区部分侵犯。

T_3　颈动脉鞘区被肿瘤占据，单一前组或后组颅神经损害，颅底、翼突区、翼腭窝、海绵窦受侵。

T_4　前、后组颅神经均受损害，鼻窦、海绵窦、眼眶、颞下窝侵犯，直接浸润第一颈椎。

N　淋巴结转移。

N_0　未触及肿大淋巴结。

N_1　上颈淋巴结直径 <4 cm，活动。

N_2　下颈有肿大淋巴结或直径 4～7 cm。

N_3　锁骨上区有肿大淋巴结或直径 >7 cm，或固定及皮肤浸润。

M　远处转移。

M_0　无远处转移。

M_1　有远处转移。

分期：

Ⅰ	T_1	N_0	M_0
Ⅱ	T_2	N_0	M_0
	T_2	N_1	M_0
Ⅲ	T_3	N_{0-2}	M_0

	T_{1-2}	N_2	M_0
Ⅳ a	T_4	N_{0-3}	M_0
	T_{1-3}	N_3	M_0
Ⅳ b	任何 T	任何 N	M_1

2. 2002 年 AJCC 分期

T　原发肿瘤

T_1　肿瘤局限于鼻咽区。

T_2　肿瘤扩展到口咽和(或)鼻腔。

T_{2a}　咽旁无侵犯。

T_{2b}　咽旁有侵犯。

T_3　骨结构和(或)鼻窦有侵犯。

T_4　肿瘤侵入颅内和(或)颅神经、颞下窝、下咽、眶或咀嚼肌间隙受侵。

N　区域淋巴结

N_0　区域淋巴结未见转移。

N_1　锁骨上窝以上单侧颈淋巴结≤6 cm。

N_2　锁骨上窝以上双侧颈淋巴结≤6 cm。

N_3　转移淋巴结直径＞6 cm 和(或)锁骨上窝淋巴结转移。

N_{3a}　淋巴结＞6 cm。

N_{3b}　锁骨上窝淋巴结转移。

M　远处转移

M_0　无远处转移。

M_1　有远处转移。

分期

0	T_{is}	N_0	M_0
Ⅰ	T_1	N_0	M_0
Ⅱ A	T_{2a}	N_0	M_0
Ⅱ B	T_1	N_1	M_0
	T_2	N_1	M_0
	T_{2a}	N_1	M_0

	T_{2b}	N_0	M_0
	T_{2b}	N_1	M_0
Ⅲ	T_1	N_2	M_0
	T_{2a}	N_2	M_0
	T_{2b}	N_2	M_0
	T_3	N_0	M_0
	T_3	N_1	M_0
	T_3	N_2	M_0
$Ⅳ_A$	T_4	N_0	M_0
	T_4	N_1	M_0
	T_4	N_2	M_0
$Ⅳ_B$	任何 T	N_3	M_0
$Ⅳ_C$	任何 T	任何 N	M_1

五、诊断与鉴别诊断

（一）诊断要点

根据临床表现、体征、影像学检查和组织病理学检查做出诊断。

（二）鉴别诊断

1. 恶性淋巴瘤　鼻咽部或颈部淋巴结活检，必要时做免疫组化检查。

2. 纤维血管瘤　鼻咽反复出血，做 CT 或 MRI 检查。

3. 颅咽管瘤　伴头痛、视力视野改变，但少见其他颅神经麻痹，无颈块。做 CT 或 MRI 检查。

4. 腺样体　多见于青少年，在顶前壁呈束状、橘瓣状，有深纵行沟。

六、治疗

（一）外科手术

外科手术不作为鼻咽癌的首选治疗手段，部分复发的病人可以选择手术治疗。

（二）放射治疗

鼻咽的解剖部位深邃，邻近要害器官多，加之鼻咽癌多为低分化鳞癌的组织生物学特点，对辐射线较敏感，故首选放射治疗手段。放射治疗通常采用^{60}Co机γ线或高能X线，辅以电子线治疗原发灶及颈转移淋巴结。

1. 适应证

（1）各期鼻咽癌（无远处转移者）均可考虑行放射治疗。

（2）鼻咽癌放射治疗后鼻咽或颈淋巴结复发者。

（3）部分晚期病例可考虑行姑息放射治疗，或放疗与化疗综合治疗。

2. 禁忌证

（1）全身情况差，或同时合并有重要脏器，如心、脑、肝、肾等严重功能障碍者。

（2）局部合并有严重的感染、破溃者。

（3）因复发接受多程放疗者。

3. 放疗计划及实施

（1）常规体外放疗

① 原发灶的放射治疗：按临床检查和影像学所见的鼻咽肿瘤区域及亚临床灶区设定常规放疗的照射野的组合与剂量。

面颈联合野：该野能涵盖鼻咽腔、咽旁间隙、鼻腔后1/3～1/2部位、口咽、颅底骨，甚至包括颅内受侵病灶、颈深上组淋巴结。

小面颈联合野/耳前野：该两种照射野通常在面颈联合野予以一定剂量后改野照射使用。前者在口咽或咽旁间隙受侵时适用，而耳前野仅限于鼻咽壁早期病例缩野照射时使用。该两野的后缘须避开颈段脊髓。

耳后电子线小野：该野常与小面颈联合野/耳前野组合使用，适用于有咽旁间隙茎突后区受侵或颈上深组淋巴结转移时补量照射。

面前野：该野仅对鼻腔、筛窦、上颌窦或眼眶受侵时选择性使用。照射野大小及射线能量根据病情选择。

鼻咽癌原发灶的布野一般先选用面颈联合野，在颈段脊髓剂量至36～40 Gy时，改用小面颈联合野或耳前野，同时配用耳后电子线野，及至56～60 Gy时，再酌情修改照射野至根治剂量(66～76)Gy/(6.5～7.5)周。对部分早期病例或浅表残存病灶可应用^{192}铱(^{192}Ir)高剂量率近距离后装补量治疗。放疗后残留肿瘤可以用后装治疗推量或者放射性粒子植入。

② 颈淋巴结的放射治疗：颈预防性照射抑或治疗性照射，均应包括全颈及锁骨上区。

中、下颈及锁骨上区切线野照射：原发灶采用面颈联合野时，上界即为联合野下缘，下界置锁骨下缘，于36 Gy时随原发灶照射野的变更而修正。

全颈切线野照射：通常在后一阶段补量照射时用，避免与耳前野有较多的剂量重叠。全颈切线野最好采用前、后两野切线照射，以求剂量分布均匀。颈切线野照射时应注意保护喉、气管、食管及颈段脊髓。

电子线小野照射：主要用于颈部残余淋巴结的推量。颈预防照射剂量约为50～55 Gy，根治剂量约为60～65 Gy。疗毕若仍有残余淋巴结，观察3～6个月后没有完全消退时，可考虑手术切除。

(2) 后装腔内放疗：多用于鼻咽癌残留病灶的补量，实施时尽量避免施源器直接紧贴鼻咽腔各壁。

(3) 调强适形放射治疗(IMRT)：由于其形成的高剂量靶区与肿瘤的立体形状适形度高，且靶区内诸点的剂量可调，可以尽可能地保护正常组织，提高肿瘤控制率和生存率，提高生活质量。是目前最先进的鼻咽癌放疗新技术，同时鼻咽癌也是IMRT最理想的适应证之一。

① IMRT照射靶体积的确定

鼻咽大体肿瘤体积(GTVnx)包括：临床检查发现及影像学检查显示的鼻咽肿瘤及其侵犯范围。

颈部大体肿瘤体积(GTVnd)包括：临床触及和(或)影像学检查显示的颈部肿大淋巴结。

临床靶体积Ⅰ(CTV1)包括:高危的亚临床区域。

临床靶体积Ⅱ(CTV2)包括:鼻咽和颈部的亚临床区域。

计划靶体积(PTVs)包括:鼻咽计划靶体积(PTVnx)、颈部计划靶体积(PTVnd)、计划靶体积Ⅰ(PTV1)和计划靶体积Ⅱ(PTV2),分别为GTVnx、GTVnd、CTV1、CTV2外扩一定距离,一般为向前、上、下、左和右方向各扩0.5 cm,向后扩0.2～0.3 cm。

② 靶体积处方剂量和敏感器官限制剂量:靶体积处方剂量:PTVnx,68～76Gy;PTVnd,64～70G;PTV1,60～64Gy;PTV2,50～54Gy。敏感器官限制剂量须根据靶体积的范围及与敏感器官的关系确定。一般脑干40～50 Gy,脊髓35～45 Gy,颞叶10～50 Gy,垂体30～50 Gy,视神经、视交叉30～50 Gy,颞颌关节30～50 Gy,腮腺20～35 Gy,下颌骨30～60 Gy。

③ 临床常用的治疗计划体积指标:V95,95%处方剂量包括的受照射靶体积;V105,105%处方剂量包括的受照射靶体积。评价敏感器官的指标:D5,5%照射剂量,用于评价脑干、视神经器官;D1,1%照射剂量用于评价视神经器官;Dcc,$1cm^3$脊髓受照射的剂量;D33,33%照射剂量,用于腮腺、颞颌关节等并联器官的评价。

4. 放疗注意事项

(1) 放疗前应先处理口腔疾患,拔除龋齿、残根,移去金属牙套。

(2) 治疗期内保持鼻腔、鼻咽及口腔卫生。

(3) 注意照射区的皮肤保护,可用三乙醇胺(比亚芬)等放射防护软膏涂抹皮肤,并及时治疗头颈部感染病灶。

(4) 应用抗生素类制品滴鼻及滴眼,或用眼膏涂抹眼球结膜,防止球结膜炎或角膜溃疡。

(5) 注意饮食调节,以高蛋白、高维生素与少油软食为主。

(6) 疗后仍需注意营养。注意照射区皮肤护理勿受刺激或外伤。重视口腔清洁,勿随意拔牙。训练张口活动,防止咬肌、下颌关节纤维变。练习转颈运动，防止和减轻颈部纤维化。

5. 放射并发症

(1) 黏膜炎：表现为口腔、口咽、鼻腔及鼻咽黏膜肿胀、充血、溃疡甚至坏死，临床有明显疼痛、进食困难或有出血倾向。

(2) 皮肤、软组织肿及纤维化：常与黏膜炎的发生相伴随，在患侧上颌窦腔合并炎症时更易发生且严重，临床常见面颊、鼻部红肿，严重者可有皮肤、软组织溃烂。

(3) 唾液腺损伤：常见症状为口干、龋齿和牙齿撕脱。

(4) 中耳炎：初起有耳部闷胀感，继有耳痛、鼓膜穿孔与外耳道溢脓。

(5) 垂体功能损伤：可导致垂体功能低下而出现相应的症状。

(6) 脑、脊髓病：受照区内的脑(常以颞叶为主)、脑干及脊髓可出现影像学改变，亦可能出现相应的临床症状以及精神病学或心理病学方面的表现。

(7) 骨坏死。

(8) 周围神经放射性损伤。

(9) 甲状腺功能低下。

(三) 化疗

1. 化疗指征　① Ⅳ期患者以及Ⅳ期有明显淋巴结转移者；② 任何病人怀疑有远处转移者；③ 颈部区域淋巴结巨大块状转移，作放疗前诱导性化疗；④ 作为放疗前增敏作用的化疗；⑤ 作为放疗或手术治疗后辅助性化疗。

2. 常用联合化疗方案　PF(顺铂＋5-氟尿嘧啶)、PFA(顺铂＋5-氟尿嘧啶＋阿霉素)、TP(紫杉醇＋顺铂)、NP(长春瑞滨＋顺铂)方案等。

(四) 中医诊治常规

鼻咽癌相当于中医学中的“鼻渊”、“挖脑砂”、“石上疽”、“失荣”、“真头痛”等范畴。其病多因肺系受邪，失于清肃，积热蕴痰，循经入鼻；或肝郁失疏，气滞血逆，上入颃颡，瘀阻经脉；或胆热上扰，灼津为痰，痰毒凝结，阻滞鼻窍，乃生肿块；亦有素体阴亏，或病久热毒伤阴，而成阴虚毒结之症而发病。临床常见的证型有：痰浊凝聚型、气血凝结型、火毒困结型、气阴两虚型。

七、随访及预后

（一）随访频率

首次随访，根据不同情况可在1～3个月间进行。原发灶残存者放疗结束后1个月复诊；颈部淋巴结残存，放疗后2个月复诊。

第1～2年，每3个月随访一次。

第3～5年，每6个月随访一次。

第5年后，每12个月随访一次。

（二）随访重点

重点检查鼻咽和颈部等治疗区及颅神经系检查。间接鼻咽镜或鼻咽光导纤维镜行鼻咽腔的检查，配合CT或磁共振扫描检查，对比鼻咽、咽旁间隙、颅底等部位的改变。颈部彩色超声检查了解有无残余淋巴结。胸、肝及骨的X线摄片、超声波或骨ECT扫描的选用有助于全身状况的随访观察。临床确有需要，且条件具备者，可酌情行PET检查。

（三）预后

对鼻咽癌预后各家报道不一致，国内报道5年生存率为5%左右，并有逐年增高的趋势。

第九章　口腔癌

一、概述

口腔癌泛指发生于口腔黏膜上皮来源和口腔黏膜下小唾液腺来源的癌瘤以及间叶组织来源的恶性肿瘤。其中80%以上均为口腔黏膜上皮来源的鳞状细胞癌，故一般文献上所称的“口腔癌”均指口腔黏膜鳞癌，本章即主要讲述鳞癌部分。口腔癌按解剖分区包括颊、舌体（舌前2/3）、硬腭、口底及上、下牙龈。唇癌也包括在此章内讨论。口腔癌多发生于男性，年龄以40～60岁为高峰，其发病可能与吸烟、饮酒、口腔卫生不良、不良牙体或义齿修复、慢性刺激与损伤、电离辐射及病毒感染、机体免疫状态等因素有关。

二、临床表现

（一）症状

1. 口腔癌的肿瘤有3种基本类型：溃疡型、外生型及浸润型。

2. 浸润型口腔癌晚期可出现疼痛、麻木等不同症状，甚至产生功能障碍。

3. 口腔癌颈淋巴结转移较常见，晚期可出现肺等远处转移。

（二）体征

口腔位置表浅，主要靠视诊发现病灶，同时，应通过触诊、口内外双合诊了解肿瘤的性质、实际浸润部位以及颈部有无淋巴结肿大。

（三）辅助检查

1. CT及MRI检查　进一步了解肿瘤的浸润范围及颈淋巴结转移情况。

2. 病理检查

（1）口腔癌一般通过局部切取活检明确诊断。

(2) 活检与治疗时间越短越好，必要时结合快速冰冻活检以助诊断。

三、诊断

1. 诊断要点　根据病史、症状、体征和辅助检查作出临床诊断。通过病理确诊。

2. TNM分期　UICC，2002。

四、鉴别诊断

1. 唇癌应与角化棘皮瘤、梅毒性唇下疳、乳头状瘤、慢性唇炎及盘状红斑狼疮相鉴别。

2. 舌癌、口底癌应与压疮性溃疡、结核性溃疡相鉴别。如溃疡长期不愈，应及时活检。

3. 牙龈癌早期应与牙周炎、牙龈炎及龈结核相鉴别，晚期应与下颌骨中心性癌及原发性上颌窦癌相鉴别。

4. 硬腭癌需与上颌窦癌、恶性肉芽肿、梅毒相鉴别。

5. 颊癌，早期与糜烂性扁平苔藓、黏膜慢性溃疡以及残冠、根引起的压疮性溃疡相鉴别。对局部肿胀、张口受限者应与颌周间隙感染及边缘骨髓炎相鉴别。

五、治疗

1. 不同类型的口腔癌可选择联合手术、放疗、化疗的综合治疗，但以手术治疗为主。

2. 治疗方法的选择，应根据肿瘤组织来源、生长部位、分化程度、发展速度、临床分期、患者的机体状况综合考虑。

3. 手术原则是在彻底切除肿瘤的前提下，尽可能保留或重建功能，同时根据不同类型口腔癌处理颈淋巴结问题(治疗性颈清扫术或选择性清扫术)。

4. 不同部位口腔癌治疗原则

(1) 唇癌：早期病例采用外科手术、放疗、激光或低温治疗均有良好疗效。但对晚期病例及有淋巴结转移者，则应采用以外科治疗为主的综合治疗。

(2) 舌癌

① 早期高分化舌癌可放疗、单纯手术切除或冷冻治疗；晚期应综合治疗，根据不同条件采用放疗加手术或三联(化疗、手术、放疗)、四联(三联加中医中药或免疫治疗)疗法。

② 放射治疗：用于晚期舌癌的术前、术后辅助治疗。

③ 手术治疗：T_1病例可作距病灶外 1 cm 以上的楔状切除直接缝合；T_2～T_4病例，行半舌切除直至全舌切除。舌缺损 1/2 以上应同期再造。

④ 化学治疗：晚期病例术前诱导化疗，可望提高生存率。

⑤ 冷冻治疗：T_1、T_2可考虑采用。

⑥ 颈淋巴处理：舌癌转移率较高，除 T_1外均同期行选择性颈清术，对临床淋巴结阳性者应同期行治疗性颈清术。

(3) 口底癌

① 口底癌早期侵及下颌舌侧牙龈及骨板，故切除口底癌原发灶时，应同时行下颌骨牙槽突或方块状切除。

② 颈淋巴结转移灶的处理大体和舌癌相同，一般应考虑选择性颈淋巴清扫术。

(4) 颊癌：由于颊癌呈浸润性生长，局部复发率高，应采用手术为主的综合治疗。

① 原发灶切除应有足够的深度(深达黏膜下脂肪、筋膜层)、足够的边界(临床边界以外 2 cm 正常组织处)。

② 凡临床出现颈淋巴结(含下颌下淋巴结)肿大，或原发灶在T_3以上，鳞癌Ⅱ级以上，或颊癌生长快，位于颊后份者，应常规做颈淋巴清扫术。

③ 配合术前或术后放射治疗。

④ 术前化疗又称诱导化疗，是目前颊癌综合治疗方案中最常用且效果肯定的重要措施。

(5) 牙龈癌

① 早期牙龈癌，行牙槽突切除；晚期牙龈癌，行下颌骨或上颌骨次全切除。

② 如侵入上颌窦者应行全上颌骨切除术。

③ 颈淋巴结转移灶的处理：行治疗性颈清术。

（6）硬腭癌

① 一般施行连同腭骨在内的病灶切除术。对较大的病变行上颌骨次全或全切除术。

② 颈淋巴结处理：晚期病例应行双侧选择性颈淋巴清扫术。

第十章　喉　癌

一、概述

喉癌约占全身恶性肿瘤的5.7%～7.6%。多见于50岁以上的男性患者，男：女一般为10：1左右。其发病可能与吸烟、饮酒、空气污染以及病毒感染等有关。病理上以鳞癌多见。

二、临床表现

喉癌根据喉的3个解剖部位分为三型，即声门上型、声门型及声门下型。这三型各有特点：

（一）症状

1. 声门上型　大多原发于会厌喉面根部，早期无任何症状，后出现喉异物感，喉部痛感，咳嗽有血痰，以至声音嘶哑，呼吸困难渐重，颈部淋巴结肿大等。

2. 声门型　声嘶为必然出现的首发症状，呈进行性发展，到一定程度后，可引起呼吸困难，破坏喉软骨，导致喉体增大。

3. 声门下型　发病率低，部位比较隐蔽，早期症状不明显，发展到相当程度引起呼吸困难、声嘶、痰中带血。颈部包块不明显，较常以呼吸困难为首发症状。

（二）体征

观察喉轮廓是否正常，呼吸是否平稳，有无三凹现象等，听呼吸是否通畅，有无声嘶和含薯音，触诊喉体大小是否正常，甲状软骨上切迹是否空虚柔软，颈部系统的触摸，是否有肿大淋巴结。

（三）辅助检查

1. 喉镜检查　间接喉镜为初步诊断最基本且常用的方法，可大致了解病变范围。而纤维喉镜已成为喉癌术前诊断中必不可少的检查步骤，可无死角地了解喉腔全貌。

2. 病理检查　活体组织检查为喉癌诊断的决定性步骤，多在间接喉镜或纤维、电子喉镜下钳取活检。有时肿瘤上有黏膜覆盖，喉内不易进行时，或临床上高度怀疑肿瘤，患者年龄在40岁以上，两次活检均难以确诊，应按肿瘤治疗，在全麻下行喉裂开确诊后，术中快速病检，不应耽误治疗。

3. 影像学检查　CT和核磁共振照片可以明确看到肿瘤部位，有无周围间隙组织以及软骨破坏，了解颈部淋巴结肿大情况。

三、诊断

1. 诊断要点　根据病史、症状、体征和辅助检查做出临床诊断。

2. TNM分期　UICC，2003。

四、鉴别诊断

应与结核、乳头状瘤、角化症、梅毒、淀粉样瘤相鉴别，而活体组织检查可作为鉴别的依据。

五、治疗

喉癌手术应在切除肿瘤的同时，尽可能保留喉功能，辅以放射治疗。化疗除个别病例外，对喉癌无根治疗效。

T_1、T_2期病变可以单独应用放疗或激光治疗，放疗后5年生存率稍低于外科。对于T_3、T_4病例，医师应劝说患者接受手术治疗，酌情加用术前或术后放疗。

（一）喉癌原发病灶的手术处理

1. 声门上型喉癌

（1）T_1病变：做声门上水平部分切除术，切除会厌及两侧室带，保留声带及两侧杓状软骨。

（2）T_2病变有三类：① 舌骨水平上下两个解剖亚区均有肿瘤，病变还限于声门上区，适用于声门上水平部分切除术。② 室带肿瘤侵及声门区，声带活动正常，适用于喉垂直部分切除术。

③ 肿瘤侵及声门上区以外(舌根、会厌谷、梨状物内壁黏膜)做声门上水平部分切除,加有关侵犯部位切除,或做喉全切除术。

(3) T_3病变有四类:① 会厌前间隙侵犯,全喉切除或仍可用喉声门上水平部分切除来解决。② 声门上肿瘤向下侵犯声门,杓状软骨固定,只要一侧声带完整,杓状软骨活动。这类病变可以用喉声门上水平垂直部分切除术或称喉 3/4 切除术,但需舌骨肌瓣覆盖修复喉腔缺损以防呛咳。③ 肿瘤侵及舌根深部,通常用全喉切除术加舌根切除术。④ 肿瘤侵犯环后区为全喉切除术适应证。

(4) T_4病变只有应用全喉切除术,还要切除喉外受侵软组织,如带状肌、甲状腺、食管部分下咽。

2. 声门型喉癌

(1) T_{1a}目前最好的治疗是激光治疗,或喉裂开声带切除术。T_{1b}两侧声带病变,手术、激光、放疗均可,但以手术治愈率高。手术方法有,垂直前位喉部分切除术,喉声门水平部分切除+会厌喉成形术。

(2) T_2可行喉垂直部分切除,喉内创面可应用甲状软骨膜瓣或颈部肌瓣填充。

(3) T_3病变以前被认为是喉全切适应证,近年来可做喉扩大垂直部分切除术,喉环状软骨上部分切除术。

(4) T_4病变:声门下型喉癌少见,一般需全喉切除。

(二) 喉癌颈部淋巴结处理

1. 声门上喉癌　N_0和小于 3 cm 的 N_1病例行一侧或双侧Ⅱ、Ⅲ区分区性淋巴结清扫,或做颈侧性清扫(Ⅱ～Ⅳ区)。

2. N_1～N_2病例行侧颈清扫　大于 3 cm 或疑为淋巴结包膜外侵犯者,考虑全颈清扫。

3. N_3病例行全颈清扫。

4. 声门型 $T_{1-2}N_0$,观察或探查颈内静脉淋巴结。

5. 原发灶为中线性,考虑双侧分区性颈清扫。

6. 有淋巴结受侵者应于术后 6 周内放疗,尽量不少于 60 Gy。

（三）放射治疗

1. 适应证

（1）早期喉癌（Ⅰ、Ⅱ期）可首选根治性放疗。

（2）晚期患者的术前放疗。

（3）低分化癌或未分化癌可首选放疗。

（4）晚期患者的姑息治疗。

（5）术后放疗：① 切缘阳性或手术医师认为不安全者；② 淋巴结广泛转移或者包膜受侵；③ 软骨受累；④ 周围神经受累；⑤ 颈部软组织受侵。

（6）术后需包及气管造瘘口：① 病变侵及声门下；② 术前紧急气管切开术；③ 颈部软组织受侵；④ 气管切缘阳性或手术医师认为不安全；⑤ 手术切痕通过造瘘口。

2. 相对禁忌证

（1）肿瘤或者肿瘤周围组织明显水肿者。

（2）存在广泛坏死或者严重感染。

（3）肿瘤严重堵塞气道，存在明显呼吸困难者。

（四）中医药治疗

本病属于中医的“喉菌”、“喉疳”、“喉百叶”等范畴，病因病机为外感风热毒邪，侵袭肺经，肺失宣肃，痰热郁结，气滞血瘀，互结于喉；内为七情所伤，肝郁气滞，津液不布，凝结成痰，痰气交阻于喉，久成结肿；或素体阴虚或劳损肝肾，虚火上炎，与外感内伤之痰毒互结成瘤；久病或手术、放化疗后，耗损正气，气阴两虚。部位在上咽喉，牵及肺、肝、肾诸脏，病性为本虚标实。临床可分为风热蕴肺型、热毒内结型、痰浊蕴结型、肝气郁结型、阴虚火旺型、气阴两虚型。治疗上可分别施以疏风肃肺、清热散结、化痰祛瘀、疏肝理气、滋阴清火、消肿散结等。

第十一章　涎腺肿瘤

一、概述

涎腺亦称唾液腺，包括三对大唾液腺即腮腺、颌下腺、舌下腺以及为数众多的小涎腺体，其中，以发生于腮腺及颌下腺的肿瘤在头颈外科最常见。国内统计涎腺恶性肿瘤占全身恶性肿瘤的0.7%～1.6%，国外报告发病率在(1～3)人/10万人。

二、临床表现

(一) 症状及体征

1. 腮腺中良性肿瘤占85%，其中又以多形性腺瘤最常见，其次为Warthin(腺淋巴瘤)。多形性腺瘤常以耳垂为中心生长，是界限非常清楚的活动性肿块，中等硬度缓慢生长，无任何不适。疼痛尤其是持续性痛，并进行性加重，或面神经麻痹，短期内生长迅速常是腮腺恶性肿瘤的征象，但并非所有恶性肿瘤都有此症状。

2. 颌下腺中良、恶性肿瘤各占1/2，而舌下腺90%是恶性肿瘤，如病人主诉一侧舌痛或舌麻木应高度警惕舌下腺或颌下腺肿瘤存在，常见为腺样囊性癌。

(二) 辅助检查

1. 首选B超　其优点是可判断有无占位及显示肿瘤大小，并估计大致性质，能显示1 cm以下的占位性病变。

2. CT和MRI　能精确地对肿瘤定位，并了解与周围解剖结构的关系，这种检查特别适用于腮腺深叶病变，并可区分肿块是否来自咽旁间隙，以及较好地显示肿瘤与血管的关系，可用于范围广泛的病例。

3. ^{99}锝核素显像　用于沃辛瘤的诊断。

4. 针吸细胞学检查　涎腺肿瘤是不容许做切取活检的，因可产生瘤细胞种植，而针吸细胞学检查弥补了这一缺点，和组织病理相对照，良性肿瘤符合率可达95%，而恶性肿瘤则在80%左右。

5. 病理特点

(1) 黏液表皮样癌：居首位，特点是有黏液细胞、表皮样细胞和中间细胞，按黏液细胞所占比例和丝状分裂像分为高、低、分化型。

(2) 腺样囊性癌：居第2位。特点：① 好发于小涎腺和大涎腺中较小的腺体和舌下腺；② 局部侵袭性强，难确认其周界；③ 沿神经扩展，这是腺样囊性癌常见的一种特殊扩展方式，腺样囊性癌治疗后随诊中如病人主诉术区有疼痛或一碰即痛的症状，应高度警惕复发；④ 淋巴结转移极少而多系肿瘤直接浸润扩展，血行转移率较高，约40%，转移部位主要是肺，其次是骨、肝。

(3) 腺泡细胞癌：低度恶性肿瘤，95%发生于腮腺的上皮细胞性肿瘤。

(4) 涎腺导管癌：是高度恶性的涎腺上皮性肿瘤，95%发生于腮腺。

(5) 上皮-肌上皮癌：较少见，低度恶性肿瘤，局部复发率较高，约30%。肿瘤直接侵犯淋巴结，但区域淋巴结及远部位转移较少见。

(6) 恶性混合瘤：可分3种情况：① 约3%～5%多形性腺瘤发生恶性变；② 癌肉瘤极少见；③ 转移性多形性腺瘤极罕见。

(7) 鳞状细胞癌：诊断原发于腮腺鳞状上皮癌必须排除转移性鳞状细胞癌和低分化黏液表皮样癌。

三、诊断

1. 诊断要点　根据病史、症状、体征和辅助检查作出临床诊断。

2. 临床分期　UICC，1997。

四、鉴别诊断

应与下颌骨升支肿瘤、下颌骨炎症、颞下凹肿瘤、舍古林综合征、腮腺淋巴结结核、转移性肿瘤、颈椎横突过长等疾病相鉴别。

五、治疗

涎腺肿瘤的治疗以外科手术切除为主，应在包膜外正常组织进行。

（一）腮腺的外科手术

1. 解剖面神经，将肿瘤连同腮腺浅叶或深叶切除，是治疗腮腺良性肿瘤和低度恶性肿瘤的常见标准术式。

2. 临床有面神经瘫痪的恶性肿瘤，应在正常组织内将肿瘤连同面神经一并切除；累及嚼肌及下颌骨开口受限者应一并切除下颌升支。

3. 如腮腺肿瘤发现较早，直径不足 2 cm，位于腮腺后下部分，可行腮腺区域切除术。

4. 腮腺外科手术并发症　① 面神经麻痹；② 涎漏；③ 耳垂麻木；④ Frey 综合征。

（二）颌下腺外科手术

1. 颌下腺原发肿瘤良、恶性比例各占一半，应在切除颌下腺的同时将颌下淋巴结一并切除。

2. 手术并发症　① 出血；② 面神经下颌缘支麻痹；③ 舌神经损伤至术侧舌麻木。

（三）颈淋巴结清扫问题

涎腺肿瘤颈淋巴结转移率为 15%，通常行治疗性颈清，高度恶性肿瘤行选择性颈清术。

（四）涎腺肿瘤的化学治疗

化疗不敏感，但腺样囊性癌和唾腺导管癌远处转移率在 40% 左右者，术后应配合化疗。

（五）涎腺肿瘤的放射治疗

单纯放疗不敏感，很难根治。对腺样囊性癌；其他高度恶性肿瘤；手术不彻底有残留；肿瘤与面神经紧贴，分离后保留面神经者；术后放疗能明显降低复发。

第十二章　颅内肿瘤

一、概述

颅内肿瘤按其来源可分为原发性和继发性两大类。

原发性颅内肿瘤发生于神经上皮组织、脑膜、颅神经、垂体、颅内血管以及残余胚胎组织等。而继发性颅内肿瘤则指身体其他部位恶性肿瘤转移或侵入颅内的肿瘤。原发性颅内肿瘤以20～50岁年龄组多见。儿童及少年以后颅凹及中线部位的肿瘤为多，如髓母细胞瘤、颅咽管瘤和松果体区肿瘤等。成年人最多见的为来源于神经上皮的胶质细胞肿瘤，其次为脑膜瘤和垂体腺瘤。老年人以恶性胶质瘤和颅内转移瘤多见。颅内原发性肿瘤发生率在性别上无明显差异，男性稍多于女性，但脑膜瘤的发生率女性高于男性。

二、分类

中枢神经肿瘤分为以下八类：神经上皮来源肿瘤（常见为星形细胞瘤、间变型星形细胞瘤、胶母细胞瘤、少枝胶质细胞瘤、室管膜瘤和髓母细胞瘤等）；脑膜及间质的肿瘤（脑膜瘤、血管母细胞瘤等）；颅神经的肿瘤（听神经瘤、三叉神经鞘瘤等）；鞍区肿瘤（垂体腺瘤、颅咽管瘤等）；生殖细胞的肿瘤（生殖细胞瘤、畸胎瘤、绒癌、胚胎癌等）；造血系统肿瘤（原发性恶性淋巴瘤等）；脊索瘤；转移性肿瘤。

三、临床表现

（一）症状及体征

临床表现可归纳为颅内压增高症状与局灶症状两大类，两者可先后或同时出现，或仅有其一。

1. 颅内压增高　主要表现为头痛、呕吐和视乳头水肿三大主症。还可出现视力减退、黑蒙、复视、头晕、猝倒、神情淡漠、意识障碍、脉搏徐缓和血压升高，症状常进行性加重。

2. 局灶症状　是指脑瘤引起的局部神经功能紊乱。不同部位的肿瘤具有许多特异性局灶性症状和体征，有两种类型：刺激性症状，如癫痫、疼痛；麻痹性症状，即正常组织受到挤压和破坏而导致的功能丧失，如偏瘫、失语、感觉障碍等。

（二）辅助检查

1. CT　对神经系统肿瘤的定位诊断有重大价值。通过不同的层面、不同的窗位可明确肿瘤与周围结构的关系。在 CT 平扫中可见：① 肿瘤的质地，如囊性变、出血、坏死、钙化等；② 周围脑组织水肿的情况；③ 中线结构移位情况；④ 冠状位 CT 对鞍区肿瘤、矢状窦旁及大脑镰旁肿瘤有价值；⑤ 骨窗位 CT 可见骨质改变情况，通过增强 CT 检查，不但可了解肿瘤的血供情况，而且对脑肿瘤的定性有较大价值。

2. MRI　MRI 对脑及脊髓的检查最为理想，能提供清晰的解剖图像，并能获取较多的组织切面，如冠状、矢状、轴位等。通过 MRI 各种成像技术，结合 CT 表现，可对中枢神经系统肿瘤作出较为明确的诊断与鉴别诊断，而且对指导手术有较大的帮助。

四、诊断

颅内肿瘤的诊断应包括下列三方面的内容：① 颅内有无肿瘤；② 肿瘤的部位；③ 肿瘤的病理性质。

1. 首先，应通过详细了解病史和反复、全面而有重点地进行全身和神经系统检查，做出初步结论，亦即临床诊断或初步印象。然后，再根据需要有针对性地选择一种或几种辅助性检查方法，以证实或修正临床诊断。

2. 凡有进行性颅内压增高并伴有局灶性神经系统体征者，都应首先考虑颅内肿瘤，及时行影像学检查；没有定位体征者也应通过影像学检查排除颅内肿瘤的可能。为了达到早期诊断，对晚发性癫痫，育龄妇女非妊娠性闭经、泌乳，单眼突出，视野缺损，成人一侧听力逐渐减退等，即使不伴有颅高压症状，也应及时进一步检查以排除颅内肿瘤，以免延误最佳治疗时机。

3. 颅内肿瘤常用的辅助检查方法主要有 CT、MRI 等解剖影像学检查，此外还有头颅平片及断层、脑血管造影、脑室和脑池造影、经颅多普勒超声、同位素脑扫描、PET、SPECT、fMRI 等功能影像学检查，以及脑电图、脑电地形图、肌电图、诱发电位等神经电生理学检查。

五、常见颅内肿瘤的诊断和鉴别诊断

临床上最常见的颅内肿瘤有胶质瘤、脑膜瘤以及垂体瘤等，需与脑脓肿、脑结核瘤、慢性硬膜下血肿、脑寄生虫病、良性颅内压增高、高血压脑出血、脑血栓形成和脑栓塞等疾病相鉴别。

1. 浸润性星形细胞瘤　WHO Ⅱ级，占脑肿瘤的 10%～15%，多见于 25～45 岁成人。生长缓慢，病程较长，平均为 1.5～3.5 年。多数患者呈缓慢进行性发展。50%患者癫痫为首发症状。CT 常见为边界欠清、均匀低密度的脑内病灶，不增强，占位效应不明显，瘤内无出血灶和坏死灶，瘤周无明显水肿影。部分肿瘤可钙化、囊变和增强。MRI 中肿瘤呈低信号（T_1W）和高信号（T_2W）。MRI 可清楚显示肿瘤浸润脑组织的程度。

2. 间变性星形细胞瘤　又称为恶性星形细胞瘤，WHOⅢ级。肿瘤好发于中年（35～60 岁），男性稍多。病程较短，平均 6～24 个月。有高颅压征。多有精神症状和局灶神经障碍如肢体无力、言语困难、视力改变及嗜睡。癫痫发作少见。CT 呈低密度或不均一低密度与高密度混杂病灶。占位效应明显，伴有瘤周水肿，20%有囊变，10%可见钙化。MRI 中肿瘤 T_1W 低信号，T_2W 高信号，较多形性胶母细胞瘤影像稍均匀，无坏死或出血灶。80%～90%的肿瘤有强化，可为环形、结节形、不规则形等，另有部分肿瘤强化均匀一致。

3. 胶质母细胞瘤　又称多形性胶母细胞瘤（GBM），是星形细胞肿瘤中恶性程度最高的胶质，WHOⅣ级，占成人颅内肿瘤的25%。好发于45～65岁，男性多见。病程短(3～6个月者占半数)。高颅压征明显。有局灶性神经障碍。CT表现为低、等混合密度影，可有高密度的出血区，周围脑组织呈大片低密度水肿，肿瘤与脑组织无明显边界。增强后95%的肿瘤呈不均匀强化，常表现为中央低密度的坏死或囊变区，周边增生血管区呈不规则的环形、岛形或螺旋形强化影。MRI中在T_1W呈低信号、T_2W为高信号的边界不清的肿瘤影。但在肿瘤细胞增殖旺盛处，T_1W为高信号，T_2W为低信号。增强后强化表现同CT。

4. 脑膜瘤　脑膜瘤大部分来自蛛网膜细胞。它可以发生在任何有蛛网膜成分的地方，脑室内脑膜瘤来自脑室内的脉络丛组织。脑膜瘤的发生率为2/10万，占颅内肿瘤的15%～24%，仅次于胶质瘤而居原发性颅内肿瘤的第二位。女性多发，男女比例为1∶2，儿童少见。脑膜瘤可见于颅内任何部位，但幕上较幕下多见，约为8∶1。好发部位：依次为大脑凸面、矢状窦旁、大脑镰旁和颅底的蝶骨嵴、嗅沟、桥小脑角等。

临床表现：① 通常生长缓慢，病程较长，一般为2～4年。② 瘤体可以很大，症状却很轻微。③ 多先有刺激症状，如癫痫；继之出现麻痹症状，如偏瘫、失语、视力视野障碍等。④ 可见于颅内任何部位，但好发于蛛网膜纤毛分布较密集处，如矢状窦旁、鞍结节、筛板、海绵窦、桥小脑角、小脑幕等，各有相应的临床症状。

5. 垂体腺瘤　垂体腺瘤是常见的颅内良性肿瘤，好发于青壮年，人群发病率约为1/10万，仅次于脑胶质细胞瘤和脑膜瘤，约占颅内肿瘤的10%。垂体腺瘤根据肿瘤大小分为：微腺瘤(直径＜1.0 cm)、大腺瘤(直径≥1.0 cm)和巨大腺瘤(直径＞3.0 cm)。根据光学显微镜表现分为：嗜酸性细胞腺瘤、嗜碱性细胞腺瘤、嫌色细胞腺瘤和混合细胞腺瘤。按肿瘤细胞分泌功能分为：泌乳素细胞腺瘤、生长激素细胞腺瘤、促肾上腺皮质激素细胞腺瘤、促甲状腺素细胞腺瘤、促性腺素细胞腺瘤、多分泌功能细胞腺瘤、无分泌功能细胞腺瘤。

临床表现：泌乳素腺瘤：主要以泌乳素增高、雌激素减少所致闭经—泌乳—不孕。生长激素腺瘤：表现为巨人症或肢端肥大症。促肾上腺皮质腺瘤：表现为向心性肥胖的满月脸、水牛背，即皮质醇增多症。无分泌功能腺瘤：无症状，随肿瘤增大出现视力下降。早期头痛位于眼眶后和额部，系鞍膈受压所致，当肿瘤突破鞍膈后鞍内压力降低，头痛可减轻或缓解。视力视野障碍：早期多无视力视野改变，随着肿瘤增大，压迫视通路不同部位而致不同的视功能障碍，最常见为双颞侧偏盲。其他神经和脑损害，包括肿瘤向后上压迫垂体柄和下丘脑，可出现尿崩等下丘脑功能障碍；累及脑室系统可致脑积水、颅内压增高；向前累及额底可引起精神症状、癫痫等；向侧方累及海绵窦可发生Ⅲ、Ⅳ、Ⅴ颅神经等及颞叶癫痫；向后累及脑干引起交叉性麻痹、昏迷等；向下突入蝶窦、鼻咽部，可出现鼻出血、脑脊液鼻漏等。

诊断主要依据临床表现、内分泌检查和核磁共振检查。CT骨窗可提供鞍底和蝶窦结构情况。

6. 听神经瘤　听神经瘤（前庭神经鞘瘤）系第Ⅷ脑神经前庭支上所生长的良性肿瘤，位于桥脑小脑角内。主要表现有：① 患侧神经性耳聋，早期常伴有耳鸣，同时可伴前庭功能障碍；② 同侧三叉神经及面神经受累，表现为同侧面部感觉部分减退及轻度周围性面瘫；③ 同侧小脑症状，表现为眼球震颤、闭目难立、步态摇晃不稳及同侧肢体共济失调；④ 肿瘤较大时还可有Ⅸ、Ⅹ、Ⅺ等后组脑神经症状，表现为饮水呛咳、吞咽困难、声音嘶哑等；⑤ 颅内压增高的症状等。X线前后半轴（汤氏）位摄片中可见患侧内听道孔扩大。脑脊液检查细胞数正常，但蛋白质含量增加。头颅增强CT或MRI扫描可显示桥脑小脑角处的肿瘤影像。

六、治疗

颅内肿瘤治疗以手术为主，辅助以放疗、化疗等综合治疗。但垂体腺瘤和听神经瘤等类型的肿瘤治疗有其特殊性。

1. 手术治疗　是颅内肿瘤最基本的治疗方法之一。手术治疗的目的是切除肿瘤、降低颅内压并明确诊断。凡生长于可以通过手术摘除部位的肿瘤，均应首先考虑手术治疗。对出现意识障碍、脑疝症状的病例，手术应作为紧急措施。手术应尽可能做到肿瘤全切除。肿瘤全切除者预后明显优于部分或次全切除肿瘤者。但肿瘤的切除不应引起严重的病残，或增加术后并发症及病死率。对部位深在或侵及重要神经结构的肿瘤，可采用肿瘤部分切除加减压术，如去骨瓣减压术、脑脊液引流术或分流术，以达到缓解颅内压，并为放射治疗、化学治疗等其他治疗措施创造条件。脑肿瘤的活检术也是手术治疗的重要组成部分，对于颅内多发病灶、位于下丘脑怀疑为生殖细胞肿瘤和淋巴瘤的患者尤其适合。活检可明确诊断，避免盲目手术而引起的严重后果，并可为患者制定正确的非手术治疗方案。

2. 放射治疗　颅内良性肿瘤手术全切者，原则上不做术后放疗。未能彻底切除的良性肿瘤和全部切除或次全切除的恶性肿瘤均应给予术后放疗。故术后放疗已经成为颅内肿瘤的重要手段之一。目前包括常规放射治疗、立体定向放射外科治疗及放射性核素内放射治疗（间质内放疗）。常规放疗常用直线加速器及^{60}Co治疗机，对放射性敏感的肿瘤均适用。立体定向放射外科治疗目前主要包括 γ 刀、X 刀和诺力刀。对于易在蛛网膜下隙播散的肿瘤，需进行全脑一脊髓照射。中枢神经系统肿瘤放射剂量应适宜，一般需达到 55～60 Gy，做到最大限度缩小高剂量体积，认可较大的低剂量体积。

婴幼儿患者由于中枢神经系统发育尚未完全，放射治疗应延迟到 3 岁以后进行。放疗引起的放射性损伤与放射剂量呈正相关，且多数为不可逆病变。因此，对其须强调预防：① 不超量放射；② 避免重复照射；③ 保证足够的睡眠休息与充足营养；④ 应用激素及多种维生素。常见的放射性损伤有迟发性放射性坏死、垂体功能低下、视神经损伤导致视力进行性下降、脑干放射性损伤而出现核性颅神经麻痹、脊髓损伤、放射诱发的肿瘤及晚期智能减退等。因此，在设计放疗方案时，宜权衡利弊，对重要结构做适当保护。

3. 化学治疗　化学药物治疗作为颅内恶性肿瘤综合治疗的重要手段，正逐渐受到重视并已取得一定的效果。由于中枢神经系统肿瘤在生物学行为和生长环境等方面与颅外其他部位肿瘤有着很大的差异，在化疗药物选择方面应注意以下几点：

（1）选择脂溶性高、相对分子质量小、非离子化、对正常脑组织毒性较小的药物。

（2）不能通过血脑屏障的药物应选择瘤腔内置入或鞘内给药，也可首先经动脉使用高渗性药物或罂粟碱开放血脑屏障，随后行动脉内注射。

（3）根据肿瘤细胞动力学原理，选择作用于不同周期的药物联合应用，可先选用对增殖期细胞和非增殖期细胞均有杀伤作用的细胞周期非特异性药物，行大剂量短期冲击疗法，然后再改用细胞周期特异性药物，交替使用以提高疗效。

（4）脑转移者可参考原发肿瘤的病理类型选择合适的化疗药物。

需要注意的是，脑肿瘤化疗过程中可出现不同程度的颅内压增高，应给予各种降低颅内压的措施，必要时及时手术。同时抗肿瘤药物的骨髓抑制作用也应及时处理。

常见颅内肿瘤的化疗：

① 对于成人颅内室管膜瘤，化疗主要作为晚期姑息治疗手段。

② 对于多形性胶质母细胞瘤、间变性少突胶质细胞瘤、间变性星形细胞瘤等，化疗作为手术、放疗后的辅助治疗，或复发肿瘤的姑息治疗，或与放疗同时进行以增强疗效。

③ 对于颅内转移肿瘤，化疗作为手术、放疗后的辅助治疗，或手术、放疗不能控制时的姑息治疗。

④ 对于癌/淋巴瘤的脑脊膜炎，化疗作为鞘内局部治疗、全身姑息治疗或与放疗同时进行以增强疗效。

⑤ 对于原发于中枢神经系统的淋巴瘤，化疗则为主要治疗手

段之一。

主要化疗药物可根据具体情况，采用替莫唑胺或亚硝脲药物，如卡莫司汀（BCNU）、司莫司汀（MeCCNU）和尼莫司汀（ACNU）等。

4. 对症治疗　包括对肿瘤综合治疗前后的降低颅内压、控制癫痫发作等治疗。目前常用的脱水剂有 20％甘露醇、10％甘油果糖、呋塞米、20％（或 25％）人血清白蛋白等。对于有癫痫发作的患者应采用抗痫药物，定期做抗癫痫药物的血浓度测定，并留意其副作用。对鞍区肿瘤有激素水平低下的患者应采用激素替代疗法。术后怀疑可能有血管痉挛的患者，宜及早使用扩血管药物，如尼莫地平。

5. 垂体腺瘤和听神经瘤的治疗　垂体腺瘤首选治疗方法是手术摘除肿瘤。经蝶窦显微镜下手术可以取得满意的效果。如肿瘤微小，可完整切除。若肿瘤巨大，并已超越鞍膈以上者，仍以经额底入路手术为妥。术后进行放射治疗。药物治疗，如溴隐亭，对抑制 PRL 腺瘤，恢复病人的月经周期、促使受孕具有良好效果，但停药后症状往往复发，肿瘤将重新生长。伽玛刀治疗垂体微腺瘤，视神经距肿瘤应超过 4 mm 为安全，以防止视神经损伤。

听神经瘤治疗以手术切除为主，全切除后可得到根治。如肿瘤直径未超过 3 cm 或手术后残留肿瘤用伽玛刀治疗可取得良好效果。手术切除常会损伤面神经而导致病侧面瘫，有时需做面副神经或面舌下神经吻合术矫正。

七、预后

浸润性星形细胞瘤经手术和（或）放疗后，预后尚佳。肿瘤全切者 5 年生存率可达 80％，而部分切除肿瘤或行肿瘤活检者 5 年生存率仅为 45％～50％。对 40 岁以上肿瘤次全切除的患者，放疗可获满意疗效。

间变性星形细胞瘤预后较差。手术加放疗后患者的 5 年生存率基本不超过 50％。肿瘤位于间脑或前视路者预后更差，生存期不超过 2 年。部分切除者即使放疗后 5 年生存率仅为 16%～25%。放疗对术后患者很重要，经完整的放疗，40%的患者 3 年内可控制肿瘤复发。肿瘤复发常为患者的死亡原因。复发后肿瘤生长迅速，常恶变，间变程度加重。其中，50%演化为多形性胶质母细胞瘤。

胶质母细胞瘤患者的预后差，95%未经治疗的患者生存期不超过 3 个月。肿瘤切除程度影响患者的生存期，放疗可使患者的生存期延长 4～9 个月。虽然对多形性胶母细胞瘤(GBM)的综合治疗可暂时缓解病情进展，但不能治愈肿瘤，GBM 患者经肿瘤肉眼全切、放疗、化疗等综合治疗后，2 年生存率为 10%，仅有不到 5%的病人可长期生存。

少枝胶质瘤患者预后较星形细胞瘤患者佳。手术全切即使未行放疗、化疗亦可能获得长期生存。对于肿瘤次全切除并行术后放疗的患者，5 年生存率可达 85%，10 年生存率为 55%，平均生存期 8.0 年。

脑膜瘤的术后平均生存期为 9 年，如能达到完全切除，可不影响患者的生存寿命。肿瘤的大小、部位、组织学特点、手术切除程度、全身情况等可影响脑膜瘤的预后。

第十三章　甲状腺癌

一、概述

甲状腺癌发病率较低，占全身恶性肿瘤的1%，病因尚不完全明确。已知有些髓样癌有家族遗传性，部分未分化癌可能来自分化性乳头状腺癌和滤泡癌。与甲状腺滤泡细胞生长的相关因素，包括甲状腺腺叶切除、碘缺乏和抗甲状腺素药物等都是甲状腺肿瘤的致病因子，地方性甲状腺肿与甲状腺癌的关系也很密切。

甲状腺由左、右叶及峡部组成，重25～30 g。横跨于喉部至第5、6气管软骨前方及侧方。甲状腺的血供主要有2条动脉和3条静脉：甲状腺上动脉起自颈外动脉，到甲状腺上极分为前后两支进入腺体前后面；甲状腺下动脉一般自锁骨下动脉，于腺体后方进入；甲状腺上、中静脉注入颈内静脉，而甲状腺下静脉注入头臂静脉（无名静脉）；少数还有甲状腺最下动脉。甲状旁腺紧贴甲状腺后方，一般左右各有一对。喉返神经起自迷走神经，从主动脉弓后方上行于气管、食管沟内紧贴甲状腺背面入喉。

二、临床表现

（一）症状及体征

大部分病人首发症状为颈前肿物和（或）颈部肿大淋巴结，若侵犯周围组织器官可表现出声音嘶哑、吞咽和呼吸困难症状。甲状腺髓样癌还可表现为腹泻、腹痛及面部潮红等甲状腺外症状。体征为甲状腺结节，质硬，表面不平，边界不清，与周围组织粘连固定，活动差；原有甲状腺结节突然迅速增大，质坚硬，颈部可有肿大的淋巴结。

（二）辅助检查

1. 影像学检查

(1) X线、CT或MRI检查：X线检查可了解气管有无偏移、受压和气管软化，并观察有无骨转移。CT检查显示甲状腺内肿瘤的位置、内部结构情况、钙化情况，无包膜的恶性可能性大。并且可以观察肿瘤与邻近组织器官的关系，以及颈部与纵隔淋巴结有无肿大。MRI可提供良好的颈部软组织对比，清晰地区别淋巴结、血管和肿瘤的关系。

(2) 颈部超声检查：甲状腺B超可显示肿块有无包膜、单发或多发、是否囊性改变，并可了解有无淋巴结肿大及血管受侵情况。此外，可超声导向对甲状腺肿块做细针穿刺。

(3) 核素扫描：甲状腺扫描用于补充体检所见，并了解结节的功能状态，单用^{131}I扫描很难鉴别良、恶性。单发的"冷结节"或"凉结节"约有20%为恶性，也可见于甲状腺囊肿、甲状腺腺瘤。如临床查体、B超、CT均认为是实性肿物，扫描为凉或冷结节则可考虑为癌。

2. 实验室检查　血清降钙素的检测用于诊断甲状腺髓样癌具有特异性。甲状腺球蛋白抗体(TGAb)、微粒体抗体(TmAb)及过氧化物抗体(TpoAb)测定可作为特异性的肿瘤标记物，TGAb对诊断或判断术后复发有一定意义。测定T_3、T_4、TSH可作为调节甲状腺素片剂量的一个依据。

3. 针吸细胞学检查　对1 cm以上结节可获得较满意的结果。其区分良、恶性结节的准确率高达95%。但对滤泡性腺癌不易诊断。

三、组织病理和细胞学

绝大多数甲状腺癌源于滤泡上皮，少数可来自滤泡旁细胞，极少数来自甲状腺间质。分化型甲状腺癌有时从细胞形态难以判断良、恶性，重要的是有包膜和血管的浸润。其主要类型有：

1. 乳头状癌　约占成人甲状腺癌总数的60%～70%，而儿童甲状腺癌几乎都是乳头状癌。此型恶性程度低，多见于中青年女性。80%肿瘤为多中心性，1/3累及双侧甲状腺。约50%出现颈淋巴结转移，预后良好。

2. 滤泡癌　约占20%～25%，多见于50岁左右的中年人。恶性程度中等，且有侵犯血管倾向。33%可经血运转移到肺、肝、骨及中枢神经系统。约8%～13%有颈淋巴结转移，预后较乳头状癌差。

3. 未分化癌　约占5%～10%，多见于老年人。高度恶性，首诊50%有颈淋巴结转移，或侵犯喉返神经、食管或气管。常经血运向肺、骨远处转移，预后极差。平均存活3～6个月，一年存活率仅为5%～15%。

4. 髓样癌　约占3%～8%，起源于滤泡旁细胞（C细胞），可分泌降钙素。细胞呈巢状或索状排列，无乳头及滤泡结构，其间质内有淀粉样沉着，呈未分化状。恶性程度介于分化型和未分化型之间，可兼有颈淋巴结转移和血运转移。

四、临床分期（见表2-13-1）

表2-13-1　甲状腺癌临床分期（UICC，1997）

	乳头状癌或滤泡癌		髓样癌
	小于45岁	大于45岁	
Ⅰ期	任何T和N；M_0	$T_1N_0M_0$	$T_1N_0M_0$
Ⅱ期	任何T和N；M_1	T_2或$T_3N_0M_0$	$T_{2-4}N_0M_0$
Ⅲ期		$T_4N_0M_0$或任何T和N_1M_0	任何T和N_1M_0
Ⅳ期		任何T任何N；M_1	任何T任何N；M_1
未分化癌	任何TNM均为Ⅳ期		

五、诊断与鉴别诊断

诊断主要根据病史、症状、体格检查、实验室检查、核素扫描及影像学检查。细针穿刺细胞学检查对定性诊断有一定的参考价值。

甲状腺癌临床主要与甲状腺瘤、慢性淋巴细胞性甲状腺炎、结节性甲状腺肿等疾病相鉴别。

六、治疗

（一）外科手术

甲状腺癌的治疗以外科手术切除为主。

1. 原发癌的处理

（1）肿瘤限于一侧腺体（T_1，T_2）：应做一侧腺叶及峡部切除，并切除同侧气管食管周围淋巴结（Ⅵ区）。

（2）双侧甲状腺肿瘤（$T_1 \sim T_3$）：当病变涉及两侧腺叶时行甲状腺全切除术。需要在术后行同位素碘治疗时，应先切除全部甲状腺组织。甲状腺全切除时应尽可能保留甲状旁腺。

（3）甲状腺肿瘤已有外侵（T_4）：手术切除范围要广泛。

① 肿瘤侵犯喉及气管：需行喉全切除及气管部分切除等。

② 肿瘤侵犯气管：按病变范围，手术切除气管并予修复。

③ 肿瘤侵犯食管：根据侵犯范围可予切除肌层，局部修复。必要时切除颈段食管，重建消化道。

④ 颈总动脉有侵犯时，应尽可能地切除肿瘤，少许残留的肿瘤可术后放疗或用同位素治疗。

（4）甲状腺峡部及锥体叶的乳头状腺癌：手术彻底切除锥体叶及峡部，两侧叶切除部分，切缘距肿瘤边缘 1.0 cm 以上。

（5）微小癌可行甲状腺部分切除或腺叶切除术。

2. 甲状腺癌二次手术　甲状腺癌术后复发，以及仅做甲状腺部分切除术或肿瘤切除术者，需做二次手术。

3. 淋巴结转移癌的处理

（1）颈淋巴结清扫术适应证

① 临床检查能触及肿大之淋巴结者。

② CT 及 B 超检查高度怀疑有转移的。

③ 临床检查 N_0 的病例，不主张做预防性颈清扫。

（2）颈淋巴结清扫术的范围：气管食管沟（Ⅵ），颈内静脉上（Ⅱ）、中（Ⅲ）、下区（Ⅳ），颈后三角区（Ⅴ）。

(3) 手术方式：① 分区性颈清扫术（Ⅱ～Ⅳ、Ⅵ）或功能性颈清扫术（Ⅱ～Ⅳ）；② 传统的颈淋巴清扫术（Ⅱ～Ⅵ）及周围软组织清扫。

(4) 上纵隔淋巴结转移：经颈清扫前上纵隔淋巴结即可。必要时需行胸骨劈开。

4. 远处转移的治疗　分化型甲状腺癌出现远处转移时，尽量行甲状腺全切除，转移灶如条件许可，尽量手术切除，术后用^{131}I治疗可取得较好的效果。对分化差的癌和髓样癌可采用放射治疗。

(二) 内分泌治疗

分化性甲状腺癌术后应口服甲状腺激素行替代和抑制性治疗以预防甲状腺功能减退及抑制 TSH。TSH 应保持在低水平。甲状腺癌做次全或全切除术者应终身服用甲状腺素片。

(三) 放射治疗

包括外照射与^{131}I治疗。对手术后有残留，肿瘤负荷较小者，术后放射治疗有一定价值。

1. 外照射治疗适应证

(1) 甲状腺未分化癌应首选放疗。

(2) 因累及重要部位而手术切缘不净或残留者，尤其是不摄取^{131}I的甲状腺癌患者。

(3) 广泛淋巴结转移，尤其是包膜受侵不摄碘者。

(4) 肺的孤立性转移灶及骨转移。

2. 放射性核素治疗　适用于治疗摄碘能力强的远处转移病灶。滤泡状腺癌早期血行转移到骨和肺，^{131}I核素是首选治疗方法，乳头状腺癌也有效。对未分化腺癌、髓样癌则无效。但治疗前必须切除全甲状腺或残留甲状腺组织。

(四) 化学治疗

对大多数甲状腺癌无效。未分化癌可试用，一般需配合放疗。

(五) 中医药治疗

中医将本病归为“瘿瘤”范畴，与石瘿相似。认为本病“皆痰气结成”。主张早期发现，早期治疗。《本草纲目》明确指出，中药黄药子可消瘿解毒。《外科正宗》记载用海藻玉壶汤、清肝芦荟丸治疗本病。

中医将本病分为痰郁气结、痰凝毒聚、痰火郁结和气血两虚四个证型。给予相应的辨证施治。

七、随访及预后

甲状腺癌的预后主要与病理类型有密切关系。病人年龄、性别、肿块大小、病情早晚、治疗措施的合理性都是影响预后的因素。分化良好的乳头状腺癌，包膜完整，无血管侵犯的滤泡状腺癌，如经积极正确的治疗，其生存期与正常人无异；高度恶性未分化癌预后极差，绝大多数病人在 1 年内死亡。髓样癌的恶性程度在上述两类癌之间，如早期诊断，手术彻底，10 年生存率可达 82%，否则预后不佳。女性病人预后较男性好。年龄因素也很重要，年龄越大，越易复发，生存率越低。术后应定期行颈部及全身超声检查、胸片及肿瘤标记物测定。

第十四章　肺　癌

一、概述

肺癌是目前世界上发病率高、存活率差的癌症。引起肺癌的原因迄今未完全明确，一般认为肺癌发病与下列因素有关：吸烟、大气污染、职业致癌因子、电离辐射、饮食与营养、遗传因素、结核等。

肺是人体的呼吸器官，分为左、右 2 个肺，分别位于胸腔的两边，每个肺都由支气管与气管相连接。每侧肺又分为肺叶，左侧分为上、下两叶，右侧分为上、中、下三叶。根据发生的部位，肺癌分为中央型肺癌和周围型肺癌。

二、临床表现

(一) 症状及体征

1. 咳嗽　是肺癌较早出现的症状，多为阵发性干咳。

2. 血痰　癌灶表面受损或肿瘤发生溃疡引起血管破裂而有血痰，咯血。

3. 胸痛　约有 1/4 的病例有此症状，若药物不易完全缓解时应考虑肺癌侵犯胸膜或胸壁的可能。

4. 气急　当癌灶阻塞或压迫较大的支气管，两肺出现广泛转移灶，有较大量的胸腔积液或发生气胸时，可出现气急。多为晚期肺癌的表现。

5. 发热　多因肿瘤影响甚至阻塞支气管分泌物排出，继发感染所致。抗炎治疗可以退热，由于并未解除阻塞可再度发热。晚期病例有时因肿瘤坏死毒素吸收而引起癌性发热，抗炎治疗无效。

肺癌除上述常见症状外，还有一些其他症状和体征：① 胸腔积液，膈肌麻痹；② 侵犯同侧喉返神经，导致声嘶、声带麻痹；

③ 压迫上腔静脉，导致上腔静脉综合征；④ 肺上沟瘤，除引起剧烈胸痛外，还可出现由臂部向手指的放射性疼痛和局部感觉异常等症状，Horner 综合征；⑤ 淋巴结转移可压迫食管引起吞咽困难；⑥ 肿瘤转移可引起相应的症状、体征。

（二）辅助检查

1. 影像学检查

（1）胸部 X 线摄片是胸部疾病诊断的基本方法，为全面观察病变部位和形态应摄胸部正、侧位片。

（2）CT 检查

① 痰液细胞学检查阳性，而胸片及纤维支气管镜检查阴性，CT 有助于查出肺内原发病灶。

② 常规胸片上难以显示的肺隐蔽部位，如脊椎旁、奇静脉食管窝等处肿瘤，CT 优于 X 线片。

③ 可发现肺内肿块、灶内钙化和小空洞支气管像等。

④ 可查明肿瘤范围，是否侵犯胸膜、胸壁、纵隔等，可查出少量胸腔积液。

⑤ 了解肺门、纵隔淋巴结肿大，做出肺癌临床病期评定及预测手术的可能性。

⑥ CT 可引导经皮肺肿块穿刺活检，作组织病理学诊断。

（3）MRI 检查

① 在 CT 对下列情况诊断困难时：心脏、大血管浸润；胸膜、胸壁浸润；肿瘤和继发性病变的鉴别；肺门、纵隔淋巴结转移等。

② 胸腔入口部肿瘤。

③ 心脏周围肿瘤。

④ 治疗效果判定。

⑤ 复发及残留肿瘤的诊断。

（4）ECT：有助于骨转移的诊断。

2. 纤维支气管镜检查　凡可疑为肺癌的患者，都需要做纤维支气管镜（简称纤支镜）检查，尤以早期中央型肺癌为著。纤维支气管镜可以仔细检查段和段以上支气管，并可以比较容易地做支气管活检和刷片。不仅可以明确诊断、确定部位、了解癌灶侵及支气管树的范围、及时发现其他病灶，而且还可帮助外科医师术前判断手术切除的可能性及切除范围。

3. 实验室检查

(1) 一般实验室检查

(2) 特殊实验室检查

① 血清癌胚抗原(CEA)测定：约有20%～30%的肺癌患者CEA增高，10 ng/ml以上有一定的临床意义。

② 血清肌酸激酶(CKBB)同工酶测定：对小细胞肺癌有一定价值，可以发现X线片阴性的患者。小细胞肺癌所产生的肌酸激酶同功酶比其他类型的肺癌要高10～100倍。

③ 血清铁蛋白的测定：一般男性240 ng/ml，女性120 ng/ml为正常值，肺癌患者铁蛋白升高阳性率为72%～100%，不能切除的肺癌病例有80%大于700 ng/ml。

④ 肺癌的细胞学检查：主要有脱落细胞及针吸细胞学两种。脱落细胞学的标本包括痰液、纤支镜刷片、支气管吸出液及灌洗液等；穿刺细胞学标本包括支气管黏膜下穿刺、经胸壁肺穿刺、淋巴结穿刺、皮下肿块穿刺以及胸腔液、心包液穿刺等。

三、组织病理和细胞学

1. 根据细胞起源和分化特征，肺癌可分为3种类型：

(1) 来自基底细胞及(或)小黏液颗粒flit细胞的鳞状细胞癌或腺癌。

(2) 来自神经内分泌细胞的类癌、小细胞癌等。

(3) 来自Clara细胞及Ⅱ型肺泡上皮的细支气管肺泡癌。

2. 组织学分类，采用1999年WHO公布的“肺及胸膜肿瘤组织学分类修订方案”

(1) 侵袭前病变：鳞状上皮异型增生/原位癌，非典型腺瘤样增生，弥漫性特发性肺神经内分泌细胞增生。

(2) 鳞状细胞癌：乳头状，透明细胞，小细胞，基底细胞样。

（3）小细胞癌：变异型，复合型小细胞癌。

（4）腺癌：腺泡性，乳头状，细支气管肺泡癌（非黏液性；黏液性；黏液和非黏液的混合性或中间细胞型）伴有黏液的实性腺癌，伴有混合亚型的腺癌，变异型（高分化胎儿型腺癌；黏液/胶样腺癌；印戒细胞腺癌；透明细胞腺癌）。

（5）大细胞癌：大细胞神经内分泌癌（复合性大细胞神经内分泌癌），基底细胞样癌，淋巴上皮样癌，透明细胞癌，伴有横纹肌样表型的大细胞癌。

（6）腺鳞癌。

（7）伴有多形性肉瘤样或肉瘤成分的癌：伴有梭形和（或）巨细胞的癌（多形性癌、梭形细胞癌、巨细胞癌），癌肉瘤，肺母细胞瘤。

（8）类癌样肿瘤：典型类癌，不典型类癌。

（9）涎腺型癌：黏液表皮样癌，腺样囊性癌。

（10）不能分类的癌。

四、临床分期

TNM 分期：

1. 非小细胞肺癌的分期

1997 年国际抗癌联盟公布的修订后的肺癌国际分期：

（1）T 代表原发肺部病灶，根据肿瘤的大小、对周围器官组织的直接侵犯与否及范围又可分为以下 7 类：

T_X　① 原发肿瘤不能评价；② 从支气管肺分泌物中找到恶性细胞，但 X 线胸片和支气管镜中不能发现病灶。

T_0　没有原发肿瘤的证据。

T_{is}　原位癌的病变，局限于黏膜，未及黏膜下层者。

T_1　① 肿瘤最大直径≤3 cm，周围以肺脏或脏层胸膜所包绕；② 在纤支镜检查时，病变范围的远端未侵犯到叶支气管以上。

T_2　① 肿瘤最大直径＞3 cm；② 不论肿瘤大小但侵及脏层胸膜；③ 累及肺门区伴不张或阻塞性肺炎，如有肺不张或阻塞性肺炎其范围应小于一侧全肺；④ 纤支镜中显示肿瘤的近端在叶支气管以内或距离隆突至少 2 cm。

T_3　① 不论肿瘤大小，有较局限的肺外侵犯，如胸壁（包括未侵及椎体的肺上沟瘤）、横膈、纵隔胸膜、心包，而不侵及心脏、大血管、气管、食管和椎体；② 肿瘤在主支气管内，距隆突＜2 cm，但未侵及隆突者；③ 全肺的肺不张或阻塞性肺炎。

T_4　① 不论肿瘤大小，均有广泛的肺外侵犯，包括纵隔、心脏、大血管、气管、食管、椎体（包括肺上沟瘤）、隆突；② 恶性胸腔积液或恶性心包积液，凡胸腔积液反复几次不能找到癌细胞，液体既非血性也非渗出液者，不能列为 T_4；③ 原发肿瘤同一叶内出现单个或多个卫星结节。

（2）N 代表区域性（即胸内）淋巴结转移，根据受累淋巴结部位可分为以下 5 类：

N_X　区域淋巴结不能评价。

N_0　没有区域淋巴结转移。

N_1　转移至同侧支气管周围淋巴结和（或）同侧肺门淋巴结，和原发肿瘤直接侵及肺内淋巴结。

N_2　转移到同侧纵隔淋巴结和（或）隆突下淋巴结。

N_3　转移到对侧纵隔淋巴结或对侧肺门淋巴结、对侧或同侧前斜角肌或锁骨上淋巴结。

（3）M 代表远处转移

M_X　远处转移不能评价。

M_0　无远处转移。

M_1　有远处转移，要标明转移部位。

（4）TNM 分期标准

隐匿癌　$T_XN_0M_0$

0 期　$T_{is}N_0M_0$

Ⅰ期　$Ⅰ_A$期　$T_1N_0M_0$；$Ⅰ_B$期　$T_2N_0M_0$

Ⅱ期　$Ⅱ_A$期　$T_1N_1M_0$；$Ⅱ_B$期　$T_2N_1M_0$，$T_3N_0M_0$

Ⅲ期　$Ⅲ_A$期　$T_3N_1M_0$，$T_{1\text{-}3}N_2M_0$；

Ⅲ$_B$期　$T_4N_{0-2}M_0$，$T_{1-4}N_3M_0$

Ⅳ期　任何 T，任何 N，M_1

2. 小细胞肺癌的分期　根据美国退伍军人医院和国际肺癌研究会制定的分期标准，小细胞肺癌分为局限期和广泛期两期。

(1) 局限期：肿瘤局限于一侧胸腔，包括有锁骨上或前斜角肌淋巴结转移和同侧胸腔积液者。

(2) 广泛期：病变超越局限期范围。

五、诊断与鉴别诊断

（一）诊断要点

根据病史、症状、体征和辅助检查做出临床诊断。

（二）鉴别诊断

1. 肺结核病

(1) 肺结核球易与周围型肺癌混淆。肺结核球多见于青年病人。病变常位于上叶尖、后段或下叶背段，一般增长不明显，病程较长，在 X 线片上块影密度不均匀，可见到稀疏透光区，常有钙化点，边缘光滑，分界清楚，肺内常另有散在性结核病灶。

(2) 粟粒性肺结核的 X 线征象与弥漫型细支气管肺泡癌相似。粟粒性肺结核常见于青年，发热、盗汗等全身毒性症状明显，抗结核药物治疗可改善症状，病灶可逐渐被吸收。

(3) 肺门淋巴结结核在 X 线片上的肺门块影可能误诊为中央型肺癌。肺门淋巴结结核多见于青少年，常有结核感染症状，很少有咯血，结核菌素试验常为阳性，抗结核药物治疗效果好。少数病人肺癌可以与肺结核合并存在。对于中年以上的肺结核病人，在肺结核病灶部位或其他肺野内呈现块状阴影，经抗结核药物治疗肺部病灶未见好转，块影反而增大或伴有肺段或肺叶不张，一侧肺门阴影增宽等情况时，都应引起结核与肺癌并存的高度怀疑，应进一步做痰细胞学检查和支气管镜检查等。

2. 肺部炎症

(1) 支气管肺炎：早期肺癌产生的阻塞性肺炎易被误诊为支

气管肺炎。支气管肺炎一般起病较急，发热、寒战等感染症状比较明显，经抗菌药物治疗后症状迅速消失，肺部病变也较快吸收。如炎症吸收缓慢或反复出现，应进一步深入检查。

(2) 肺脓肿：肺癌中央部分坏死液化形成癌性空洞时，X线征象易与肺脓肿混淆。肺脓肿病例常有吸入性肺炎病史。急性期有明显的感染症状，痰量多，呈脓性，有臭味。X线片上空洞壁较薄，内壁光滑，有液平面，脓肿周围的肺组织或胸膜常有炎性病变。支气管造影时造影剂多可进入空洞，并常伴有支气管扩张。

3. 胸部其他肿瘤

(1) 肺部良性肿瘤：肺部良性肿瘤有时须与周围型肺癌相鉴别。肺部良性肿瘤一般不出现临床症状，生长缓慢，病程长。在X线片上显示接近圆形的块影，可有钙化点，轮廓整齐，边界清楚，多无分叶状。

(2) 肺部孤立性转移癌：肺部孤立性转移癌很难与原发性周围型肺癌相区别。鉴别诊断主要依靠详细病史和原发肿瘤的症状和体征。肺转移性癌一般较少呈现呼吸道症状和痰血，痰细胞学检查不易找到癌细胞。

(3) 纵隔肿瘤：中央型肺癌有时可能会与纵隔肿瘤相混淆。纵隔肿瘤较少出现咯血，痰细胞学检查未能找到癌细胞。支气管镜检查和支气管造影有助于鉴别诊断。纵隔淋巴瘤较多见于年轻病人，常为双侧性病变，可有发热等全身症状。

六、治疗

尽管对肺癌的治疗强调采用综合治疗，但在非小细胞肺癌治疗时仍以手术切除为治疗的基本手段。手术治疗的公认原则是尽可能彻底地切除肿瘤病灶及其侵犯组织，又要最大限度地保留肺功能。根据病人的具体情况，可选择不同的手术方式。

只有进行纵隔淋巴结清扫，才能准确地了解肿瘤转移的具体情况并清除转移病灶，纵隔淋巴结清扫是标准肺癌手术中不可缺少的一部分。

（一）分期分类治疗

1. 隐性肺癌的治疗　这类患者为数很少，多在普查或偶做痰检时发现。常需进一步详细检查以确定肿瘤部位。一旦确定部位，可行肺叶切除术或全肺切除术。由于多数隐性肺癌部位比较靠近肺的中央部位，故不可能行较小范围的切除。隐性肺癌约有1/3的患者为晚期肺癌，侵及壁层胸膜和纵隔，或伴有纵隔淋巴结转移。隐性肺癌约90％为上皮肿瘤，少数为腺癌。目前，对影像学方法发现的隐性肺癌患者首选疗法还是手术切除。

2. Ⅰ期肺癌的治疗（$T_{1\text{-}2}N_0M_0$）　主要是手术切除。术式有肺叶切除术和全肺切除术。对于肺功能储备较差者，可考虑肺段或楔形切除术，或利用电视胸腔镜（VATS）技术，行肺叶切除或局限性切除。Ⅰa期患者手术切除效果较好，一般不必行术后辅助化疗。

3. Ⅱ期肺癌的治疗（$T_{1\text{-}2}N_1M_0$，$T_3N_0M_0$）　与Ⅰ期肺癌一样主要是手术切除。对肺功能较差不能耐受肺叶切除者才考虑更小范围的切除。对此期患者一般建议行术后辅助化疗。

4. Ⅲ期肺癌的治疗　Ⅲ期肺癌分为有可能手术治疗的$Ⅲ_A$期及只有在特殊情况下或进行临床研究时才考虑手术的$Ⅲ_B$期肺癌。此期肺癌也称为局部进展期肺癌，这是一组具有异质性的肺癌群体。由于单纯手术切除疗效不佳，目前对Ⅲ期肺癌的治疗强调综合治疗。辅助放疗主要限于不完全切除者或纵隔淋巴结转移者。对无纵隔淋巴结转移且切除完全者，不必行辅助放疗。

5. Ⅳ期肺癌的治疗　所有出现远处转移者均为Ⅳ期（M_1），非小细胞癌可转移到任何部位，最初转移部位依次为骨、脑、对侧肺、肝、肾上腺、皮肤、同侧肺。一般认为此期病人不能手术治疗，也不可能治愈。以顺铂为主的多药化疗方案对行为状态较好者可减轻症状，改善生存期，其疗效优于最佳支持疗法。此外，局部放疗等也可起到缓解症状的作用。

6. 小细胞肺癌的治疗　一般认为小细胞肺癌（SCLC）是一种系统性疾病，多数伴有纵隔淋巴结转移，宜行化疗和放疗。仅少数病例行手术切除+辅助化疗、放疗的综合治疗方案。如术前确诊，不应手术治疗；如术后才做出诊断，即使切除完全，也应行辅助化疗、放疗。

（二）外科手术

非小细胞肺癌治疗以手术为主。

1. 手术适应证

（1）Ⅰ、Ⅱ期及部分$Ⅲ_A$期肺癌 T_3N_{0-1}或局限性的 N_2患者。

（2）一般情况良好，无手术禁忌证者。

2. 手术禁忌证

（1）一部分$Ⅲ_A$期和$Ⅲ_B$期肺癌患者。

（2）Ⅳ期肺癌患者。

（3）年老体弱，营养状况差，不能耐受手术者。

（4）伴有严重的器官功能障碍以及某些代谢疾病者，特别是有心肺功能不全者。

3. 手术方式　主要有肺楔形切除、肺段切除、肺叶切除、全肺切除、支气管成形术、支气管成形加血管成形术、局部晚期肺癌扩大切除，如上腔静脉置换、隆起成形、自体肺移植、胸壁切除重建等。

（1）肺叶切除：标准肺叶切除加纵隔淋巴结清扫是治疗局限性肺癌的最好方法，切除的各解剖部位的淋巴结标本应分别送检。肺叶切除的优点在于能保留较多的肺实质，故较全肺切除更易耐受。

（2）全肺切除术：当肺叶切除术不能切除所有癌灶或转移的淋巴结时，可考虑全肺切除。全肺切除的优点在于能较完全地切除肿瘤及其区域淋巴结；若同时对纵隔淋巴结进行清扫，则可达到根治性的切除，有可能提高肺癌的切除率。由于全肺切除丧失的肺组织较多，因此并发症的发生率及其死亡率均较高，应严格掌握全肺切除的适应证。

（3）袖状切除术：袖状切除术是对Ⅲ期肺癌的一种积极的手术切除方式，可以部分代替全肺切除术。手术对象主要是气管支气管角或主支气管开口及肺门血管受侵者。此种术式操作较困难，技术要求较高，但能尽可能彻底地切除癌灶及其转移组织，又能最大限度地保留肺功能。手术中同时进行系统性淋巴结清扫可以达到根治性手术的目的。

(4) 局部切除术：指切除范围小于一个肺叶的术式，包括了肺段切除术、楔形切除术和准确切除术 3 种。

4. 手术并发症

(1) 胸内出血：表现为胸腔闭式引流装置中血性胸液增多。每小时超过 200 ml，经补液、输血等抗休克措施不见好转，应及时再次剖胸，彻底止血。

(2) 肺部并发症：是肺癌剖胸术后最常见的并发症，包括肺水肿、肺不张、肺部感染和呼吸衰竭。

(3) 心律失常：是肺切除术后常见的并发症，绝大多数发生在术后第 1 周，高峰期为术后 48 h。在肺切除术后应常规进行心电监测，及时发现心律失常并针对其类型及可能的原因进行处理。

(4) 术后脓胸：多发生在术后 5～7 天，病人有高热、胸闷或气急，白细胞明显增高。胸腔闭式引流液由清亮逐渐变为混浊，胸部 X 线检查有胸腔积液表现。一经明确诊断，应加强抗感染治疗，保持胸腔闭式引流通畅。

(5) 支气管胸膜瘘：与支气管感染、支气管残端闭合技术、术前放疗、糖尿病以及影响残端愈合的诸多因素有关。多发生在术后 7～10 天，患者术后体温持续升高，白细胞明显增多，患者忽然气促、呼吸困难、咳嗽剧烈、咳出大量血痰或胸腔内液体。胸部 X 线检查确诊后，应立即行胸腔闭式引流，加强抗感染治疗及营养支持治疗。若保守治疗无效，可再次手术，行支气管胸膜瘘修补术。

(三) 化疗

1. 化疗适应证　肺癌化疗可分为以下几类：

(1) 根治性化疗：主要用于部分不适于手术的小细胞肺癌的治疗，其特点是足量足程的联合化疗，以争取达到长期生存或治愈的最终目的。

(2) 姑息性化疗：主要用于晚期肺癌，其特点是延迟病变的发展，减少患者症状，提高生存质量，延长生存时间。

(3) 新辅助化疗：是术前或放疗前的化疗，通过化疗使病变转变为可手术或可放疗，同时期望通过减少微转移而提高长期生存率。

(4) 辅助化疗：即术后或放疗后的化疗，期望通过减少微转移来提高生存率，特别是提高无瘤生存时间。原则上分期在 I_b 期以上的非小细胞肺癌均需要辅助化疗，但不主张全肺切除的患者行术后辅助化疗。

(5) 支气管动脉化疗：通过放射介入法，在支气管动脉内直接注入化疗药物，以此来提高肿瘤局部的药物浓度。

(6) 胸腔及心包腔化疗：为控制胸腔或心包恶性积液，在抽出胸腔及心包积液后经胸腔及心包腔内直接注入化疗药物的方法。

(7) 作为放疗增敏剂的化疗。

2. 化疗禁忌证

(1) KPs <60 或 PS >2 的肺癌患者不宜进行化疗。

(2) 白细胞少于 $3.0\times10^9/L$，血小板少于 $8\times10^9/L$，红细胞少于 $2\times10^{12}/L$ 的肺癌患者不宜进行化疗。

(3) 肺癌患者伴有心、肝、肾功能严重障碍或有严重并发症和感染发热及出血倾向者不宜化疗。

(4) 在化疗中如出现以下情况应考虑减药、停药或换药：

① 治疗 2 周期后病变仍进展，或在化疗周期的休息期中再度恶化者。

② 化疗不良反应达 4 级，对患者生命有明显威胁时。

③ 出现严重的并发症。

3. 常用化疗方案

(1) 非小细胞肺癌（NSCLC）化疗方案：临床采用的多为含铂制剂的二联联合化疗方案，如 GP（吉西他滨＋顺铂/卡铂）、NP（长春瑞滨＋顺铂/卡铂）、TP（紫杉醇＋顺铂/卡铂）和 DP（多烯紫杉醇＋顺铂/卡铂）等。二线治疗时可选用患者未用过的新的二联方案；或单药多烯紫杉醇、培美曲塞；对部分特定人群，如女性、腺癌、不抽烟等因素的肺癌患者，可能从分子靶向治疗中获益；也可试用被批准的新的临床试验抗癌药物。治疗中注意评价化疗的有效性和安全性，最大限度地提高病人特别是晚期病人的症状控制率和生活质量。

① 一线化疗方案：第二代含铂化疗方案有 EP、MVP、MIP 等；第三代含铂化疗方案有 GP、DP、TP、NP 等。

② 二线化疗：主张单药化疗，如多西紫杉醇、培美曲塞。

③ 三线化疗：选用单药吉非替尼或埃罗替尼。

(2) 小细胞肺癌(SCLC)化疗方案

① 一线化疗方案

局限期：化疗方案主要为 EP。

广泛期：化疗方案有 EP、MVP 等。高龄体弱者可单服 Vp16 胶囊。

② 二线化疗：可选用伊立替康、阿霉素、吉西他滨或紫杉类为主的方案。高龄体弱者可单服 Vp16 胶囊。

(四) 放射治疗

1. 非小细胞肺癌(NSCLC)的放射治疗

(1) 适应证：NSCLC 的放射治疗可分为根治性放疗、术后放疗、术前放疗和姑息性放疗。

① 根治性放疗：因并发症(如心肺功能不全等)而不能行手术的Ⅰ期、Ⅱ期和部分Ⅲa 期 NSCLC 或拒绝手术者，应给予根治性放射治疗加或不加化疗。

② 术后放疗：术后放射治疗指征如下。

a. 手术中有临床肿瘤残留。

b. 手术标本切缘肿瘤阳性。

c. 手术中没有做淋巴结清扫。

d. 手术标本病理学检查显示有肺门淋巴结转移(N_1)和(或)纵隔淋巴结转移(N_2)，特别是肿瘤已穿破淋巴结包膜进入周围组织及多站淋巴结转移。

e. 手术医师不能肯定肿瘤是否切净，局部复发可能性大的。因肿瘤无法手术切除的Ⅲa期和Ⅲb期 NSCLC，首选的治疗模式是放射治疗加或不加化疗的综合治疗。

③ 术前放疗：手术可能切除，但外科医师认为手术切除困难大的肺癌和肺尖癌可行术前放射治疗。

④ 姑息性放射治疗

a. 上腔静脉压迫征。

b. 脑转移。

c. 骨转移。

d. 脊髓压迫综合征。

（2）禁忌证

① 大量恶性胸腔积液未控制者。

② 恶病质者。

（3）并发症

① 急慢性放射性肺损伤。

② 急性放射性气管炎和支气管炎。

③ 放射性食管炎。

④ 心脏反应。

⑤ 放射性脊髓炎，放射性脊髓损伤。

⑥ 心肌损伤。

⑦ 臂丛神经损伤。

⑧ 肋骨骨折。

2. 小细胞肺癌(SCLC)放射治疗

（1）适应证

① 局限期：放射治疗和化疗的综合治疗，经治疗完全缓解者可考虑全脑预防性照射。

② 广泛期：可根据情况给予姑息性照射。

（2）禁忌证：同 NSCLC 的放射治疗。

（五）中医药治疗

肺癌属于中医“肺积”、“息贲”等范畴。因为正气内虚，外邪入侵，致肺气壅郁不宣，气滞而血瘀；或邪毒结聚，湿热痰浊阻于肺络所致。临床常见的证型有：热毒壅肺型、气滞血瘀型、阴虚肺热型、痰湿阻滞型、气阴两虚型。可选用相关中草药和中成药进行治疗。

七、随访及预后

1. 肺癌术后 1 年内，每隔 3 个月来门诊复查及随访一次，第 2 年每隔 4 个月随访一次，以后每隔半年左右随访一次。

2. 随访复诊常规行血常规、肝肾功能、胸片（或胸部 CT）检查，同时行 CEA、CA125 和 CA153 等肿瘤标志物检查。

3. 复查时应注意询问病史，复习病历，特别要注意术后放、化疗情况及免疫治疗的药物和服药年限。体格检查注意双侧锁骨上有无淋巴结转移。

4. 若有复发或淋巴结等组织器官转移，提出进一步治疗的建议供其选择参考或请相关科室会诊。

5. 随访时还应注意其生活质量，如肺功能情况，是否恢复正常工作。

6. 如已死亡，则须了解确切的死亡日期，以及可能导致死亡的原因，是否死于本病或是死于与肺癌无关的疾病。

第十五章　食管癌

一、概述

食管癌是消化道常见的恶性肿瘤之一。男性发病率是女性的2倍。食管癌的确切病因不明。环境中某些致癌物质是重要的致病因素。危险因素包括：① 亚硝胺类化合物和真菌毒素；② 食管损伤、食管疾病以及食物的刺激作用；③ 营养不良和微量元素缺乏；④ 遗传因素。

食管是连接咽与胃的通道。上端起自环状软骨下缘（咽下口），相当于第6颈椎水平。下端在第11胸椎水平处止于胃的贲门。成人的食管长度，男性为25～30 cm，女性为23～28 cm，约为身高的15%。由上门齿到气管分叉水平约为26 cm，由上门齿到食管末端为40～45 cm。

食管有3个生理性狭窄，分别位于食管入口处、主动脉弓处及食管在膈肌入口处。

食管分为颈、胸、腹三段：① 颈段食管：自食管入口（相当于第6颈椎水平）至胸骨上切迹（相当于第2～3胸椎水平）的一段食管，长约5.0 cm。② 胸段食管：自胸骨上切迹至食管裂孔，长18～20 cm。胸段食管分为胸上、中、下三段，自胸廓入口至气管分叉为胸上段食管；自气管分叉向下至膈食管裂孔之间，平均分为两段，上为胸中段食管，下为胸下段食管。③ 腹段食管：食管在第10胸椎水平穿过膈肌食管裂孔，进入腹部。长约1～2 cm。

食管的淋巴引流：食管上2/3段的淋巴多引流向头侧，而下1/3的淋巴则引流向尾侧。食管壁具有黏膜层、黏膜下层、肌层和纤维膜外膜四层。食管无浆膜层，肿瘤累及食管全层后，常直接浸润出食管纤维膜而与食管周围组织或器官粘连并浸润相连器官。

二、临床表现

（一）症状及体征

1. 早期症状　主要症状为进食时胸骨后不适、烧灼感或疼痛；食物通过时局部有异物感或摩擦感；有时吞咽食物在某一部位有停滞或轻度梗阻感。

2. 中期症状

（1）吞咽困难和梗阻：是食管癌的典型症状。

（2）胸背疼痛：胸骨后或背部肩胛区持续性钝痛，常提示肿瘤已有外侵，引起食管周围炎、纵隔炎。也可以是食管深层癌性溃疡所致。下段肿瘤引起的疼痛可以发生在上腹部。

（3）出血：有时患者也会因呕血或黑便就诊。肿瘤可浸润大血管特别是胸主动脉而造成致命性大出血。

（4）声音嘶哑：常是肿瘤直接侵犯或转移性淋巴结压迫喉返神经所致。有时也可以是吸入性炎症引起的喉炎所致，间接喉镜或纤维支气管镜检查有助于鉴别。

（5）体重减轻：因梗阻进食量减少，肿瘤的消耗致使病人的营养状况日趋低下，出现显著的脱水、营养不良、消瘦等。

3. 晚期症状　多属癌的并发症及压迫症状，癌转移的表现，恶病质等。

（二）辅助检查

1. X线检查　食管蠕动停顿或逆蠕动，管壁局部僵硬、扩张不充分，黏膜紊乱、中断和消失，管腔狭窄，不规则充盈缺损，溃疡或瘘管形成以及食管轴向异常，均为食管癌重要的X线征象。

2. 内镜检查　食管镜检查是诊断食管癌比较可靠的方法。早期食管癌位于黏膜层比较小，内镜检查时易被遗漏，镜检时用甲苯胺蓝腔内染色可以提高早期癌的检出率，可疑病例应定期复查。

3. CT检查　CT扫描可清晰显示食管与邻近纵隔器官之间的关系，显示病变的大小、外侵范围及程度，食管旁淋巴结有无转移等。

4. 实验室检查

(1) 一般实验室检查。

(2) 肿瘤标志物:无特异性肿瘤标志物。

5. 细胞学检查　双腔网囊食管细胞采集器,方法简单,操作方便,可用于大规模普查。

6. 检查诊断技术进展　内镜超声检查是内镜与超声两种显示技术结合起来的新型检查方法,可同时对病变的表面与深部及其邻近组织结构进行观察,对病变可获得一个立体完整的概念。

三、组织病理和细胞学

食管癌绝大多数为鳞状细胞癌,少数为腺癌,主要分布在食管下段。未分化小细胞癌很少,但恶性程度高。

四、临床分期

食管癌国际 TNM 标准和分期:第六版(2002 年)UICC 分期进行了淋巴结方面的修改,增加了 M_{1a}(邻近区域的淋巴结转移)和 M_{1b}(除 M_{1a} 以外的转移)。

1. 原发肿瘤(T)分期

T_x　原发肿瘤不能评估

T_0　原发肿瘤大小、部位不详

T_{is}　原位癌

T_1　肿瘤浸润食管黏膜层或黏膜下层

T_2　肿瘤浸润食管肌层

T_3　肿瘤浸润食管外膜

T_4　肿瘤侵犯食管邻近结构(器官)

2. 区域淋巴结(N)分期

N_x　区域淋巴结不能评估

N_0　区域淋巴结无转移

N_1　区域淋巴结有转移

3. 远处转移(M)分期

M_x 远处转移情况不详

M_0 无远处转移

M_1 有远处转移

下胸段肿瘤：

M_{1a} 腹腔淋巴结转移

M_{1b} 其他远处转移

中胸段肿瘤：

M_{1a} 不适用

M_{1b} 非区域淋巴结和(或)其他远处转移

上胸段肿瘤：

M_{1a} 颈淋巴结转移

M_{1b} 其他远处转移

4. 临床分期

0	T_{is}	N_0	M_0
Ⅰ	T_1	N_0	M_0
ⅡA	T_2	N_0	M_0
	T_3	N_0	M_0
ⅡB	T_1	N_1	M_0
	T_2	N_1	M_0
Ⅲ	T_3	N_1	M_0
	T_4	任何 N	M_0
Ⅳ	任何 T	任何 N	M_1
ⅣA	任何 T	任何 N	M_{1a}
ⅣB	任何 T	任何 N	M_{1b}

五、诊断与鉴别诊断

(一) 诊断要点

根据病史、症状、体征和辅助检查能作出临床诊断。

（二）鉴别诊断

1. 食管炎及食管上皮重度增生　食管炎及食管上皮重度增生，在食管癌高发地区比较常见，有人认为食管上皮细胞重度增生是食管癌的癌前期病变，常需要定期复查。

2. 食管功能（运动）失常　如食管功能性痉挛、神经性吞咽困难、食管贲门失弛缓症等。患者表现为吞咽困难，X线表现为食管无收缩或蠕动、食管黏膜光滑、贲门部呈“鸟嘴样”狭窄，其发作常为间歇性，病程较长，症状进展缓慢。

3. 食管外压性改变　食管邻近的血管先天性异常、主动脉瘤、纵隔淋巴结肿大、主动脉弓迂曲延长等，病人尽管有吞咽困难，但食管黏膜完好，仔细检查不难与食管癌相鉴别。

4. 食管良性狭窄和食管憩室　食管良性狭窄多为化学性灼伤的后遗症，也可能是食管炎所引起的瘢痕狭窄。

5. 食管结核　临床上比较少见，X线表现与食管癌相似，但脱落细胞与活检不能发现癌细胞，抗结核治疗有效是鉴别诊断的方法之一。

6. 食管良性肿瘤

（1）平滑肌瘤：食管良性肿瘤中以食管平滑肌瘤最常见。X线片上可见一光滑的半月形充盈缺损，黏膜完整，钡剂通过顺利，肿瘤上端食管无扩张。内镜检查可见食管腔内有隆起性肿物，表面黏膜光整，内镜通过时有滑动感。内镜超声检查表现为境界清楚、外形光整、轮廓规整的低回声声像，并可辨别源于何层。

（2）食管息肉：息肉起源于食管黏膜下层，向管腔内脱入性生长，常有长短不一的蒂。X线造影可见病变部位食管腔呈梭形肿大，其近口侧食管腔扩张不明显，钡剂在肿瘤表面有分流或偏一侧壁通过，局部管壁扩张和收缩功能良好，需与腔内型食管癌相鉴别。

（3）其他良性肿瘤：① 食管颗粒细胞肌母细胞瘤；② 食管血管瘤；③ 食管腺瘤等。

7. 其他恶性肿瘤　食管还有一些非常罕见的肿瘤，如癌肉瘤、肉瘤(包括纤维肉瘤、横纹肌肉瘤、平滑肌肉瘤)、恶性淋巴瘤、恶性黑色素瘤、雀麦细胞癌等,其临床表现、X线检查所见、内镜检查所见均极似食管癌,最后诊断均需经组织病理学诊断证实。

六、治疗

手术和放疗是食管癌的主要治疗手段。术前放疗能够提高手术切除率,降低T分期,降低淋巴结转移率,对生存率有一定程度的提高,但需进一步研究证实。手术后有肿瘤残存的病例宜行术后放疗;术后病理诊断肿瘤有外侵或有淋巴结转移的病例术后放疗可能有益。颈段和上胸段食管癌放射治疗敏感,可首选根治性放射治疗或放疗加手术的综合治疗。

(一) 外科手术

1. 手术适应证

(1) 早期食管癌(0期、Ⅰ期)病人,全身情况能耐受手术,且无明显手术禁忌。

(2) 中期内的Ⅱ期病人,在病变长度上有一定限制,但并非决定因素。一般情况是,上段食管病变长度在3 cm以内、中段在5 cm以内、下段在7 cm以内者,可考虑进行手术治疗。

(3) 中期内的Ⅲ期病人,中段食管癌病变长度在5 cm以内,下段食管癌在7 cm以内,病人有明显的梗阻症状,能耐受手术且无明显禁忌证者,仍可行手术探查。若手术中探查病变不能切除者,可行转流术,解决病人经口进食问题,可改善生存质量,并为下一步治疗创造条件。

(4) 对于食管癌放疗后复发的病人,估计病变可以切除,无远处转移,病人能耐受手术者,仍应积极进行手术治疗。

(5) 对于高龄(70岁以上)患者应视病人的生理年龄而定,若病人体质良好,心、肺、肾功能可耐受手术,仍应积极进行手术治疗。应注意到高龄患者术后并发症较多,特别是心、肺并发症的发生率高于其他年龄组,而且自身代偿能力差,故手术后应加强监护。

2. 手术禁忌证

(1) 根据术前检查，肿瘤已有明显外侵，有穿孔、气管食管瘘征象或有远处转移者。

(2) 病人有严重的心、肺、肾功能不全，不能耐受手术者。

(3) 病人处于恶病质状态。

3. 手术方式　食管癌切除手术方式很多，应根据病变部位和手术者的习惯选用不同的途径和消化道重建方式。常用的手术方式有以下几种：

(1) 经左胸食管癌切除及胸内食管胃吻合术：此法主要适用于中、下段食管癌。

(2) 经颈部、右胸、腹部三切口食管癌切除术：此法适用于中、上段食管癌并清扫右上纵隔淋巴结。缺点是手术创伤较大，并发症较多。

(3) 经左胸食管癌切除、左颈部食管胃吻合：此手术方法适用于中、上段食管癌，食管癌位置偏高、胸内吻合切除食管不足时选用颈部吻合。此手术优点是不需做腹部切口，手术创伤较小，如手术中发现肿瘤不能切除而行食管胃转流术较为方便。缺点是中段以上食管显露不如右胸，由于主动脉弓的遮盖，有时分离肿瘤较困难。

(4) 非开胸食管剥脱术：食管剥脱术主要适用于一些较早期的颈段和下段食管癌患者，或因全身情况差或年老体弱、心肺功能不全或曾患严重肺部疾患不宜开胸者。但钝性剥离食管出血较多，而且不能清扫淋巴结，应用较少。

(5) 食管癌切除结肠代食管术：此法主要适用于曾作过胃大部切除或无法行胃代食管者。

(6) 游离空肠代食管术：该术式由于小血管吻合技术要求较高，手术时间长，应用此方法治疗食管癌较少，大多用于食管良性狭窄，对于下咽、颈段食管癌或结肠代食管手术失败者，可考虑分别应用部分带蒂游离空肠代食管或完全游离空肠代食管。

(7) 经纵隔镜或胸腔镜游离切除食管肿瘤并进行淋巴结清

扫，胃食管颈部吻合术：适用于病变相对早期、老龄体弱不能耐受开胸手术患者。

(8) 姑息性手术：对于一些手术不能切除，而病人有严重吞咽困难者，为解决进食，维持营养，争取其他综合治疗，以延长生命而做减状姑息性手术。其方法包括：① 食管胃旁路转流术；② 胃、空肠造口术，于胃、空肠前壁作两圈荷包缝线，间隔 1 cm，然后在中央戳口插入造口管，结扎荷包缝线，通过腹壁戳口引出体外，将胃、空肠壁与腹膜固定。

4. 术后并发症

(1) 吻合口瘘：吻合口瘘是食管癌术后的严重并发症，也是造成术后死亡的主要原因。吻合口瘘发生的原因：① 营养因素：如低蛋白血症等。② 吻合技术：如手术切口选择不当，使手术野显露不良；食管游离太长或剥离过多；操作粗暴、误扎或损伤了胃的供应血管或胃张力大、扭转；吻合器吻合时撕裂食管，缝合钉脱落。③ 局部因素：吻合口周围炎，胸腔积液浸泡吻合口。

胸内吻合口瘘一旦发生，治疗方法要根据其发生时间、术式、吻合部位、瘘口大小以及病人的全身情况采用保守治疗或手术治疗。

(2) 胃出血：食管癌术后，胃管引出物为持续血性或鲜红色，则提示胃内有活动性出血，发生原因通常为吻合口出血或胃应激性溃疡出血；如有呕吐、便血，说明出血速度快；如病人无急性呕血表现，而为持续性柏油样粪便，说明出血速度慢，这类病人出血多能自行停止。急性出血可伴有失血所致的贫血和血容量不足表现，如头晕、脉速和血压下降等。

术后胃出血的处理原则上与上消化道出血相同。在严密观察下先行保守治疗，保守治疗无效时再考虑手术治疗。

(3) 乳糜胸：常发生在术后 3～5 天。患者主要表现为胸闷、气短、心慌、血压下降、脉细而快。X 线检查显示大量胸腔积液，胸腔穿刺或胸腔引流时有乳白色混浊胸腔积液即可以作出诊断。实验室检查有助于明确诊断。

目前国内外大多数学者倾向于手术治疗，即主张短期保守治疗后，再次积极开胸行胸导管结扎术。

(4) 脓胸：术后单纯性脓胸是指由于术中对胸膜腔的直接污染以及术后的继发性感染而形成的胸膜腔的化脓性感染。多数病人以术后发热为主要症状，伴有咳嗽、胸闷、胸痛、呼吸困难等症状，经X线定位后做胸腔穿刺，抽得积液送细菌涂片，便可获得早期诊断，若抽得积液为脓液即可确诊。脓液尚需细菌培养和做抗生素敏感试验，便于及早选用适当有效的抗生素。

胸腔有效引流，促进肺早期复张，消灭脓腔，应用有效抗生素控制感染，加强全身支持治疗等，是有效的治疗方法。

(二) 放射治疗

1. 适应证

(1) 根治性放疗的适应证：病人一般情况中等；病灶长度一般不超过8 cm；无严重食管梗阻，能进半流质饮食；无锁骨上淋巴结转移，无声音嘶哑，无远处转移；无穿孔前X线征象；无显著胸背疼痛。

(2) 姑息性放疗适应证：用于不适合根治性放疗的病人，治疗目的是减轻痛苦，改善生活质量，延长生命。

(3) 腔内近距离后装放射治疗，主要应用于病灶浸润不深或根治性放疗后局部复发病人，治疗应与外照射配合进行。

2. 禁忌证　食管癌放射治疗的绝对禁忌证很少。如明显恶病质、食管瘘、纵隔炎或纵隔脓胸、食管大量出血等。

3. 术前放射治疗　术前放疗可以提高手术切除率，降低转移率。主要适用于估计有可能手术切除的病例。

4. 术后放射治疗　手术中原发灶或局部转移灶有残留或切端阳性时，放银夹标记，术后伤口愈合即可行放射治疗；术后病理诊断肿瘤有外侵或有淋巴结转移的病例。

5. 放化综合治疗　放化综合治疗主要有放疗加诱导化疗、化放同步、辅助化疗3种形式。

(三) 化疗

1. 适应证

(1) 手术切除或局部放疗后的辅助治疗。

(2) 肿瘤有播散或远处转移，不宜手术切除或放疗者。

(3) 手术切除或放疗后局部复发或播散者。

(4) 肿瘤引起的胸腔、腹腔或心包积液时，采用腔内注射化疗药物者。

(5) 近些年的新趋势是主张术前化疗或同时放化疗。

(6) 肿瘤引起的上腔静脉综合征，呼吸道受压迫和脑转移所致颅内压增高，均可先化疗使瘤体缩小，减轻症状，然后再行放疗。

2. 禁忌证

(1) 无病理学或细胞学诊断者。

(2) 不能进食，一般情况差，不能耐受化疗者。

(3) 血象、肝肾功能、EKG不正常者。

(4) 如病人有感染性发热、营养不良、低蛋白血症、明显贫血、白细胞或血小板减少，应积极纠正后才可行化疗。

(5) 有明显出血、穿孔者应纠正后才可进行化疗。

(6) 年老体弱，或曾接受多疗程化疗和(或)放疗者，应慎重考虑。

3. 常用化疗方案

DF(多烯紫杉醇＋5-氟尿嘧啶)、FAP(5-氟尿嘧啶＋阿霉素＋顺铂)、TFP(紫杉醇＋5-氟尿嘧啶＋顺铂)等。奈达铂在食管癌化疗方案中可以选用。

(四) 中医药治疗

食管癌相当于中医学“噎膈”等范畴。其病多因情志郁结、饮食不节、起居不慎致气滞血瘀、气血亏虚、津液枯竭而发病。临床常见的证型有：肝气郁滞型、瘀血凝滞型、脾虚痰湿型、郁火旺盛型。选用相关的中草药或中成药治疗。

七、随访及预后

1. 食管癌术后1年内，每隔3个月来门诊复查及随访；第2年以后每隔半年左右随访一次。

2. 随访复诊常规行血常规、肝肾功能、腹部B超、胸部CT检查，有进食梗阻的患者，行上消化道钡餐或食管镜检查。

3. 复查时应注意询问病史，复习病历，特别要注意术后放、化疗情况及免疫治疗的药物和服药年限。体格检查注意切口、双侧锁骨上有无肿块。

4. 若有复发，则应记录首先复发或转移的部位，以及距上次手术的时间。提出进一步治疗的建议供其选择参考或请相关科室会诊。

5. 随访时还应注意其生活质量，如饮食起居、患侧上肢功能、是否恢复正常工作。

6. 如已死亡，则须了解确切的死亡日期，以及可能导致死亡的原因，是否死于本病或是死于与食管癌无关的疾病。

第十六章　贲门癌

一、概述

贲门癌是指原发于或主要占据食管胃黏膜交界线约 2 cm 范围内的恶性肿瘤。贲门癌的病因不明确，下列情况是贲门癌的危险因素：亚硝胺类化合物和真菌毒素、新鲜蔬菜与水果摄入不足、吸烟加饮酒、遗传因素。

贲门为食管通向胃的开口。在解剖学上一般以食管和胃底所成之角度（His 角）为标志；在组织学上鳞状上皮与柱状上皮在食管、胃接合处截然分界，向下一段环形区内有分布不规则的管状或分支状贲门腺，称为贲门部（区），其范围一般为 2 cm。

二、临床表现

贲门癌病人常有数月到数年的上腹部不适或腹痛，进食不适，进食梗阻感。

（一）症状及体征

早期贲门癌多无症状或症状轻微，临床表现近似胃炎、消化性溃疡或食管炎，较常见的症状有上腹部或剑突下不适、微痛、烧灼感或轻度吞咽困难，有时伴有消化不良或食欲减退的症状，这些症状常间歇出现，可能逐渐加重或相互转化。当贲门肿瘤逐渐增大，使食管下段或贲门管腔变小时，患者就会出现吞咽困难，乃至呕吐，但较食管癌为晚。

溃疡型贲门癌，患者可有上腹部不适或腹痛，由于一时还不引起贲门部位的梗阻，则无明显的吞咽困难，但局部出血较常见。一般是慢性少量出血或隐性出血。当肿瘤较大引起破溃或侵犯较大的血管引起破溃时，则可发生明显的甚至是大量的出血，表现为柏油样大便或呕血。因此，贫血和低血浆蛋白以及由此而引起的症状较为明显。

上腹部和腰背部持续性疼痛是贲门癌的较晚期症状，常是肿瘤侵袭范围扩大，尤其是穿透浆膜并侵犯胰腺及腹膜后组织所引起。若肿瘤穿孔合并腹膜炎时，可引起腹痛、恶心、呕吐等急腹症的表现。

晚期贲门癌常有贫血、水肿、全身衰竭和恶病质。肿瘤若转移可出现相应器官功能障碍的表现。

早期贲门癌一般无明显阳性体征，中、晚期患者常有不同程度的慢性病容、脱水、消瘦、贫血和恶病质等现象。体格检查时除了解一般情况外，还应特别注意有无左锁骨上淋巴结转移，有时肿瘤也可转移至右侧锁骨上淋巴结。

腹部检查时要特别注意观察腹壁有无静脉显露，肝、脾有无肿大，左上腹深部有无压痛和肿块，以及有无移动性浊音。

(二) 辅助检查

腹部CT与超声胃镜(EUS)检查对了解肿瘤浸润、淋巴结转移、下段食管改变、肝转移及腹水等方面帮助很大。内镜检查和上消化道造影检查，不但能判断病变的位置和长短，还有助于决定手术途径。上消化道造影若提示下段食管受侵或可疑受侵，考虑经胸手术；对肿瘤位于贲门并侵及胃底或胃体者，可考虑经腹切除或胸腹联合手术。

三、病理和临床分期

贲门癌的病理和临床分期与胃癌基本相同。

四、诊断与鉴别诊断

(一) 诊断要点

根据病史、症状、体征和辅助检查能作出临床诊断。

(二) 鉴别诊断

1. 贲门痉挛(贲门失弛缓症)　患者多见于青年，其主要症状为食物下咽不畅，胸骨后发闷或有阻塞感，有的仅有异物感。病程一般较长，且症状进展缓慢，可有间歇性加重而出现吞咽困难，服用解痉药物后可使症状得到一定程度的缓解。X线造影可见食管高度扩张，蠕动微弱，贲门处钡剂通过缓慢，狭窄部分边缘平滑，呈漏斗状或鸟嘴状。拉网细胞学和内窥镜检查有助于与贲门癌鉴别。

2. 食管炎　病人常诉进食时吞咽不适，有牵拉、膨胀、压迫等感觉。在进热食和刺激性食物时，在咽部、胸骨后部、背部或剑突下部可有烧灼样疼痛。这些症状与早期贲门癌相类似，食管拉网细胞学和内窥镜检查有助于诊断，但常需随访和定期复查才能作出肯定的诊断。

3. 贲门部平滑肌瘤　贲门部平滑肌瘤为最常见的贲门部良性肿瘤。因其发展慢、病程较长，一般无明显的自觉症状。当平滑肌瘤压迫使贲门部管腔变小时，可引起吞咽不适和进食阻挡感。X线检查可见呈弧球形、边缘整齐、黏膜光整的肿物突入管腔内。普通内镜检查和超声内镜检查有助于诊断，并可判断肿瘤源于何层。

4. 食管裂孔疝　食管裂孔疝常见的症状首先是贲门关闭不全引起的，如上腹部和胸骨后疼痛、打嗝、嗳气、烧心和反胃等，其次是因裂孔疝并发症所致的反流性食管炎和食管狭窄的症状，如吞咽疼痛和困难、出血等。根据典型的症状即所谓"体位性症状加重"和X线上消化道检查多能明确诊断。必要时可行拉网和内镜检查。

五、治疗

（一）手术治疗

贲门癌根治术的标准是无肝脏、腹膜或其他远处脏器的转移，手术能将病灶连同有转移的淋巴结及局部受侵犯的脏器整块切除，食管和胃残端均无癌细胞的残留。否则为姑息性切除术。

根据淋巴结清扫的范围，将贲门癌的淋巴结转移分为三站：第一站包括胃的1～4组淋巴结：第二站包括胃的5～11组淋巴结；

第三站包括胃的12～16组淋巴结。根治性手术的方式分为3种，以1、2、3表示，分别代表清扫第1～3站淋巴结。贲门癌的标准根治术式是2式，而3为扩大根治术。亦有学者提出贲门癌有跳跃性淋巴结转移的情况，故手术应行扩大根治术。

1. 近端胃大部分切除、消化道重建术　根据根治程度分为根治性和姑息性近端胃大部切除术。

(1) 根治性近端胃大部切除术(2式手术)的适应证：病变仅局限于贲门区(胃上部)的早期癌；贲门区的表浅型或局限型癌，胃中上部进展期癌，瘤体直径在4 cm以内；淋巴结转移在第1站范围内，幽门上下(5、6组)和胃大弯侧淋巴结(4组)无转移；肉眼观察肿瘤未浸出浆膜面。

(2) 姑息性近端胃大部切除术：经探查肿瘤已有远处转移(如肝转移)时，或有难以切除的转移瘤，而病人一般情况较好，且原发肿瘤局部解剖条件又能切除，虽不能根治，亦应积极争取姑息性切除。将大的原发肿瘤切除后，可改善病人全身状况，对于残留病灶亦可放置标志物，以便术后放疗。姑息性切除术后，辅以综合治疗，亦能取得较好的预后。

(3) 贲门癌近端胃大部切除术后的消化道重建术：贲门癌行近端胃大部切除术后，消化道重建的方式可分为：食管胃吻合、食管胃之间间置肠管两种。

2. 贲门癌全胃切除、消化道重建术　贲门癌的全胃切除分为根治性全胃切除和姑息性全胃切除。

(1) 根治性全胃切除术：作为贲门癌的外科治疗术式，在工作中并不作为常规术式。在大多数情况下，贲门癌已侵及胃体范围较大需行全胃切除者，多已有广泛的腹腔转移，难达根治目的。全胃切除的指征应严格掌握，不应随意扩大其适应范围。该术式并发症的发生率和手术死亡率均高于根治性近端胃大部切除术。

关于腹主动脉周围淋巴结的清扫：在行贲门癌的根治性全胃切除时，对腹主动脉周围淋巴结的清扫。多数认为该区域淋巴结清扫创伤较大，手术时间长，不应常规行该区域淋巴结的清扫。

(2) 姑息性全胃切除术：该术式一般情况下不主张采用，仅在贲门癌病人有肿瘤出血难止、严重梗阻，肿瘤虽已有其他部位转移，但病人体质状况好，病变尚能行全胃切除等情况下考虑行姑息性全胃切除术。

(3) 贲门癌全胃切除术后的消化道重建，理想的方法应该是：操作方便、较符合生理要求、替代脏器的容量大、食物在替代脏器内能存留足够长的时间得以充分消化、吻合口瘘等并发症的发生率低。常用食管-空肠 Roux-en-Y 吻合术。

3. 贲门癌联合脏器切除　贲门癌的联合脏器切除适用于：肿瘤直接侵犯邻近器官；转移的淋巴结侵及邻近器官；肿瘤能行根治性切除。在贲门癌联合脏器切除中，以脾和胰体尾部切除最多（约占60%以上），另有横结肠、膈肌等脏器的联合切除。

（二）放射治疗

贲门癌的放射治疗与胃癌基本相同。

（三）化疗

贲门癌的化疗与胃癌基本相同。

（四）中医药治疗

参照食管癌和胃癌的治疗。

六、随访及预后

1. 贲门癌术后 1 年内，每隔 3 个月来门诊复查及随访；第 2 年以后每隔半年左右随访一次。

2. 随访复诊常规行血常规、肝肾功能、腹部 B 超或腹部 CT 检查，同时行 CEA、CA125 和 CA153 等肿瘤标志物检查。

3. 复查时应注意询问病史，复习病历，特别要注意术后放、化疗情况及免疫治疗的药物和服药年限。体格检查注意切口、双侧锁骨上有无肿块。

4. 若有复发，则应记录首先复发或转移的部位，以及距上次手术的时间。提出进一步治疗的建议供其选择参考或请相关科室会诊。

5. 随访时还应注意其生活质量，如饮食起居等以及是否恢复正常工作。

6. 如已死亡，则须了解确切的死亡日期，以及可能导致死亡的原因，是否死于本病或是死于与贲门癌无关的疾病。

第十七章　乳腺癌

一、概述

乳腺癌是危害妇女身心健康的常见恶性肿瘤，少见于男性。自20世纪70年代末开始，乳腺癌的发病位居女性肿瘤的前一二位，目前病因尚不完全明了。研究提示下列因素与乳腺癌发病有关：

（1）遗传因素和家族史。

（2）年龄因素：20岁前少见，其后发病率迅速上升，45～50岁升至较高点，此后变化趋缓。

（3）生殖相关因素：包括：① 月经初潮较早或绝经较晚及月经周期短者；② 未婚、未育或高龄初产者；③ 哺乳期短者。

（4）激素和药物：内源性激素、外源性激素及化疗药物。

（5）环境和地域因素：长期或大剂量接触放射线者发病率增高；地域上，美国和北欧国家发病率高于其他国家和地区。

（6）相关疾病：患乳腺增生病者、一侧乳腺癌经治疗后、曾患功能性子宫出血或子宫体腺癌者乳腺癌发病率高于一般女性。

（7）饮食和个人习惯：高脂肪饮食和高热量饮食可增加乳腺癌的发病风险。

（8）社会和心理因素。

乳腺的生理活动是受垂体前叶激素、肾上腺皮质激素及性激素的影响和制约的。成年女性乳房位于胸廓前第二至第六肋间水平的浅筋膜浅层与深层之间。其淋巴液的主要引流途径为：

（1）乳房大部分淋巴液经胸大肌外侧缘淋巴管引流至腋窝淋巴结，再引流入锁骨下淋巴结。

（2）乳房上部淋巴液直接穿过胸大肌的淋巴管流入锁骨下淋巴结，继而汇入锁骨上淋巴结。

(3) 部分乳房内侧淋巴液，经肋间淋巴管流向胸骨旁淋巴结(主要在第二、三肋间，沿胸廓动、静脉分布)，继而引流至锁骨上淋巴结。

(4) 经两侧乳房间皮下的一些交通淋巴管，一侧乳房淋巴液可流向对侧。

(5) 乳房深部淋巴网可与腹直肌鞘和肝镰状韧带的淋巴管相通，从而可使乳房深部的淋巴液引流向肝脏。

二、临床表现

(一) 症状及体征

1. 乳房肿块

(1) 部位：肿块绝大多数位于乳房外上象限，其次为内上象限、上方及中央区，其他部位较少。

(2) 数目：一般单侧乳房的单发肿块较常见，偶见2～3个。

(3) 大小：肿块大小不一。

(4) 肿块形态、表面及边界：肿块形状多样，一般为不规则形，亦可见圆形、卵圆形等。

(5) 肿块质地：其质地并不完全相同，大多为实性，较硬，甚至为石样硬。

(6) 活动度：与良性肿块相比，其活动度较差。

2. 乳头溢液　乳腺癌的乳头溢液发生率较低，一般在10%以下。溢液多见于单侧乳房的单个乳管口，可自行溢出，亦可挤压而被动溢出。性质多为血性、浆液血性或水样溢液。血性溢液中约有12%～25%为乳腺癌。

3. 乳头和乳晕改变　癌灶侵及乳头或乳晕时，乳腺的纤维组织和导管系统可因肿瘤侵犯而挛缩，牵拉乳头，使乳头偏向肿瘤一侧。病变进一步发展可使乳头扁平、回缩、凹陷，直至乳头完全回缩入乳晕下。乳头糜烂、结痂等湿疹样改变常是Paget's病的典型症状。

4. 局部皮肤改变　不同病理类型的乳腺癌在不同病期可出

现不同的皮肤改变，如真皮消肿、皮肤粗糙、“橘皮样”改变，甚至糜烂。

5. 乳房轮廓改变　由于肿瘤浸润，可使乳腺弧度发生变化，出现轻微外凸或凹陷。亦可见乳房抬高，令两侧乳头不在同一水平面上。

6. 腋窝及锁骨上淋巴结　乳腺癌早期出现转移者，一般触摸不到腋窝及锁骨上窝淋巴结；若触及的腋窝及锁骨上窝淋巴结较大，质地较硬，活动性较差或相互融合，则说明转移的可能性较大。隐性乳腺癌往往以腋下或锁骨上淋巴结肿大为首发症状，而乳房内原发病灶很小，临床难以扪及。

7. 需要注意的是，某些特殊形式的乳癌（如炎性乳癌和乳头湿疹样癌），其发展规律和临床表现与一般乳腺癌有所不同。炎性乳腺癌并不多见，一般发生在青年妇女，尤其是在妊娠期或哺乳期。此型癌发展迅速，病程凶险，可在短期内迅速侵及整个乳房，患乳淋巴管内充满癌细胞栓子。临床特征是患乳明显增大，皮肤充血、发红、发热，犹如急性炎症。触诊扪及整个乳房肿大发硬，无明显局限性肿块。癌细胞转移早且广，对侧乳房亦常被侵及。

乳头湿疹样癌很少见。原发病灶在乳头区的大乳管内，逐步移行至乳头皮肤。初期症状是乳头刺痒、灼痛；呈变性湿疹样改变，乳头和乳晕皮肤发红、糜烂、潮湿；揭掉痂皮又出现糜烂面。病变皮肤发硬，边界尚清。随病变发展，可出现乳头凹陷、破损。淋巴结转移出现很晚。

（二）辅助检查

1. 影像学检查

（1）X线检查：乳腺钼靶X线摄影是乳腺癌诊断的常用方法。

（2）超声显像检查：超声显像检查无损伤性，可以反复应用。对乳腺组织较致密者应用超声显像检查较有价值，但主要用途是鉴别肿块系囊性还是实性。

（3）热图像检查：应用图像显示体表温度分布。由于癌细胞增殖快，血运丰富，相应体表温度较周围组织高，用此差异可做出相应诊断。

(4) 近红外线扫描：近红外线的波长为600～900 μm，易穿透软组织。利用红外线透过乳房不同密度组织显示出各种不同的灰度影，从而显示乳房肿块。此外，红外线对血红蛋白的敏感度强，乳房血管影显示清晰。乳腺癌常有局部血运增加，附近血管变粗，红外线对此有较好的图像显示，有助于诊断。

(5) CT检查：可用于不能扪及的乳腺病变活检前定位，确诊乳腺癌的术前分期，检查乳腺后区、腋部及内乳淋巴结有无肿大，有助于制订治疗计划。

(6) MRI：具有较高的对软组织的对比性，它能比X线和B超更好地显示肿瘤的形态学和血流动力学特征，使其诊断乳腺疾病的敏感性和特异性较高。

(7) PET检查：主要用于原发或复发、转移的患者CT、MRI检查有怀疑而需明确时。

2. 实验室检查　肿瘤标志物癌胚抗原(CEA)、CA125、CA153、铁蛋白等，对乳腺癌有一定的诊断符合率，可作为乳腺的辅助诊断手段和术后复发监测及疗效观察、评价指标。但均非特异性检查，不可对乳腺癌进行特异性诊断。

3. 细胞学和组织学检查

(1) 脱落细胞检查。

(2) 细针穿刺吸取细胞检查。

(3) 活组织检查，包括术中快速冰冻切片病理检查。

三、组织病理和细胞学

(一) 非浸润性癌

非浸润性癌是乳腺癌的早期阶段，当肿瘤局限在乳腺导管或腺泡内，未见突破其基底膜时称非浸润性癌。

1. 导管内癌　癌细胞局限于导管内，未突破管壁基底膜。多发生于中小导管，较大导管少见，一般为多中心散在性分布。

2. 小叶原位癌　发生于小叶导管及末梢导管上皮细胞的癌，

多见于绝经前妇女。发病年龄较一般乳腺癌早5～10年。小叶增大，管、泡增多，明显变粗，充满无极性的癌细胞。小叶原位癌发展缓慢，预后良好。

3. 乳头湿疹样腺癌　不包括伴发浸润性癌者。

（二）早期浸润性癌

1. 小叶癌早期浸润　癌组织突破管壁基底膜，开始向小叶间质浸润，但仍局限于小叶范围内。

2. 导管癌早期浸润　导管内癌的癌细胞突破管壁基底膜，开始向间质浸润。

（三）浸润性特殊型癌

1. 乳头状癌　发生于大乳管的上皮细胞，癌实质以有纤维脉管束或无纤维脉管束的乳头状结构为主者，可为非浸润性或浸润性乳头状癌。其浸润往往出现于乳头增生的基底部。

2. 髓样癌（伴有大量淋巴细胞浸润）　切面常有坏死和出血，镜下可见间质中有大量淋巴细胞及浆细胞浸润，以癌周边部更明显。一般认为是机体对肿瘤产生的抵抗。

3. 小管癌　发生于导管或小导管上皮细胞，是恶性度较低的一种类型，预后良好。

4. 腺样囊性癌　由基底细胞样细胞形成大小、形态不一的片块或小梁，内有数目不等、大小较一致的圆形腔隙。腔面及细胞片块周边可见肌上皮细胞。

5. 大汗腺样癌　癌细胞胞浆丰富，嗜酸，有时可见顶浆突起，胞核轻度到中度异型，形成腺管、腺泡或小乳头结构。

6. 黏液腺癌　发生于乳腺导管上皮黏液腺化生的基础上，多见于近绝经期或绝经后的妇女，尤以60岁以上妇女多见。癌实质中，上皮黏液成分占半量以上。黏液绝大部分在细胞外，形成黏液湖；偶见在细胞内，呈印戒样细胞。

7. 鳞状细胞癌　来源于鳞状上皮化生的乳腺导管上皮。癌实质全部为典型的鳞状细胞癌，可见细胞间桥和角化。若其他型癌发生部分鳞状上皮化生，则不在此列。

8. 乳头派杰氏病　又称乳头湿疹样癌，Paget 首先描述此病。经过多年的研究，目前认为其镜下瘤细胞形态体积大，胞浆丰富淡染，常呈空泡状，核较大，明显不规则，偶见核分裂像。

（四）浸润性非特殊型癌

1. 浸润性小叶癌　小叶癌明显向小叶外浸润，包括小细胞型浸润癌。

2. 浸润性导管癌　导管癌明显浸润间质，但浸润部分不超过癌实质的一半。若超过一半，则以浸润性癌的主要形态命名。

3. 硬癌　癌细胞排列成细条束或零散分布，很少形成腺样结构，纤维间质成分占 2/3 以上，且致密。

4. 髓样癌（无大量淋巴细胞浸润）　癌巢呈片状或团块状密集，可有腺样结构，癌实质占 2/3 以上，间质可有少量淋巴细胞及浆细胞。

5. 单纯癌　介于硬癌与髓样癌之间，即癌实质与纤维间质成分比例相近。癌细胞主要形成不规则的实性条束或小梁，也可有腺样结构。

6. 腺癌　癌细胞大小尚一致，胞浆丰富，可有分泌，核深染，核分裂像多见，癌细胞呈腺管样排列，层次多，极性紊乱，缺少基底膜，在间质中呈浸润性生长。癌细胞亦可呈条索片块排列，腺管样排列需占 1/2 以上。

四、临床分期

乳腺癌的分期常见的有 TNM 分期及哥伦比亚分期，目前以 TNM 分期较为适用。

1. TNM 分期

T　原发肿瘤大小，体检肿瘤大小可用 T_1、T_2或 T_3来表示，乳腺 X 线，病理学所测 T_1的亚分类。肿瘤大小应精确到 0.1 cm

T_X　原发肿瘤无法确定

T_0　没有原发肿瘤证据

T_{is}　(DCIS)导管原位癌

T_{is} （LCIS）小叶原位癌

T_{is} （Paget's）乳头，Paget 病不伴有肿块；注：伴有肿块的 Paget's 病按肿瘤大小分类

T_1 肿瘤最大直径≤2 cm

T_{1mic} 微小浸润癌，最大直径≤0.1 cm

T_{1a} ＞0.1 cm，≤0.5 cm

T_{1b} ＞0.5 cm，≤1.0 cm

T_{1c} ＞1.0 cm，≤2.0 cm

T_2 ＞2.0 cm，≤5.0 cm

T_3 ＞5.0 cm 或 2 个及 2 个以上病灶

T_4 不论肿瘤大小，直接侵犯胸壁（a）或皮肤（b）

T_{4a} 侵犯胸壁，不包括胸肌

T_{4b} 患侧乳腺皮肤水肿（包括橘皮样变）

T_{4c} T_{4a} 与 T_{4b} 并存

T_{4d} 炎性乳腺癌

N 区域淋巴结

N_X 区域淋巴结无法评价（例如曾经切除）

N_0 区域淋巴结无转移

N_1 同侧腋淋巴结转移，可活动

N_2 同侧转移性腋淋巴结固定；或相互融合；或缺乏同侧腋淋巴结转移临床证据，但有临床明显的同侧内乳淋巴结转移

N_{2a} 同侧转移性腋淋巴结，相互融合或与其他组织固定

N_{2b} 仅有临床同侧内乳淋巴结转移，而无腋淋巴结转移临床证据

N_3 同侧锁骨下淋巴结转移伴或不伴腋淋巴结转移；或临床上有同侧内乳淋巴结转移和腋淋巴结转移的临床证据；或同侧锁骨上淋巴结转移伴或不伴腋或内乳淋巴结转移

N_{3a} 同侧锁骨下淋巴结转移

N_{3b} 同侧内乳淋巴结转移及腋淋巴结转移

N_{3c} 同侧锁骨上淋巴结转移

M　远处转移

M_x 不能肯定有无远处转移

M_0 无远处转移

M_1 有远处转移

Stage 0	$T_{is}N_0M_0$
Stage Ⅰ	$T_1{}^*N_0M_0$
Stage Ⅱ A	$T_0N_1M_0$
	$T_1{}^*N_1M_0$
	$T_2N_0M_0$
Stage Ⅱ B	$T_2N_1M_0$
	$T_3N_0M_0$
Stage Ⅲ A	$T_0N_2M_0$
	$T_1N_2M_0$
	$T_2N_2M_0$
	$T_3N_{1\text{-}2}M_0$
Stage Ⅲ B	$T_4N_{0\text{-}2}M_0$
Stage Ⅲ C	任何 T N_3M_0
Stage Ⅳ	任何 T 任何 N M_1

* T_1包括 T_{1mic}

注:如果诊断是无疾病进展的证据,未接受过术前化疗,而检查是在 4 个月内进行的话,术后影像学研究发现存在远处转移,分期可能会改变。

2. 哥伦比亚(Clumbia)分期

A 期:无皮肤水肿、溃疡,肿瘤不与胸壁固定,临床腋淋巴结不大。

B 期:无皮肤水肿、溃疡,肿瘤不与胸壁固定,腋淋巴结肿大<2.5 cm,与皮肤及腋窝深部组织无粘连。

C 期:有以下 5 个症状中的任何一个:① 乳腺皮肤水肿<乳房表面 1/3;② 皮肤溃疡;③ 肿瘤与胸壁固定;④ 腋淋巴结肿大>2.5 cm;⑤ 腋淋巴结与皮肤及腋窝深部组织粘连固定。

D期：包括以下情况：① C期5个症状中的2个；② 乳腺皮肤广泛水肿>乳房表面1/3；③ 皮肤有卫星结节；③ 炎性乳腺癌；④ 临床有锁骨上淋巴结侵犯；⑤ 胸骨旁结节(临床为内乳淋巴结转移)；⑥ 同侧上肢水肿；⑦ 远处转移。

五、诊断与鉴别诊断

(一) 诊断

根据上述症状、体征、辅助检查可作相应诊断。

(二) 鉴别诊断

乳腺癌须与以下乳腺良性病变相鉴别：

1. 乳腺囊性增生病　简称乳腺病，从肿块的特点来看，乳腺病常同时或相继在两侧乳腺发现多个大小不等、界限不清的结节，可被推动。伴有疼痛，且疼痛一般与月经周期有关。

2. 乳腺纤维腺瘤　多为单发，触诊境界清楚，边缘整齐，表面光滑，且可活动。

3. 乳腺囊肿　是乳腺组织老化时形成的肿大的小叶，肿块光滑且可移动。

4. 导管内乳头状瘤　通常发生在乳晕下或乳晕边缘，触诊呈一圆形，质地较软，肿物直径一般在0.3～1 cm，多数伴有乳头溢液。

5. 乳腺导管扩张症　又名浆细胞性乳腺炎，常以肿块为首发症状，边缘不整，表面欠光滑，多位于乳晕深处，大小常在3 cm以内。

6. 乳腺结核　初起时多为孤立结节，逐渐形成一个至数个肿块，边界不甚清楚，易与皮肤粘连。乳腺癌的肿块多为单发结节，边缘不规则，多数质地较硬，常与皮肤粘连。

六、治疗

乳腺癌的治疗原则概括地说就是“系统性安排，个体化实施”。

（一）外科手术

手术治疗仍为乳腺癌的主要治疗手段之一。术式有多种，对其选择尚缺乏统一意见，总的发展趋势是，尽量减少手术破坏，在设备条件允许下对早期乳腺癌患者尽力保留乳房外形。无论选用何种术式，都必须严格掌握以根治为主、保留功能及外形为辅的原则。

1. 手术方式

（1）乳腺癌根治术：1894 年，Halsted 及 Meger 分别提出乳腺癌根治术操作方法的手术原则：① 原发灶及区域淋巴结应作整块切除；② 切除全部乳腺及胸大、小肌；③ 腋淋巴结作整块彻底的切除。Haagensen 改进了乳腺癌根治手术，强调了手术操作应特别彻底。

术中常见并发症：① 腋静脉损伤：多因在解剖腋静脉周围脂肪及淋巴组织时解剖不清，或切断腋静脉属支时过于接近腋静脉主干所致。因此，清楚暴露及保留少许分支断端甚为重要。② 气胸：在切断胸大肌、胸小肌的肋骨止端时，有时因钳夹胸壁的小血管穿通支下钳过深，触破肋间肌及胸膜，引起张力性气胸。

术后并发症：① 皮下积液：多因皮片固定不佳或引流不畅所致。可采用皮下与胸壁组织间多处缝合固定及持续负压引流而防止。② 皮片坏死：皮肤缝合过紧及皮片过薄等均可为其发生原因。皮肤缺损较多时，宜采用植皮。③ 患侧上肢水肿：多因行腋窝淋巴结清扫后导致患侧淋巴回流障碍所致，多可自愈。④ 患侧上肢抬举受限：主要是术后活动减少，皮下瘢痕牵引所致。因此，要求术后及早进行功能锻炼，一般应在术后 1 个月左右基本可达到抬举自如程度。

（2）乳腺癌扩大根治术：乳癌扩大根治术包括乳癌根治术即根治术及内乳淋巴结清除术。手术方式有胸膜内法及胸膜外法，前者创伤大，并发症多，因而多用后者。

（3）仿根治术（改良根治术）：主要用于非浸润性癌或Ⅰ期浸润性癌。Ⅱ期临床无明显腋淋巴结肿大者，亦可选择应用。

（4）乳房单纯切除术：适应证：① 非浸润性或腋窝淋巴结无转

移的早期病例，术后可以不加放疗。② 局部较晚期乳癌用单纯切除术后辅以放疗。如果从日益增长的美容学要求看，全乳切除术仍需要复杂的乳房再造术，将不适于中青年妇女的早期病。因此它的主要适应证应限年老体衰者或某些只能行姑息切除的晚期病例。

(5) 保乳手术：手术方式是自局部切除直到1/4乳房切除，术后有些应用放射治疗。保留乳房的手术并非适合于所有乳腺癌病例，亦不能代替所有的根治术，而是一种乳腺癌治疗的改良方式，应注意避免局部复发，并严格掌握适应证。

目前国内较为认可的保乳治疗适应证为：① 单发病灶；② 肿块≤3 cm；③ 距离乳头乳晕2 cm以上的周围型病灶；④ 有放射治疗条件的；⑤ 患者自愿。

保乳术的绝对禁忌证：① 有2个或2个以上肿块在乳腺的不同象限；② 有弥漫性微小钙化灶；③ 切缘持续阳性者，经扩大切除，仍无法达到切缘阴性；④ 乳腺区有既往放射治疗的病史；⑤ 腋窝淋巴结多发转移或融合成团；⑥ 病理发现有广泛导管内癌成分；⑦ 妊娠期妇女。

保乳术的相对禁忌证：① 肿瘤最大直径>5 cm；② 肿瘤位于乳晕区；③ 有血管胶原性病变及其病史者；④ 乳房体积过大或过小及保乳手术后乳房形态有严重破坏者。

(6) 前哨淋巴结活检术(SLNB)及保腋窝术式：前哨淋巴结活检的目的是保腋窝，使腋窝淋巴结阴性的乳腺癌患者免行腋窝淋巴结清扫(ALND)并对腋窝淋巴结(ALN)的状况作出评估。

SLNB的适应对象：T_1、T_2且临床腋淋巴结触诊阴性，无皮肤浸润或固定，诊断时无远处转移征象，无炎性乳癌的患者。

禁忌证：多中心病灶、触诊有腋淋巴结转移，已行乳腺或腋窝手术或已放疗，妊娠哺乳期乳癌和示踪剂过敏者。

2. 手术禁忌证

全身性禁忌证：

(1) 肿瘤远处转移者。

(2) 年老体弱不能耐受手术者。

(3) 一般情况差，呈现恶病质者。

(4) 重要脏器功能障碍不能耐受手术者。

局部病灶的禁忌证：

(1) Ⅲ期患者出现下列情况之一者：① 乳房皮肤橘皮样水肿超过乳房面积的一半；② 乳房皮肤出现卫星状结节；③ 乳腺癌侵犯胸壁；④ 临床检查胸骨旁淋巴结肿大且证实为转移；⑤ 患侧上肢水肿；⑥ 锁骨上淋巴结病理证实为转移；⑦ 炎性乳腺癌。

(2) 有下列五种情况之二者：① 肿瘤破溃；② 乳房皮肤橘皮样水肿占全乳房面积的 1/3 以内；② 癌瘤与胸大肌固定；④ 腋淋巴结最大长径超过 2.5 cm；⑤ 腋淋巴结彼此粘连或与皮肤、深部组织粘连。

(二) 放疗

1. 乳腺癌放射治疗适应证

(1) 根治或改良根治术后放射治疗

① T_3、T_4患者。

② 腋窝淋巴结阳性数≥4 个。

③ 腋窝淋巴结 1～3 个阳性，但腋窝淋巴结检测不彻底者(T_1病变，淋巴结 1、2、3 个阳性者，分别需要检测 8、15、20 个淋巴结；T_2病变 1、2、3 个淋巴结阳性，则分别需要检测 10、16、20 个淋巴结)。

④ 建议仅对有上述适应证且病灶位于中、内象限者考虑行内乳区照射；病变位于外象限，肿块≤5 cm，术后病理检查腋窝淋巴结阴性时，不建议行术后放射治疗。

(2) 保留乳房术后放射治疗

① 乳腺单发病灶，最大径≤4 cm(若乳腺肿块和乳腺大小的比例合适，肿块切除后乳腺外形无明显变化，该标准可放宽至 5 cm)。

② 乳房大小适中。

③ 腋窝淋巴结无转移或有单个活动的淋巴结。

④ 患者自愿。

2. 常见并发症的防止和处理

(1) 急性放射性皮肤反应：放疗期间宜选择柔软、透气的内衣，照射区皮肤忌擦洗，忌用乙醇等刺激性药物，可涂用比亚芬等皮肤保护剂。若出现皮肤破溃、渗出，要保持局部通风、清洁，预防感染。

(2) 放射性肺炎：乳房（胸壁）切线野切肺深度最好不超过 2 cm，并尽量采用半束照射技术。做锁骨上和乳腺（胸壁）照射时，应注意采取措施避免两野邻接处的重叠。注意保暖，预防呼吸道感染。出现放射性肺炎症状时予抗生素加皮质激素治疗。

(3) 其他放射性并发症有乳房纤维化、皮下组织纤维化、肋骨骨折等。

（三）化疗

1. 适应证　按分期综合治疗原则予以治疗。

(1) Ⅰ期乳腺肿瘤大于 1 cm 或 0.5～1 cm 有高危因素者，需术后辅助化疗。

(2) Ⅱ～Ⅲ期乳腺癌术后需辅助化疗。

(3) 早期乳腺癌保乳术前需新辅助化疗，术后辅助化疗。

(4) 新辅助化疗也适用于局部晚期的乳腺癌（ⅢA、ⅢB、ⅢC期，$T_3N_1M_0$除外）。先行化疗，可争取手术。

(5) Ⅳ期乳腺癌已有广泛或远处转移，不适于手术切除者。

(6) 术后复发、转移的乳腺癌。

2. 禁忌证

(1) 白细胞总数低于 $4.0\times10^9/L$ 或血小板计数低于 $80\times10^9/L$ 者。

(2) 肝、肾功能异常者。

(3) 心脏病心功能障碍者，不选用蒽环类抗癌药。

(4) 一般状况衰竭者。

(5) 有严重感染的病人。

(6) 精神病患者不能配合治疗者。

(7) 过敏体质病人应慎用，对所用抗癌药过敏者忌用。

3. 化疗并发症

(1) 心脏毒性。

(2) 骨髓抑制。

(3) 恶心、呕吐。

(4) 腹泻。

(5) 便秘。

(6) 化疗致末梢神经炎。

(7) 化疗药物引起过敏。

(8) 化疗病人黏膜溃疡。

(9) 肾毒性。

(10) 肝毒性。

4. 乳腺癌常用化疗方案介绍

以 CMF(环磷酰胺＋甲氨蝶呤＋5-氟尿嘧啶)、FAC(5-氟尿嘧啶＋阿霉素＋环磷酰胺)、NP(长春瑞滨＋顺铂)、TAC(紫杉醇＋阿霉素＋环磷酰胺)等方案较为常用,多烯紫杉醇也是乳腺癌常用化疗药物。使用方案时可根据具体情况采用调疗法或密集化疗。卡培他滨、吉西他滨在二线治疗中可以考虑应用。

(四) 内分泌治疗

1. 适应证

(1) 任何 ER(＋) 和(或)PR(＋) 或受体不明的乳癌患者,不论年龄、月经状况、肿瘤大小、腋淋巴结有无阳性,均可考虑内分泌治疗。

(2) 受体(－)患者不推荐内分泌辅助治疗。

(3) 虽受体(＋),以下情况,也可考虑不用内分泌治疗:

① 绝经前、年轻患者,T＜1 cm、N_0,顾虑剥夺雌激素引起不良反应。

② 绝经后患者有静脉血栓病史者。

(4) 内分泌治疗与化疗并用的选择

① 受体(＋),绝经后,N_0 或 N_1,无重要脏器受侵者,可单用内分泌治疗。如复发进展,再考虑改用或加用化疗。

② 有化疗适应证的受体(+)患者,特别是绝经前患者,应考虑化疗和内分泌治疗的序贯运用。

2. 方法的选择

(1) 新辅助内分泌治疗:绝经后,局部晚期非转移性乳腺癌患者,激素受体阳性,新辅助内分泌治疗能够使那些对内分泌治疗敏感的乳腺癌达到原发病灶和区域淋巴结降期的目的,从而提高乳腺癌的局部控制率。如:

① 三苯氧胺(TAM):10 mg,每日 2 次,连用 2~6 个月。

② 第三代抗芳香化酶制剂(仅适用于绝经后或去势患者):来曲唑、阿那曲唑、依西美坦。

(2) 辅助内分泌治疗:对于雌激素和(或)孕激素受体阳性的乳腺癌病人,不论其年龄、月经状况、肿瘤大小和区域淋巴结是否转移,术后都应该接受辅助性内分泌治疗。

① 三苯氧胺(TAM):10 mg,每日 2 次,连用 5 年(绝经后,可再继续服用第三代抗芳香化酶制剂)。

② 自然或人工绝经患者,可选用第三代抗芳香化酶制剂,如:来曲唑、阿那曲唑、依西美坦。

(3) 转移性乳腺癌的内分泌解救治疗:晚期转移性乳腺癌的治疗较为困难,治疗的主要目的是缓解症状,延长高质量的生存期。由于内分泌药使用方便、疗效确切且毒性小,故特别适合于晚期转移性乳腺癌的治疗。其起效一般较慢,常常要服药 2~3 个月后才能见到肿瘤缩小,因而,如果肿瘤无明显进展,有必要至少服药 16 周后再评价疗效。

① 绝经前患者可选用 Zoladex(诺雷德 3.6 mg 腹部皮下注射,每 28 天一次)、goserelin(戈舍瑞林)加或不加 TAM 或抗芳香化酶制剂。

② 绝经后患者可首先选用抗芳香化酶制剂。

③ 对各种年龄的患者,若初始没有行内分泌治疗,均可选用三苯氧胺和孕激素。

（五）中医药治疗

乳腺癌相当于中医学“乳岩”范畴。

1. 病因病机　对乳腺癌的病因病机中医学归纳为：① 风邪外客、风热壅盛、蕴结于乳房之间，引起阳明之血热壅盛，厥阴之气滞郁结，营卫不和，使乳房之经脉瘀阻而成乳病。② 脏腑失调。

2. 辨证施治

（1）肝气郁结型：疏肝理气，活血解郁。

（2）热毒蕴结型：清肝解郁，活血散结。

（3）冲任失调型：疏肝解郁，调理冲任。

（4）气血亏虚型：益气养血，解郁扶正。

（六）乳腺癌当代治疗进展

当代乳腺癌的治疗策略正经历着从“最大耐受”向“最小治疗”的转变。体现在治疗趋向微创化，包括外科的保乳手术、前哨淋巴结技术等和放疗技术中的间质放疗、适形超分割放疗及术中放疗等；治疗走向个体化，系统性安排、个体化实施的理念已成为共识，在包括生物治疗、免疫治疗的多学科综合施治中不断提高乳腺癌的疗效；乳腺癌疗效的进一步提高尚有赖于靶向治疗和基因治疗的成熟。

1. 生物治疗　指通过从体外补充、诱导或活化体内生物活性细胞因子，调整机体的免疫反应，以达到治疗肿瘤的目的。包括提高宿主对细胞毒类药物损害的耐受性，改变肿瘤细胞膜特征以增加其免疫原性，诱导分化肿瘤细胞等。其中具有代表意义的进展是针对Her-2的人源化单克隆抗体Herceptin。其联合化疗能提高缓解率23%～32%，延长中位疾病进展时间，有提高生存率的趋势。

2. 免疫治疗　肿瘤的发生、发展与宿主的防御系统和免疫细胞的失衡密切相关。免疫治疗主要包括非特异性主动免疫治疗、细胞因子应用、效应细胞过继免疫治疗、特异性主动免疫治疗等。近年来，针对生物应答调节因素（BRM）的细胞因子白细胞介素、淋巴因子激活的杀伤细胞（LAK细胞）、粒细胞集落刺激因子（CSF）等的运用以及过继免疫疗法成为新热点，其疗效尚需进一步观察。

3. 芯片技术在乳腺癌治疗中的应用 目前基因芯片处在研究阶段，其在乳腺癌基因表达谱中的研究和对于乳腺癌基因功能的研究对乳腺癌的预后判断和指导临床准确制定治疗方案提供了依据。对耐药株的基因芯片的表达谱的研究为临床肿瘤药物的筛选和提示替代治疗方案提供了依据。

（六）乳腺癌综合治疗简表

见表 2-17-1。

表 2-17-1 乳腺癌综合治疗简表

分期	术前处理	手术方式	术后处理
Ⅰ	化疗 或不化疗	改良根治术 或保乳术	高危患者可考虑化疗序贯和（或）单用内分泌治疗 保乳术者术后追加放疗
Ⅱ	化疗 或不化疗	改良根治术 或保乳术传统根治术	AL(－)：同Ⅰ期 AL(＋) ER(－)：化疗＋/或放疗 ER(＋)：化疗＋/或放疗，序贯或单用内分泌治疗
Ⅲ	适宜术者：术前化疗 不适宜手术者：放疗或化疗	适宜手术者：改良根治术、传统根治术 不能手术者：化疗或放疗后，根据病情考虑是否行姑息手术	AL(－) ER(－)：化疗和/或放疗 ER(＋)：化疗，序贯或单用内分泌治疗或放疗 AL(＋)： ER(－)：化疗和/或放疗 ER(＋)：绝经前可考虑去势，以后化疗合并内分泌治疗＋/或放疗；化疗，绝经后并用或单用内分泌治疗化疗和/或放疗
Ⅳ	综合治疗	根据病情考虑是否行姑息手术	ER(－)：定期化疗 ER(＋)：定期化疗，绝经后化疗及三苯氧胺

注：AL＝腋窝淋巴结

七、随访及预后

1. 乳腺癌术后1年内，每隔3月来门诊复查及随访；第2年以后每隔半年左右随访一次。

2. 随访复诊常规行血常规、肝肾功能、腹部B超和胸片（或胸部CT）检查，同时行CEA、CA125和CA153等肿瘤标志物检查。

3. 复查时应注意询问病史，复习病历，特别要注意术后放、化疗情况及内分泌治疗的药物和服药年限。体格检查注意胸壁切口、双侧腋下及双侧锁骨和对侧乳房有无肿块，以明确是否有局部复发。

4. 若有复发，则应记录首先复发或转移的部位，以及距上次手术的时间。提出进一步治疗的建议供其选择参考或请相关科室会诊。

5. 随访时还应注意其生活质量，如饮食起居，患侧上肢功能，是否恢复正常工作。

6. 如已死亡，则须了解确切的死亡日期，以及可能导致死亡的原因，是否死于本病或是死于与乳腺癌无关的疾病。

第十八章　胃　癌

一、概述

胃癌是目前最常见的癌症之一。目前胃癌的发病呈下降趋势，而胃近端癌发病率相对上升。胃癌的病因不明确，下列情况是胃癌的危险因素：幽门螺杆菌感染，长期摄入高盐或腌制、熏烤和油炸食物，新鲜蔬菜与水果摄入不足，吸烟，萎缩性胃炎，胃溃疡，胃肠上皮化生，胃黏膜上皮内瘤变（不典型增生），胃腺瘤性息肉，肥大性胃炎（Menetrier 病），胃癌家族史，恶性贫血，A 型血，胃手术史，Barrett 食管，家族性腺瘤息肉病。

胃分为上、中、下三部分，分别以 U（上部）、M（中部）、L（下部）表示。胃横断面分为小弯、大弯、前壁、后壁及全周 5 个区，以小（Less）、大（Gre）、前（Ant）、后（Post）、周（Circ）表示。胃淋巴结共分为 16 组：按照贲门右、贲门左、胃小弯、胃大弯、幽门上、幽门下淋巴结的顺序编为 1～6 组，7～16 组淋巴结原则上按照动脉分支排序分为胃左动脉旁、肝总动脉旁、腹腔动脉旁、脾门、脾动脉旁、肝十二指肠韧带内、胰后、肠系膜上动脉旁、结肠中动脉旁、腹主动脉旁淋巴结。

二、临床表现

（一）症状及体征

胃癌的早期阶段多无明显的自觉症状，当病变发展影响胃的功能及全身状态时才出现自觉症状。

早期胃癌多在萎缩性胃炎及胃黏膜不典型增生基础上发生的，病史较长，可达几年。进展期胃癌则发展迅速，2～3 个月即可出现明显症状。上腹胀痛是最常见而又不典型的症状，病人常说不清疼痛的性质，某些药物治疗可使其缓解。食欲减退、消瘦也是胃癌的常见症状，常在短期内出现明显体重下降(40%)、乏力、贫血。胃癌多表现为少量出血，当癌侵及中等以上血管和血运丰富的黏膜下血管受到广泛破坏时，可出现大量呕血、黑便。有的以呕血、便血为首发症状。胃癌可出现恶心、呕吐、腹泻等症状。当出现幽门梗阻、上腹包块、腹水、浮肿时，多已是晚期表现。

胃癌经淋巴转移到左锁骨上淋巴结可致其肿大(Virchows' node)，经血行转移至肝引起肝肿大或黄疸，直接浸润引起上腹固定肿块或横结肠梗阻，种植转移可引起脐周肿块、膀胱/子宫直肠陷凹结节或卵巢转移，甚至出现腹水。

（二）辅助检查

1. 纤维胃镜检查　直接观察胃黏膜病变的部位和范围，并可获取病变组织作病理学检查，是诊断胃癌的有效方法。

2. X线钡餐检查　该检查无痛苦，易为病人接受。新型数字化X线胃肠造影技术使得X线影像分辨率和清晰度大为提高。采用气钡双重对比造影，通过观察黏膜相和充盈相的变化做出诊断。早期胃癌的主要改变为黏膜相异常，进展期胃癌充盈相可见到胃形态的改变、充盈缺损、龛影及胃壁僵硬度的变化等，黏膜相可观察黏膜纹的破坏和消失、钡斑残留等变化。X线钡餐检查对确定病灶的部位、范围较准确，并可了解病变的大体类型。

3. CT检查　CT检查可作为胃癌诊断的常规检查，观察胃原发病变及转移情况。通过对胃壁厚度变化、胃充盈度、肿块影、局部外侵情况、腹腔淋巴结转移以及有无远处转移的观察，有助于胃癌诊断和术前临床分期，对决定治疗方案和判断手术切除可能性很有帮助。多排螺旋CT扫描结合三维立体重建和模拟内腔镜技术用于胃癌诊断，准确性高，更有利于胃癌的术前分期。

4. 超声胃镜检查(EUS)　采用带有超声探头的超声胃镜检查(EUS)，可在胃腔内对病变区域进行超声探测成像，有助于了解肿瘤浸润深度以及外侵周围脏器情况和有无淋巴结转移，以对术前临床分期做出比较准确的估计。

5. MRI检查　MRI检查对发现肝、骨和腹膜转移的敏感性高于CT，但对淋巴结转移不及CT。

6. PET检查　PET对发现远处转移很有帮助。

7. 腹腔镜检查　为有创检查，可直观发现浆膜侵犯、腹膜种植、远处淋巴结转移和小的肝转移，其精确性优于EUS和CT。多作为剖腹前检查进行。

8. 腹部B超　有助于判断胃癌肿瘤大小、部位、浸润层次、胃周围、腹主动脉旁淋巴结肿大、腹水、卵巢、盆腔等有否转移。

（三）实验室检查

1. CEA　存在于胚胎胃肠黏膜上皮及一些恶性组织的细胞表面，被用于胃癌的辅助诊断。手术后2～4周开始定期检查，有助于分析疗效、判断复发及转移。

2. CA19-9　在多种腺癌中升高，在胃液与血清中测定CA19-9及CEA，可提高筛选胃癌的敏感性及特异性。

3. AFP　在部分胃癌中可以增高，多见于肝癌样胃癌的组织类型。常见于年轻女性胃癌，多数就诊时病期晚、手术切除率低、预后差。AFP阳性胃癌，AFP检测可作为随访指标。

三、组织病理和细胞学

（一）胃癌的大体分型

1. 胃癌分期的概念　根据《日本胃癌处理规约》的规定：不论癌的大小，不管有无淋巴结转移，凡癌限于黏膜内及黏膜下层者均为早期胃癌。浸润深度超过黏膜下层以下者为进展期胃癌。

2. 早期胃癌的分型　早期胃癌分为Ⅰ型（隆起型，protruded type）；Ⅱ型（浅表型，superficial type），根据凸凹程度又分3个亚型，Ⅱa型（浅表隆起型，elevated type）、Ⅱb型（浅表平坦型，flat type）、Ⅱc型（浅表凹陷型，depressed type）；Ⅲ型（凹陷型，excavated type），依病变主次不同，还有一些混合型，如Ⅱc＋Ⅲ型、Ⅲ＋Ⅱc型或Ⅱa＋Ⅱc型。

（二）进展期胃癌的分型（Borrmann分型）

1. BorrmannⅠ型　特点是主要向胃腔隆起，呈息肉状或巨块状，也称为隆起型。

2. BorrmannⅡ型　形成明显的溃疡，溃疡边缘明显隆起，呈堤状，浸润不明显，也称局限溃疡型。

3. BorrmannⅢ型　具有明显的溃疡，溃疡边缘呈坡状，向周围浸润，也称浸润溃疡型。

4. BorrmannⅣ型　呈弥漫性浸润，主要是在黏膜下层、肌层及浆膜下浸润，周边无明显界限，黏膜皱襞多消失或不整，胃壁广泛增厚变硬，称为“革囊胃”或“皮革胃”。

（三）胃癌的组织学分型

1. 普通型　包括：乳头状腺癌；管状腺癌；低分化腺癌；印戒细胞癌；黏液腺癌。

2. 特殊型　包括：腺鳞癌；鳞状细胞癌；类癌。

3. 其他　未分化癌、小细胞癌、绒毛膜上皮癌、胃肝样腺癌。

四、临床分期

国际胃癌分期（AJCC，2002）

原发肿瘤（T）

T_x　有否肿瘤不能确定。

T_0　无原发肿瘤证据。

T_{is}　原位癌——上皮内癌未浸润固有膜。

T_1　肿瘤浸润固有膜或黏膜下层。

T_2　肿瘤浸润肌层或浆膜下层。

T_{2a}　肿瘤浸润固有肌层。

T_{2b}　肿瘤浸润浆膜下层。

T_3　肿瘤穿透浆膜（脏层腹膜）但未侵及邻近结构。

T_4　肿瘤浸润邻近结构。

区域淋巴结（N）

N_x　有无淋巴结转移不确定。

N_0　无区域淋巴结转移。

N_1　1～6个区域淋巴结转移。

N_2　7～15个区域淋巴结转移。

N_3　15个以上区域淋巴结转移。

远处转移(M)

M_x　有无远处转移不确定。

M_0　无远处转移。

M_1　有远处转移。

注：① 肿瘤侵犯胃结肠韧带、肝胃韧带及大小网膜而未穿透这些脏器的浆膜时，肿瘤被定为 T_2；穿透这些脏器的浆膜时，为 T_3。② 胃癌在腔内侵犯食管或十二指肠时，以最大浸润深度确定。

分期

0	T_{is}	N_0	M_0
Ⅰ$_A$	T_1	N_0	M_0
Ⅰ$_B$	T_1	N_1	M_0
	$T_{2a/b}$	N_0	M_0
Ⅱ	T_1	N_2	M_0
	$T_{2a/b}$	N_1	M_0
	T_3	N_0	M_0
Ⅲ$_A$	$T_{2a/b}$	N_2	M_0
	T_3	N_1	M_0
	T_4	N_0	M_0
Ⅲ$_B$	T_3	N_2	M_0
Ⅳ	T_4	N_{1-3}	M_0
	T_{1-3}	N_3	M_0
	任何T	任何N	M_1

五、诊断与鉴别诊断

(一) 诊断要点

应根据病史、症状、体征和辅助检查做出临床诊断。

（二）鉴别诊断

1. 与胃肠道间质瘤(GIST)相鉴别　胃肠道间质瘤是消化道最常见的间叶源性肿瘤，长期以来一直被诊断为消化道平滑肌(肉)瘤或(恶性)神经鞘膜瘤，直到20世纪90年代末对其本质的认识才有了突破性的进展。GIST典型的CT表现是起源于胃肠道，境界清楚、富于血管的占位性病变，跨壁或向腔外生长。肿瘤较大时可有中心坏死。内窥镜检查可发现黏膜下肿块。由于GIST高摄取氟18脱氧葡萄糖，PET检查诊断GIST的敏感性较好。

2. 与胃恶性淋巴瘤的鉴别，详见“恶性淋巴瘤”一章。

六、治疗

1. 外科手术　手术在胃癌的治疗中仍占主导地位。估计肿瘤能做根治切除者，均应尽早行根治性手术切除。局部晚期胃癌，估计手术难以切除或达不到根治切除目的者，可考虑做术前辅助治疗。

所谓根治性或治愈性手术是指原发肿瘤连同转移淋巴结及受浸润的邻近脏器一并切除，无肿瘤残留。

胃癌根治术必须符合以下标准：① 无远处转移灶；② 切端无癌残留；③ 足够的淋巴结清除(D>N)，无转移淋巴结残留；④ 整块切除胃、淋巴结及受侵犯的邻近脏器和组织。

为此，胃癌根治术必须遵循以下原则：① 足够的胃切除范围：多数学者主张根据胃癌生物学行为、病期、生长部位决定胃切除的范围。一般要求 Borrmann Ⅰ和Ⅱ型胃癌手术切缘距肿瘤边缘4～5 cm即可；而 Borrmann Ⅲ和Ⅳ型胃癌手术切缘要求距离肿瘤6 cm以上，乃至全胃切除。根据肿瘤部位，胃窦部或贲门部进展期胃癌，可采用远端或近端胃大部切除术；而幽门侧侵犯胃中段进展期胃癌，胃中段胃癌向贲门侧侵犯的进展期胃癌，宜行全胃切除术。② 彻底的淋巴结清扫：要求淋巴结清扫应由远及近，清扫范围应大于实际转移范围，原发灶与所属淋巴结一并整块切除。

③ 胃癌浸润至 T_4，即有邻近组织及脏器的侵犯，联合切除可达根治目的，如病人一般情况许可，则可行受侵犯脏器与胃癌一并整块切除。

淋巴结清扫程度分为 4 类：D_0：第 1 站淋巴结未清除或清除不全。D_1：仅清除第 1 站淋巴结。D_2：清除第 1、2 站淋巴结。D_3：清除第 1、2、3 站淋巴结。

手术方法可分为内窥镜下黏膜切除术（EMR）、缩小手术、标准根治术和腹腔镜下手术。

标准根治术的适应证是：$T_{1\text{-}3}$、$N_{0\text{-}2}$，即 $Ⅰ_B$ 期、Ⅱ期和部分Ⅲ期病例。手术范围是切除胃 2/3 以上，D_2 清除术。扩大切除术适应证为 T_4、$N_{0\text{-}2}$，即Ⅲ期和部分Ⅳ期病例，宜行联合脏器切除，D_2 或 D_3 部分或全部淋巴结清除术。

2. 化疗　化疗包括术后辅助化疗、术中化疗、新辅助化疗。

（1）术后辅助化疗：是指对已行潜在治愈可能手术的病人所进行的化疗，其目的主要在于杀灭超越外科手术范围的残余癌细胞。术后辅助化疗适应证：① 病理类型恶性程度高者；② 脉管癌栓或伴淋巴结转移；③ 浅表扩散型，面积 $>5\ cm^2$；④ 多发性病灶；⑤ 40 岁以下的青年病人；⑥ 进展期胃癌病人。术后辅助化疗以静脉给药和口服化疗为主，新近提倡术后早期腹腔内化疗。

（2）术中化疗：主要目标是防治手术操作引起的医源性肿瘤播散。具体方式采用术中腹腔内温热灌注化疗。

（3）新辅助化疗：即术前化疗，在胃癌的综合治疗中正日益受到重视。其目的是：① 最大限度地杀灭癌细胞，使肿瘤体积缩小，临床期别降低，增加手术切除或根治性切除的机会；② 杀灭手术野以外的亚临床病灶，预防手术操作可能引起的肿瘤播散；③ 获得肿瘤体内的药敏资料，为术后选择辅助化疗方案提供依据；④ 使化疗期间肿瘤进展的病人免于不必要的剖腹探查；⑤ 肿瘤对新辅助化疗的反应可作为判断病人预后的指标。新辅助化疗的对象是：① 临床分期为Ⅲ、Ⅳ期的病人；② 生物学行为恶性度较高的病人；③ 术前证实有邻近脏器组织侵犯，估计手术有困难的病人。

对不能手术、非根治术或根治术后复发不能再次切除的晚期胃癌病人，只要没有化疗禁忌证，原则上都应接受以化疗为主的综合治疗，以得到姑息治疗效果，延长生存期。

胃癌化疗常用方案：以 FAM(5-氟尿嘧啶＋阿霉素＋丝裂霉素)、FP(5-氟尿嘧啶＋顺铂)、ELF(足叶乙苷＋亚叶酸＋5-氟尿嘧啶)、ECF(5-氟尿嘧啶＋顺铂＋表阿霉素)为常用化疗方案。新的抗癌药物，如奥沙利铂、紫杉类和伊立替康在临床应用也日益广泛，如 FOLFOX(奥沙利铂＋亚叶酸＋5-氟尿嘧啶)、DFP(泰索帝＋5-氟尿嘧啶＋顺铂)、伊立替康＋顺铂等。胃癌化疗方案目前尚无金标准，新的药物和化疗方案仍在不断出现。对年龄大、体质差和不方便住院治疗的患者，选择 5-氟尿嘧啶不同的口服剂型如优福定、卡培他滨等化疗也是很好的选择。

3. 放射治疗　胃癌是一种对放射不敏感的腺癌，加之胃的邻近脏器和组织对放射线的耐受性低，放射治疗只能作为胃癌外科治疗的辅助治疗手段。胃癌放射治疗方案有术前放疗、术中放疗和术后放疗。其目的是使肿瘤缩小，提高切除率；杀灭或抑制微小病灶和癌残留；减少术后局部复发和远处转移。

4. 中医药治疗　胃癌属于中医学的“反胃”、“胃反”、“翻胃”、“伏梁”、“积聚”、“胃脘痛”等范畴。其病之生多因饮食失节，忧思过度，脾胃受损，运化失常，升降失司，气结痰凝，瘀停热蕴，气、痰、瘀、毒互结胃腑而成。临床常见的证型有：肝胃不和型、脾胃虚寒型、瘀毒内阻型、胃热伤阴型、痰湿凝结型、气血双亏型。应选用相应中草药和中成药治疗。

5. 其他治疗　包括热疗、营养治疗、免疫治疗、基因治疗等。在营养治疗的配方中添加免疫营养物 Gln、Arg、ω－3 脂肪酸和 DNA 等，可提高宿主术后免疫功能。去除蛋氨酸的营养治疗则能干扰肿瘤细胞的代谢周期，以达到抑制肿瘤生长和转移的目的。

七、预后

影响胃癌预后的诸多因素中，TNM 分期对胃癌预后的影响最大，其次为肿瘤的浸润深度、淋巴结转移、年龄、肿瘤的病理类型和大小。一般女性胃癌预后较男性差。60 岁以上胃癌患者的预后相对较好，30 岁以下胃癌患者预后较差。肿瘤体积小、未侵及浆膜、无淋巴结转移，达根治性手术者预后较好。早期胃癌预后远好于进展期胃癌。胃近端癌比胃体及胃远端癌预后差。Borrmann Ⅰ和Ⅱ型胃癌预后好于 Borrmann Ⅲ和Ⅳ型胃癌。肠型胃癌预后好，弥漫型胃癌预后差。

第十九章　大肠癌

一、概述

（一）流行病学与病因

结直肠癌是常见的恶性肿瘤之一。

中国人的结直肠癌发病特点：① 直肠癌比结肠癌发病率高，约（1.5～2）∶1；② 低位直肠癌在直肠癌中所占的比例高，约占70%，大多数直肠癌可在直肠指诊时触及；③ 青年人（30岁以下）比例高，约占15%。但近20年来，随着生活水平的提高和饮食结构的改变，结肠癌的发病率逐渐上升。直肠癌的发病率较稳定，而结肠癌的发病率上升较快。

结直肠癌发病原因目前尚不完全清楚，但可能与以下因素相关：

（1）饮食与致癌物质：结直肠癌发病率高与动物蛋白和脂肪的消耗量呈正相关。食物纤维与结直肠癌的发病率也有密切关系。

（2）结直肠的慢性炎症：如溃疡性结肠炎和血吸虫病使肠黏膜反复破坏而癌变。

（3）遗传因素：有资料显示约有高达20%的大肠癌有家族史。

（4）癌前病变：目前认为大肠癌的发生是遵循"正常黏膜—腺瘤—癌变"变化发展规律的。

（5）其他：一些大肠癌的高危人群值得注意。以往有大肠癌病史者，妇女有乳腺癌、卵巢癌和宫颈癌病史者，发生结直肠癌的风险较高。妇科肿瘤病人接受放疗的发生结直肠癌的机会较正常人高2～3倍，并且发病率在40岁以后逐年上升。

（二）基本解剖概要

大肠包括结肠、直肠和肛管。结肠包括盲肠、升结肠、横结肠、降结肠和乙状结肠。直肠位于盆腔的后部。直肠无明显系膜，习惯上把直肠后的血管脂肪淋巴组织称为直肠系膜(mesorectum)。结肠的供应动脉以脾曲为界，肠系膜上动脉发出的回结肠动脉、右结肠动脉、中结肠动脉供应右半结肠；肠系膜下动脉发出的左结肠动脉与乙状结肠动脉供应左半结肠。静脉与动脉相似，分别经肠系膜上静脉和肠系膜下静脉汇入门静脉。直肠、肛管的供应动脉以齿状线为界，其上主要是肠系膜下动脉的终末支——直肠上动脉，其次为来自髂内动脉的直肠下动脉和骶中动脉。约22%的人体中存在直肠中动脉，起源于髂内动脉，经侧韧带供应直肠下部。齿状线以下的血液来自两侧阴部内动脉的分支——肛管动脉。齿状线上、下的动脉之间有丰富的吻合。直肠、肛管静脉的分布与动脉相似，以齿状线为界分为两个静脉丛：直肠上静脉丛和直肠下静脉丛。

结肠的淋巴结分为结肠上淋巴结、结肠旁淋巴结、中间淋巴结和中央淋巴结四组，逐级引流到达腹主动脉周围的腹腔淋巴结。直肠肛管的淋巴引流以齿状线为界，分为上、下两组。上组在齿状线以上，有3个引流方向，其中最主要的淋巴引流途径是沿直肠上血管到肠系膜下血管根部淋巴结。下组在齿状线以下，有两个引流方向。因此，直肠癌尤其是下段直肠癌及肛管癌有时可转移到腹股沟淋巴结。

二、临床表现

(一) 症状及体征

结直肠癌早期无明显症状，肿瘤生长到一定程度，根据其生长部位的不同而有不同的临床表现。

1. 右半结肠癌的临床表现

(1) 腹痛：约有70%～80%病人出现腹痛，多为隐痛。

(2) 贫血：因肿瘤坏死、脱落、慢性失血而引起，约有50%～60%的病人血红蛋白低于100 g/L。

(3) 腹部肿块：是常见症状。

2. 左半结肠癌的临床表现

(1) 便血、黏液血便:70%以上病人可出现便血或黏液血便。

(2) 腹痛:约60%的病人出现腹痛,腹痛可为隐痛。当出现梗阻时,可表现为腹部绞痛。

(3) 腹部肿块:40%左右的病人可触及左下腹肿块。

3. 直肠癌的临床表现

(1) 直肠刺激症状:便意频繁,排便习惯改变,便前有肛门下坠感,伴里急后重,便后有排便不净感,晚期有下腹痛。

(2) 肠腔狭窄症状:大便变细、变形,严重时出现肠梗阻表现。

(3) 肿瘤破溃感染症状:大便表面带血和黏液,甚至脓血便。

(4) 肿瘤侵犯前列腺、膀胱时,可出现尿频、尿急、血尿等表现。侵犯骶前神经可出现骶尾部持续性剧烈疼痛。

(二) 辅助检查

1. 直肠指检与内镜检查

(1) 直肠指检:是诊断直肠癌最重要的方法。凡遇患者有便血、大便习惯改变、大便变形等症状时,均应行直肠指诊。

(2) 内镜检查:包括直肠镜、乙状结肠镜和结肠镜检查。一般主张行纤维全结肠镜检查,可避免遗漏同时性多源发癌和其他腺瘤的存在。直肠指检与纤维全结肠镜是结直肠癌最基本的检查手段。

2. 实验室检查

(1) 大便隐血试验检查:大规模普查时或对高危人群作为结直肠癌的初筛手段,阳性者需作进一步检查。

(2) 肿瘤标记物:对诊断和术后监测比较有意义的肿瘤标记物是癌胚抗原(CEA)。但CEA用于诊断早期结直肠癌的价值不大。血清CEA的水平与Dukes分期呈正相关。CEA主要用于术后监测复发,但对于术前不伴有CEA升高的患者,术后监测复发亦无重要意义。

3. 影像学检查

(1) 钡剂灌肠:是结肠癌的重要检查手段,但对低位直肠癌的诊断意义不大。

(2) 腔内超声:可检测肿瘤浸润肠壁的深度以及有无邻近脏器的侵犯。

(3) CT:通过 CT 可了解肠道和盆腔、腹腔内扩散的情况,有无周围脏器的侵犯,有无肝、腹主动脉旁淋巴结转移,是术前和术后常用的检查方法。

(4) MRI:对直肠癌术后盆腔、会阴部复发的诊断较 CT 优越。

三、组织病理学

(一) 大体分型

1. 隆起型　盘状型为其亚型。

2. 溃疡型　可分为局限溃疡型和浸润溃疡型两个亚型。

3. 浸润型　肿瘤累及肠管全周可引起肠管狭窄。

4. 胶样型　多见于黏液腺癌。

(二) 组织学分型

1. 腺癌　包括管状腺癌、乳头状腺癌、黏液腺癌、印戒细胞癌和未分化癌。主要为管状腺癌和乳头状腺癌,占 75%～85%;其次为黏液腺癌,占 10%～20%。

2. 腺鳞癌　又称腺棘细胞癌,肿瘤由腺癌细胞和鳞癌细胞构成。其分化程度多为低度至中度。腺鳞癌和鳞癌主要见于直肠下段和肛管,较少见。

(三) 组织学 Broders 分级

按癌细胞分化程度分为四级。Ⅰ级:75%以上癌细胞分化良好,属高分化癌,呈低度恶性;Ⅱ级:25%～75%的癌细胞分化良好,属中度分化癌,呈中度恶性;Ⅲ级:分化良好的癌细胞不到 25%,属低分化癌,高度恶性;Ⅳ级:为未分化癌。

四、临床分期

(一) Dukes 分期(1935 年)

A 期　肿瘤浸润深度限于直肠壁内,未穿出深肌层,且无淋巴结转移。

B 期　肿瘤侵犯浆膜层,亦可侵入浆膜外或肠外周围组织,但尚能整块切除,无淋巴结转移。

C 期　肿瘤侵犯肠壁全层或未侵犯全层,但伴有淋巴结转移。

C_1期　肿瘤伴有癌灶附近肠旁及系膜淋巴结转移。

C_2期　肿瘤伴有系膜根部淋巴结转移,尚能根治切除。

D 期　肿瘤伴有远处器官转移、局部广泛浸润或淋巴结广泛转移不能根治性切除。

(二)中国分期

我国结直肠癌协作组 1985 年制定的结直肠癌临床病理分期标准与 Dukes 分期基本相同。不同之处在于将以局限于黏膜下层、浅肌层、深肌层分为 A_1、A_2、A_3期,将 Dukes C_1、C_2期合并为 C 期。

(三)国际 TNM 分期(表 2-19-1)

表 2-19-1　大肠癌国际 TNM 分期

分期	TNM 标志	病变范围
Ⅰ	$T_1N_0M_0$	癌限于黏膜或黏膜下,无淋巴结或远处转移
	$T_2N_0M_0$	癌侵及肌层,未超越浆膜层,无淋巴结或远处转移
	$T_2N_xM_x$	癌穿透肠壁或浆膜,无淋巴结或
Ⅱ	$T_{3\text{-}5}N_0M_0$	远处转移
Ⅲ	任何 T,N_1M_0	任何深度的肠壁浸润,区域淋巴结有转移,无远处转移
Ⅳ	任何 T,任何 N,M_1	任何深度的肠壁浸润,不论淋巴结有无转移,有远处转移

上述 TNM 的含义如下:

T　原发肿瘤

T_0　临床上未发现肿瘤。

T_{is}　原位癌。

T_1　肿瘤局限于黏膜或黏膜下层,包括腺瘤癌变。

T_2　肿瘤侵犯肌层或浆膜层，但未超越肠壁。
T_3　肿瘤穿透肠壁累及邻近组织或器官。
T_4　肿瘤穿透肠壁并侵入邻近器官形成瘘管者。
T_5　T_3或T_4、局部侵犯已超出邻近组织或器官者。
T_x　局部浸润深度不详。
N　区域淋巴结
N_0　淋巴结无转移。
N_1　淋巴结有转移。
N_x　淋巴结转移情况不详。
M　远处转移
M_0　无远处转移。
M_1　有远处转移。
M_x　远处转移情况不明。

五、鉴别诊断

1. 大肠癌易被误诊为其他疾病　不同部位的大肠癌引起不同的症状，因此可被认为是不同的疾病。盲肠癌与升结肠癌易被误诊为慢性阑尾炎、阑尾包块、上消化道出血、缺铁性贫血等。肝曲结肠癌与慢性胆囊炎难以区分。左半结肠癌易被误诊为慢性结肠炎、慢性菌痢、血吸虫病、痔疮、便秘等。中段横结肠癌形成的腹块有时需与胃癌鉴别。

2. 其他疾病误诊为结肠癌　回盲部或盲肠的结核或淋巴瘤偶尔会被误诊为盲肠癌。老年人的阑尾包块可酷似升结肠癌或盲肠癌。溃疡性肠炎症状与结肠癌相似。

六、治疗

（一）外科手术

1. 结直肠癌的内镜治疗　① 电切：适用于直径小于 5 mm 的黏膜内癌。② 圈套切除：适用于有蒂、亚蒂或无蒂的早期结直肠癌。③ 黏膜切除：适用于术后监测复发表面型术后监测复发病变，特别是术后监测复发平坦、凹陷型病变。④ 经肛内镜显微外科手术(TEM)：适用于距肛门 16～20 cm 以内的早期直肠癌。

2. 右半结肠癌的手术　右半结肠癌包括盲肠、升结肠、结肠肝曲部癌，都应行右半结肠切除术，术中应同时切除距回盲部 20 cm 以内的末端回肠。

3. 横结肠癌的手术　由于横结肠肝曲、脾曲癌在治疗上分别采取右半结肠切除术和左半结肠切除术，所以从治疗角度来说，横结肠癌主要指横结肠中部癌。手术方式为横结肠切除术。切除范围包括横结肠及其系膜、部分升结肠和降结肠、大网膜。

4. 左半结肠癌的手术　左半结肠癌包括结肠脾曲、降结肠和乙状结肠。其常规手术方式是左半结肠切除术。部分乙状结肠癌如果肿瘤小，位于乙状结肠中部，且乙状结肠较长，也可行单纯乙状结肠切除术。常规左半结肠切除术的切除范围包括横结肠左半、降结肠和乙状结肠及其相应的系膜、左半大网膜。

5. 直肠癌的手术　切除范围包括肿瘤、足够的两端肠段、受侵犯邻近器官的全部或部分、四周可能被浸润的组织及全直肠系膜。

(1) 局部切除术。

(2) 腹会阴联合直肠癌切除术，即 Miles 术，原则上适用于腹膜返折以下的直肠癌。

(3) 直肠低位前切除术，即 Dixon 术，原则上适用于腹膜返折以上的直肠癌。一般要求肿瘤距齿状线 5 cm 以上，远端切缘距肿瘤下缘 2 cm 以上，以能根治切除肿瘤为原则。

(4) 经腹直肠癌切除、近端造口、远端封闭手术：即 Hartmann 术，适用于全身一般情况差、年龄大和已发生转移而无法根治性切除的患者。

近年来，腹腔镜下施行 Dixon 术和 Miles 术不断地应用于直肠癌的手术治疗，并取得了一定的经验。腹腔镜手术具有创伤小、恢复快的优点，但在淋巴结清扫、周围被侵犯脏器的处理上尚存在争议。直肠癌侵犯子宫时，可一并切除子宫；直肠癌侵犯膀胱可行直肠和膀胱(男性)或直肠、子宫和膀胱(女性)切除。

（二）放射治疗

结直肠癌的放疗主要是针对直肠癌而言。因为直肠癌多为腺癌，对放射线敏感度较低。放射治疗主要用于：① 根治术后的辅助治疗；② 体外照射加近距离照射用于有禁忌证或拒绝手术的直肠癌患者；③ 姑息性体外照射治疗用于晚期直肠癌缓解疼痛、改善症状。

1. 术前放射治疗

（1）适应证：直肠癌在 CT、MRI 或者直肠腔内超声检查后，其分期为 $T_1N_0M_0$ 以及有远处转移，如肝转移者，可不做术前放疗，其余分期均可做术前放疗。

（2）优点

① 可降低手术种植的发生，降低肿瘤分期，提高手术切除率。

② 减少小肠不必要照射，减少放射治疗后遗症（肠粘连、肠梗阻）发生的概率。

③ 对分期偏晚、不作术前放疗不能保肛的病人，肿块位于直肠下段、保肛有困难的病人，术前放疗可以提高保肛的机会，提高生活质量。

（3）缺点

① 使部分不需要放疗（$T_{1-2}N_0M_0$ 或 M_0）的病人接受到不必要的照射。

② 接受治疗跨时较长。

2. 术后放射治疗

（1）适应证：根据术后病理分期（Dukes’分期）属于 B_2、C_1、C_2 期术后应予放疗（如术中见局部病变较晚，肿瘤已累及深肌层，或穿透肠壁，或病变部位与盆腔组织或器官有癌性粘连，肠壁或盆腔有转移淋巴结等）。

（2）优点

① 术后分期明确，约 10%～15%的 $T_{1-2}N_0M_0$ 及术中探查后有肝脏转移的病人避免不必要的照射。

② 术中可以放置银夹，准确标出瘤床位置，使定位更加明确。

③ 不延长手术时间,不影响伤口愈合。

(3) 缺点

① 术后小肠坠入盆腔,增加小肠受照剂量。

② 术后局部血液供应较差,影响放疗效果。

③ 手术区域较大,术后包及瘢痕,使照射范围加大。

3. 局部晚期直肠癌的放疗主要用于临床上认为不能手术切除的病例。

4. 直肠癌放射治疗禁忌证

(1) 完全性肠梗阻、恶病质合并严重心、肺、肝功能疾病,不能耐受放疗者。

(2) 患者或者家属对放射治疗极度恐惧,十分担心放射后遗症或者患者及家属对生活质量要求极高,不能承担放疗有可能带来的后遗症者。

(3) 既往已做高剂量盆腔照射者。

(三) 化疗

化疗在大肠癌综合治疗中起着越来越重要的作用。术后辅助化疗对于Ⅲ期术后病人都要进行,可以提高 3 年无瘤生存率及长期生存。Ⅱ期术后病人辅助化疗不推荐常规应用;而对预后不良的高危病人,如淋巴结送检数目少于 13 个、T_4、肠穿孔、组织学分化差,或病人愿意的可以进行化疗。对复发或转移性的晚期大肠癌在条件允许时应尽可能地采用奥沙利铂、伊立替康、卡培他滨等药物治疗,以控制疾病发展,改善生活质量,延长生命。若仅有肝转移,可行肝动脉灌注治疗或联合以 5-FU/CF 为基础的静脉全身化疗。

常用化疗方案:FOLFOX(5-氟尿嘧啶+亚叶酸+奥沙利铂)、奥沙利铂+卡培他滨和伊立替康+亚叶酸+5-氟尿嘧啶等方案较为常用。抗血管生成剂等分子靶向药物,如贝伐单抗在大肠癌一线或二线治疗中联合化疗被证明有效,条件允许或有必要时可予采用。

（四）中医药治疗

大肠癌属于中医学“肠覃”、“积聚”、“脏毒”、“肠风”、“下痢”、“肠澼”、“锁肛痔”等范畴。其病多因正气内虚，脾胃不健，外感邪热；或饮食不节（恣食肥甘、燥热或不洁之物），滋生湿热，日久气血失和，气滞血瘀，热毒下迫，浸淫大肠而逐渐发生癌瘤。临床常见的证型有：湿热下注型、瘀毒内结型、气血双亏型、肝肾阴虚型、脾肾寒湿型。可选用相应的中草药和中成药治疗。

七、随访及预后

1. 结肠癌根治性切除术后5年的生存率在60%～80%，直肠癌根治性切除术后5年生存率约为50%～70%。Dukes A期患者根治性切除术后5年生存率可达90%以上，而D期则小于5%。

2. 大肠癌术后随访计划

（1）全面检查：包括体检、胸片、腹部B超、肝肾功能、血常规。必要时可进一步行胸部/腹部CT/MRI检查；也可视需要增加ECT骨扫描、脑CT检查。3个月一次，共2年；以后6个月一次，共5年。

（2）CEA监测：特别是术前CEA有升高或术后病理组织CEA阳性：3个月一次共2年，以后6个月一次共5年。有异常者应改为每个月一次，动态观察。

（3）结肠镜检查：病人因肠梗阻进行手术的，6个月后做结肠镜检查；一般在1年内作结肠镜检查，若发现息肉或异常，1年内复查；若未发现息肉，每3年行结肠镜检查一次。

第二十章　肝　癌

一、概述

原发性肝癌(PLC)在我国的发病率有上升趋势。地理分布特点:东南地区高于西北地区,沿海高于内陆。江苏的启东和广西扶绥是我国 PLC 的高发区。PLC 可发生在任何年龄,男性多于女性,发病率比为(5～11)∶1。发病年龄与发病率有关,即发病率越高的地区,PLC 的中位年龄越小化。

发病原因可能与以下因素有关:

1. 肝硬化　PLC 合并肝硬化的发生率较高,约占 53.9%～85.0%。胆管细胞癌很少或不合并肝硬化。

2. 肝炎病毒　PLC 病人常有急性肝炎-慢性肝炎-肝硬化-肝癌的病史。我国 PLC 病人 90%有 HBV 感染背景。与 PLC 有关的肝炎病毒类型主要有乙型(HBV)、丙型(HCV)和丁型(HDV)3 种。

3. 黄曲霉毒素　主要是黄曲霉素 B_1。

4. 其他　如亚硝胺是一种强烈的化学致癌物质。PLC 发病与食物中硒含量有一定关系。此外,还可能与饮水污染、饮酒、寄生虫和遗传等有关。

肝脏是人体最大的实质性脏器。主要位于右侧季肋部,上界相当于右锁骨中线第 5 肋间,下界与右肋缘平行。正常情况下右肋缘下不能触及。向左可达左季肋区,并变扁平而狭窄。左右径约 25 cm,前后径约 15 cm,上下径约 6 cm。目前在国内通常根据肝内血管、胆管分布及走向,将肝分为五叶六段或 Couinaud 8 段,为外科手术的基础。入肝血管和出肝的胆管以及淋巴管、神经在肝脏下缘的部位称为第一肝门,上述出入肝门的结构总称为肝蒂,走行于肝十二指肠韧带内。左、中、右肝静脉在肝上缘汇入下腔静脉处称为第二肝门，约 2/3 的人的肝左和肝中静脉合干汇入下腔静脉。肝背有肝短静脉汇入下腔静脉，此处又称第三肝门。

肝内有两个管道系统：格利森(Glisson)系统和肝静脉系统。前者是指门静脉、肝动脉和胆管三者始终包含于结缔组织鞘内。肝的血供 25%～30% 来自肝动脉，70%～75% 来自门静脉，而供氧量则各占 50%。门静脉入肝血流量约为 1 000～1 200 ml/min。

二、临床表现

(一) 症状

1. 肝区疼痛和消化道症状　多为持续性隐痛、胀痛或刺痛，有时可放射至肩部或腰背部。消化道症状主要有食欲减退、腹胀、恶心、呕吐、腹泻等。因疼痛和消化道症状无特异性，可误认为胃、胆囊或胰腺病变。若突发腹部剧痛并伴腹膜刺激症状甚至休克，可能为肝癌破裂所致。

2. 乏力、消瘦　早期很不明显。晚期病人可呈恶病质。

3. 发热　多为 38℃左右，个别可高达 39℃。发热呈弛张热，抗生素应用常常无效，用消炎痛常可退热。

4. 癌旁表现　主要有低血糖、红细胞增多症、高血钙和高胆固醇血症。特别要注意的是有些病人可先于 PLC 局部症状出现。

(二) 体征

1. 肝肿大和触痛　肿块较大时可有触及结节感、质硬和触痛。叩诊时肝浊音界升高。

2. 腹水与黄疸　肿瘤刺激腹膜或合并肝硬化肝功能失代偿，可有顽固性腹水。血管和胆管有癌栓时可有黄疸及下肢水肿等。

3. 合并肝硬化者　可有肝掌、蜘蛛痣、男性乳腺发育、肝大、腹壁及食管胃底静脉曲张等。

(三) 辅助检查

1. 影像学检查

(1) B 超：具有操作简便、无创、重复检查等优点。诊断符合率可达 90%。缺点是为一种主观性检查，依赖于检查者的经验，且对直径 2 cm 以下的肿瘤检出率低。

(2) CT：是肝癌诊断中应用最广泛的手段。可检出直径 1 cm 左右的微小肝癌。特征性表现为时间密度曲线的速升速降、肿瘤包膜及门静脉癌栓。肝血管三维成像技术(CTA)可显示肿瘤与血管的关系，对判断能否手术切除很有价值。

(3) MRI：对肝血管瘤的鉴别诊断有独到之处。还可做血管(MRA)及胆道三维成像，有利于判断与肿瘤的关系及有无癌栓。

(4) 肝动脉造影(DSA)：诊断准确率最高。但有创伤性和价格昂贵等缺点。对 AFP 增高明显，CT、MRI 等未发现明确病灶者，以 DSA 为首选检查方法。

(5) 腹腔镜检查：对位于肝表面的肿瘤有诊断价值。

2. 实验室检查

(1) 血清甲胎蛋白(AFP)检测：是常用而重要的方法。肿块越小，病理分化程度越高，则阳性率越低，数值也较低，预后相对也较好。肿瘤根治术切除后，一般在 2～3 个月内降至正常水平。

(2) 血清酶学检查：PLC 病人血清碱性磷酸酶(ALP)，γ-谷酰转酞酶(GGT)可升高，但缺乏特异性。

(3) 肝功能检测：通过丙氨酸氨基转移酶(ALT)、总胆红素(TBIL)、白蛋白(ALB)、凝血酶原时间(PT)、两对半检测等，可判断有无肝硬化及是否存在肝功能失代偿情况。

肝功能 Child-Pugh 分级标准见表 2-20-1。

表 2-20-1 肝功能 Child-Pugh 分级标准

	A	B	C
胆红素(mg/dl)	＜2.3	2.3～3.0	＞3.0
白蛋白(g/l)	＞35	30～35	＜30
腹水	无	少量、可控制	未控制
中枢神经状况	无	轻度	重度
营养状况	佳	良好	差
手术风险(死亡率)	低(＜10%)	中等(30%)	高(＞40%)

三、组织病理和细胞学

按肉眼形态及肿瘤大小分为小肝癌（直径≤5 cm，微小肝癌直径≤2 cm）、结节型（直径 5～10 cm）、巨块型（直径＞10 cm）、弥漫型。

按组织学类型分为肝细胞型、胆管细胞型和混合细胞型三类。其中肝细胞型肝癌最多见，占 91.5％；其次为胆管细胞型肝癌，占 5.5％；混合型肝癌只占 3.0％。

按癌细胞分化程度分四级（Edmondson）：Ⅰ级为高分化；Ⅱ、Ⅲ级为中度分化，此级最常见；Ⅳ级为低度分化。

此外，还有一些特殊类型的肝细胞肝癌如纤维板层型肝细胞癌（FLC）、外生型（带蒂）肝细胞癌及腺瘤性肝细胞癌（交界性肝细胞癌）等。

四、临床分期

（一）TNM 分期（UICC，1997）

T_1　单个结节≤2 cm，无血管侵犯。

T_2　单个，≤2 cm，侵犯血管；或多个局限一叶，≤2 cm，未侵犯血管；或单个，＞2 cm，未侵犯血管。

T_3　单个，＞2 cm，侵犯血管；或多个局限一叶，≤2 cm，侵犯血管；或多个，一叶内，＞2 cm，伴或不伴有侵犯血管。

T_4　多个，超出一叶；或侵犯门静脉主要分支或肝静脉；或穿破内脏腹膜。

N_1　有局部淋巴结转移。

M_1　有远处转移。

分期：

Ⅰ期　$T_1N_0M_0$。

Ⅱ期　$T_2N_0M_0$。

$Ⅲ_A$期　$T_3N_0M_0$。

$Ⅲ_B$期　$T_1N_1M_0$；$T_2N_1M_0$；$T_3N_1M_0$。

IV_A期　T_4 任何 N M_0。

IV_B期　任何 T 任何 N M_1。

(二) 国内分期(表 2-20-2)

表 2-20-2　国内肝癌分期标准(成都,1999)

分期	肿　瘤	门脉癌栓	肝门、腹腔淋巴结	远处转移	肝功能分级
I_a	单个,<2 cm	无	无	无	A
I_b	单个,<5 cm;或两个直径之和<5 cm,在一叶	无	无	无	A
II_a	单个,5～10 cm;或两个直径之和在 5～10 cm,在一叶;或两个直径之和<5 cm,在两叶	无	无	无	A
II_b	单个,>10 cm;或两个直径之和>10 cm 在一叶;或两个直径之和在 5～10 cm,在两叶或多发或多发肿瘤	无	无	无	A
	任意	分支有	无	无	A
	任意	无	无	无	B
III_a	任意	主干	任意	任意	A 或 B
	任意	任意	有	任意	A 或 B
	任意	任意	任意	有	A 或 B
III_b	任意	任意	任意	任意	C

五、诊断与鉴别诊断

(一) 诊断

1. 病理诊断　肝内、肝外组织学证实为原发性肝癌。

2. 临床诊断

(1) AFP>400 ng/ml:能排除妊娠、活动性肝病、生殖腺胚胎源性恶性肿瘤及转移性肝癌，并有影像学证实肝脏有实质性占位病变。

(2) AFP≤400 ng/ml：能排除转移性肝癌，并有两种影像学检查具有肝癌特征性占位性病变或者有两种肝癌标记物（AFP异质体、异常凝血酶原、AFU、γ-GTⅡ等）阳性及一种影像学检查具有肝癌特征性占位性病变。

（二）鉴别诊断

1. 肝脏良性肿瘤　肝海绵状血管瘤是肝脏最常见的良性肿瘤，极少伴有肝硬化。CT延时扫描可供鉴别。MR诊断血管瘤具有独特作用。肝腺瘤多发生于育龄妇女，大者达10 cm以上，可能与口服避孕药有关，多不伴肝硬化，AFP不升高，B超、CT可以鉴别。此外还有肝局灶性增生（FNH）、炎性假瘤等。

2. 转移性肝癌　多有其他脏器原发癌病史，AFP检测少数可呈阳性，多不伴肝炎、肝硬化。消化道肿瘤肝转移可有癌胚抗原（CEA）、CA19-9升高。CT表现为典型"牛眼"症。多发性的占相当比例。

3. 肝硬化结节　大结节型肝硬化，影像学可表现为肝占位性病变，但AFP一般轻至中度升高。

六、治疗

（一）外科手术

1. 肝切除　目前仍是治疗PLC首选和最有效也是唯一可能治愈的治疗手段。总体上，肝癌切除后5年生存率为30%～40%，微小肝癌切除术后为90%左右，小肝癌为75%左右。

按切除方式可分为解剖性（规则性）肝切除和非解剖性（非规则性）肝切除。前者是严格按照肝脏的解剖结构切除肝脏的某一段或多段、某一叶、半肝或三叶，须预先游离肝周韧带和解剖结扎入肝及出肝血管；其缺点是切除较多正常肝组织，对合并肝硬化的患者不适合。后者是沿肿瘤边缘2～3 cm切除肿瘤，不考虑肝脏的解剖结构，目前应用较广。

手术适应证

(1) 病人一般情况较好,无明显心、肺、肾等重要脏器实质性病变;肝功能正常,或仅有轻度损害,按肝功能分级属A级;或属B级,经短期护肝治疗后,肝功能恢复到A级;肝外无广泛转移肿瘤。

(2) 下述病例可作根治性肝切除:单发的微小肝癌;单发的小肝癌;单发的向肝外生长的大肝癌或巨大肝癌,表面较光滑,周围界限较清楚,受肿瘤破坏的肝组织少于30%;多发肿瘤,但肿瘤结节少于3个,且局限在一段或一叶肝内。

(3) 下述病例仅可作姑息性肝切除:3～5个多发性肿瘤,局限于相邻2～3个肝段或半肝内,影像学显示,无瘤肝组织明显代偿性增大,达全肝的50%以上;如肿瘤分散,可分别作局限性切除;左半肝或右半肝的大肝癌或巨大肝癌,边界较清楚,第一、二肝门未受侵犯,影像学显示无瘤侧肝代偿性增大明显,达全肝组织的50%以上;位于肝中央区(肝中叶,或Ⅳ、Ⅴ、Ⅷ段)的大肝癌,无瘤侧肝明显代偿性增大,达全肝的50%以上;Ⅰ或Ⅷ段的大肝癌或巨大肝癌;肝门部有淋巴结转移者,如原发肝肿瘤可切除,应做肿瘤切除,同时进行肝门部淋巴结清扫;淋巴结难以清扫者,术后可进行放射治疗;周围脏器(结肠、胃、膈肌或右肾上腺等)受侵犯,如原发肿瘤可切除,应连同受侵犯脏器一并切除。远处脏器单发转移性肿瘤(如单发肺转移),可同时作原发肝癌切除和转移瘤切除术。

肝癌合并胆管癌栓、门静脉癌栓和(或)腔静脉癌栓时,如癌栓时间不长,病人一般情况允许,原发肿瘤较局限,应积极手术,切除肿瘤,取出癌栓。

伴有脾功能亢进和食管静脉曲张者,切除肿瘤的同时应切除脾脏,并做断流术。

对切除肝癌术前经皮肝动脉栓塞化疗(TACE)是不提倡的。若术后病理提示肿瘤侵犯脉管、无完整包膜、结节性肝硬化明显、卫星灶等,TACE治疗是必需的。一般于术后1～2个月内进行,每次间隔 6～8 周。

巨块型肝癌(肿瘤直径≥10 cm)，若境界清楚，包膜完整，无肝内播散，肝功能 A 级，即使紧贴肝门部，在充分做好无血切肝准备的条件下，也应积极手术切除。反之，如肿瘤无包膜，境界不清或存在肝内播散，与其姑息性切除，不如先行 TACE 治疗，待肿瘤缩小、病灶局限、播散灶有效控制后，方能行二期切除。间隔时间多为 2～6 个月。对切除可能性的估计：① 肿瘤境界清楚。② TACE 治疗后肿瘤缩小至原来的 40%～50%。③ 肝功能 A 级，全身情况可以耐受手术。

肝癌切除术后复发率极高。肝内单个复发灶，只要肿瘤境界清楚，包膜存在，无肝内、外播散灶，肝功良好，仍可再次手术切除，可取得一定疗效。

2. 肝移植　肝移植治疗 PLC 应慎重。一般将肿瘤直径小于 3 cm，数目少于 3 个，因严重肝硬化不宜行肝切除的肝癌作为肝移植适应证(Milan 标准)。目前，一些大的肝脏治疗中心肝移植治疗 PLC 的比例在 10%以下。但是，对于一些失去常规治疗方法的 PLC 患者，肝移植不失为一种积极的治疗办法。

(二) 其他治疗

1. 经皮肝动脉栓塞化疗(TACE)　可明显提高患者 3 年生存率，已成为肝癌非手术疗法中的首选方法。

(1) 适应证

① 肝癌诊断明确，一般情况尚可。

② 使肿瘤缩小预备二期手术。

③ 由于各种原因无法行手术切除者。

④ 原发性肝癌术后复发；肝癌术后预防性治疗者。

⑤ 转移性肝癌及某些肝良性肿瘤、肝血管瘤的治疗。

⑥ 肝癌破裂或肝外伤止血。

(2) 禁忌证

① 心、肺、肝、肾功能严重障碍，严重黄疸，大量腹水，凝血机制障碍者及有血管造影禁忌证者为绝对禁忌。

② 肝功能低于 Child B 级者慎用。

③ 门静脉高压伴逆向血流以及门脉主干完全阻塞者不宜行大剂量栓塞治疗。

④ 肿瘤大于全肝 70%以上者。

⑤ 白细胞低于 $3.0\times10^9/L$ 者。

⑥ 全身情况极度不良或恶病质者。

(3) 并发症

① 栓塞后综合征,指发热、疼痛、恶心、呕吐、白细胞减低、一过性肝功能减退等。轻微反应可不予处理,重者应予对症处理。

② 穿刺部位血肿。

③ 远端肢体动脉血栓形成。

④ 动脉穿破、假性动脉瘤形成。

⑤ 继发感染或肝脓肿形成。

⑥ 肝功能减退或肝衰竭。

⑦ 肝癌破裂出血。

⑧ 食管、胃底出血。

⑨ 胆囊动脉栓塞和胰腺的损害。

⑩ 肺梗死、腹水、胸腔积液、膈下脓肿、肾梗死等。

(4) TACE 联合放疗:近年来,由于 3-DCRT 在肝脏恶性肿瘤中的应用增多,已被尝试用于合并门静脉癌栓的肝癌患者,有报道表明联合放疗有可能成为治疗门静脉癌栓的有效手段。

2. B 超引导经皮无水酒精注射(PEI)、射频、微波等治疗　适用于肿瘤较小、多发、肝硬化严重不能或不宜手术者;或肝内残余病灶或术后复发灶者。此种治疗可反复数次,且创伤小、安全、简便,有些患者可获得良好疗效。

3. 化疗　原则上不作全身化疗。但根据个体化原则,部分病人可以给予适当的全身化疗,选择 5-氟尿嘧啶、奥沙利铂、吉西他滨等药物,也可参加被批准的新的药物的临床试验。

4. 免疫和基因治疗　目前的研究不断深入,有些药物已显示出良好的应用前景。

5. 中医药治疗　本病相当于中医学“肝积”、“癥瘕”、“积聚”、“黄疸”、“臌胀”、“胁痛”等范畴。其病多因为情志抑郁，肝气郁结，气机不畅，气滞血瘀；或湿浊内阻，湿热蕴结，日久而成。临床常见的证型有：肝郁脾虚型、气滞血瘀型、肝胆湿热型、气阴两虚型。可选用相应中草药和中成药治疗。

七、转移性肝癌的外科治疗

身体其他部分的肿瘤转移到肝脏，称为转移性肝癌或继发性肝癌。经常转移至肝脏的原发灶有胃癌、大肠癌、胆囊癌、胰腺癌、子宫癌和卵巢癌等。

肝转移癌的转移途径主要有：① 经门脉转移，为主要转移途径，消化道的肿瘤转移多为此种方式，占转移性肝癌的 35%～50%；② 经肝动脉转移，肺癌、乳腺癌、肾癌、鼻咽癌等可经此途径转移；③ 经过淋巴转移，如胆囊癌；④ 直接蔓延，如胃癌、胆囊癌可直接蔓延转移至肝。

转移性肝癌可为单个或多个结节，胃癌、胰腺癌、胆囊癌的肝转移几乎全部是多发的。癌结节外观呈灰白色，质地硬，位于肝表面的中央有凹陷，与周围肝组织分界清楚。很少合并肝硬化。而肝硬化者较少发生肝转移。

根据转移灶发生的早晚，将其分为 3 种类型：① 早发型，肝转移灶先于原发灶，此型预后最差；② 同步型，原发癌与转移灶同时发现；③ 迟发型，原发癌确诊数月或数年后，发现肝转移，此型预后较好。根据原发癌的病史、相关肿瘤标记物及 B 超、CT 典型的“牛眼”征，诊断一般不难。

手术切除适应证：① 单发病灶或病灶数目不多于 3 个，且局限于一段或一叶内；② 局部原发灶已得到根治性治疗或已控制一段时间无复发者；③ 无肝外其他器官转移(如有肝外一个脏器，如肺的孤立病灶，可同时切除)。大肠癌的肝转移应积极同时或延时手术切除。即使切除后再发生肝转移，只要局部病灶可切除，仍建议手术切除，可望获得较好疗效。而胃癌、胰腺癌、胆囊癌的肝转移因其大多为多发，一般不考虑手术切除。

八、随访及预后

原发性肝癌术后的随访非常重要。一般建议术后2年内每2～3个月复查一次，2年以后每半年检查一次，超过5年者每年检查一次。检查内容包括：血常规、肝肾功能、AFP、胸片、腹部B超等，必要时行CT、MR、DSA、PET及同位素骨扫描等。

原发性肝癌确诊后若不治疗，病程约为6～12个月。死亡原因为全身衰竭、肝性脑病、上消化道大出血、肝癌破裂出血等。

根治性切除肝癌的疗效仍是最好的。小肝癌切除后的5年生存率可达60％～70％以上。而大肝癌的5年生存率仅为30％左右。影响预后的原因主要有门静脉（肉眼和镜下）受侵、肿瘤数目、AFP浓度、肝硬化程度和肿瘤大小等。

第二十一章　胰腺癌与壶腹周围癌

一、概述

胰腺与壶腹周围肿瘤是消化系统的常见肿瘤之一。其发病率在逐年增加。由于它们都发生在壶腹周围，出现的临床症状也十分相似，因此，人们习惯于以胰头癌为代表把它们归并在一起阐述。

胰腺位于十二指肠与脾之间，横卧于腹膜后，相当于十二胸椎至第一腰椎水平。胰腺分为头、颈、体、尾四部分。50％～80％的主胰管与胆管汇合成壶腹，共同开口于十二指肠乳头。

胰腺的血供主要来自腹腔动脉的分支——肝总动脉与脾动脉，部分来自肠系膜上动脉。变异的肝总动脉或右肝动脉可能来自肠系膜上动脉，在胰十二指肠切除时要警惕这种存在，避免误伤。胰腺的静脉均进入脾静脉与肠系膜上静脉。

胰腺的淋巴回流到胰腺前、后、上、下淋巴结，进入肝十二指肠韧带淋巴结、肠系膜根部淋巴结、腹腔动脉及腹主动脉旁淋巴结，胰尾部的主要进入脾门淋巴结。

胰腺的细胞种类分为外分泌与内分泌两个系统。胰腺腺泡分泌无色透明的胰液，内含消化糖类、蛋白质和脂肪的酶及酶原。胰液经从十二指肠乳头进入肠道。胰岛细胞团位于胰腺小叶间及腺泡间，分布在整个胰腺内，以胰体尾部较多，它们具有内分泌功能，A 细胞分泌胰高血糖素，B 细胞分泌胰岛素，D 细胞分泌胃泌素。

胰腺癌的病因不明，吸烟，饮酒，高脂肪、高动物蛋白饮食，饮用咖啡以及糖尿病等因素可能与胰腺癌的发病有关。胰腺癌男女之比为(1.7～2.0)：1。55～64 岁患者占 60％。

二、临床表现

（一）症状及体征

胰腺癌早期可以没有任何症状，出现临床症状时往往已有半年以上的病程。上腹不适与隐痛是胰腺癌最常见的首发症状，高达61%；食欲减退和消瘦是胰腺癌常见的表现。梗阻性黄疸是胰头癌的突出表现，发生率超过90%。有时右上腹可扪及增大的胆囊。晚期胰腺癌可出现上消化道梗阻、上消化道大出血、上腹部肿块、腹水征阳性，进一步可有肝、肺、骨等远处转移及恶病质等表现。

（二）辅助检查

1. 影像学检查　B超、CT、MRI（MRCP）检查表现特点：① 胰腺轮廓异常：局限性增大或向外突，胰腺肿块，肿块密度低于正常腺体，可有中心液化或坏死。占位效应：压迫侵蚀邻近的胆管、胰管、十二指肠引起狭窄与梗阻。② 胰管异常：胰管与胆管均扩张出现“双管”征是胰头癌的特征性表现。③ 胰腺间隙异常：胰后脂肪层消失，胰周血管受累是重要的征象。④ 腹膜后淋巴结与远处脏器转移，主要是肝转移。

经皮肝穿刺胆道造影（PTC）、逆行胰胆管造影（ERCP）、胃肠钡餐检查（GI）也有助于诊断。

2. 实验室检查　① 血清胆红素升高，其中以直接血清胆红素升高为主。② 血碱性磷酸酶明显增高。③ 肿瘤相关抗原有癌胚抗原（CEA）、糖链抗原（CA19-9）及胰腺癌胚抗原（POA），诊断价值较高的是CA19-9。

三、组织病理和细胞学

胰腺癌的组织类型以导管细胞癌最多见，占90%。组织学分类：① 导管细胞癌，有乳头状腺癌、管状腺癌、囊腺癌、鳞状上皮癌、腺鳞癌、黏液癌等；② 腺泡细胞癌；③ 胰岛细胞癌；④ 其他，未分化癌、胰母细胞癌、癌肉瘤等。

四、临床分期

胰腺癌术前分期：胰腺癌的术前分期与胰腺癌的诊断同等重要，因为手术是延长生存期的最佳选择。分期的主要目的是判断手术切除的可能性。分期是为表示肿瘤扩展范围，对手术能否切除以及对预后评估提供依据。分期标准如下：

T_1期　肿瘤小于 3 cm，限于胰腺内，胰外形无改变。

T_2期　肿瘤大于 3 cm，胰外形可有改变；肿瘤侵犯胰周围组织（肠系膜、胆道或十二指肠），胰周脂肪间隙未完全消失。

T_3期　肿瘤侵犯主要动脉（腹腔动脉、肠系膜上动脉、脾动脉）、静脉（肠系膜上静脉、门静脉）和胃、结肠及脾。

N_0　无局部淋巴结转移。

N_1　有局部淋巴结转移。

M_0　未发现远处器官转移。

M_1　有远处器官转移。

国内分期标准：

分期	T(肿瘤大小)	S(胰腺被膜浸润)	N(淋巴结转移)
Ⅰ	$T_1 \leqslant 2$ cm	S_0	N_0
Ⅱ	$T_2 \leqslant 4$ cm	S_1	N_0
Ⅲ	$T_3 > 4$ cm	S_2	N_1
Ⅳ	$T_4 > 4$ cm	S_3	N_2

注：S_0肿瘤局限于胰腺内；S_1肉眼未见浸润，镜下已有癌细胞浸润被膜；S_2被膜有明显浸润；S_3侵及胰腺周围组织及大中血管；N_0无淋巴结转移；N_1胰周淋巴结有转移；N_2有胰周及远处淋巴结转移。

五、鉴别诊断

（一）胰岛素瘤

胰岛素瘤是最常见的胰腺内分泌肿瘤，由于B细胞分泌大量的胰岛素，引起低血糖，出现一系列低血糖综合征。以女性多见，发病年龄大多超过 40 岁(占 80%),最多见于 40～60 岁。

典型症状是空腹或劳累时的发作性低血糖反应,表现为乏力、精神恍惚、嗜睡或运动失调,严重时可有昏迷或抽搐。低血糖可使交感神经兴奋,出现冷汗、心悸、震颤、肤色苍白等。长期反复发作可致大脑皮层受损,出现精神症状,如狂躁、抑郁或痴呆。

胰岛素瘤通常很小,直径仅 1～2 cm,很少超过 5 cm,单个、良性肿瘤占 85%～90%,少数为恶性,恶性胰岛素瘤的病理诊断有时会有困难,若伴有其他脏器转移或侵犯腺管神经,则是有力的佐证。肿瘤位于胰头、体、尾各占 1/3,钩突部仅 3%。

诊断要点:

1. 90%的胰岛素瘤病人存在 Whipple 三联征:① 空腹或体力活动时低血糖发作;② 发作时血糖低于 2.8 mmol/L(50 mg/dl);③ 提高血糖水平可使症状缓解。

2. 胰岛素瘤病人血胰岛素浓度常超过 358.8 pmol/L(正常<215.3 pmol/L)。

3. 血胰岛素(I)与血糖(G)的比值有助于诊断,病人 I/G>129.3(正常<51.7)。

4. 因为肿瘤小,B 超与 CT 诊断率不高。

5. 病理学确诊。

(二) 胃泌素瘤

主要表现为消化性溃疡和腹泻,常伴有消化道出血、穿孔或幽门梗阻等并发症。多发于 30～50 岁。如胰腺占位常伴有下列情况:① 溃疡手术后复发;② 溃疡伴有腹泻,大量胃酸分泌;③ 多发溃疡或远端十二指肠、近端空肠溃疡;④ 溃疡伴有高血钙症;⑤ 有多发性肿瘤家族史等。如夜间胃液量大于 1 L,游离胃酸大于100 mmol/L均有诊断意义,测定胃泌素量大于 500 pg/ml,可诊断本病。

(三) 假性胰腺囊肿与胰腺囊性肿瘤

常继发于胰腺炎或外伤后,影像学表现以单囊肿块为主,抗生素治疗囊肿可缩小或消失,最终诊断靠细胞学或病理学诊断。胰腺囊性肿瘤分为良性和恶性两类，良性为浆液性或黏液性腺瘤，恶性为囊腺癌。多见于女性，好发年龄为40～50岁，女性以良性病变居多，男性则多为恶性病变。肿瘤大多位于胰体尾部，胰头少见。胰腺囊性肿瘤临床表现很少。B超、CT诊断率高。它们大多有完整包膜，呈多房性，与周围组织很少粘连，手术切除率高。

（四）肿块性胰腺炎

肿块性胰腺炎是在慢性胰腺炎的基础上出现的胰腺肿块，在CT上与胰腺癌很难区别，抗生素治疗可缩小，最终依靠细胞学和病理学诊断。

六、治疗

（一）外科手术

胰腺癌的治疗以手术为主，但切除率低，胰头癌为15%，胰体尾癌在5%以下。

手术适应证：① T_1期、T_2期胰腺癌可作根治性手术切除；② T_3期胰腺癌无法根治切除，T_3期胰尾癌若仅有脾动脉侵犯，尚有可能切除；③ 不能切除的胰腺癌伴有胆道或肠道梗阻，如全身情况允许，可做胆－肠吻合与胃－肠吻合术。

1. 胰十二指肠切除　1935年由Whipple首创，切除范围包括胰头、远端半胃、全段十二指肠、下段胆总管及Treitz韧带以下15 cm空肠。其中，胰头切除时切面取肠系膜上静脉左缘水平，若肿瘤距切面较近要取切缘做冰冻切片检查，应做钩突全部切除。常规切除胆囊，胆管切面在胆囊管以上的肝总管为宜。根治性手术，在Whipple手术的基础上同时进行相应的淋巴结清除，除胰头周围外，还要做到肝十二指肠韧带、腹腔动脉干及肝总动脉、肠系膜上动脉右侧的“骨骼”化清扫，以及腹主动脉旁的淋巴结清扫。

消化道重建以Child(1943)顺序为代表，先后为胰-肠、胆-肠、胃-肠吻合。近几年来推行的Roux-en-Y方式反映较好。3个吻合口中以胰-肠吻合口最重要，目前常用的方法有3种：一是彭氏捆绑法，二是胰-空肠对端套入法，三是胰-空肠端侧吻合法（胰管-

空肠黏膜吻合）。

2. 全胰切除　有人认为胰头癌可沿胰管及胰内淋巴管向胰尾扩散，在胰内形成多中心灶，因此主张全胰切除。全胰切除不仅切除了多中心的肿瘤，还有利于胰周淋巴结的清除，同时消灭了胰-肠吻合的胰漏问题。但近几年的研究，全胰切除的疗效与Whipple无显著差异，还带来了严重的机体内环境紊乱，尤其是严重的消化不良与难治性的糖尿病，使病人的生活质量下降，所以，全胰切除只适用于少数病变广泛的胰腺癌。

3. 胰头癌扩大切除　是在以上胰腺癌切除的基础上，做广泛的淋巴结清扫，并切除受癌细胞侵犯的大血管，如门静脉、肠系膜上动静脉、肝动脉。

4. 胰体尾癌切除　行脾胰体尾切除及其周围的淋巴结清扫。

5. 姑息性手术　胰腺癌姑息性手术是针对晚期胰腺癌，通过手术方式来解决因肿瘤引起的胆道梗阻、上消化道梗阻、肿瘤出血等并发症。胆道梗阻首选胆-肠吻合内引流，其次是"T"管外引流。十二指肠梗阻行胃-肠吻合。即使有远处转移，但肿瘤破坏十二指肠黏膜引起的大出血，保守治疗无效时必须手术，必要时也要行胰十二指肠切除。

（二）化疗与放疗

胰腺癌可选用吉西他滨为主的化疗。对化疗不太敏感。放疗只是以止痛为主的姑息治疗手段。

（三）介入治疗

介入手段是晚期胰腺癌无手术切除机会的重要治疗手段，包括经PCS行长期规律性选择性动脉内化疗、内放射治疗及胆道引流等，前二者的结合应用能明显提高疗效。

（四）其他治疗

热疗、超声聚焦刀也用于胰腺癌。

（五）中医药治疗

胰腺癌相当于中医学"伏梁"、"脾积"、"积聚"、"黄疸"等范畴。其病多因七情郁结、饮食内伤而致肝脾受损，脏腑失和，气血瘀滞，痰湿内蕴，久留不散而发病。临床常见的证型有：气滞血瘀型、痰蕴血阻型、邪毒内攻型、气血亏损型。可选用相应的中草药和中成药治疗。

七、随访及预后

胰腺癌的预后很差，根治性切除后平均生存时间只有17.6个月，5年生存率为0%～15%，平均为5%左右，只有早期胰腺癌（直径小于2 cm）有报道称5年生存率为38%。但壶腹周围癌与胰腺囊腺癌疗效较好。

胰腺癌必须密切随诊，术后1～3个月复诊一次。必须检查的有：常规体格检查、生化、血常规、CA19-9等肿瘤指标、胸片、全腹CT。

第二十二章　胆道恶性肿瘤

胆道肿瘤主要指原发于胆囊和肝外胆管系统的肿瘤，包括恶性肿瘤和良性肿瘤。在我国最为常见的胆道恶性肿瘤有胆囊癌和胆管癌。

胆囊癌

一、概述

胆囊癌占胆道肿瘤的1/3左右，好发于50～70岁的老年人，女性比男性多3倍。目前除胆囊腺瘤和腺肌病已被公认是胆囊的癌前病变，胆囊癌的发病机制尚不完全明了。一般认为与胆囊结石引起的慢性感染造成的长期刺激有关。

胆囊为囊样器官，分底、体、颈、管四部分。其大小约8 cm×3 cm，容积约为40～60 ml。胆囊位于肝的脏面，是左右半肝分界的标志点。胆囊被脏层腹膜覆盖。胆囊颈是位于胆囊体与胆囊管之间的狭窄部分，呈漏斗状，称Hartmann袋，胆结石可嵌于此处造成胆囊管梗阻。胆囊管与肝总管和胆总管相连接，是肝总管和胆总管的分界点。胆囊的血供主要来自胆囊动脉，其75%～90%来自肝右动脉，常有变异。胆囊三角(Calot triangle)是由胆囊管、肝总管和肝下缘围成的三角区，胆囊动脉、肝右动脉、胆囊淋巴结及副肝动脉由此经过，是胆道手术，尤其是胆囊切除术极易发生误伤的危险区域。

二、临床表现

1. 症状及体征　胆囊癌早期无明显的症状和体征，在临床上不易引起重视。临床症状主要有中上腹及右上腹疼痛不适、消化不良、嗳气、胃纳减退、黄疸和体重减轻等。由于大多数病人均伴有胆囊结石，故临床发生的疼痛与结石性胆囊炎较为相似。黄疸往往是晚期症状，并伴有恶病质表现。当胆囊管阻塞或肿瘤转移至肝脏或邻近器官时，有时可在右上腹扪及坚硬肿块。肿瘤侵犯十二指肠可出现幽门梗阻症状。

2. 辅助检查

(1) 实验室检查：血常规、血凝四项、肝肾功能等。

(2) 影像学检查

① 胸部正侧位片。

② B 超：B 超对胆囊癌诊断的正确率可达 85%～90%，是目前最为简单、有效的辅助检查手段。

③ 内镜超声(EUS)：为了避免因肠腔积气和肠内容物对超声结果的判断，近年来国内外已开展了 EUS 技术，EUS 经十二指肠球部或降部能直接扫描胆囊，这样便可清晰地显示胆囊壁的三层结构，不仅可提高胆囊癌的早期检出率，而且还可根据肿瘤的浸润深度判断手术切除的可能性并为制定手术方案提供依据。

④ CT、MRI：对胆道肿瘤诊断率较高，有助于对手术可能性的判断。均可显示胆囊、胆道壁的不均匀增厚，腔内肿物以及肿物的血供情况，可发现肿瘤的肝脏转移及肿瘤大淋巴结。

⑤ 胆囊动脉造影、腹腔镜检查、内镜逆行胰胆管造影(ERCP)、经皮肝穿刺胆管造影(PTC)等有时也可协助诊断。核磁共振胆道成像(MRCP)是一项无创伤性胆道影像学诊断技术，能获得类似于 PTC 和 ERCP 的清晰图像，并能同时显示梗阻上下段的胆道情况，诊断价值优于 PTC 和 ERCP。

三、组织病理和细胞学

1. 病理学　胆囊癌较多发生在胆囊底部和颈部，体部较少。大体观上分四型：

(1) 肿块型：肿瘤呈肿块状向胆囊腔内生长，约占 15%，此型的预后相对较好。

(2) 浸润型：较常见，占 75%～80%。肿瘤在胆囊壁内呈浸润性生长，胆囊壁广泛增厚变硬。较易侵犯邻近组织和脏器。预后差。

(3) 胶质型：占 5%～8%。

(4) 混合型：较少见。

2. 组织学 组织学上分以下几型：

(1) 腺癌：最多见，占 85%。

(2) 未分化癌：占 10%，恶性程度高，预后差。

(3) 腺鳞癌：较少见，约占 10%。

(4) 鳞癌：占 2%～3%。其他少见的恶性肿瘤类型有：类癌、恶性淋巴瘤、癌肉瘤、腺棘皮瘤、恶性组织细胞瘤等。

四、临床分期

1976 年 Nevin 等提出了以下分期：Ⅰ期，癌组织仅位于黏膜内，即原位癌；Ⅱ期，肿瘤侵及胆囊黏膜和肌层；Ⅲ期，癌组织侵及胆囊壁全层；Ⅳ期，癌组织侵及胆囊壁全层并伴有淋巴结转移；Ⅴ期，胆囊癌侵及肝脏、胆囊邻近脏器或有远处转移。

五、诊断与鉴别诊断

1. 诊断 胆囊癌发病隐匿，加上缺乏特异性症状和有效的诊断手段，术前确诊率低。一般认为最主要的诊断方法为手术探查，手术中发现胆囊腔内有肿块，胆囊有浸润性改变，应作快速切片，以便及时做出正确的诊断和处理。

2. 鉴别诊断 胆囊良性肿瘤主要包括有蒂的胆囊息肉和无蒂的黏膜肿瘤。胆囊息肉在病理上属乳头状腺瘤，可单发，但常多发。无蒂的黏膜肿瘤很少见，包括腺瘤、乳头状瘤、纤维腺瘤和神经瘤，一般为单发肿瘤，主要症状与慢性胆囊炎相似，其治疗以胆囊切除为主。

六、治疗

1. 外科手术　手术治疗是目前胆囊癌的首选方法。具体手术方案的选择则依赖于胆囊癌的临床分期。

（1）单纯胆囊切除手术：适用于早期胆囊癌（NevinⅠ、Ⅱ期），肿瘤仅限于胆囊黏膜层或未突破肌层、无淋巴结转移者。

（2）根治性手术：Nevin Ⅲ期的患者应行根治手术。手术范围包括完整的胆囊切除、肝十二指肠韧带周围淋巴结清扫（包括肝门部淋巴结）和楔形切除胆囊床 2 cm 的肝组织。

（3）扩大根治性手术：Nevin Ⅳ、Ⅴ期的患者只要病人一般情况允许及肿瘤无远处转移，均有行扩大根治性手术的机会。手术范围应根据肿瘤浸润转移的具体情况而定。

（4）姑息性手术：适用于晚期已失去行根治性手术机会的患者。手术目的是切除主要病灶、胆道引流、消化道转流等。

2. 化疗　常用的药物有 5-FU、阿霉素、丝裂霉素以及亚硝脲类等，但效果不佳。

3. 其他　结合病情也可进行放疗、介入、免疫治疗及中医药治疗。

七、随访及预后

1. 预后　胆囊癌的 5 年生存率甚低，约为 2%～5%；80%以上的病人死于 1 年内。早期患者做胆囊切除的预后较好，5 年生存率可达 40%～64%。因而预后的好坏关键在于早期诊断。

2. 随访　依据患者的具体情况确定时间和检查项目。

胆管癌

一、概述

原发性胆管癌主要指左右肝管、总肝管、胰腺上胆总管的原发性恶性肿瘤。发病年龄大多在50～70岁，男性与女性之比为(2～2.5)：1。其发病原因尚不清楚，可能与下列因素有关：① 胆管结石；② 华支睾吸虫；③ 胆管囊性扩张症；④ 原发性硬化性胆管炎；⑤ 接触致癌剂，如钍。

肝左、右管汇成肝总管，成人长约3 cm，直径0.4～0.6 cm。其下段与胆囊管汇合成胆总管，胆总管至十二指肠乳头止，全长4～8 cm，直径0.6～0.8 cm，分为四段：① 十二指肠上段，长约1.4 cm；② 十二指肠后段，长约2 cm；③ 胰腺段，长约1～2 cm；④ 十二指肠肠壁内段，长约1.5～2 cm。

二、临床表现

1. 症状及体征　进行性梗阻型黄疸为胆管癌的主要症状，并伴有皮肤瘙痒。一半病人有中上腹胀痛、发热、食欲减退和体重减轻。少数病人可出现胆管炎的表现。中段、下段胆管癌患者可触及肿大的胆囊，肝脏常有肿大，可在肋下或剑突下扪及，后期可出现脾肿大和腹水等门静脉高压表现。

2. 实验室检查　实验室检查主要表现为梗阻性黄疸的肝功能异常。肿瘤标记物CEA、AFP、CA19-9通常都正常。

3. 影像学检查

(1) 胸部正侧位片。

(2) 腹部B超和CT能显示胆管扩张和梗阻部位，如发现胆囊增大，则肿瘤位于胆囊管与肝总管汇合以下；如肝内胆管扩张，而胆囊空虚，胆总管不扩张，在肝门胆管区见到较小的软组织肿块，则肿瘤位于肝门部胆管。MRCP能清楚地显示肝内外胆管的影像和病变的部位，明显优于PTC、ERCP、B超和CT。

三、组织病理和细胞学

胆管癌大多为分化好的腺癌，少数为未分化癌和乳头状癌，更少见的有鳞癌、类癌和肉瘤等。硬化型癌，好发于肝门部胆管，预后较差；结节性癌，多发生于中段胆管，预后较好；乳头状癌，好发于下段胆管，预后良好；弥漫型癌，较少见，预后差。

四、诊断与鉴别诊断

（一）诊断

根据患者的症状、体征、实验室检查、影像学检查可基本明确诊断。

根据肿瘤发生的部位不同，可将胆管癌分为上、中、下段胆管癌。上段胆管癌是指发生于肝门部胆管的癌，又称 Klatskin 瘤，最常见，占胆管癌的 50%～75%；中段胆管癌发生于胆囊管开口至十二指肠上缘间胆管，占 10%～25%；下段胆管癌位于十二指肠上缘至十二指肠乳头间胆管，占 10%～20%。肝门部胆管癌根据病变部位又分五型：Ⅰ型，肿瘤位于肝总管，未侵犯汇合部；Ⅱ型，肿瘤累及左右肝管，未侵犯左右肝管；Ⅲ型，已侵犯右肝管（Ⅲa）或侵犯左肝管（Ⅲb）；Ⅳ型，已侵犯左右双侧肝管。

（二）鉴别诊断

最常见的胆管良性肿瘤常发生在 Vater 乳头处，多为乳头状瘤。肿瘤直径很少大于 2 cm，但有可能发生恶变。一般单发。常无症状，只有当肿瘤长到造成胆管梗阻时才会出现症状。此时有上腹疼痛、黄疸和出现胆管炎等症状。早期诊断较困难。

五、治疗

（一）外科手术

手术是胆管癌的首选治疗，包括根治性和姑息性手术切除两种。中段胆管癌可采取肿瘤局部切除、肝十二指肠韧带淋巴结清扫、肝总管-空肠 Roux-en-Y 吻合术。下段胆囊管癌一般需行胰十二指肠切除术（Whipple 术）。肝门部胆管癌，由于局部解剖复杂，肿瘤发现时多已侵犯肝门部重要结构，故手术切除率低，能获得根治性手术切除者更少。但即使姑息性切除也能有效改善病人的生活质量。

对于手术不能切除的胆管癌，除可行胆管空肠吻合内引流胆汁外，也可通过介入放射或内镜方法放置胆道内支撑导管，使胆汁通过梗阻段流入肠道。

（二）化疗

化疗效果较差，常用方案为 FLP、GP 等。

（三）中医药治疗

中医将本病归为“胆胀”、“黄疸”等证范畴。主为本病与过食辛辣、偏嗜酒肉等膏粱厚味之品有关。

中医将本病分为胆郁气结、胆腑湿热、胆毒内盛等证型，分别给予相应的辨证施治。

六、随访及预后

1. 预后　胆管癌的预后极差，手术切除组一般平均生存期为 13 个月。

2. 随访　依据患者的具体情况确定时间和检查项目。

第二十三章　肾癌

一、概述

肾癌是肾实质内的恶性肿瘤，又称肾细胞癌，占原发性肾恶性肿瘤的 85%左右。肾癌高发年龄 50～70 岁。男女比为 2∶1。约有 30%～50%的肾癌缺乏早期临床表现，常以肾外表现为就诊原因，多在体检或做其他疾病检查时被发现，有人称之为偶发癌。

二、临床表现

1. 血尿、疼痛和肿块“三联征”　间歇无痛性肉眼血尿为常见症状，表明肿瘤已侵入肾盏、肾盂。疼痛为钝痛或隐痛，多由于肿瘤生长牵张肾包膜或侵犯腰肌、邻近脏器所致；血块通过输尿管时可发生肾绞痛。肿瘤较大时在腹部或腰部易被触及，出现上述症状中任何一项都是病变发展到较晚期的临床表现。

2. 肾肿瘤综合征　贫血、肝功能异常、高钙血症、凝血异常、发热、高血压、血沉加快等肾外表现。常是患者首次就诊的原因。

3. 转移症状　临床上约有 10%的病人因转移症状，如病理性骨折、咯血、神经麻痹及转移部位出现疼痛等就医。约 25%的病人就医时肿瘤已有扩散。

三、组织病理学

肾癌常累及一侧肾脏，多单发。瘤体为类圆形的实性肿瘤，外有假包膜，切面黄色，可有出血、钙化，少数呈囊状结构。肾癌的组织病理多种多样，透明细胞是其主要构成部分，由肾小管细胞发生。肿瘤细胞常为多边形，胞浆内含大量胆固醇，在切片染色过程中胆固醇被溶解，故细胞浆在镜下呈透明状。除透明细胞外，还可见有颗粒细胞和梭形细胞。约半数肾癌同时有两种细胞。以梭形细胞为主的肾肿瘤恶性度大，较少见。按照WHO 1997年的分类标准，肾癌可分为透明细胞癌（60％～85％）、乳头状肾细胞癌或嗜色细胞癌（7％～14％）、嫌色细胞癌（4％～10％）、集合管癌（1％～2％）和未分类的肾细胞癌。

肾癌局限在包膜内时恶性度较小，当肿瘤逐渐增大穿透假包膜后，除侵及肾周筋膜和邻近器官组织外，还可侵及肾盂、肾盏引起血尿，也可直接扩展至肾静脉、下腔静脉形成癌栓，经血液和淋巴转移至肺、脑、骨、肝等。淋巴转移最先到肾蒂淋巴再至腹膜后淋巴结。

四、诊断与鉴别诊断

（一）诊断

肾癌临床表现多种多样，亦可全无症状，有的较早就出现转移症状，诊断较为困难。血尿、疼痛和肿块是肾癌的主要症状，出现上述任何一项症状，即应考虑肾癌的可能。如遇原因不明的长期发热也要警惕肾癌。肾癌术前诊断依赖于医学影像学的检查结果。

1. B超　是最简便、无创伤的检查方法，发现肾癌的敏感性高，在常规体检中，经常发现临床无症状、尿路造影无改变的早期肿瘤。B超常表现为不均质的中低回声实性肿块，体积小的肾癌有时表现为高回声，需结合CT或肾动脉造影诊断。

2. X线检查　泌尿系统平片（KUB）可见肾外形增大，偶见肿瘤散在钙化。静脉尿路造影（IVU）可见肾盏肾盂因肿瘤挤压或侵犯而出现不规则变形、狭窄、拉长、移位或充盈缺损。肿瘤较大、破坏严重时患肾不显影，做逆行肾盂造影可显示患肾情况。对体积较小，B超、CT不能确诊的肾癌做肾动脉造影检查，可以显示肿瘤内有病理性新生血管、动一静脉瘘、造影剂池样聚集与包膜血管增多等。

3. CT　对肾癌的确诊率高，能显示肿瘤大小、部位、邻近器官有无受累，是目前诊断肾癌最可靠的影像学方法。CT表现为肾实质内不均质肿块，平扫CT值略低于或与肾实质相似，增强扫描后，肿瘤不如正常肾实质增强明显。

4. MRI　对肾癌诊断的准确性与CT相仿。T_1加权像肾癌常表现为不均质的低信号或等信号；T_2加权像则表现为高信号改变。在显示邻近器官有无受侵犯，肾静脉或下腔静脉内有无癌栓时优于CT。

（二）鉴别诊断

应注意与血管平滑肌脂肪瘤相鉴别。

五、治疗

（一）手术治疗

根治性肾切除术是肾癌最主要的治疗方法，但主要适合于局限性肾癌。切口可以经腹或经腰途径，须充分暴露，首先结扎肾蒂血管可减少出血和癌细胞的扩散。切除范围包括患肾、肾周脂肪及肾周筋膜、区域肿大淋巴结。肾上腺肿瘤和肿瘤已累及肾上腺时，需切除同侧肾上腺组织。肾静脉或下腔静脉内癌栓应同时取出。肿瘤体积较大，术前做肾动脉栓塞治疗，可减少术中出血。对于肾上、下极直径小于4 cm的肾癌，可考虑做保留肾组织的肾部分切除术。部分经选择的病例可行保留肾单位切除术，局部浸润者加做淋巴结清扫术。

（二）化疗

肾癌对化疗不敏感。以二氟脱氧胞苷为主的化疗对转移性肾癌的治疗取得了一定的疗效，分子靶向药物治疗已呈现出一定的治疗前景。

（三）放射治疗

肾癌对放射线不敏感，单纯放疗不能取得根治效果。但对转移灶的治疗可改善患者的生活质量，如骨转移、肺转移等。

1. 术前放疗　较少采用，只适用于一些局部晚期肾癌或一些病程进展快、恶性度高、巨大肾癌患者。

2. 术后放疗　Ⅱ期或Ⅲ期肾癌及肿瘤切除不彻底者。

3. 姑息放疗　局部瘤床复发、邻近或远处淋巴结转移、骨骼或肺转移者。

（四）生物治疗

目前干扰素α(IFN-α)和白介素Ⅱ(IL-2)为转移性肾癌的一线治疗方案，有效率约为15%。自体肿瘤疫苗可提高约15% T_3期患者的5年生存率。

干扰素和白介素两药可以交替应用。治疗期间，每个月查肝功能、血常规一次。肝功能、血常规异常或发热严重者可减量，直至停药。

六、随访及预后

肾癌局限于肾包膜内5年生存率大于80%；限于肾筋膜、肾周脂肪内5年生存率约为45%；局部淋巴结转移，静脉内癌栓，穿破肾周筋膜或邻近脏管浸润及远处转移5年生存率仅0%～30%。

术后每3个月复检一次，根据出现的复发转移情况对症治疗，可改善生活质量。

第二十四章　前列腺癌

一、概述

前列腺癌在我国比较少见，但近年发病率迅速增加。前列腺癌的病因尚不清楚，多数有雄性激素依赖性，其发病与某些因素，如种族、遗传、食物、环境、性激素等有关。过多的脂肪摄入有可能促进前列腺癌的发展。某些基因的功能丢失或突变在前列腺癌发病、进展及转移中起重要作用。

二、临床表现

前列腺癌多数无明显临床症状，常在直肠指检时偶然被发现，也可在前列腺增生手术标本中发现。肿瘤较大时可出现与良性前列腺增生相似的膀胱颈梗阻症状，如尿频、尿急、尿流缓慢、尿流中断、排尿不尽，甚至尿潴留或尿失禁，血尿少见。前列腺癌转移病灶可以引起骨痛、脊髓压迫神经症状及病理性骨折，这常是病人就诊的主要原因。其他晚期症状有贫血、衰弱、下肢浮肿、排便困难、少尿或无尿等，少数病人以转移症状就医而无明显前列腺癌原发症状。

直肠指检可以发现前列腺结节，质地坚硬。

三、组织病理学

前列腺癌98%为腺癌，起源于前列腺外周带的腺细胞，其他少见的有移行细胞癌、鳞癌、未分化癌等。前列腺的外周带是癌最常发生的部位，大多数为多病灶，易侵及前列腺尖部。前列腺癌可经血行、淋巴扩散或直接侵及邻近器官，以血行转移至脊柱、骨盆最为常见。前列腺癌大多数为雄激素依赖型，其发生和发展与雄激素的关系密切，雄激素非依赖型前列腺癌只占少数。雄激素依赖型前列腺癌后期可发展为非雄激素依赖型前列腺癌。Gleasson评分与疾病的严重性、治疗方案的选择与预后有重要的关系。

我国对前列腺癌多采用ABCD分期系统，分为四期：A（Ⅰ）期：前列腺增生手术标本中偶然发现的小病灶，多数分化良好。B（Ⅱ）期：肿瘤局限在前列腺包膜以内，又可分为B_1和B_2期。C（Ⅲ）期：肿瘤穿破包膜并侵犯邻近器官，如精囊、膀胱颈等。D（Ⅳ）期：有盆腔局部淋巴结转移或远处转移灶。

四、诊断

直肠指检、经直肠超声检查和PSA测定是临床诊断前列腺癌的3个基本方法。前列腺癌的确诊依靠经直肠或超声引导下经会阴前列腺穿刺活组织检查，根据所获细胞或组织有无病变做出诊断。

前列腺癌常伴血清前列腺特异性抗原（PSA）升高，但也有10%左右的前列腺癌PSA不升高，有淋巴结转移和骨转移的，病灶随血清PSA水平增高而增多。CT和MRI对A期与B期前列腺癌的诊断价值不大，只能对C期、D期肿瘤显示其侵及包膜外、精囊、膀胱颈以及盆腔肿大的淋巴结。有骨转移时，X线平片可显示成骨性骨质破坏。静脉尿路摄影（肾盂摄影，IVU）可发现晚期前列腺癌浸润膀胱、压迫输尿管引起肾积水。全身核素骨显像和MRI可早期发现骨转移病灶，经直肠超声检查可以显示前列腺内低回声病灶、其大小以及侵及范围。

五、治疗

（一）手术治疗

前列腺癌的治疗应根据病人的年龄、全身状况、临床分期及病理分级等因素综合考虑。前列腺增生手术标本中偶然发现的局限性（Ⅰ期）癌，一般病灶小，细胞分化好，可以不做进一步处理，严密观察随诊。局限在前列腺包膜以内（Ⅱ期）癌可以行根治性前列腺切除术，该术式是治疗前列腺癌的最佳手术方法，预期寿命大于

10年，但仅适于年龄较轻、能耐受手术的病人。根治术后3周后PSA应测不到，如连续2次血清PSA水平高于0.2 ng/ml为生化复发。

（二）内分泌治疗

第Ⅲ、Ⅳ期前列腺癌以内分泌治疗为主，可行睾丸切除术，配合抗雄激素制剂如比卡鲁胺（bicalutamide）、氟硝丁酰胺（flutamide）等治疗可提高生存率。每月皮下注射一次促黄体释放激素类似物（LHRH）缓释剂，可以达到药物去势的效果。雌激素可以抑制垂体促黄体生成激素（LH）释放，阻止睾酮（T）产生，还可达到去睾水平，但容易出现心血管并发症。内分泌治疗也可用于Ⅱ期前列腺癌或作为放疗的辅助手段。

（三）放射治疗

放疗主要用于内分泌治疗失败者，也可用于早期的根治性治疗。以外照射为主，可辅以组织间插植照射。

放疗后PSA的监测：放疗后腺体仍然存在，缓慢下降，最低值是生化治愈的标志，3～5年内PSA$<$1 ng/ml表示预后较好。放疗后PSA水平达到最低值连续3次均增高被认为是生化复发。

根据PSA、Gleason分级、T分期确定靶区大小及照射剂量。常规全盆腔照射剂量为45～50 Gy/5周，后缩野至前列腺局部补量20 Gy。调强或适形放疗时局部剂量可超过70 Gy。

预后不良的局部晚期（T_{3-4}）前列腺癌放疗同时应合并内分泌治疗。

照射方法：

1. 常规外照射。

2. 三维适形放疗及调强适形放疗。

3. 组织间照射（近距离照射治疗）　适用于局限早期癌的治疗。但是，除低危、预后好者可单纯粒子植入治疗外，还必须考虑与外照射或新辅助内分泌治疗相结合。

放射治疗与激素综合治疗是局部晚期前列腺癌的标准治疗手段，长期激素治疗优于短期。早期（$T_{1-2}N_0M_0$）能否提高放射疗效尚未确定。

同位素内照射对骨转移患者可缓解骨疼痛。

（四）化学治疗

前列腺癌常用化疗方案：EV 方案（雌二醇氮芥＋长春花碱）、EP（雌二醇氮芥＋紫杉醇）、EE 方案（雌二醇氮芥＋VP-16）、AC 方案（ADM＋ CTX）、DP 方案（多烯紫杉醇＋泼尼松）、DE 方案（多烯紫杉醇＋雌二醇氮芥），供个体化治疗选择。其中多烯紫杉醇用于治疗激素药物难治性前列腺癌，对延长患者生存期有一定效果。

六、随访及预后

前列腺癌是男性老年疾病，一般发展缓慢，病程较长，对 70 岁以上、预测寿命低于 10 年的病人，不宜行根治性前列腺切除术，因为高龄病人死亡多数与癌症无关，而内分泌治疗和放射治疗对多数病人可望获得 5 年以上的生存率。根治治疗（手术或放疗）后或去势术后定期复查对治疗十分重要，近期 1 个月一次 PSA 复查，术后 2 年以上者，3～6 个月一次 PSA 复查，以了解是否有复发、转移。对产生抗激素的晚期患者，经积极治疗也可延长生命。

第二十五章　膀胱癌

一、概述

膀胱肿瘤是泌尿系统中最常见的肿瘤，绝大多数来自尿路上皮细胞，其中90％以上为移行上皮肿瘤。引起膀胱肿瘤的病因很多，一般认为发病与下列危险因素相关：

1. 长期接触某些致癌物质的职业人员，如染料、纺织、皮革、橡胶、塑料、油漆、印刷等，发生膀胱癌的危险性显著增加。现已肯定其中主要致癌物质是联苯胺、p-萘胺、4-氨基双联苯等。

2. 吸烟是最常见的致癌因素，大约 1/3 的膀胱癌与吸烟有关。吸烟致癌可能与香烟中含有多种芳香胺的衍生物致癌物质有关。吸烟量越大，吸烟史越长，发生膀胱肿瘤的危险性也越大。

3. 膀胱慢性感染与异物长期刺激会增加发生膀胱癌的危险，如膀胱结石、膀胱憩室、埃及血吸虫病、膀胱炎等容易诱发膀胱癌，以鳞癌多见。

4. 其他　长期大量服用镇痛药非那西丁及内源性色氨酸的代谢异常等，均可能为膀胱癌的病因或诱因。

二、临床表现

血尿是膀胱癌最常见和最早出现的症状，常表现为间歇性肉眼血尿，可自行减轻或停止。

尿频、尿急、尿痛多为膀胱肿瘤的晚期表现，常因肿瘤坏死、溃疡或并发感染所致。

浸润癌晚期：在下腹部耻骨上区可触及肿块，坚硬，排尿后不消褪。广泛浸润盆腔或转移时，出现腰骶部疼痛；阻塞输尿管可致肾积水、肾功能不全，下肢浮肿、贫血、体重下降、衰弱等症状。

鳞癌和腺癌为浸润性癌，恶性度高，病程短，预后不良，鳞癌多数为结石长期刺激所致。小儿横纹肌肉瘤常在症状出现前肿瘤体积已很大，造成排尿困难和尿潴留，有时尿中排出组织碎屑。

三、组织病理学

常与肿瘤组织类型、细胞分化程度、生长方式和浸润深度有关，其中细胞分化程度和浸润深度对预后的影响最大。

1. 组织类型　95%以上为上皮性肿瘤，其中绝大多数为移行细胞乳头状癌，鳞癌和腺癌各占2%～3%。近1/3的膀胱癌为多发性肿瘤。非上皮性肿瘤极少见，多数为肉瘤如横纹肌肉瘤，好发于婴幼儿。

2. 分化程度　按肿瘤细胞大小、形态、排列、染色、核改变及分裂像等可分为三级：Ⅰ级为高分化乳头状癌，属低度恶性；Ⅱ级为中分化乳头状癌，属中度恶性；Ⅲ级为低分化乳头状癌，细胞分化不良，属高度恶性。

3. 生长方式　分为原位癌、乳头状癌及浸润性癌。原位癌局限在黏膜内，无乳头亦无浸润基底膜现象。移行细胞癌多为乳头状，低分化者常有浸润。鳞癌和腺癌为浸润性癌。不同生长方式可单独或同时存在。

4. 浸润深度　是肿瘤临床(T)和病理(P)分期的依据。

肿瘤的扩散主要是向膀胱壁内浸润，直至累及膀胱外组织及邻近器官。淋巴转移是最主要的转移途径，主要转移到盆腔淋巴结，如闭孔、髂内外及髂总淋巴结群。浸润浅肌层者约50%淋巴管内有癌细胞，浸润深肌层者几乎全部淋巴管内有癌细胞，浸润至膀胱周围者多数已有远处淋巴结转移。血行转移多在晚期，主要转移至肝、肺、骨和皮肤等处。肿瘤细胞分化不良者容易发生浸润和转移。

四、诊断

中老年出现无痛性肉眼血尿，首先应想到泌尿系肿瘤的可能，其中尤以膀胱肿瘤多见。以下检查方法有助于确诊：

(一) 实验室检查

尿液检查:病人新鲜尿液中易发现脱落的肿瘤细胞,尿细胞学检查可作为血尿的初步筛选。肿瘤细胞分化良好时,不易与正常移行上皮细胞以及因炎症或结石引起的变异细胞鉴别。近年应用尿液流式细胞仪(FCM)、端粒酶、膀胱肿瘤抗原(BTA)、核基质蛋白(NMP22)、BLCA-4 等检查有助于提高膀胱癌的检出率。

(二) 影像学检查

经腹壁 B 超检查简便易行,能发现直径 0.5 cm 以上的肿瘤,可作为病人的最初筛选,能了解肿瘤部位、大小、数目及浸润深度,初步确定临床分期。IVU 可了解肾盂、输尿管有无肿瘤以及膀胱肿瘤对上尿路的影响,如有肾积水或肾显影不良,常提示肿瘤已侵犯输尿管口。膀胱造影可见充盈缺损。CT 和 MRI 多用于浸润性癌,可以发现肿瘤浸润膀胱壁深度以及局部转移肿大的淋巴结。

(三) 膀胱镜检查

膀胱镜检查可以直接观察到肿瘤所在部位、大小、数目、形态、有蒂还是广基,初步估计基底部浸润程度等。膀胱肿瘤位于侧壁及后壁最多,其次为三角区和顶部,可单发亦可多中心发生。原位癌(T_{is})局部黏膜呈红色点状改变,与充血的黏膜相似。表浅的乳头状癌(Ta、T_1)为浅红色,蒂细长,肿瘤有绒毛状分支,似水草在水中漂荡。浸润性乳头状癌(T_2、T_3)为深红色或褐色,草莓状或团块状,基底部较宽,附近黏膜充血、水肿、增厚,肿物活动性小。浸润性癌(T_3、T_4)局部隆起呈褐色结节团块状,表面坏死形成溃疡,附有絮状物和钙盐沉着,广基,界限不清。检查中需注意肿瘤与输尿管口、膀胱颈的关系。还应注意有无膀胱憩室及憩室内有无肿瘤。应做肿瘤活检送病理检查,必要时应随机活检。

(四) 膀胱双合诊

可了解肿瘤大小、浸润的范围、深度以及与盆壁的关系。检查时病人腹肌应放松,检查者应动作轻柔,以免引起肿瘤出血和转移。由于影像学的广泛应用,此项检查现已较少应用。

TNM 分期:T_{is}原位癌;T_{1a}无浸润的乳头状癌;T_{1b}浸润黏膜

固有层；T_{2a}浸润浅肌层（肌层内 1/2），T_{2b}浸润深肌层（肌层外 1/2）；T_3浸润膀胱周围脂肪组织；T_4浸润前列腺或子宫等邻近器官。临床上，习惯将 T_{is}、T_a和 T_1期肿瘤称为表浅膀胱癌，病理分期(P)同临床分期(T)。

五、治疗

本病以手术治疗为主。根据肿瘤的病理情况并结合病人全身状况，选择合适的手术方式。原则上 T_a、T_1及局限的 T_2期肿瘤，可采用保留膀胱的手术。较大、多发、反复发作及分化不良的 T_2期肿瘤和 T_3期肿瘤以及浸润性鳞癌和腺癌，应行膀胱全切除术。

（一）表浅肿瘤（T_{is}、T_a、T_1）的治疗

原位癌（T_{is}）位于膀胱黏膜层内，可单独存在或在膀胱癌旁。部分细胞分化良好，长期无发展，可行化疗药物或卡介苗(BCG)膀胱灌注治疗，同时应密切随诊。原位癌细胞分化不良，癌旁原位癌或已有浸润时，应及早行膀胱全切除术。

T_a、T_1期肿瘤，以经尿道切除为主要治疗方法。如无电切设备，可做膀胱开放手术。表浅肿瘤亦可用腔内激光或光动力学治疗。为预防术后肿瘤复发，可采用膀胱内药物灌注治疗，方案有卡介苗、噻替派、丝裂霉素和阿霉素。

（二）浸润肿瘤（T_2、T_3、T_4）的治疗

T_2期分化良好、局限的肿瘤可经尿道切除或膀胱部分切除术。T_3期肿瘤如分化良好，单个局限者也可采用膀胱部分切除术。切除范围包括距离肿瘤缘 2 cm 以内的全层膀胱壁，如肿瘤累及输尿管口，切除后需做输尿管膀胱吻合术。膀胱全切除术是膀胱浸润性癌的基本治疗方法，切除范围包括全膀胱、前列腺和精囊（必要时包括全尿道），同时行尿流改道。化学治疗多用于有转移的晚期病例，药物可选用甲氨蝶呤、长春花碱、阿霉素、顺铂及 5-氟尿嘧啶等，有一定疗效，但药物毒性反应较大。

T_4期浸润性癌常失去根治性手术机会，平均生存 10 个月，采用姑息性放射、介入或化学治疗可减轻症状，延长生存时间。

1. 放疗　各期病变均适用于放疗。对 T_1、T_{2a}病变，外照射加组织间插植与单纯膀胱切除术相似，且可以保留膀胱及性功能。T_{2b}、T_3术前放疗比单纯手术好。T_4患者可以姑息放疗，以减轻症状。

（1）术前放射治疗：T_2、T_3病变，要求保留膀胱，但肿瘤较大，放、化疗后肿瘤缩小后再手术。

（2）术后放射治疗：膀胱癌术后肿瘤残存，切缘不干净，膀胱外受侵或侵犯盆腔周围器官，或淋巴结转移者。

（3）单纯放射治疗：$T_1 \sim T_4$ 病变不适合手术者可行姑息治疗。

（4）近距离组织间插植放疗：体外照射一定量后，外科医师协同放置施源器，制定计划，术后 24 h 内开始放疗。总剂量依外照射而变化。

2. 化疗　主要应用于转移和复发的病例，最常用的方案为 MVAC（甲氨蝶呤、长春花碱、阿霉素、顺铂），近年含紫杉醇、吉西他滨的化疗方案在本病的治疗中也取得了一定的疗效。

3. 膀胱药物灌注治疗　主要应用于表浅的、较小的、轻度浸润肿瘤（T_1）的治疗，预防复发。

4. 中医药治疗　本病相当于中医“尿血”、“溺血”、“血淋”、“癃闭”等范畴。病因病机主要为心火亢盛、下行移热于膀胱，湿热下注、注于下焦膀胱，肾气亏虚、水湿不化积聚于膀胱，经久不愈，气滞血瘀，湿、毒、瘀邪交阻，久而变生恶症。本病之病位在膀胱，与心、脾、肾脏密切相关。临床常见的证型有：肾气亏虚型、湿热下注型、瘀毒蕴结型。主要的治疗原则是补肾摄血，清利湿热，活血祛瘀，解毒散结。

六、随访及预后

对膀胱肿瘤目前尚缺乏有效的预防措施，但对密切接触致癌物质的职业人员应加强劳动保护。嗜烟者应及早戒烟，能防止或减少肿瘤的发生。对保留膀胱的手术后病人，膀胱灌注化疗药物及 BCG,可以预防或推迟肿瘤的复发。膀胱肿瘤发生远处转移较晚,容易局部复发。一旦发生远处转移预后较差,生存期平均 10 个月。随诊十分重要,可及早发现复发病灶,并采取适当治疗干预,以提高生存率。

保留膀胱的各种手术治疗,约 50%在 2 年内可能复发肿瘤,且常不在原来部位,实际上为新生肿瘤。约 10%～15%的复发肿瘤恶性程度有增加趋势,复发肿瘤治疗及时仍有可能治愈,因此仍可保留膀胱。手术后的病人都应密切随诊,每 3 个月做一次膀胱镜检查,2 年无复发者,改为每半年一次。

第二十六章　睾丸恶性肿瘤

一、概述

睾丸恶性肿瘤绝大部分发生在阴囊内睾丸，也可发生于异位睾丸，如盆腔隐睾或腹股沟隐睾。睾丸恶性肿瘤约占男性全部恶性肿瘤的1%～2%，占男性泌尿生殖系统肿瘤的3%～9%。病因目前尚不清楚，可能与遗传、隐睾、创伤、感染和内分泌等因素有关。睾丸恶性肿瘤在病理上分为生殖细胞瘤和非生殖细胞瘤两大类，主要病理类型为生殖细胞瘤，生殖细胞瘤又分为精原细胞瘤(seminoma)和非精原细胞生殖细胞瘤(non seminomafous germ cell tumor，NSGCT)，占睾丸恶性肿瘤的95%，是20～35岁男性青壮年最常见的恶性肿瘤。生殖细胞瘤有4种基本组织学类型：精原细胞瘤、胚胎癌、畸胎癌和绒毛膜细胞癌。

二、临床表现

睾丸恶性肿瘤常见的症状和体征为无痛性或疼痛性睾丸肿块，质地硬，直径从几毫米到十几厘米不等。大部分肿块伴有疼痛，部分病人同时伴有睾丸肿胀或下坠感。

急性疼痛少见，如有此症状则表示肿瘤内急性出血或睾丸急性蒂扭转。

睾丸恶性肿瘤的症状和体征也与睾丸的部位有关，隐睾肿瘤者阴囊内无睾丸，肿块位于腹股沟或盆腔。

盆腔隐睾恶性肿瘤因为部位深，早期不容易发现，发现时原发肿瘤大小多比腹股沟隐睾和阴囊睾丸的肿瘤大，且易侵犯邻近组织器官，产生特有的临床症状和体征，例如下肢水肿、尿频、尿急和尿痛等。

三、临床分期

临床分期总的分期原则是：Ⅰ期指肿瘤局限于睾丸，累及或不累及附睾和精索；Ⅱ期指肿瘤限于膈下淋巴结转移；Ⅲ期指膈上淋巴结转移。Ⅲ期：有其他内脏转移者。2002 年 AJCC 提出的睾丸恶性肿瘤 TNM 分期见表 2－26－1。

表 2－26－1　AJCC 2002 年 TNM 分期原则

分期	描述
原发肿瘤	
pT_x	原发肿瘤不能评价
pT_0	无原发肿瘤证据
pT_{is}	原位癌(导管内生殖细胞瘤)
pT_1	肿瘤局限于睾丸和附睾，无血管和淋巴管浸润；肿瘤可侵及白膜，但未侵及睾丸鞘膜
pT_2	肿瘤局限于睾丸和附睾，合并血管和淋巴管浸润，或肿瘤侵透白膜并侵及睾丸鞘膜
pT_3	肿瘤侵及精索，有或无血管和淋巴管浸润
pT_4	肿瘤侵及阴囊，有或无血管和淋巴管浸润
区域淋巴结临床或病理(pN)	
N_x	淋巴结不能评价
N_0	无淋巴结转移
N_1	淋巴结转移最大直径≤2 cm，或多个淋巴结，但最大直径≤2 cm
N_2	淋巴结转移最大直径＞2 cm，但≤5 cm 或多个淋巴结转移，任何一个淋巴结最大直径＞2 cm，但≤5 cm
N_3	淋巴结转移最大直径＞5 cm
远处转移	
M_0	无远处转移
M_1	有远处转移
M_{1a}	区域外淋巴结转移或肺转移
M_{1b}	肺以外其他部位远处转移

血清肿瘤标记物(S)

S_X：血清肿瘤标记物未检测或结果无法评估。

S_0：标记物水平在正常范围。

S_1：LDH＜1.5×N* 和 hCGn(mIU/ml)＜5 000 和 AFP(ng/ml)＜1 000 （注：N 表示 LDH 正常值上限）。

S_2：LDH 1.5～10×N 或 hCG(mIU/ml)为 5 000～50 000，或 AFP(ng/ml)为 1 000～10 000。

S_3：LDH＞10×N 或 hCG(mIU/ml)＞50 000，或 AFP(ng/ml)＞10 000。

分期				
0	pT_{is}	N_0	M_0	S_0
Ⅰ	pT_{1-4}	N_0	M_0	S_X
Ⅰ A	pT_1	N_0	M_0	S_0
Ⅰ B	pT_2	N_0	M_0	S_0
	pT_3	N_0	M_0	S_0
	pT_4	N_0	M_0	S_0
Ⅰ S	任何 pT/T_X	N_0	M_0	$S_{1\sim3}$
Ⅱ	任何 pT/T_X	$N_{1\sim3}$	M_0	S_X
Ⅱ A	任何 pT/T_X	N_1	M_0	S_0
	任何 pT/T_X	N_1	M_0	S_1
Ⅱ B	任何 pT/T_X	N_2	M_0	S_0
	任何 pT/T_X	N_2	M_0	S_1
Ⅱ C	任何 pT/T_X	N_3	M_0	S_0
	任何 pT/T_X	N_3	M_0	S_1
Ⅲ	任何 pT/T_X	任何 N	M_1	S_X
Ⅲ A	任何 pT/T_X	任何 N	M_{1a}	S_0
	任何 pT/T_X	任何 N	M_{1a}	S_1
Ⅲ B	任何 pT/T_X	$N_{1\sim3}$	M_0	S_2
	任何 pT/T_X	任何 N	M_{1a}	S_2
Ⅲ C	任何 pT/T_X	$N_{1\sim3}$	M_0	S_3
	任何 pT/T_X	任何 N	M_{1a}	S_3
	任何 pT/T_X	任何 N	M_{1b}	任何 S

四、诊断

睾丸肿瘤需要根据其临床表现并结合影像学检查和实验室检查进行诊断。

1. 影像学检查　B型超声、CT、MRI、淋巴管造影、放射性核素扫描、胸部X线片对原发病灶和肿瘤转移情况的诊断都有帮助。

2. 实验室检查　除常规的尿液、血液检查外，血清甲胎蛋白（AFP）、绒毛膜促性腺激素（hCG）和乳酸脱氢酶（LDH）在睾丸生殖细胞瘤的诊断、预后、治疗和随诊中起着非常重要的作用。

3. 组织活检　可行睾丸肿块穿刺活检以明确肿瘤性质及类型，以决定下一步治疗。

五、治疗

所有睾丸恶性肿瘤（Ⅰ～Ⅳ期）都应行腹股沟高位睾丸切除术。综合治疗（手术、放疗、化疗、免疫治疗）有利于其疗效的提高，不宜单行睾丸切除治疗。治疗主要取决于肿瘤的病理和临床分期。精原细胞瘤以手术、化疗、放疗为主要手段。Ⅰ～Ⅱ期者多主张立即行盆腔＋腹膜后淋巴结清扫术。Ⅱ期肿块较大或Ⅲ期患者可先行新辅助化疗（铂类为主）或放疗，降期后，再决定是否有淋巴结清扫指征。非精原细胞性生殖细胞瘤（NSGCT）的治疗主要为手术和化疗，晚期NSGCT以化疗为主。

（一）手术治疗

睾丸肿瘤无论哪一种类型都应行高位睾丸摘除术。切除术必须经腹股沟进行，在深部腹股沟内环处行精索高位结扎术，以减少局部复发和异常淋巴引流。禁止经阴囊行睾丸肿瘤切除术，此手术会干扰正常淋巴引流，使淋巴引流至腹股沟和盆腔淋巴结。此外，经阴囊睾丸切除术遗留从腹股沟外环至内环的部分精索于体内。NSGCT还适合做腹膜后淋巴结清扫术。

（二）放射治疗

放射治疗是Ⅰ期和Ⅱ期A～B期的标准治疗。在睾丸切除术和完整的病情检查后进行照射，目的在于选择性地对腹部淋巴结进行预防性照射。

一般采用“狗腿野”前后对穿照射，靶区范围为主动脉旁和同侧盆腔淋巴结。

若无条件采用“狗腿野”，可采用局部野＋腹主动脉旁野照射。治疗中须注意2个照射野不要重叠，以保护脊髓不受超量照射。

照射剂量：精原细胞给予(25～35)Gy/(3～4)周；非精原细胞给予(35～45)Gy/(4～5)周。

Ⅱ期肿瘤应增加缩野照射，Ⅲ期肿瘤应加照左锁骨上野。

NSGCT对放疗抗拒，放疗对早期NSGCT的作用极小，放疗后远处转移复发率高，并可能降低化疗耐受性。

（三）化疗

化疗对睾丸肿瘤的疗效肯定。Ⅱ期以上的精原细胞瘤及非精原细胞瘤的病人，应给予多种药物联合化疗。联合化疗方案始于20世纪70年代，睾丸生殖细胞瘤最初化疗方案为PVB(顺铂、长春花碱和博莱霉素)，转移GCT的完全缓解率达70%，但这一方案有较严重的毒副作用。最近几十年开展了新的联合方案BEP(顺铂、VP-16和博莱霉素)和EP(顺铂和VP-16)治疗晚期NSGCT化疗的研究，使BEP和EP方案已成为晚期NSGCT的标准化疗方案。晚期NSGCT联合化疗可使生存率显著提高。

六、随访及预后

睾丸恶性肿瘤的预后主要与临床分期及组织学类型有关，与患者是否双原发睾丸肿瘤本身无关。Ⅰ期睾丸精原细胞瘤术后放疗者5年总生存率为98%～100%，5年无瘤生存率为95%以上。$Ⅱ_A$～$Ⅱ_B$期术后放疗5年总生存率达90%，放疗后复发率为5%～15%。$Ⅱ_C$单纯放疗生存率较低，为60%～70%，因此建议$Ⅱ_C$应以化疗为主要治疗手段。$Ⅰ_A$期非精原细胞性生殖细胞瘤随诊或行腹膜后淋巴结清扫术的患者，5 年生存率超过 95%。$Ⅱ_A$～$Ⅱ_B$期术后行腹膜后淋巴结清扫术者 N_1 不需进一步治疗，高危的 N 必须考虑术后 2 周期的 EP 或 BEP 巩固化疗，生存率也可达 100%。$Ⅱ_C$、Ⅲ期的病人分低危、中危和高危 3 种情况，经术后化疗后，5 年生存率分别为 91%、79% 和 48%。AFP、HCG 和 LDH 是睾丸肿瘤重要的预后指标，治疗后应重视对这些指标的观察。

第二十七章　子宫颈癌

一、概述

宫颈癌(cervical cancer)是我国最常见的妇科恶性肿瘤,发病年龄高峰在50～55岁,近年来年轻宫颈癌的发病有逐渐增高的趋势。

病因尚未完全明确,多认为与早婚、性生活紊乱、多产、种族等因素有关,近年来的研究认为人乳头瘤病毒(HPV)感染是宫颈癌的主要危险因素,其中以HPV16、18、31、33等高危型为主。

二、临床表现

(一) 症状

1. 阴道流血　早期多为接触性出血(性生活后或妇科检查后少量出血),后期则为不规则阴道流血,出血是因为肿瘤破溃所致。外生型癌出血较早且量多,内生型癌出血较晚。

2. 阴道排液　由肿瘤表面渗出所致,可为白色或血性排液。若有坏死感染则排液可呈泔水样或脓性,有恶臭。

3. 晚期症状　晚期累及邻近器官或组织时可出现相应症状,如尿频尿急、便秘、下肢肿胀疼痛等,可出现恶病质等全身衰竭表现。

(二) 体征

癌前病变及早期宫颈癌的宫颈外观可正常或仅表现为糜烂样改变,浸润癌继续生长可表现为息肉状、乳头状、菜花状等外生型赘生物,或表现为宫颈肥大、颈管增粗、质硬的内生型浸润病灶,肿瘤组织坏死破溃后可形成溃疡或空洞,有恶臭。侵犯阴道时阴道壁上可有结节,侵犯宫颈时宫颈旁组织可增厚形成结节,宫颈旁盆间隙可缩小直至融合形成弥漫病灶，使宫颈与盆壁不可分离形成冰冻骨盆。

三、组织病理和细胞学

1. 宫颈癌的癌前病变　宫颈癌的癌前病变即为宫颈上皮内瘤样病变(CIN)，表现为上皮底层细胞增生、排列紊乱，并出现核大深染、染色质分布不均等异型改变。CIN 分为三级：CINⅠ级指异型细胞局限于上皮层的下 1/3；CINⅡ级指异型细胞局限于上皮层的下 1/3～2/3；CINⅢ级指异型细胞几乎累及全部上皮层(原位癌)。若侵及宫颈腺体腺上皮则称为宫颈原位癌累及腺体。

2. 宫颈浸润癌　异型细胞突破上皮基底膜，侵及间质，即为宫颈浸润癌(invasive carcinoma of cervix uteri)。

(1) 鳞状细胞癌：占宫颈癌的 80%～85%。

① 巨检：早期仅表现为宫颈糜烂样改变，病情发展可表现为外生型、内生型、溃疡型及颈管型。

② 镜检

镜下早期浸润癌：在原位癌的基础上突破上皮基底膜，浸润间质，深度≤5 mm，宽度≤7 mm。

浸润癌：浸润间质的范围超出了镜下早期浸润癌，在组织学上分为Ⅰ、Ⅱ、Ⅲ级(即高分化、中分化和低分化)。

(2) 腺癌：占宫颈癌的 15%～20%。

① 巨检：多来自宫颈管内，呈浸润性生长，可使宫颈管呈桶样改变。

② 镜检：包括宫颈黏液腺癌、恶性腺瘤及腺鳞癌等。

四、诊断与鉴别诊断

(一) 诊断

根据临床表现、妇科检查(包括三合诊检查)可做出初步诊断。可利用宫颈刮片细胞学检查进行宫颈癌的筛查，对于宫颈病变不典型的病例可以利用宫颈上皮的碘试验、氮激光肿瘤固有荧光试验和阴道镜检查协助确定可能的病变范围，通过活组织的病理组织学检查进行确诊。

1. 宫颈刮片细胞学检查　即刮取宫颈移行带区的细胞行细胞学检查，方法有巴氏分类法和 TBS 分类法，现 TBS 分类法正逐渐取代巴氏分类法。在 TBS 分类中有上皮细胞异常或巴氏Ⅲ级及以上时需进行宫颈的活组织检查。

2. 阴道镜检查　宫颈刮片细胞学检查巴氏Ⅲ级以上、TBS 法鳞状上皮内病变及肿瘤固有荧光检查阳性者，应通过阴道镜的放大作用，寻找宫颈表面的可疑组织，提高活检的准确率。

3. 宫颈活组织检查　对于宫颈的明显病灶可直接钳取，注意避开坏死组织钳取新鲜组织。对于宫颈病变不典型的可借助于碘试验、氮激光肿瘤固有荧光试验和阴道镜检查协助确定可能的病变范围进行取材活检。无辅助手段时可在鳞柱交接部的 3、6、9、12 点进行活检。若宫颈刮片阳性而宫颈表面光滑或活检阴性，应刮取宫颈管内膜组织送检。

4. 宫颈锥切　对于宫颈刮片多次阳性而活检阴性或活检为原位癌需要进一步检查有无间质浸润时可行锥切术。宫颈锥切包括常规手术切除、LEEP 技术或冷凝刀切除。

（二）鉴别诊断

宫颈癌应与宫颈的其他病变相鉴别，如宫颈糜烂、宫颈息肉、宫颈腺上皮外翻、宫颈结核等宫颈良性病变，宫颈乳头状瘤、宫颈管肌瘤、宫颈黏膜下肌瘤等宫颈良性肿瘤，宫颈肉瘤、淋巴瘤、恶性黑色素瘤等其他恶性肿瘤，鉴别依据为病理组织学检查。

五、临床分期(表 2-27-1)

表 2-27-1　宫颈癌临床分期(FIGO,2000)

期别	肿瘤范围
0 期	原位癌(浸润前癌)
Ⅰ期	癌灶局限于宫颈(包括累及宫体)
$Ⅰ_a$	肉眼未见癌灶,仅在镜下可见浸润癌。间质浸润深度≤5 mm、宽度≤7 mm
$Ⅰ_{a1}$	间质浸润深度≤3 mm、宽度≤7 mm
$Ⅰ_{a2}$	间质浸润深度 3～5 mm、宽度≤7 mm
$Ⅰ_b$	临床可见癌灶局限于宫颈,或显微镜下可见病变＞$Ⅰ_{a2}$
$Ⅰ_{b1}$	临床可见癌灶最大直径≤4 cm
$Ⅰ_{b2}$	临床可见癌灶最大直径＞4 cm
Ⅱ期	癌灶已超出宫颈,但未达盆壁。癌累及阴道,但未达阴道下 1/3
$Ⅱ_a$	无宫旁浸润
$Ⅱ_b$	有宫旁浸润
Ⅲ期	癌灶扩散及盆腔壁和(或)阴道浸润已达下 1/3,导致肾盂积水或肾无功能者
$Ⅲ_a$	癌累及阴道,已达下 1/3,但未达盆腔壁
$Ⅲ_b$	癌浸润宫旁,已达盆壁,或有肾盂积水或肾无功能者
Ⅳ期	癌播散超出真骨盆或癌浸润膀胱黏膜或直肠黏膜
$Ⅳ_a$	癌浸润膀胱黏膜或直肠黏膜
$Ⅳ_b$	癌播散超出真骨盆,有远处转移

六、转移途径

主要为直接蔓延和淋巴转移,血行转移少见。

1. 直接蔓延　最常见,癌组织局部浸润,向邻近器官及组织扩散。向下可累及阴道壁,向上累及宫体,向两侧累及主韧带和宫骶韧带直至盆壁,晚期可侵犯膀胱、直肠、输尿管等形成瘘管及肾积水等。

2. 淋巴转移　癌细胞累及淋巴管后随淋巴液扩散至淋巴结。一级组包括宫颈旁、闭孔、髂内、髂外、髂总及骶前淋巴结；二级组指腹主动脉旁淋巴结。

3. 血行转移　可转移到肺、肝、骨等。

七、治疗

治疗原则：应根据临床分期、患者年龄、全身情况、设备条件和医疗技术水平决定治疗措施。常用的治疗方法包括手术、放疗及化疗。

（一）外科手术

1. 手术治疗原则　手术只适用于早期患者。手术的最大优点是在完成治疗的同时可以保留卵巢和阴道的功能。目前对早期的中青年患者应首选手术治疗。患有严重心血管疾病、严重糖尿病等不能耐受手术者应改行放射治疗。

（1）宫颈上皮内瘤变

CINⅠ：按宫颈炎处理和观察，每 3～6 个月以刮片随访，必要时活检。

CINⅡ：选用冷冻、激光、电熨或宫颈锥切术治疗，术后每 3～6 个月随访一次。

CINⅢ：一般选用全子宫切除术（必要时可切除 1～2 cm 的上段阴道壁），年轻未育者可行宫颈锥切术，术后密切随访。

（2）宫颈浸润癌：对 $Ⅰ_{a}$～$Ⅱ_{a}$ 期的宫颈浸润癌患者适用手术治疗，年轻的宫颈鳞癌患者可保留卵巢（必要时行术中卵巢活检快速病理检查）。

$Ⅰ_{a1}$期：选用经腹筋膜外子宫切除术（可切除 1～2 cm 的上段阴道壁）；要求保留生育功能者可行宫颈锥切术，术后应严密随访。

$Ⅰ_{a2}$期：选用次广泛或广泛性子宫切除术及盆腔淋巴结清扫术（有高危因素如脉管癌栓、腺癌以及其他非鳞癌组织类型、细胞分化差、术中探查怀疑淋巴结转移者，必须同时进行淋巴结清扫术）。

I_b～II_a 期：采用广泛性子宫切除术和盆腔淋巴结清扫术。术中必要时可对髂总淋巴结行快速病理检查，若为阳性则应行腹主动脉旁淋巴结清扫或取样以进一步明确淋巴结转移的范围，以利术后的放疗。有放疗设备的医院，对 I_{b2} 和 II_a 期病例术前可行高剂量率后装治疗，剂量为 1 500～2 000 cGy，或采用新辅助化疗以使宫颈肿瘤退缩和失活，以利手术的施行。

2. 手术治疗的方式和注意点

(1) 广泛性子宫切除术：广泛性子宫切除术的术式包括经腹、经阴道以及近来开展的腹腔镜手术。切除范围包括宫体、宫颈、宫骶韧带和主韧带及部分阴道壁，可不包括输卵管、卵巢。

① 次广泛性子宫切除术：要求切除宫骶韧带、主韧带各 2 cm，阴道 2 cm。

② 广泛性子宫切除术：要求切除宫骶韧带、主韧带各 3 cm，阴道 3 cm。

(2) 盆腔淋巴结清扫术：淋巴结清扫术可以是经腹、经腹膜外或经腹腔镜的手术。包括双侧髂总淋巴结，髂外、髂内淋巴结，腹股沟深淋巴结以及闭孔淋巴结。盆腔淋巴结清扫术可以在进腹前的腹膜外进行，也可以在进腹后进行；进腹后可以在广泛子宫切除术术前或术后进行。

(3) 广泛性子宫切除术和盆腔淋巴结清扫术常见并发症的防治：子宫颈癌手术创面大，涉及周围血管、肠管、膀胱和输尿管等脏器，因此，术中可能损伤这些脏器，术后产生相应的并发症：

① 尿潴留：尿潴留指宫颈癌术后残余尿＞100 ml 者，是宫颈癌根治术最常见的并发症之一。一般通过术后不断地锻炼膀胱的舒缩功能可以逐渐恢复膀胱功能，在术后 6～7 天开始间断开放导尿管，2 天后测残余尿，有尿潴留时，可继续保留导尿 2～3 天并间断放尿。

② 盆腔淋巴囊肿：宫颈癌术后并发淋巴囊肿的发生率在 0.5%～4%，淋巴囊肿的发生一般术后 2～7 天多见。患者初感下腹疼痛，一侧或双侧扪及椭圆形肿块，大多有边界，有压痛，有感染

时常伴发烧，局部疼痛加剧。个别囊肿较大并贴近髂外部者，可在严格消毒下进行穿刺吸取囊肿内容物的治疗。

③ 其他：另外尚有输尿管阴道瘘、膀胱阴道瘘、直肠阴道瘘等手术并发症。

（二）放射治疗

放射治疗适用于各期患者，是宫颈癌的主要治疗手段，主要用于Ⅱ$_b$期以上和身体条件不适于手术者。包括腔内后装放射治疗和体外照射治疗。治疗原则是在尽可能保护正常组织和重要器官的前提下，最大限度地杀灭癌细胞，尽量提高治疗效果，降低并发症的发生。宫颈癌的放射治疗以腔内照射配合体外照射的方法应用最普遍。腔内治疗采用放射源为^{192}铱（^{192}Ir）或^{137}铯（^{137}Cs）的后装治疗机，用于治疗宫颈局部的原发灶；体外照射则采用直线加速器或^{60}钴（^{60}Co）等，用于治疗宫颈原发灶、转移灶。

1. 体外照射　主要照射宫颈癌的盆腔蔓延和淋巴转移区域。体外照射剂量参考点一般以“B”点作为宫颈癌体外照射的计算点，即髋臼上缘最高点作一平行线与髋臼内缘的垂直线交叉点，临床上相当于宫旁组织盆壁端及闭孔淋巴结区域，代表盆腔淋巴结受量。

2. 腔内照射　其原理是将带有一定活性的密闭放射源插入阴道、宫腔等体腔内，使肿瘤局部受到强烈的射线照射，可以大大提高肿瘤的局部控制率和患者生存率。

3. 与手术配合的放射治疗

（1）术前放疗：主要采用腔内治疗。

目的：

① 降低癌细胞活力，减少种植和扩散的几率。

② 缩小肿瘤体积，提高手术切除率。

③ 杀伤亚临床病灶，降低局部复发率。

适应证：

① 宫颈较大的外生型肿瘤。

② Ⅱ$_a$期阴道侵犯较多。

③ 病理分级Ⅲ级。

④ 腺鳞癌、黏液腺癌、透明细胞癌等。

(2) 术后放疗：主要采用盆腔外照射。

目的：减少术后盆腔复发。

适应证：

① 淋巴结有转移。

② 宫旁浸润。

③ 宫颈管壁浸润深度达到或超过 1/2。

④ 脉管有癌栓。

⑤ 组织分化差。

⑥ 切缘有癌浸润。

⑦ 术式与临床病期不对应，手术切除的范围不够广泛或手术不彻底者。

放疗方法和剂量：一般全盆外照 4 000～5 000 cGy，如果阴道残端有浸润时，需补充腔内治疗。术后放疗可于手术后 2～4 周内进行。

4. 放射治疗反应及并发症　由于放疗方法、照射部位、照射面积、总剂量、分割次数及总治疗时间等因素的不同以及病人对放射线敏感性的差异，放射治疗并发症的发生率及严重程度各不相同。宫颈癌放疗引起的并发症，可分近期反应和远期并发症，其中以直肠和膀胱并发症最为重要。

(1) 早期并发症：治疗中及治疗后不久发生的并发症。

① 阴道炎：由于放射线引起阴道物理性炎症反应，也可同时合并感染，表现为阴道黏膜水肿、充血、疼痛及分泌物增多。应积极控制感染并建议病人坚持阴道冲洗半年以上。

② 胃肠道反应：表现为食欲不振、恶心、呕吐、腹痛及腹泻。可对症处理或调整放疗计划。

③ 直肠反应：表现为里急后重、大便疼痛甚至黏液血便。应预防感染，必要时修改放疗计划。

④ 机械损伤：可见子宫穿孔或阴道撕裂。为避免此类情况发

生，腔内放疗操作时，手法要轻柔，选择合适的施源器，并了解清楚子宫的位置。

(2) 晚期并发症

① 皮肤及皮下组织改变：常表现为照射区皮肤色素沉着及水肿，皮下组织甚至肌肉可发生纤维化挛缩。由于现代体外照射多采用高能射线，皮肤剂量较低，造成严重的皮肤及皮下组织损伤已很少见。如果发生，则治疗极其困难，重点在于预防。

② 生殖器官的改变：放疗后组织纤维化，表现为阴道壁弹性消失、阴道变窄。盆腔纤维化严重者，可引起循环障碍导致下肢水肿，可压迫神经导致疼痛。

③ 放射性肠炎：临床表现为腹痛、腹泻、血便等。约 80% 在放疗后半年至 2 年间出现，大部分在 3 年内可望恢复。主要是对症处理，重点在于预防。

④ 放射性膀胱炎：发生率约为 3%，其中 70% 的患者在放疗后 1～6 年出现尿频、尿急、血尿甚至排尿困难等症状，大部分在 4 年内恢复。临床予以抗炎、止血、大量补液等治疗。

(三) 化疗

主要用于较晚期局部大病灶、复发患者的治疗及手术或放疗前的辅助治疗。化疗使肿瘤缩小后可提高手术的切除率，同时一些化疗药物具有放疗增敏作用。常用化疗药物包括铂类、博莱霉素、氟尿嘧啶、异环磷酰胺等，一般采用联合化疗。治疗鳞癌常用的化疗方案有：PVB 方案（顺铂、长春新碱、博莱霉素）与 BIP 方案（博莱霉素、异环磷酰胺、顺铂）等。治疗腺癌有：PM 方案（顺铂、丝裂霉素）与 FIP 方案（氟尿嘧啶、异环磷酰胺、顺铂）等。化疗途径可选择静脉或介入化疗。

(四) 中医药治疗

本病属于中医“崩漏”、“带下”、“癥瘕”等范畴。其病外因湿浊、寒冷等侵入胞宫；内因正气不足，肝气郁结，脾气虚弱，肾元不固，以至冲任失固，带脉失约而成“崩漏”、“带下”，与督、任、冲、带和肝、脾、肾三脏密切相关，肝郁、脾湿、肾虚是其内在发病条件，湿热、瘀毒、痰浊蕴结胞宫是形成本病的重要机制。临床常见的证型有：肝郁气滞型、湿热瘀毒型、肝肾阴虚型、脾肾阳虚型。可选用相应的中草药或中成药治疗。

八、随访及预后

1. 预后　宫颈癌患者的预后与临床分期、病理类型、病理分级、淋巴结转移及治疗方法等因素密切相关。早期患者手术与放射治疗效果相近。晚期患者、有淋巴结转移者及宫颈腺癌等预后差。各期患者的 5 年生存率为：Ⅰ期＞85％；Ⅱ期 50％；Ⅲ期 25％；Ⅳ期 5％。晚期病例的主要死因有：① 尿毒症：肿瘤压迫双侧输尿管引起。② 出血：癌灶侵犯大血管引起。③ 感染：局部或全身感染。④ 恶病质：全身重要器官转移或全身衰竭而死亡。

2. 随访　第一次随访在出院后 1 个月，治疗后第 1 年每 2～3 个月复查一次，第 2 年每 3～6 个月复查一次，第 3～5 年每 6 个月复查一次，第 6 年开始每年复查一次。随访内容主要为盆腔检查，根据病情可进行阴道复发灶活检、胸部 X 线片、肝脾肾超声、盆腔 CT 及 MRI 等检查。

第二十八章　子宫内膜癌

一、概述

子宫内膜癌又称子宫体癌，是指子宫内膜发生的上皮性恶性肿瘤，绝大多数为腺癌。为女性生殖道常见三大恶性肿瘤之一，高发年龄为58～61岁，近年发病率有上升趋势。

子宫内膜癌的确切病因仍不清楚，可能与下列因素有关：

1. 雌激素对子宫内膜的长期持续刺激　与无排卵性功能性子宫出血、多囊卵巢综合征、功能性卵巢肿瘤（颗粒细胞瘤、卵泡膜细胞瘤）、绝经后长期服用雌激素而无孕酮拮抗、长期服用他莫昔芬等因素有关。

2. 子宫内膜增生过长　部分子宫内膜增生过长可以发展为子宫内膜癌，约有30%的不典型增生过长发展为子宫内膜癌。

3. 体质因素　内膜癌的发生与肥胖、高血压、糖尿病、未婚、少产及绝经后延等因素相关。

4. 遗传因素　约20%的内膜癌患者有家族史。

预防措施：预防及早期发现内膜癌的措施有：① 普及防癌知识，定期行防癌检查；② 正确掌握使用雌激素的指征；③ 围绝经期妇女月经紊乱或不规则阴道流血者应先除外内膜癌；④ 绝经后妇女出现阴道流血应警惕内膜癌的可能；⑤ 注意高危因素，重视高危患者。

二、临床表现

（一）症状

子宫内膜癌的主要症状包括异常阴道流血、阴道排液等，早期可无明显症状。

1. 阴道流血　未绝经者表现为经量增多、经期延长或经间期出血。绝经者表现为绝经后阴道流血，量可多可少，大量出血者少见。

2. 阴道排液　部分患者诉阴道排液增多，早期多为浆液性或浆液血性排液，晚期合并感染则有脓血性排液，并有恶臭。

3. 疼痛　晚期出现疼痛。因癌瘤浸润周围组织或压迫神经所致，可向下肢及足部放射。癌灶侵犯宫颈，堵塞宫颈管导致宫腔积脓时，出现下腹胀痛及痉挛样疼痛。

4. 全身症状　晚期患者常伴全身症状，如贫血、消瘦、恶病质、发热及全身衰竭等。

（二）体征

早期妇科检查无明显异常，子宫正常大小、活动好。在病变的发展过程中，子宫逐渐增大、质地软；晚期时可见癌组织自宫口脱出，质脆，触之易出血。若合并宫腔积脓，则子宫明显增大，质软，呈囊性。若癌灶向周围浸润，则可在宫旁或盆腔内扪及肿物。

（三）辅助检查

1. 分段刮宫　是确诊子宫内膜癌最常用和最可靠的活检方法。先刮取宫颈管组织，再刮取宫腔内膜组织，取得的刮出物分瓶标记送病理检查。因子宫壁组织软，分段刮宫时操作要小心，避免穿孔，尤其当刮出多量豆腐渣样组织疑为内膜癌时，只要刮出物已足够送病理检查，即应停止操作。

2. 其他辅助诊断方法

(1) B型超声检查：典型内膜癌声像图为宫体增大，宫腔内见实质不均回声区，宫腔内膜线消失，若肌层内见不规则回声区，则提示有肌层浸润。

(2) 宫腔镜检查：在直视下检查宫腔情况，可直接观察到病灶大小、部位、形态等，并可取活组织送病理检查。

(3) MRI、CT、淋巴造影等检查　有条件者可选用MRI、CT和淋巴造影检查及血清CA125检测。MRI、CT检查的图像比超声清晰，并且可以了解盆腔淋巴结和腹主动脉旁淋巴结的情况。部分子宫内膜癌患者血清CA125可增高。

(4) 细胞学检查：可作为筛选的方法之一，但阳性率不高，可从阴道后穹窿或宫颈管吸取分泌物作涂片寻找癌细胞。

三、组织病理和细胞学

1. 巨检　病变多见于宫底部内膜，以子宫两角附近居多。依病变形态和范围分为弥漫型和局限型。

(1) 弥漫型：癌组织侵犯了子宫内膜的大部或全部。癌组织灰白或淡黄色，表面可有出血、坏死，有时形成溃疡。早期较少浸润肌层，晚期可侵犯肌壁全层并扩展至宫颈管，可导致宫腔积脓。

(2) 局限型：癌灶局限于宫腔，多见于宫底部或宫角部，呈息肉或小菜花状，表面有溃疡，易出血。局限型癌灶可较早侵犯肌层。

2. 镜检　有多种组织类型。

(1) 内膜样腺癌：占80%～90%。内膜腺体高度异常增生，上皮复层。癌细胞异型明显，核大、不规则、深染，核分裂活跃，根据腺样结构所占比例，可以分为高、中、低分化三类。

(2) 腺癌伴鳞状上皮分化：腺癌组织中含有鳞状上皮成分。按鳞状上皮的良、恶性，分良性为腺角化癌，恶性为鳞腺癌，介于两者之间称腺癌伴鳞状上皮不典型增生。

(3) 透明细胞癌：恶性程度较高，容易发生早期转移。癌细胞呈实性片状、腺管状或乳头状排列，癌细胞胞浆丰富、透亮，核异型居中，或由鞋钉状细胞组成。

(4) 浆液性腺癌：恶性程度很高，预后差，容易发生早期转移。易广泛累及肌层、脉管；无明显肌层浸润时，也可能发生腹膜播散。组织学上表现为复杂的乳头样结构，明显的细胞复层和芽状结构形成，核异型性较大，约1/3患者伴砂粒体。

四、诊断与鉴别诊断

(一) 诊断

根据病史、症状和体征可得出初步诊断，最后确诊须有分段诊刮病理检查结果。

(二) 鉴别诊断

1. 围绝经期功能性子宫出血　主要表现为月经紊乱，如经量增多、经期延长、经间期出血或不规则流血等。妇科检查无异常发现。临床上难以鉴别,应依据分段刮宫的组织病理确诊。

2. 老年性阴道炎和老年性子宫内膜炎　主要表现为血性白带,需与内膜癌相鉴别。前者见阴道壁充血或黏膜下散在出血点;后者见阴道壁正常,排液来自宫颈管内。老年妇女还须注意两种情况并存的可能。

3. 子宫黏膜下肌瘤或内膜息肉　多表现为月经过多及经期延长,需与内膜癌相鉴别。及时行分段刮宫、子宫镜检查及B超等方法确诊。

4. 原发性输卵管癌　主要表现为阴道排液、阴道流血和下腹疼痛。分段刮宫阴性,宫旁触及块物,B超检查有助于鉴别。

5. 宫颈管癌、子宫肉瘤　临床表现亦为不规则阴道流血及排液增多。病灶位于宫颈管内的宫颈管癌,可使宫颈管扩大形成桶状宫颈。子宫肉瘤可使宫体均匀性增大或呈结节样增大。分段刮宫及宫颈活检即能鉴别。

五、临床分期(表2-28-1)

表2-28-1　子宫内膜癌手术一病理分期(FIGO,2000)

期别	肿瘤范围
Ⅰ期	癌限于宫体
$Ⅰ_a$期	癌局限在子宫内膜
$Ⅰ_b$期	侵犯肌层≤1/2
$Ⅰ_c$期	侵犯肌层>1/2
Ⅱ期	癌扩散至宫颈,但未超过宫体
$Ⅱ_a$期	累及宫颈黏膜腺体
$Ⅱ_b$期	侵犯宫颈间质
Ⅲ期	癌局部和(或)区域转移
$Ⅲ_a$期	癌侵犯浆膜和(或)附件,和(或)腹腔细胞学检查阳性
$Ⅲ_b$期	阴道转移
$Ⅲ_c$期	盆腔和(或)主动脉旁淋巴结转移
$Ⅳ_a$期	癌侵犯膀胱和(或)直肠黏膜
$Ⅳ_b$期	远处转移,包括腹腔内其他淋巴结转移

有关分期的规定：① 少数患者选用放疗，仍采用 FIGO(1971)的临床分期，但应注明；② 肌层厚度应和癌浸润肌层深度一并测量。

六、治疗

子宫内膜癌的治疗应根据子宫大小、肌层是否被癌浸润、宫颈管是否累及、癌细胞分化程度及患者全身情况等而定。主要的治疗为手术、放疗及药物治疗，可单用或综合应用。

(一) 手术治疗

手术为首选的治疗方法，尤其对早期病例。Ⅰ期患者应行子宫次广泛切除术及双侧附件切除术，具有以下情况之一者，应行盆腔淋巴结清扫及腹主动脉旁淋巴结取样和(或)清扫术：① 病理类型为透明细胞癌、浆液性癌、鳞形细胞癌或低分化的内膜样癌；② 侵犯肌层深度≥1/2；③ 肿瘤直径>2 cm。Ⅱ期应行广泛子宫切除术、双侧附件切除术及盆腔淋巴结清扫与腹主动脉旁淋巴结清扫术。手术中在进入腹腔后应首先取腹水或腹腔冲洗液，用于寻找癌细胞。

1. 临床Ⅰ期　首选经腹次广泛性全子宫(可行全子宫切除术)及双附件切除术。

2. 临床Ⅱ期　首选术式为广泛性或次广泛性子宫和双附件切除术及盆腔淋巴结清扫术。如果病理为低分化癌和(或)探查腹主动脉旁淋巴结肿大者，宜同时做腹主动脉旁淋巴结切除术。

3. 临床Ⅲ期或以上　综合治疗为主，首选放疗，或经放疗后癌灶缩小后再手术；部分可首选手术，术后应用放疗、化疗、激素综合治疗，对特殊类型子宫内膜癌如 UPSC 等，或已有腹主动脉旁淋巴结转移者，更应重视化疗的作用。部分需加用术后放射治疗和激素治疗。

次广泛性子宫切除术：阴道、主骶韧带各切除 2 cm。

广泛性子宫切除术：阴道、主骶韧带各切除 3 cm。

盆腔淋巴结清扫术：双侧的髂总、髂外、髂内、腹股沟深组、闭孔淋巴结。

腹主动脉旁淋巴结切除术：肠系膜下动脉起始部以下腹主动脉和下腔静脉周边区域的淋巴结。

(二) 放射治疗

1. 适应证

(1) 适用于伴有严重内科并发症或高龄等不宜手术的各期患者。

(2) Ⅲ、Ⅳ期子宫内膜癌不宜手术者。

(3) Ⅰ、Ⅱ期子宫内膜癌术前、术后的辅助性放疗。

2. 单纯放射治疗　包括体外照射和腔内放疗两部分。

(1) 体外照射：主要是针对子宫内膜癌的蔓延区及转移区。由于不能手术，无法判断其蔓延和转移的确切情况。子宫内膜癌的体外照射只能凭理论和经验以及CT或MRI等影像学的检查而定。放射源采用高能X射线或^{60}钴γ射线治疗机。

(2) 腔内放疗：目前最常用的是远距离控制的高剂量率腔内后装放疗。腔内放疗的剂量根据体外照射方法以及临床分期而定。

3. 术前放射治疗　术前放射治疗的目的是降低癌细胞的活性，减少癌细胞种植和转移的发生率，缩小肿瘤范围，提高手术切除率。

4. 术后放射治疗　其目的是对可能潜在的亚临床病变区域进行预防性照射，以提高疗效。对有残存的病灶区域进行照射，以减少复发。

术后放疗适应证：

(1) 除Ⅰ$_a$期G_1、G_2和Ⅰ$_b$期G_1以外的所有子宫内膜腺癌患者。

(2) 肿瘤浸润超过浅肌层。

(3) 有脉管受累。

(4) 子宫颈受侵。

(5) 有淋巴结转移。

(6) 高危病理类型：透明细胞癌；腺鳞癌；浆液性乳头状癌。

(7) 阴道切缘不净或阴道切缘距离肿瘤小于2 cm。

(8) 病变超出子宫。

（三）化疗

晚期不能手术或治疗后复发者可考虑使用化疗。常用的化疗药物有顺铂、阿霉素、氟尿嘧啶、环磷酰胺、丝裂霉素等。可以单独应用，也可几种药物联合应用，也可与孕激素合并应用。常用联合化疗方案有 CA（环磷酰胺、阿霉素），PAC（顺铂、阿霉素、环磷酰胺），PAE（顺铂、阿霉素、依托泊苷）等。

（四）激素治疗

1. 孕激素治疗　适用于晚期或复发癌患者、不能手术切除或年轻、早期、要求保留生育功能者。

2. 抗雌激素制剂治疗　他莫西芬（tamoxifen）也可用于治疗内膜癌。他莫西芬是一种非甾体类抗雌激素药物，有微弱的雌激素作用，其有促使孕激素受体水平升高的作用，受体水平低的患者可先服他莫西芬使孕激素受体含量上升后，再用孕激素治疗或两者同时应用有望提高疗效。

（五）中医药治疗

子宫内膜癌相当于中医学“崩漏”、“五色带下”、“癥瘕”等范畴。其病多因内伤七情、气血功能失调、冲任失固所致。临床常见的证型有：气滞血瘀型、湿热下注型、血枯毒盛型、肾阴亏虚型。可选用相应的中草药和中成药治疗。

七、随访及预后

1. 预后　影响子宫内膜癌的预后因素主要为肿瘤的病理类型、分化程度、肌层浸润深度、淋巴结转移及远处转移等，另外，患者的身体状况以及治疗的效果也可以影响患者的预后。5 年生存率分别为Ⅰ期 94％，Ⅱ期 84％，Ⅲ期 40％～60％。

2. 随访　完成治疗后应定期随访，及时确定有无复发。随访时间：术后 2 年内，每 3 个月一次；术后 3～5 年，每 6 个月一次；5 年后 1 年一次。随访检查内容包括：① 盆腔检查（三合诊）；② 阴道细胞学涂片检查；③ X 线胸片（6 个月至 1 年）；④ 血清 CA125 检查；⑤ 必要时亦可选用 MRI、CT 检查。

第二十九章　卵巢癌

一、概述

卵巢癌是女性生殖器常见的三大恶性肿瘤之一。因其发病隐匿、早期无明显表现，诊断时多为晚期。其死亡率居妇科恶性肿瘤之首，5 年生存率为 20％～30％。

卵巢组织成分复杂，是全身各脏器原发肿瘤类型最多的器官，除类型繁多，尚有良性、交界性（低度恶性潜能）和恶性之分。卵巢亦为胃肠道恶性肿瘤、乳腺癌、子宫内膜癌转移的常见部位。因位于盆腔深部，检查时难发现异常，一旦出现症状多属晚期，应高度警惕。

发病原因至今不明，可能与生育状况、遗传或基因变化相关。

二、临床表现

卵巢恶性肿瘤早期多无症状，可在妇科检查时发现。患者多在出现腹胀、腹部肿块及腹水时就诊。妇科检查肿块多为双侧，实性或囊实性，表面凹凸不平，不活动，常伴有腹水，若有盆腔内播散则可触及子宫直肠窝种植结节。远处转移时出现相应部位的表现。肿瘤若向周围组织浸润或压迫神经，可引起腹痛、腰痛或下肢疼痛；若压迫盆腔静脉，可出现下肢浮肿；若为功能性肿瘤，产生相应的雌激素或雄激素过多症状。晚期可表现为消瘦、严重贫血等恶病质征象。

三、组织病理和细胞学

1. 卵巢上皮性肿瘤　占卵巢肿瘤的 50％～70％，其恶性类型占卵巢恶性肿瘤的 85％～90％。发病年龄多为 30～60 岁。组织学上可分为良性、交界性和恶性三类。交界性肿瘤是指上皮细胞增生活跃及核异型，表现为上皮细胞层次增加，但无间质浸润，是一种低度潜在恶性肿瘤，生长缓慢，转移率低，复发迟。恶性卵巢上皮性肿瘤包括浆液性囊腺癌、黏液性囊腺癌、卵巢子宫内膜样癌、透明细胞癌等。

（1）浆液性囊腺癌：为最常见的卵巢恶性肿瘤，占卵巢恶性肿瘤的40%～50%。多为双侧，结节状或分叶状，肿瘤呈实性或囊实性，囊腔内可充满乳头，质脆，可有出血坏死灶。镜下见囊壁上皮明显增生，复层排列，多在4层以上。5年生存率仅为20%～30%。

（2）黏液性囊腺癌：占卵巢恶性肿瘤的10%。多为单侧，囊实性，囊内可见乳头。镜下见腺体密集，间质较少，腺上皮超过3层，细胞明显异型，并有间质浸润。5年存活率为40%～50%。

（3）卵巢子宫内膜样癌：占原发性卵巢恶性肿瘤的16%～30%。肿瘤多为单侧，囊实性，有乳头生长。镜下特点与子宫内膜癌相似，常并发子宫内膜癌。5年存活率为40%～50%。

（4）透明细胞癌：来源于苗勒管上皮，占卵巢癌的5%～11%，肿瘤囊实性，单侧性；镜下瘤细胞浆丰富或呈泡状，含丰富糖原；瘤细胞核异型性明显，深染，有特殊的靴钉细胞附于囊内及管状结构。5年生存率为40%～50%。

2. 卵巢生殖细胞肿瘤　为来源于生殖细胞的一组卵巢肿瘤，其发病率仅次于上皮性肿瘤，占卵巢肿瘤的20%～30%。好发于儿童及青少年。

（1）畸胎瘤：由多胚层组织结构组成的肿瘤，偶见含一个胚层成分。肿瘤组织多数成熟，少数未成熟；多数为囊性，少数为实性。肿瘤的良、恶性及恶性程度取决于组织分化程度，而不决定于肿瘤质地。

① 成熟畸胎瘤：属良性肿瘤，又称皮样囊肿，是最常见的卵巢肿瘤，占畸胎瘤的95%以上。可发生于任何年龄，以20～40岁居多。多呈单侧单房性、中等大小，呈圆形或卵圆形，壁光滑、质韧。腔内充满油脂和毛发，可见牙齿或骨。囊壁内衬以复层鳞状上皮。

肿瘤可含外、中、内胚层组织。

② 未成熟畸胎瘤:是恶性肿瘤,含 2～3 个胚层,仅占卵巢畸胎瘤的 1%～3%。肿瘤由分化程度不同的未成熟胚胎组织构成,主要为原始神经组织。肿瘤的恶性程度根据未成熟组织所占比例、分化程度及神经上皮含量而定。多见于年轻患者,平均年龄 11～19 岁。复发及转移率均高,未成熟肿瘤组织具有向成熟转化的特点,即恶性程度的逆转现象。5 年生存率仅 20%左右。

(2) 无性细胞瘤:为中度恶性的实性肿瘤,占卵巢恶性肿瘤的 5%。好发于青春期及生育期妇女,单侧居多。肿瘤为圆形或椭圆形,中等大、实性。镜下见圆形或多角形大细胞,细胞核大,胞浆丰富,瘤细胞呈片状或条索状排列。

(3) 内胚窦瘤:又名卵黄囊瘤。占卵巢恶性肿瘤的 1%,恶性程度高,常见于儿童及年轻妇女。多为单侧,肿瘤较大,圆形或卵圆形。镜下见疏松网状核内皮窦样结构。瘤细胞呈扁平、立方、柱状或多角形,可产生甲胎蛋白(AFP)。生长迅速,易早期转移,预后差。

3. 卵巢性索间质肿瘤　来源于原始性腺中的性索及间质组织,占卵巢恶性肿瘤的 5%～8%。此类肿瘤常有内分泌功能,故又称功能性卵巢肿瘤。

(1) 颗粒细胞瘤:为低度恶性肿瘤。肿瘤能分泌雌激素,故有女性化作用。肿瘤多为单侧,圆形或椭圆形,可呈分叶状,为实性或囊实性;切面组织脆而软,伴出血坏死灶。镜下见颗粒细胞绕成小圆形囊腔,菊花样排列,中心含嗜酸性物质及核碎片。预后较好,5 年生存率为 80%以上。

(2) 卵泡膜细胞瘤:为良性肿瘤。能分泌雌激素,故有女性化作用。常与颗粒细胞瘤合并存在。

(3) 纤维瘤:较常见的良性肿瘤,占卵巢肿瘤的 2%～5%,偶见患者伴有腹水或胸水,称梅格斯综合征。手术切除肿瘤后,胸水、腹水可自行消失。

4. 卵巢转移性肿瘤　占卵巢恶性肿瘤的 5%～10%,体内任何部位原发性癌均可能转移到卵巢，常见原发性癌有乳腺、肠、胃、生殖道、泌尿道等癌。库肯勃瘤是一种特殊的转移性腺癌，原发部位为胃肠道，肿瘤为双侧性，中等大，多保持卵巢原状或呈肾形。预后极差。

四、诊断与鉴别诊断

（一）诊断

根据患者年龄、病史及体征，可初步确定为卵巢肿瘤。应注意鉴别良、恶性肿瘤，诊断困难时可做以下辅助检查。

1. 细胞学检查　有腹水者可行腹腔穿刺行腹水肿瘤细胞检查，若有胸腔积液亦应做细胞学检查以确定有无胸腔转移。

2. B型超声检查　可检测肿块部位、大小、形态等，提示肿瘤性质（囊性或实性，囊内有无乳头）以及初步鉴别卵巢肿瘤、腹水和结核性包裹性积液。

3. CT、MRI检查　良性肿瘤囊壁薄、光滑，囊内回声均匀；恶性肿瘤轮廓不规则，可有囊内乳头或向周围浸润或伴腹水。可显示腹腔内脏器的情况及腹膜后淋巴结转移。

4. 腹腔镜检查　对中等大小以下的肿瘤可直接观察肿块及其与周围的关系，可在病变原发和转移部位进行活检。但若术前检查疑似恶性肿瘤者，术中对包膜完整的肿瘤不宜穿刺以防肿瘤细胞的种植转移。

5. 实验室检查　常用的有CA125、AFP、HCG等，可用于辅助诊断及病情监测。

(1) CA125：80%卵巢上皮癌患者CA125水平高于正常值；90%以上患者CA125水平的高低与病情缓解或恶化相一致，可用于病情监测和随访，敏感性高。

(2) AFP：卵巢内胚窦瘤显著增高，未成熟畸胎瘤、混合性无性细胞瘤中含卵黄囊成分者亦有增高。

(3) HCG：对于原发性卵巢绒癌有特异性，部分恶性生殖细胞肿瘤亦有升高。

(4) CEA:黏液性卵巢癌及胃肠道癌的卵巢转移癌可升高。

(5) 性激素:颗粒细胞瘤、卵泡膜细胞瘤可产生较高水平雌激素。

(二) 鉴别诊断

1. 卵巢良性肿瘤的鉴别诊断　应与卵巢的卵泡囊肿、黄体囊肿、输卵管卵巢囊肿、子宫肌瘤以及妊娠子宫等相鉴别。

2. 卵巢恶性肿瘤的鉴别诊断

(1) 子宫内膜异位症:两者形成的盆腔肿块在妇科检查时不易区分,但子宫内膜异位症常有进行性痛经、经量增多或不规则阴道流血等病史。B型超声检查、腹腔镜检查是有效的辅助诊断方法,必要时应剖腹探查确诊。

(2) 结核性盆腹膜炎:常合并腹水,并形成盆腹腔内粘连性肿块。但多发生于年轻、不孕妇女,常伴月经稀少或闭经。病人多有肺结核史,有消瘦、乏力、低热、盗汗、食欲不振等全身症状。X线胸片检查、B型超声检查、胃肠镜检查多可协助诊断,必要时行剖腹探查取材做活组织检查确诊。

(3) 生殖道以外的肿瘤:需与腹膜后肿瘤、直肠癌、结肠癌等鉴别。腹膜后肿瘤多固定不动。肠癌多有相应的消化道症状。B超、直肠镜、乙状结肠镜等检查有助于鉴别。

(4) 转移性卵巢肿瘤:多为双侧性、中等大小的实性肿块。若患者有消化道症状应做胃镜检查。有胃癌及乳腺癌病史者,应首先考虑为卵巢转移性肿瘤。必要时剖腹探查。

(5) 慢性盆腔炎:多有流产或产褥感染病史,可有全身感染的表现,体检时在附件区可触及有压痛的肿块或片状增厚区,长期的慢性炎症可形成冰冻骨盆。抗感染治疗后可缓解,肿块可缩小。若治疗后症状、体征无改善,或块物增大,应考虑为盆腔或卵巢恶性肿瘤可能。B型超声检查有助于鉴别。

五、临床分期(表 2-29-1)

表 2-29-1 卵巢癌的手术病理分期(FIGO,2000)

期别	肿瘤范围
Ⅰ期	肿瘤局限于卵巢
$Ⅰ_a$	肿瘤局限于一侧卵巢,包膜完整,表面无肿瘤,腹水或腹腔冲洗液中未查见恶性细胞
$Ⅰ_b$	肿瘤局限于两侧卵巢,包膜完整,表面无肿瘤,腹水或腹腔冲洗液中未查见恶性细胞
$Ⅰ_c$	肿瘤局限于单侧或双侧卵巢,伴有以下任何一项者:包膜破裂,卵巢表面有肿瘤,腹水或冲洗液中查见恶性细胞
Ⅱ期	肿瘤累及一侧或双侧卵巢,伴盆腔内扩散
$Ⅱ_a$	肿瘤蔓延和(或)转移到子宫和(或)输卵管
$Ⅱ_b$	肿瘤蔓延到其他盆腔组织
$Ⅱ_c$	$Ⅱ_a$ 或 $Ⅱ_b$ 病变,腹水或冲洗液中查见恶性细胞
Ⅲ期	一侧或双侧卵巢肿瘤,镜检证实盆腔外有腹膜转移和(或)区域淋巴结转移(包括肝表面转移)
$Ⅲ_a$	组织学证实盆腔外腹膜表面有镜下转移
$Ⅲ_b$	腹腔转移灶直径≤2 cm
$Ⅲ_c$	腹腔转移灶直径>2 cm 和(或)腹膜后区域淋巴结阳性
Ⅳ期	远处转移(胸腔积液有癌细胞,肝实质转移等)

六、治疗

(一) 手术治疗

治疗原则是以手术为主,辅以化疗、放疗及其他综合治疗。

根据探查及术中冰冻病理检查结果,决定肿瘤分期及手术范围。对晚期病例亦应尽量切除肿瘤以减少肿瘤细胞负荷。

卵巢癌的手术范围:

(1) 卵巢肿瘤细胞减灭术:早期患者($Ⅰ_a$、$Ⅰ_b$ 期)应做全子宫及双侧附件切除术，其他各期应同时行大网膜切除术、阑尾切除、盆腔及腹主动脉旁淋巴结切除术。肿瘤细胞减灭术（cytoreductive surgery）是指对晚期（Ⅱ期及其以上）患者应尽量切除原发病灶及转移灶，使肿瘤残余灶直径≤1 cm，必要时切除部分肠曲行结肠造瘘、切除胆囊或脾等，尽可能切除癌瘤可为术后化疗创造有利条件，现多同时常规行腹膜后淋巴结（包括各组盆腔淋巴结和腹主动脉旁淋巴结）清扫术，经过满意的肿瘤细胞减灭术，可以显著提高患者的生存期。

肿瘤细胞减灭术根据时间的不同可以分为首次肿瘤细胞减灭术、化疗间隔期肿瘤细胞减灭术（用于Ⅲ、Ⅳ期的患者，先予以 2～6 个疗程的先期化疗，待病灶缩小后再进行满意的肿瘤细胞减灭术）、二探性肿瘤细胞减灭术、复发病灶的肿瘤细胞减灭术和初治失败进展期肿瘤细胞减灭术。

(2) 符合下列条件的年轻患者可考虑保留对侧卵巢：$Ⅰ_a$期，高分化；肿瘤为交界性或低度恶性；术中剖视对侧卵巢未发现肿瘤；术后有条件严密随访。

(3) 生殖细胞肿瘤（年轻患者、单侧肿瘤、对化疗敏感）：可仅切除患侧卵巢，保留子宫及对侧卵巢。

（二）化疗

化学药物治疗是主要的辅助治疗。暂无法施行手术的晚期患者，可行术前化疗。

常用药物有顺铂、卡铂、环磷酰胺、异环磷酰胺、氟尿嘧啶、放线菌素 D、博莱霉素、平阳霉素以及长春新碱、紫杉醇等。近年来多以铂类药物为主联合化疗，在应用顺铂化疗时，应进行水化。

腹腔内灌注化疗是常用的卵巢癌化疗方法。其优点在于药物直接作用于肿瘤，局部浓度明显高于血浆浓度，副反应较全身用药轻。主要用于早期病例，腹水和小的腹腔内残存癌灶。多使用顺铂进行腹腔化疗。

卵巢癌常用化疗方案：上皮性癌 PC、TP 方案，生殖细胞肿瘤 VAC、BEP 方案。

（三）放射治疗

放射治疗为手术和化疗的辅助治疗。无性细胞瘤对放疗最敏感（对年轻患者现多采用化疗），颗粒细胞瘤中度敏感，上皮性癌也有一定的敏感性。放射治疗为局部治疗，对全身转移无效，适用于淋巴结转移无法切除，残余灶直径＜2 cm，无腹水，无肝、肾转移的患者。

（四）中医药治疗

卵巢癌归属于中医学的“癥瘕”、“肠覃”等范畴。其病多因外有寒邪入侵，凝滞血脉，内为七情所伤，肝郁脾虚；或脏腑素虚，气血双亏，血瘀痰聚，留阻胞络，凝结成块。临床常见的证型有：气滞血瘀型、痰湿凝聚型、气虚血亏型等。可选用相应的中草药或中成药治疗。

七、随访及预后

1. 预后　预后与分期、组织学分类及分级、患者年龄及治疗方式等有关。卵巢癌总的5年生存率为20%～30%。I_a和I_b期癌局限于包膜内，5年生存率可达90%；I_c期为68%。早期好于晚期，组织高分化者好于低分化者，对化疗药物敏感者好于耐药者，术后残灶直径＜1 cm者好于＞1 cm者。

2. 随访与监测　卵巢癌易于复发，应长期随访和监测，若有复发则应再次手术和化疗。

（1）随访时间：术后1年内每月一次；术后2年每3个月一次；术后3～5年视病情每4～6个月一次；5年以后者每年1次。

（2）监测内容：全身及盆腔检查（包括三合诊检查），B型超声检查，必要时做CT或MRI检查。肿瘤标志物测定，如CA125、AFP、HCG等，对发病时增高的项目每次复查时均应检查，因为在复发早期可仅表现为肿瘤标志物的增高。

第三十章　软组织和皮肤肿瘤

一、概述

广义的软组织肿瘤主要指来源于肌肉、血管、淋巴管等间叶组织的肿瘤，源自中胚层。骨骼造血结构组织和网状内皮组织等，虽也源于间叶组织，却不属于软组织范畴。周围神经系统和自主神经系统，虽非源于间叶组织，但常与间叶组织来源的组织交织生长，故也列入软组织中。软组织肿瘤被笼统地分为软组织良性肿瘤和恶性肿瘤，后者又称为软组织肉瘤。本章仅叙述软组织肉瘤。

二、临床表现

（一）症状及体征

1. 肿块　常见于四肢和躯干体壁。

2. 疼痛　很少有特异性疼痛。非神经源性的肿瘤，多无疼痛。即使某些神经源性肉瘤，也可无疼痛。出现疼痛时，多为外源性。如当肉瘤生长较大，对周围神经和（或）对某些敏感组织产生压迫，刺激或侵犯时，可出现疼痛。较大的肉瘤，还常感觉有酸胀等不适。严重者，还可出现相应区域的麻木，甚至功能障碍。

3. 水肿　肿块巨大，压迫重要的血管和淋巴管时，可出现远端不同程度的水肿。

（二）影像学检查

软组织肉瘤常用的检查方法有普通 X 线平片、体层摄影、核素扫描、B 型超声波、CT 及 MRI 等。

1. X 线平片和体层摄影　X 线平片和体层摄影是比较传统的方法，对骨的敏感性和特异性较好，但对软组织的敏感性较差。当可疑肉瘤有骨侵犯时，可以使用。

2. 核素扫描检查　核素扫描的敏感性高，特异性差。多用于骨的多发性病变，如多发性骨转移、骨髓瘤等。可用于骨侵犯检查。

3. B超检查　B超检查是软组织肉瘤诊断常用的方法之一。B超对软组织肉瘤的敏感性和特异性均较好，是软组织肉瘤诊断中常用方法之一。

4. CT检查　CT对骨和软组织肿瘤的敏感性和特异性均较好，特别是横断面的影像。可将肉瘤与骨筋膜间室的关系、肉瘤与其他赖以充当屏障的组织，显示得非常清楚，为肉瘤的分期、手术方法的制定、随诊复查和疗效评价，提供了十分有利的条件。

5. 磁共振显像(MRI)　具有多参数成像，高度的软组织分辨率及多方位、多层面扫描的优点。MRI能提供有关肉瘤和神经血管束间的关系，了解肿瘤内坏死、出血等情况。特别是对确定术后肿瘤是否复发和对化疗等辅助治疗的效果评价极为方便。MRI的缺点也很明显，如对确定肿瘤的性质缺乏特异性；对于病灶的钙化、骨化、骨膜反应和骨皮质破坏等不如X线平片和CT。

三、活检和病理

1. 活组织检查　是软组织肉瘤的重要确诊方法之一，是外科分期，指导治疗的重要依据。应尽可能在施行根治性治疗之前完成。

(1) 粗针吸取样组织学检查(core needle biopsy)：临床应用较多，成功率较高，特别是对于那些纤维组织较少，细胞成分较多的类型，成功率更高。肿物较深在，直径3 cm以上，非神经或血管源性，可疑恶性者较适合。

(2) 细针吸细胞学检查(fine needle aspiration)：随着细胞学检查对软组织肿瘤诊断正确率的不断提高，细针吸涂片检查方法在软组织肉瘤的临床应用逐渐增多。由于细针吸法组织损伤小，相对安全，适应证应较粗针吸为广。对一些较深在的组织上发生的肿瘤，可在CT或B超监视下，采用细针吸取样。由于涂片的细胞学检查确诊率低，对不太典型的病例，应慎重，避免误诊误治。

(3) 切取或切除活检：对于瘤体较小，较浅表，良性可能性极大的肿物，多采用切除活检的方法。

(4) 咬取活检：对于外露、破溃的体表肿物，多采用咬取活检的方法。即应用咬检钳，在肿瘤的边缘，与正常组织交界处，咬取一块或数块，包括少许正常组织的瘤块，送组织学检查。

2. 病理学检查

(1) 光镜检查：由于软组织肿瘤广泛分布于人体各处，组织来源众多，形态结构复杂多样，多种病变间又有相似性，常成为普通光学显微镜下诊断的难点之一。

(2) 免疫组织化学标记：免疫组织化学标记是继光镜之后，较多用于软组织肿瘤病理学诊断的方法。免疫组化标记物能用于协助诊断是由于：① 许多软组织表型具有可辨认的标记物蛋白。② 在石蜡包埋块中标记物蛋白的抗原性常能保存。③ 标记物具有一定的敏感性和特异性。但也有明显不足，如敏感性有一定限度，特异性标记物并不完全特异。

3. 区域和远处转移

(1) 淋巴道转移：软组织肉瘤的淋巴结转移发生率比癌低。较晚期的病例，偶可触及肿大的淋巴结。即使肿瘤生长在淋巴结密集区，组织学中也常见不到阳性淋巴结。

(2) 血道转移：软组织肉瘤以血道转移为主，主要的靶器官是肺，其次还可见到脑、肝、骨和皮肤等部位的转移。

四、临床分期

由于肉瘤很少发生淋巴转移，采用经典的 TNM 分期难以准确评判病人的预后。肉瘤组织学分级(G)主要根据细胞结构、细胞形态、核分裂像以及细胞坏死程度来判定，分为高分化、中分化、低分化和未分化四级。AJCC 将肉瘤的分级纳入肿瘤分期系统，称为 GTNM 分期(表 2 - 30-1)。美国 MSKCC 将软组织肉瘤分为两级，即低度与高度恶性肉瘤，根据肿瘤大小、部位、组织学分级和有无转移提出了自己的分期方法(表2-30-2,表2-30-3)。这一分期法较GTNM分期能更准确地判断病人的病期。

表2-30-1 AJCC制定的软组织肉瘤GTNM分期系统

G	肿瘤病理学分级	
	G_x	不能分级
	G_1	高分化
	G_2	中分化
	G_3	低分化
	G_4	未分化
T	原发肿瘤	
	T_x	不能肯定
	T_0	未触及肿瘤
	T_1	<5 cm
	T_2	>5 cm
N	区域淋巴结转移	
	N_x	不能肯定
	N_0	无
	N_1	有
M	远处转移	
	M_x	不能肯定
	M_0	无
	M_1	有

分期	G	T	N	M
Ⅰ A	G_1	T_1	N_0	M_0
Ⅰ B	G_1	T_2	N_0	M_0
Ⅱ A	G_2	T_1	N_0	M_0
Ⅱ B	G_2	T_2	N_0	M_0
Ⅲ A	G_3,G_4	T_1	N_0	M_0
Ⅲ B	G_3,G_4	T_2	N_0	M_0
Ⅳ A	任何G	任何T	N_1	M_0
Ⅳ B	任何G	任何T	任何N	M_1

表 2-30-2 MSKCC 制定的软组织肉瘤的预后因素

	良好因素	不良因素
肿瘤大小	<5 cm	>5 cm
肿瘤部位	浅	深
组织学分级	低度	高度

表 2-30-3 MSKCC 制定的软组织肉瘤分期系统

出现不良因素的数目	分期
0	0
1	Ⅰ
2	Ⅱ
3	Ⅲ
有转移	Ⅳ

五、软组织肉瘤的治疗

软组织肉瘤术后局部复发率高，加之易远处转移，因此，综合治疗显得尤为重要。

(一) 外科手术治疗

外科手术是治疗的主要方法。鉴于术后局部复发率高，手术切除范围不断扩大，但效果仍不理想，近年来手术治疗已趋于保守。

1. 减积手术　是针对一些无法完全切除的软组织肉瘤而采用的手术方法，术后再辅以其他治疗，以期改善病人的生活质量，延长生命。

2. 局部切除术　指在肿瘤的真或假包膜外或称肿瘤的反应区边缘，将肿瘤全部切除的方法。多用在肿瘤体积较小，考虑良性可能时。也可以用在肉瘤紧邻的重要结构，或肿瘤巨大，无理想切缘时。这种手术方法仅能切除肉眼所见到的瘤体。

3. 广泛切除术　理论上是在肿瘤多维面以外，正常组织中 3～5 cm 处作为切缘，术中不暴露肿瘤的完整切除。

4. 根治性切除术　根治性切除术是近年来提出的一种以间室概念为基础的手术方法，又称间室切除术。间室切除术的局部复发率明显低于广泛切除术。虽然这种手术方法设计合理，效果优良，但临床适宜开展根治性切除的不足 20%。同时，间室切除术的组织损毁相当严重。

5. 截肢术　包括各种长骨中段截肢术和各种关节解脱术，现已少用。

6. 屏障切除术　在肉瘤的多维接触面上，寻找可以作为屏障的组织，将这些组织的外缘作为切缘；在无屏障作用组织结构的部位，以 3～5 cm 为安全距离，在安全距离之外选择切缘。然后将所有设计的切缘连接起来，就形成了肉瘤的一个安全的、理论上的阴性切缘。其疗效可以接近根治性切除术。

（二）放射治疗

手术合并放疗，可以提高软组织肉瘤的切除率，减少局部复发率，改善生活质量。目前，外照射主要用于术前及术后放疗。近距离后装主要用于瘤床插植放疗，也取得了较好的疗效。放射治疗可能消除手术范围内的亚临床病灶和可能的边缘残留。

1. 手术前放疗　某些肉瘤施行手术切除之前，先进行局部放射治疗。适用于肿瘤体积较大，与重要结构特别是神经和血管关系密切，估计手术难以直接切除者；或者是原发肿瘤大，只能切取活检者。手术切除肉瘤之前放疗的范围，一般认为只需包括肉瘤和有肉瘤侵犯危险的部位。

但是由于肿瘤体积和组织学特点往往需要较大的照射范围和较高的照射剂量，导致高达 20%～30%的并发症。一般认为对高分级、大肿瘤选择术前放疗是合理的。

术前放疗可以联合区域加温灌注治疗及化疗。

2. 手术后放疗　切除难度大，或切除不理想者，可结合后装或术后外照射治疗。肿瘤局部浸润明显，手术切缘不理想时，应尽早开始。切缘理想，仅部分欠缺或屏障组织较少时，开始的时间可较前稍推迟。由于四肢皮肤比较紧张，真皮层较厚，愈合多需 2

周，因此，放疗最好在 2 周拆线后开始。组织较松软，皮肤较薄的部位，可稍提前。最迟不应该超过术后 3～4 周。术后放疗的主要优点是：对肿瘤的病理类型、恶性程度、侵犯范围和与周围结构的关系有了充分的了解，利于放疗方案的制定。放疗剂量可以集中给予，中间无间断，可提高疗效。

3. 组织间近距离照射　多应用于肿瘤术后照射，对于高分级肉瘤有较好的局部控制率；还可以与常规外照射结合，作为对重点部位加量的手段。

（三）化学治疗

化学治疗是治疗软组织肉瘤的重要手段之一，总体有效率不高，大约在 30%～50%。除Ⅰ期中 T_1 可不作化疗外，其他病期均为化疗适应证。对于四肢软组织肉瘤中的复发或已有转移者，及早化疗可以改善症状，延长生命。

联合化疗方案多以异环磷酰胺（IFO）和阿霉素（ADM）为主。常用方案有 CYVADIC（环磷酰胺＋长春新碱＋阿霉素＋氮烯咪胺）、MAID（异环磷酰胺＋阿霉素＋氮烯咪胺）等。

（四）生物治疗

生物治疗用于该肿瘤治疗，成功的可确定的方案较少，一些方法仍在探索之中。

恶性纤维组织细胞瘤

一、概述

恶性纤维组织细胞瘤（简称恶纤组；malignant fibrous histiocytoma，MFH）是一种起源于组织细胞的肉瘤，一般由组织细胞和成纤维细胞两者共同构成。恶纤组是近年来成人软组织肉瘤中最常见的病种，也是老年人最常见的软组织肉瘤。以前也曾称其为恶性纤维黄色瘤、纤维黄色肉瘤、恶性黄色肉芽肿、黄色肉瘤等。常被误诊为多形性横纹肌肉瘤、纤维肉瘤和多形脂肪肉瘤等，可继发于放射治疗区和烧伤瘢痕。本病好发于四肢和体壁，下肢尤为多见，其次是上肢、腹膜后和胸壁。男性发病多于女性。高发年龄在50～70岁。

二、临床表现

无痛性肿块，90%以上病变部位深在，筋膜下发病，约10%病变发生在浅表部位。肿瘤一般生长较慢，从发现至确诊的时间为数月至数年不等。位于腹膜后者诊断较困难也较晚。肿瘤易侵犯邻近骨骼，巨大者可产生压迫症状。肿瘤可继发囊变和(或)出血而被误诊为血肿。部分患者可伴发热，体重下降，胃肠道症状，白细胞增高，甚至类白血病反应。

三、组织病理学

(一) 大体表现

结节状或分叶状肿物，肿块大小不一，1.5～2.0 cm，发生于腹膜后者更大。肿块边界清楚，可有假包膜，多位于肌肉或深筋膜，可向深层穿过肌肉侵犯骨或向浅层侵犯表皮形成溃疡。切面呈灰白、灰黄或棕褐色，呈多彩性。较大肿瘤常见坏死、出血、囊性变。

(二) 镜下表现

恶纤组是一种组织学表现非常繁杂的肿瘤，主要由发生间变的组织细胞和纤维母细胞构成，同时伴有多核巨细胞及炎细胞等。组织细胞为圆形或卵圆形，胞浆丰富，细胞边界清楚，有吞噬现象，可吞噬脂质、红细胞、含铁血黄素和颗粒状细胞。纤维母细胞为梭形，呈席纹状、漩涡或车轮状排列。还有一些散在细胞为兼具纤维母细胞和组织细胞特性的中间细胞，称细胞或称兼性纤维母细胞，实际上是原始间叶细胞，这是恶纤组由同一原始间叶细胞向组织细胞和纤维细胞分化的表现。

(三) 免疫组化

Vimentin(＋)，a-AT、a-ACT(＋)。

四、治疗

恶纤组的治疗在软组织肉瘤治疗中有代表性，以手术为首选，根治性切除或屏障切除为主。位于手、足部的恶纤组，原则上需要截肢。恶纤组对放、化疗敏感，故手、足部的病损需要截肢者越来越少。对区域淋巴结转移患者应行淋巴结清扫术。化疗对恶纤组有效，可消灭微小的术后残留和转移病灶。目前认为对于躯干、腹膜后恶纤组和位于深部广泛侵犯的恶纤组应行辅助放疗。

五、预后

大多数恶纤组属高度恶性，易血道转移，血行转移最多见的部位为肺，其次为肝、骨、脑，转移通常出现较早。区域淋巴结转移率相对较高。恶纤组转移率与肿瘤大小和位置深浅密切相关，而肿瘤大小又受位置深浅影响。一般情况下，发生于浅表者肿瘤较小，而发生于深部者肿瘤较大。恶纤组平均 5 年生存率为 50%。

横纹肌肉瘤

一、概述

横纹肌肉瘤约占软组织恶性肿瘤的 15%～20%，可发生在人体任何部位的横纹肌，也可发生在无横纹肌的部位。儿童发病率最高。小儿患者多见于头颈部及泌尿生殖道。成人好发于四肢、躯干及附睾等部位。恶性度高，易于早期播散，综合治疗 3 年生存率可达 60%。

二、临床表现

临床上多为无痛性局部肿块，随肿瘤发展，可出现疼痛，并影响肢体功能。肿块表面皮肤温度升高和潮红，易被误诊为脓肿。

发生于泌尿生殖道的葡萄状横纹肌肉瘤呈典型的葡萄状肿块，呈苍白色或暗红色，可阻塞下尿路，引起反复尿路感染、血尿、尿失禁等。

三、组织病理学

按其组织学特点可分为：① 多形性横纹肌肉瘤；② 胚胎性横纹肌肉瘤；③ 葡萄状横纹肌肉瘤；④ 腺泡性横纹肌肉瘤。临床上常见瘤体较大，质地较软，切面呈鱼肉状，常伴有出血及坏死和囊性变。葡萄状横纹肌肉瘤常发生于黏膜下，呈葡萄状物。镜下：瘤细胞多呈梭形或网球拍形。胞浆多而核较大。胞浆内除用特殊染色，偶尔能见到少数横纹外，一般不见有横纹。

近年来，通过免疫组织化学标记对于横纹肌肉瘤的诊断很有帮助。肌球蛋白是诊断横纹肌肉瘤的特异性标记物，符合率达100%。

四、诊断与鉴别诊断

常规检查有血常规、肝肾功能、骨扫描、胸部X线摄片。对可疑部位的骨骼应做X线检查。头颈肿瘤可做CT或MRI以及脑脊液检查，腹部和泌尿道肿瘤应做CT或超声波检查，膀胱肿瘤还可做尿道造影。MRI对检测肢体肿瘤侵犯范围有帮助。镓扫描则有助于了解淋巴结侵犯情况。

五、治疗

横纹肌肉瘤的治疗包括局部治疗和全身治疗。手术治疗应以不引起畸形和尽量减小功能损害为原则。手术范围必须包括切除肿瘤所在肌肉的起止点。同时，应进行术中的切缘冰冻切片，必要时扩大切除范围。对于不能进行肿瘤广泛切除的病例，以采用综合治疗手段为宜。截肢仅在各种综合治疗无效时方予考虑。

横纹肌肉瘤对放射治疗中度敏感。放疗是控制局部复发的重要手段。另外，对于术后肿瘤残留病例，可采用放射治疗，有效剂量应不少于55 Gy。

横纹肌肉瘤对化疗有相当的敏感性，各期病人都需要做全身化疗。

六、预后

病人出现局部复发或区域、远处转移时预后相当差；胸腹腔病变预后差；年长儿的预后较幼儿差。2 年生存率仅为 17%。有些部位的肿瘤容易早期发现（如眼眶、膀胱等），因而预后较好。肢体肿瘤和腺泡类型多见于年长儿，治疗效果较差。

滑膜肉瘤

一、概述

滑膜肉瘤（synovial sarcoma）约占软组织肉瘤的 8.3%。好发于大关节附近，如踝关节、膝关节等。好发年龄 20～40 岁，男性较女性多见。近年来通过超微结构、免疫组化标记认为该肿瘤并非起源于真正的滑膜组织，而认为属于“癌肉瘤”范畴，在国际新分类中，已将此肿瘤称为“恶性腱鞘巨细胞瘤”。滑膜肉瘤极易产生血道转移。

二、临床表现

典型症状为关节附近的包块，可以先出现疼痛，以后才扪及肿块，因而易被误诊。肿块质地硬实，部分可呈多结节状或串珠状。病程长短不一，约为 2 年，病程越短，往往提示恶性度越高。

由于滑膜肉瘤常发生肺转移，故就诊时胸部的 X 线检查应列为常规。

三、组织病理学

肉眼上，瘤体多为结节状，周围常有假包膜包绕，切面呈鱼肉状，可有出血、坏死。镜下：肉瘤组织主要由梭形及上皮样滑膜细胞组成。根据两种细胞的比例不同，可将其分为纤维型、上皮型及混合型。

四、治疗

手术切除为首选治疗方法。但因多发生于关节附近，切除范围易受解剖学限制，难以彻底，故应以综合治疗为宜，在不影响生存率的前提下，力求保全肢体。非截肢不能达到治疗目的者可酌情采用截肢术。

术前和术后的放射治疗有助于减少肿瘤复发，提高疗效。多途径的联合化疗不但有助于挽救肢体的手术，同时可减少复发及远处转移的几率，提高总体疗效。

皮肤恶性黑色素瘤

一、概述

恶性黑色素瘤发生于黑色素细胞，恶性程度高。来源于神经嵴的黑色素细胞分布于皮肤、眼球、黏膜表面和神经系统等，其中以皮肤最多见。皮肤恶性黑色素瘤占全部恶性肿瘤的1%～3%，我国的发病率不高。60%的皮肤恶性黑色素瘤来源于良性痣。

皮肤恶性黑色素瘤发生的主要危险因素为正在发生变化的痣，其他危险因素有年龄增长及数量较多的黑痣、白种人或浅肤色人群、结构不良痣、家族史及免疫缺陷等。皮肤恶性黑色素瘤可分为4种临床亚型，即：浅表扩散型、结节型、雀斑型和肢端雀斑样痣型。以浅表扩散最常见，雀斑型的预后最好，结节型最差。

皮肤恶性黑色素瘤有放射状生长及垂直性生长两种不同的生

长扩散方式。放射状生长期的肿瘤极少发生淋巴结转移，而垂直性生长易发生转移，多见于结节型。皮肤恶性黑色素瘤的最常见转移部位是皮肤、皮下组织和淋巴结，远处转移多见于肺、肝、脑等。

二、临床表现与诊断

色素性皮损有下列改变者常提示有早期皮肤恶性黑色素瘤的可能：① 病变皮肤颜色的改变；② 病变大小的改变；③ 病变形状的改变；④ 炎症表现；⑤ 结痂或出血；⑥ 感觉异常；⑦ 病变直径≥7 mm。其中前三项为主要特征，后四项为辅助特征。当色素性皮损伴有任何一项主要特征或任意三项辅助特征时，应高度怀疑为皮肤恶性黑色素瘤。

怀疑为皮肤恶性黑色素瘤的病变，病理学检查切除活检为首选方式，应包括完整的肿瘤组织和2～5 mm的正常皮肤及皮下脂肪组织。特殊部位或过大的病变，可切取活检；指（趾）甲下的病变，应在拔甲后切除肿瘤并获取足够的甲床组织送检。明确诊断后，还应做进一步全身检查，以发现可能存在的转移病灶。

某些抗原性标志已被用作皮肤恶性黑色素瘤的鉴别诊断，S-100蛋白几乎在所有恶性黑色素瘤上有表达，HMB-45对恶性黑色素瘤的诊断有一定特异性。

三、临床分期

根据美国AJCC及UICC制定的皮肤恶性黑色素瘤的临床病理分期法最新版（2001年）：以肿瘤的垂直厚度及是否存在溃疡进行T分期；以转移淋巴结数目及肿瘤负荷进行N分期，并应用前哨淋巴结活检结果；将远处转移的部位，血清乳酸脱氢酶是否异常，纳入M分期。Ⅰ期：肿瘤厚度≤1 mm有或无溃疡，厚度1.01～2 mm无溃疡；Ⅱ期：肿瘤厚度1.01～2 mm有溃疡，厚度>2 mm有或无溃疡；Ⅲ期：任何T，有淋巴结转移；Ⅳ期：有远处转移。

四、治疗

1. 外科治疗　手术切除是主要的治疗方法，切缘随肿瘤厚度而异：<1 mm 者距肿瘤边缘 1 cm，1～4 mm 者距肿瘤边缘 2 cm，>4 mm 者距肿瘤 3～5 cm；位于肢端的，需行截指(趾)术。选择性淋巴结切除术不是皮肤恶性黑色素瘤的常规治疗内容，前哨淋巴结活检是判断区域淋巴结是否有转移的可靠手段。明确有淋巴结转移的病例应实施区域淋巴结清扫术。当病灶范围大而伴有远处转移时，可考虑行减积手术或姑息性切除术。

2. 放疗　除了某些极早期的雀斑型皮肤恶性黑色素瘤对放疗有效外，其他的原发灶一般疗效不佳。对于转移性恶性黑色素瘤，放疗可减轻症状，特别是对中枢神经系统和骨骼转移的病人。

3. 化疗及生物治疗　恶性黑色素瘤对化疗多不敏感，氮烯咪氨(DTIC)最常用，有效率在 20%左右。生物治疗的目的是调动机体的抗肿瘤活性，常用的有干扰素(IFN-α)、白介素－2(IL-2)等，单药有效率在 15%左右，现多与化疗联合应用。黑色素瘤瘤苗目前正在研究中，可能是一种有希望的治疗方法。

五、预后

肿瘤的厚度、有无溃疡、区域淋巴结是否存在转移及转移的数目等都是重要的预后因素；肿瘤的部位及年龄与性别等也是主要的预后因素，原发于四肢的预后最好，其次为头颈部，再次为躯干部，女性的预后好于男性，老年的预后较年轻患者差。

第三十一章　骨肿瘤

骨肉瘤

一、概述

成骨肉瘤是最常见的原发恶性骨肿瘤，好发于青少年。其病理特点是肉瘤细胞形成骨样组织。单纯手术治疗的5年生存率只有5%～20%。近年来，由于术前及术后化疗的使用，疗效有了显著提高，5年生存率可达70%。

二、临床表现

（一）症状及体征

成骨肉瘤主要发生在生长活跃的干骺端，股骨远端和胫骨近端是最常见的肿瘤发生部位，50%以上的病人肿瘤发生在膝关节周围，其次为肱骨近端、腓骨近端和髂骨等处。患部疼痛是最早的主诉，开始为隐痛，后变为持续性和渐进性加重，夜间尤为明显，活动时疼痛加重。随后出现局部肿胀，并呈进行性增大，局部皮肤温度升高，皮肤发亮，皮下静脉显露、曲张。疼痛和肿胀可影响邻近关节的活动。溶骨性骨肉瘤侵蚀骨皮质可致病理性骨折。

病史一般2～4个月。早就诊者一般情况尚好，随着病情进展，可出现发热、消瘦、贫血。发生肺转移的病人可伴有咳嗽和咯血。

检查可见局部肿胀、压痛，压痛点在关节旁而不在关节内。肿块的大小或肿胀程度随着肿瘤侵犯范围和部位深浅而有所不同。其硬度与肿瘤的成分不同有关。

（二）实验室检查

1. 血沉　约半数病人血沉加快，多发生在肿瘤大、分化差、进展快的病例上。血沉可作为对肿瘤进展或复发的观察指标之一，但特异性和敏感性都不高。

2. 碱性磷酸酶　约50%～70%病人可有碱性磷酸酶升高，肿瘤进展快、发生转移的病例可明显升高。肿瘤切除和化疗后可降低，如果发生复发或转移可再次升高，因此，碱性磷酸酶可作为对复发和转移的监测及对预后评估的指标之一，但同样不够敏感。

（三）影像学检查

1. X线平片检查　X线平片是诊断骨肉瘤的基本影像学手段。典型的骨肉瘤X线平片表现为长骨干骺端浸润性、弥漫性骨质破坏，程度不同，范围不一，边缘不清，病变可呈溶骨和硬化混合存在，或以一种为主。虫蚀状骨质破坏表现为皮质表面的凹凸不平，进一步破坏使骨皮质缺损、断裂，甚至发生病理性骨折。病变累及周围软组织时，表现为软组织阴影。

骨膜反应呈Codman三角或“日光”放射状表现。Codman三角是在肿瘤边缘掀起骨膜与皮质相交处形成新骨，表现为骨膜反应性三角。“日光”放射状阴影是肿瘤向软组织内浸润生长的一种表现，是供应肿瘤的垂直微血管周围的肿瘤性成骨。

2. CT检查　通过对病变横断面的观察，可了解骨肉瘤在骨髓腔、骨皮质和软组织中累及的范围。肺部CT可显示较早期小的转移灶。

3. 核素全身骨扫描　可显示骨肉瘤的部位和范围，以及骨和骨外转移灶的部位及数目，作为分期的评价之一。

4. 血管造影　虽然血管造影的影像学表现对骨肿瘤的诊断和鉴别诊断有一定意义，但目前血管造影很少单纯用于诊断。

5. 磁共振显像（MRI）　其功能与CT相似，但对正常组织和肿瘤组织有更高的分辨率，尤其对髓内和软组织病变范围显示更为清楚。

三、组织病理学

（一）肉眼所见

除非早期发现，骨肉瘤通常较大，最长纵径可达 8～12 cm。肿瘤可穿破骨皮质，达骨膜下方，再侵入周围软组织，但一般不会穿破骺板和关节软骨。肿瘤组织呈粉红、灰白的“鱼肉样”改变，肿瘤断面还可见钙化灶、软骨组织、出血、坏死、液化和囊腔形成。肿瘤的肉眼改变和组织密度以及肿瘤内所含组织成分的不同有关。骨肉瘤可有“跳跃”病灶，多发生在主要肿瘤的同一骨内。

（二）显微镜下所见

梭形或多形性肉瘤细胞及其形成的肿瘤性骨样组织是骨肉瘤的病理特征，后者是诊断骨肉瘤的关键。肉瘤细胞具有明显的异型性，呈卵圆形、梭形或多边形，核深染，核分裂多见。

四、治疗

早期及时的诊断极为重要，一旦确诊应及早开始治疗。过去对骨肉瘤的治疗主要采用高位截肢手术，单纯手术治疗的 5 年生存率仅有 5%～20%。结合化疗的综合治疗已成为骨肉瘤的标准治疗手段。近来，骨肉瘤的治疗强调化疗与手术相结合、肿瘤切除与功能重建相结合的综合治疗。

（一）手术治疗

1. 截肢术　截肢是治疗骨肉瘤的主要术式之一。截肢平面原则上应为骨肿瘤外科分期中的根治性截肢手术边缘，即间室外的手术切除。但在某些部位可采用广泛性切除边缘，如股骨下段肿瘤可做股骨中上段截肢术。

2. 保留肢体手术　随着对骨肉瘤的早期和及时诊断，在有效术前化疗的基础上，加之肢体重建技术的提高，骨肉瘤保留肢体的手术适应证在不断扩大。

3. 肢体重建　在主要的长骨切去肿瘤后，需要进行肢体的重建，而且重建后应有良好的软组织覆盖。主要的重建方式有：

① 人工关节置换；② 自体骨；③ 异体骨移植；④ 肿瘤骨灭活再植。

4. 骨肉瘤肺转移的预防和处理　肺部是骨肉瘤最常见的转移部位，术后正规的化疗是防治骨肉瘤转移的有效途径。近年对骨肉瘤肺转移采取积极的治疗，包括早期发现及早期手术切除。适应证：肺转移瘤孤立、外周性、局限在一侧肺可手术完整切除，原发肿瘤无复发，无肺外转移灶。

（二）化疗

1. 适应证

（1）早期患者术前化疗。

（2）术后巩固化疗。

（3）晚期综合治疗。

2. 禁忌证　血象及肝肾功能异常或其他原因不能耐受化疗者。

骨肉瘤常用方案：

（1）AP 方案：ADM＋PDD。

（2）大剂量 MTX 方案：MTX＋CF。

（3）IVP 方案：IF＋Mesna＋VD＋PDD。

（4）BCD 方案：BLM＋CTX＋DTIC。

（三）放射治疗

骨肉瘤对传统的放射治疗不敏感，有时可用于术前辅助治疗。对于拒绝手术治疗或因其他原因不能施行手术治疗时，可作为姑息性治疗。

（四）超声刀治疗

五、预后

未经治疗者，大多数骨肉瘤在 1～2 年内因肺转移而死亡。已发生肺转移者，多在 6 个月内死亡。对未发生转移的骨肉瘤及时诊断和进行严格的综合治疗，其 5 年生存率可达到 50%以上。

尤文氏肉瘤

一、概述

尤文氏肉瘤(Ewing's sarcoma)是起源于骨髓的间充质细胞、以小圆细胞含糖原为特征的恶性肿瘤。本病可发生于各年龄组，但以儿童多见。男性患者多于女性，男女发病比为2∶1。我国本病发生率较低。

二、临床表现

尤文氏瘤发生部位广泛，好发部位为股骨、胫骨、腓骨、髂骨、肩胛骨等。患者早期常无症状，最常见症状为局部胀痛并进行性加重。发生转移之后则可出现渐进性发热、进行性贫血、疲倦和消瘦。实验室检查可有白细胞增多、核左移、血沉加快等。5%～50%的患者就诊时已有转移，以肺转移最常见，其次好发转移的部位为骨和骨髓，并可因肿瘤压迫或侵犯脊髓而导致截瘫。淋巴结转移则少见，也较晚发生。本病目前尚无统一的分期标准，临床一般分局限期和广泛期，并根据病灶的部位、大小作为治疗方法及强度的依据。

三、诊断

1. 详细和全面体检，明确病灶部位及范围。

2. 患处X线透视照片，表现为骨干较广泛的溶骨性破坏，骨皮质呈虫蛀样破坏，骨膜增生，有新骨形成，呈板层状或“葱皮状”。根据初步检查结果再行CT或ECT扫描检查以便更准确地了解病灶范围、大小。

3. 活组织检查　活检时特别要求取材要准确，避免只取坏死组织，要有充分材料以供病理、免疫组化及分子生物学检查之需。

四、治疗

治疗的目标是既要控制局部病灶，又要尽可能保存患侧肢体的功能。在以外科手术为主要治疗手段的时代，患者长期生存率仅为15%～20%。而应用多学科综合治疗后，患者长期生存率已超过50%。

对局限期，病灶直径小于5 cm者，一般采用外科手术切除原发病灶，随后给予辅助化疗和(或)放疗。如病灶较大者，以及非肢体原发、手术难以应用时，则先予联合化疗，肿瘤缓解后再手术和(或)放疗。已有转移的病例，一般先予化疗。发生于肢体(尤其是远端者)的肿瘤，如瘤体大，化疗疗效欠佳，或治疗前肿瘤内部已有坏死、出血者，则宜尽早考虑采取截肢手术。因为这些病例化疗效果常不满意，放疗则因范围广、剂量大，即使控制了肿瘤，也将造成患肢明显发育障碍，影响肢体功能。本病对放疗敏感，为达到更好的疗效，减少复发率，放疗野及放疗剂量均要充分。通常放疗野需包括病灶边缘3 cm以上范围，剂量要达40～50 Gy。对主要病灶必要时要适当增加剂量。

第三十二章　儿童实体肿瘤

儿童实体瘤是目前少数可以治愈的癌症之一。与成人癌症不同，儿童实体瘤多来源于中胚叶组织而不是上皮组织，从形态上观察与胚胎期的幼稚组织相似。

胚胎来源的儿童实体瘤约占儿童肿瘤的 40%，发病高峰年龄小于 5 岁，常见的有：神经母细胞瘤、肾母细胞瘤、肝母细胞瘤、生殖细胞肿瘤和横纹肌肉瘤等。发病高峰年龄为 2～5 岁。早期多以无症状包块就诊。易发生血行转移。对化疗比较敏感。

儿童实体瘤一般分四期：Ⅰ期：可手术完全切除，镜下无残留；Ⅱ期：可手术完全切除，镜下有残留；Ⅲ期：手术不能切除或肿瘤破溃；Ⅳ期：肿瘤远处播散或转移。

以下为常见的几种儿童实体瘤。

神经母细胞瘤

一、概述

神经母细胞瘤是一种儿童常见的实体性肿瘤，具有高度恶性，主要来源于肾上腺，也可起源于肾上腺外交感神经的其他部分，包括腹膜后或胸部。约 75%的神经母细胞瘤患者在 5 岁以下，某些患者有家族倾向性。大约 65%的肿瘤起源于腹部，15%～20%起源于胸部，其余 15%起源于不同的部位如颈部、骨盆等，男性多于女性。原发于中枢神经系统的神经母细胞瘤极少见。

二、临床表现

临床表现取决于肿瘤的部位和病期，如腹部肿块，或由于胸腔肿瘤造成的呼吸困难等。可有因肿瘤转移而引起的偶发症状和体征，如肝转移所致的肝脏肿大；骨转移所致的骨骼疼痛；或由于骨髓转移致面色苍白（贫血），皮肤出血点（血小板减少症）和感染（白细胞减少）。可发生肿瘤内出血或坏死，腹部肿瘤可能超过中线。少见的转移部位有皮肤和脑。患儿偶尔会表现出类新生物综合征如斜视-眼震颤-肌阵挛，水样泻，或高血压。由于肿瘤直接浸润脊髓也可表现出局部的神经系统症状。

三、诊断

（一）实验室检查

超过 65%的病人，尿香草扁桃酸（VMA）升高；同时伴有高香草酸升高者占 90%以上。通常行单次的尿液检查，收集 24 h 尿液更有价值。当肿瘤切除后，应取部分肿瘤作 DNA 指数（定量地测定染色体含量）和 MYCN 原癌基因扩增分析。

（二）影像学诊断

1. B 超检查　探查原发肿瘤的性质和范围。

2. CT 检查　探查原发肿瘤的性质和范围，与周围重要组织器官的关系，有无手术切除的可能。

3. MRI 检查　诊断与 CT 相仿。

（三）其他检查

神经母细胞瘤易发生骨髓转移，多个部位抽取骨髓检查、骨骼探查、骨扫描可评估转移病灶。

四、鉴别诊断

需要鉴别的疾病包括 Wilm’s 瘤、肾脏肿块、横纹肌肉瘤、肝细胞瘤、白血病以及起源于生殖系统的肿瘤。

五、治疗

对于局限性原发性肿瘤，手术切除能提供最好的治愈机会。1 岁以下、疾病早期和 MYCN 原癌基因扩增缺失的患儿预后较好。对大龄患儿（超过 1 岁）和疾病晚期的患儿常需要进行化学治疗。疾病晚期需要使用化疗药物以及放射治疗。

肝母细胞瘤

一、概述

肝母细胞瘤是小儿最常见的胚胎源性原发性恶性肿瘤，多见于婴幼儿。以生后1～2年发病最多见，3岁以下者占85%～90%。男女之比为3∶2～2∶1，男性明显多于女性。

二、临床表现

发病初期多不典型，后期会出现上腹部或全腹膨隆、恶心、呕吐、腹泻、食欲不振、体重减轻、腹壁静脉曲张、发热、黄疸等表现。部分患儿肿瘤向胸腔方向生长，以致腹部肿块不甚明显，主要表现为呼吸困难。

体检时可触及肝脏，呈弥漫性或结节性肿大，瘤块高低不平，质硬。有时伴有脾脏肿大，腹壁静脉显露或曲张。

另一少见的表现形式是骨质疏松，在较轻微的外力下即可能发生病理性骨折。个别病例伴有杵状指或半身肥大。

三、诊断

（一）实验室检查

90%～100%的患儿血清甲胎蛋白（AFP）明显增高，对于本病的诊断有特异性的价值，并与肿瘤的增长呈正相关关系。

（二）影像学诊断

影像学诊断的目的是在肝脏恶性肿瘤诊断的基础上明确肿瘤是单发性的还是多发性的，与周围重要组织器官的关系，有无完全手术切除的可能。

1. CT检查　平扫可见肝实性肿块，多由数个结节聚合成大块状，其边缘为高或等密度，中心呈低密度或高低不等密度。增强扫描在动脉期增强可见多个结节状增强染色征象，门静脉期肿瘤呈低密度，中心有不规则更低密度区域，为肿瘤坏死所致。有的肿瘤内含类似骨组织成分，CT 可显示钙化灶。

2. B 超检查　超声检查可明确肿块的部位和性质，区别实质性或囊性。可以较好地判断门静脉或肝静脉内是否有瘤栓的存在。

3. MRI 检查　诊断价值与 CT 相仿。

（三）其他检查

血管造影等对于小儿肝母细胞瘤血管造影具有重要意义，可以作为手术前介入治疗的手段，也可为手术提供非常有效的影像学指导。胸部 X 线平片检查可以了解有无肺转移和横膈抬高。肝脏穿刺活检及腹腔镜在诊断不明或肿瘤巨大不能切除者可以应用，以明确诊断，估计肿瘤范围、是否粘连及侵及周围器官等。

四、鉴别诊断

（一）肝内良性肿瘤

肝内良性肿瘤患儿一般情况良好，肿块增长缓慢，血清甲胎蛋白阴性等，一般不难鉴别。但新生儿及小婴儿的肝脏错构瘤，有时较难鉴别。因正常新生儿血清甲胎蛋白水平本身就较高，有时通过影像学甚至剖腹探查也难以明确判断。

（二）肝内转移瘤

根据存在原发瘤或有患恶性肿瘤的既往史，容易想到肝内转移瘤的可能。

（三）肝脏附近器官的肿瘤

特别是右侧肾母细胞瘤，压迫肝脏，使肝脏变薄，肝后面形成陷窝，临床表现及超声检查、CT、同位素扫描所见均类似肝脏肿瘤，必须依靠 IVP 鉴别。

五、治疗

目前，手术完整地切除肿瘤仍是最重要、最有效的治疗手段。

现代治疗原则应根治性切除肿瘤，确保肝功能的有效代偿，以达到治愈或延长生存期以提高生存率的目的。许多以往被认为无法手术切除的病例，现在可以通过术前化疗及介入治疗使肿瘤缩小而变得可以手术治疗。

(一) 手术切除

小儿肝母细胞瘤瘤体往往较大，切除的比例常远大于成人。过去片面强调手术彻底切除肿瘤，在切除肿块的边缘镜下找不到瘤细胞。近来主张，能安全地彻底切除者，可作彻底切除；否则只作姑息性的大部分肿瘤切除，遗留不多的肿瘤组织，术后辅以化疗，可能长期存活。

(二) 术后治疗

手术后的化疗配合综合治疗，对于小儿肝脏的恶性肿瘤尤为重要。目前多主张施行多方案联合、交替用药的方法进行，也有配合进行造血干细胞移植或骨髓移植者。

部分晚期患儿一般情况差，肝功能明显不良，肝脏肿瘤巨大，无法一期手术切除。对此类患儿诊断明确者，可以进行术前化疗或者介入治疗配合化疗。经这些术前治疗后，肝内肿瘤会明显缩小，而正常肝脏相对增大，可以进行较彻底的肿瘤切除。小儿恶性实体肿瘤具有发展迅速、转移较早等临床特点，在治疗上，手术切除辅助化疗仍是我国小儿恶性实体肿瘤的主要治疗方法。不能切除的两叶多发肝脏肿瘤、血管受侵犯、包绕肝门、肝脏肿瘤复发等病例可施行肝移植。

肾母细胞瘤

一、概述

肾母细胞瘤又称肾胚胎瘤、Wilm's 瘤，是婴幼儿最多见的恶性实体瘤之一，也是应用现代综合治疗最早和效果最好的恶性实体瘤。从 20 世纪二三十年代的死亡率达 80%以上，到目前转变为存活率达80%以上。多发生于3岁以下，但任何年龄皆可发生。约占小儿实体瘤的8%。

从胚胎学上来说，持续存在的后肾胚基未能分化为肾小球及肾小管并呈不正常的增殖，发展为肾母细胞瘤。肿瘤可以遗传或非遗传的形式出现。若属于遗传形式，则肿瘤发生得更早，更易为双侧性及多中心形式。所有双侧性肾母细胞瘤及15%～20%单侧病变与遗传有关。NWTS(National Wilms Tumor Study)将此肿瘤分为良好组织型(FH)和不良组织型(UH)，有助于治疗方案的选择。

二、临床表现

腹部肿块是最常见的症状，约75%患者均以腹部肿块或腹胀就诊。由于肿块较小的时候不影响患儿营养及健康情况，也无其他症状，多因家长在给小儿沐浴或更衣时被偶然发现，且常因此不被家长重视而延误治疗。肿块位于上腹季肋部一侧，表面平滑，中等硬度，无压痛，早期可稍具活动性，迅速增大后，少数病例可超越中线。此时虽无远距离转移，但小儿受巨大肿瘤压迫，可有气促、食欲不振、消瘦、烦躁不安现象。肉眼血尿少见，但镜下血尿可高达25%。高血压可见于25%～63%的患者，一般在肿瘤切除后，血压可恢复正常。此外，偶见腹痛及低热，但多不严重。食欲不振、体重下降、恶心及呕吐是疾病晚期的信号。肿瘤也可产生红细胞生长素导致红细胞增多症。极少数肾母细胞瘤自发破溃，临床上与急腹症表现相似。

三、诊断

（一）实验室检查

需做血、尿常规，血尿素氮及肌酐、肝脏酶的测定。如疑为神经母细胞瘤，应查尿儿茶酚胺代谢产物和骨髓穿刺涂片。如患儿有高血压则肾素水平可能上升，也有报告称有红细胞增多者。如肾母细胞瘤并发先天性畸形，则应查染色体。患者往往有染色体

1p、11p、1bp的缺失。

（二）影像学诊断

1. 静脉尿路造影　是一重要手段，患侧肾不显影或表现为肾内肿块即患侧肾盂肾盏被挤压、移位、拉长变形或破坏。10%病例因肿瘤侵犯肾组织过多或侵及肾静脉而不显影。

2. CT检查　判断原发瘤的侵犯范围，与周围组织、器官的关系；有无双侧病变，有无肝转移及判断肿块性质，因肿块包含成分不同，可提示是否为错构瘤。

3. B超检查　超声检查可明确肿块的部位和性质，从而区别实质性或囊性，也可检出下腔静脉是否通畅。

4. MRI检查　诊断价值与CT相仿。

5. 其他检查　肺是肾母细胞瘤最好发的转移部位，应常规行胸部X线检查。对透明细胞肉瘤应做骨扫描，而恶性杆状肿瘤应做头部CT检查。

（三）病理学检查

穿刺活检是诊断的重要手段，穿刺活检经大宗病例证实具有较高安全性，很少发生因穿刺导致肿瘤细胞转移，但常常因活检的组织少，不能做出诊断。

四、鉴别诊断

小儿腹部肿块的鉴别诊断包括肾盂积水、多囊肾、神经母细胞瘤、畸胎瘤和肾母细胞瘤。

五、治疗

采用手术、化疗或放疗相结合的综合治疗（“三明治”疗法）可取得较好的治疗效果，这对UH型尤为重要。

（一）外科手术治疗

经腹腔手术，检查对侧肾和肝脏，如有可疑肿瘤，须取活体组织检查。有血运障碍的瘤组织较软而脆性大，易于破溃，操作应轻柔，以免肿瘤被挤破（术中肿瘤破溃，局部复发机会较未破溃者多

1倍)。如肾静脉内有瘤栓,并不意味着预后恶劣,须切开取出瘤栓,再结扎肾蒂。在处理巨大肿瘤的肾蒂时须格外小心,以免误伤重要血管。如肿瘤侵及肠系膜根部、十二指肠、胰头部部位,如仍完整切除肿瘤,将冒极大危险,应在可疑肿瘤残存部位放银夹标记。估计肿瘤过大、不能切除的病例,则应先用放疗、化疗,3～6个月后再做二次探查术。

(二) 放射治疗

肾母细胞瘤对放疗很敏感,近年化疗使用普遍,在很多情况下,可不用放疗。

(三) 化学治疗

对高危病例和普通病例进行不同的治疗。常用的药物有长春新碱、放线菌素D和阿霉素。

也可做术前或术后的辅助治疗。

第三十三章　淋巴瘤

一、概述

恶性淋巴瘤是原发于淋巴结或淋巴结外淋巴组织或器官的恶性肿瘤。根据临床和病理特点不同分为霍奇金淋巴瘤(HD)和非霍奇金淋巴瘤(NHL)两大类。在组织病理学上，HD的恶性细胞为Reed-sternberg(RS)细胞及其变异细胞；NHL是一组疾病，辨别起来相当复杂。HD占全部恶性淋巴瘤的10.9%。发病年龄双峰模式不明显，年龄高峰在20～30岁。病因病理尚不清楚，可能与下列因素有关：

1. 病毒感染　尤其是与EB病毒和HTLV-Ⅰ等病毒有关。

2. 免疫功能低下和器官移植后长期应用免疫抑制剂。

3. 细菌感染　幽门螺杆菌(Hp)可诱发胃黏膜相关淋巴瘤(MALT)。抗幽门螺杆菌治疗可改善其病情。

4. 环境因素。

5. 其他　长期服用苯妥英钠和去氧麻黄素等药物有可能会诱发恶性淋巴瘤；毛细血管扩张性共济失调、Wiscott—Aldreich综合征等先天性免疫缺陷性疾病等常并发恶性淋巴瘤。

二、临床表现及诊断

(一) HD临床表现及诊断

1. 症状及体征　无痛性肿大淋巴结。抗炎治疗时肿块可有暂时性的缩小。发生部位以颈部淋巴结最多见，其次为纵隔、腋窝、腹盆腔和腹股沟淋巴结。原发于纵隔淋巴结的HD常有咳嗽、气短、呼吸困难等症状。可有发热、盗汗、体重减轻等全身症状。体格检查：应包括行为状态评分、全身浅表淋巴结、韦氏环、心肺、肝脾、腹部肿块、皮肤等。

2. 辅助检查

(1) 实验室检查:血常规、肝肾功能、乳酸脱氢酶(LDH)、血沉及免疫功能测定。

(2) 影像学检查

① 胸部正、侧位片。

② CT:胸部CT检查纵隔淋巴结和肺,腹盆腔CT主要检查肝、脾和腹盆腔淋巴结。

③ B超:腹盆腔B超可代替CT检查。

④ 同位素扫描:纵隔大肿块或淋巴结大肿块(>10 cm)时,^{67}镓同位素扫描应作为常规检查。

⑤ 骨髓穿刺或活检检查。

3. 组织病理、细胞学及分期　组织病理学中找见R-S细胞为其特征。

(1) 组织学分型:HD发生于B淋巴细胞。病理分为淋巴细胞为主型(结节性淋巴细胞为主型、淋巴细胞富有经典型)、结节硬化型、混合细胞型及淋巴细胞削减型。

(2) 解剖学分期:目前推荐用Cotswald改良Ann Arbor分期系统进行分期(1989年英国会议)。

① Ⅰ期:病变局限于一个淋巴结区域或淋巴样组织(如脾脏、胸腺、韦氏环)。

② Ⅱ期:病变累及两个或更多的淋巴结区域,但病变局限于横膈同一侧(纵隔是单一病变,肺门淋巴结是两侧病变),解剖部位应标明($Ⅱ_E$)。

③ Ⅲ期:病变累及横膈上下两侧。

$Ⅲ_1$:伴有或不伴有脾门、内脏或肝门淋巴结病变。

$Ⅲ_2$:伴有腹主动脉旁、髂血管或肠系膜淋巴结病变。

④ Ⅳ期:病变超过结外淋巴结"E"的范围,即内脏受累,远处播散。

A:无全身症状。

B:伴有全身症状(指发热、盗汗及半年内体重减轻10%或更多)。

X:大肿块:纵隔病变大于胸腔1/3以上;或淋巴结肿块最大

径＞10 cm。

E：单一结外病变或邻近淋巴结受累。

(二) NHL 临床表现及诊断

1. 症状及体征　无痛性进行性淋巴结肿大是常见的症状。淋巴结质软或中等，活动或融合。原发于结外的 NHL 常以局部症状为首发症状，鼻腔 NHL 最常见的临床表现为鼻塞、鼻衄，可有颈部淋巴结肿大。原发于韦氏环的 NHL 表现为口咽异物、吞咽困难等症状。全身症状有发热、盗汗和体重减轻。体格检查：包括行为状态评分、全身浅表淋巴结、韦氏环、心、肺、肝、脾、腹部肿块、皮肤等。

2. 辅助检查

(1) 实验室检查：血常规、肝肾功能、LDH、血沉。胃黏膜相关淋巴瘤应做幽门螺杆菌检查。骨髓受累时可发生血细胞减少；中枢神经系统累及可有脑脊液异常、细胞免疫功能低下；乳酸脱氢酶升高可提示疾病预后不良。

(2) 影像学检查

① 胸部正侧位片。

② 腹部 B 超。

③ CT：腹盆腔 CT 检查肝、脾和腹盆腔淋巴结。纵隔肺门受侵时，应做胸部 CT。原发于鼻腔和韦氏环的 NHL 应做头颈部 CT 或 MR 检查，以明确病变侵犯的程度。

④ 同位素扫描：纵隔大肿块或淋巴结大肿块(＞10 cm)时，镓同位素扫描应作为常规检查。

⑤ 消化道造影：原发于胃肠道 NHL，应做消化道造影检查。

⑥ 骨髓穿刺或活检。

3. 组织病理和细胞学及分期　组织病理和细胞学特点为：淋巴结正常结构消失，为肿瘤组织所取代；恶性增生的淋巴细胞形态呈异型性；淋巴结包膜受侵犯。

(1) 组织细胞学分类

NHL 的国际工作分类(IWF)：根据组织学特征、细胞来源和免疫表型以及预后，将 NHL 分为不同类型。2001 年，由世界多位病理学家、血液病学家和肿瘤学家在REAL分型的基础上，共同参与制订了WHO淋巴瘤分类(见表2-33-1)。该分类是当前最具权威和被广泛采用的分类。其最显著特征是将淋巴瘤的每一个类型确定为真正的独立病种，用形态学、免疫表型、遗传学和临床特点来定义每一种淋巴瘤。

表2-33-1 淋巴组织肿瘤WHO分类(2001年)

B细胞肿瘤
前驱B细胞肿瘤
前驱B淋巴母细胞性白血病/淋巴瘤
成熟B细胞肿瘤
慢性淋巴细胞性白血病/小淋巴细胞性淋巴瘤
B细胞幼淋巴细胞性白血病
淋巴浆细胞性淋巴瘤
脾边缘区淋巴瘤
毛细胞白血病
浆细胞骨髓瘤
骨的孤立性浆细胞瘤
骨外浆细胞瘤
结外黏膜相关淋巴组织边缘区B细胞淋巴瘤(MALT淋巴瘤)
淋巴结边缘区B细胞淋巴瘤
滤泡性淋巴瘤
套细胞淋巴瘤
弥漫性大B细胞淋巴瘤
纵隔(胸腺)大B细胞淋巴瘤
血管内大B细胞淋巴瘤
原发性渗出性淋巴瘤
Burkitt淋巴瘤/白血病
恶性潜能不能确定的B细胞增生
淋巴瘤样肉芽肿病
移植后淋巴组织增生性疾病，多形性
T细胞和NK细胞肿瘤
前驱T细胞肿瘤
前驱T淋巴母细胞性白血病/淋巴瘤

续表 2-33-1

母细胞性 NK 细胞淋巴瘤*
成熟 T 细胞和 NK 细胞肿瘤
T 细胞幼淋巴细胞性白血病
T 细胞大颗粒淋巴细胞性白血病
侵袭性 NK 细胞白血病
成人 T 细胞白血病/淋巴瘤
结外 NK/T 细胞淋巴瘤,鼻腔型
肠病型 T 细胞淋巴瘤
肝脾 T 细胞淋巴瘤
皮下脂膜炎样 T 细胞淋巴瘤
蕈样肉芽肿
Sèzary 综合征
原发性皮肤间变性大细胞淋巴瘤
周围 T 细胞淋巴瘤,非特殊性
血管免疫母细胞性 T 细胞淋巴瘤
间变性大细胞淋巴瘤
恶性潜能不能确定的 T 细胞增生
淋巴瘤样丘疹病
霍奇金淋巴瘤
结节性淋巴细胞为主型霍奇金淋巴瘤
经典型霍奇金淋巴瘤
结节硬化经典型霍奇金淋巴瘤
富于淋巴细胞经典型霍奇金淋巴瘤
混合细胞经典型霍奇金淋巴瘤
淋巴细胞削减经典型霍奇金淋巴瘤

注:细胞系和分化阶段不能确定的肿瘤。

(2) 分期:参见改良 Ann Arbor 分期系统。

NHL 国际预后指数(IPI):NHL 的主要预后因素为年龄、行为状态评分、LDH、临床分期和结外器官受侵。国际预后指数对 NHL 的预后和制定治疗方案具有指导意义。

NHL 国际预后指数(IPI)如表 2-33-2。

表 2-33-2　NHL 国际预后指数(IPI)

指标	0 分	1 分
年龄	60 岁	>60 岁
行为状态	0 或 1	2,3,4
Ann Arbor 分期	Ⅰ或Ⅱ	Ⅲ或Ⅳ
LDH	正常	高于正常
结外病变受侵部位数	<2 个部位	2 个部位

每一预后不良因素计数为 1 分,上述 5 项指标评分的总和即为国际预后指数(IPI),根据 IPI 进行危险度分型,0～1 分为低危,2 分为中低危,3 分为中高危,4～5 分为高危。

三、综合治疗原则

(一) HD 治疗原则

1. 成人 HD 治疗原则　早期(Ⅰ/Ⅱ期) HD 的治疗以放疗为主或化放疗综合治疗;晚期 HD 的治疗以化疗为主,辅以放疗。化疗方案多采用 ABVD 方案。

2. 儿童 HD 治疗原则

(1) Ⅰ、Ⅱ期: ABVD 化疗 6 周期,加低剂量局部放疗。

(2) Ⅲ、Ⅳ期: ABVD 化疗 6 周期,对大肿块或残存病变加局部放疗。

3. 复发或难治的 HD

(1) 经标准化疗方案,首次治疗不能获完全缓解(CR)者,可继续采用非交叉耐药的化疗方案和(或)残留病灶部位给予放疗。有条件者可加用自体造血干细胞支持下的强烈化疗。

(2) 化疗 CR 后 1 年内复发,应改换非交叉耐药的化疗方案。如再化疗仍达 CR 者,可考虑加用自体造血干细胞支持下的大剂量化疗,以提高治愈率。

(3) 化疗结束 1 年后复发者,可再使用原化疗方案或改换非交叉耐药的化疗方案,仍有很大希望再获得 CR 和长期生存。

（4）单用放疗后复发者，可采用标准的MOPP或ABVD方案化疗，仍可获得CR及长期生存。

（二）NHL治疗原则

NHL的治疗主要根据病理分类和临床分期，早期低度恶性淋巴瘤以放疗为主或者化疗，早期中高度恶性淋巴瘤应综合治疗，化疗3～4周期后再行受累野照射。儿童和晚期NHL应以化疗为主。根据REAL分类，不同亚型NHL有不同的治疗原则，对我国常见的几种NHL分述如下。

1. 成人NHL的治疗

（1）滤泡中心淋巴瘤

① Ⅰ、Ⅱ期：≤2个部位受侵，局部放疗，35 Gy；＞2个部位受侵，局部照射，35～40 Gy，CHOP方案化疗3～4个周期。

② Ⅰ、Ⅱ期巨块型和Ⅲ、Ⅳ期：CHOP方案化疗6周期后对巨块型或残存病变局部放疗，在化疗同时应用干扰素治疗可提高疗效，抗CD_{20}单克隆抗体治疗应用于B细胞淋巴瘤的治疗。

（2）弥漫性大B细胞淋巴瘤（DLCL）

① Ⅰ/Ⅱ期，非大肿块（≤10 cm）：CHOP方案化疗3～4周期＋受累野放疗。

② Ⅰ/Ⅱ期，大肿块（＞10 cm）或局部结外直接侵犯：CHOP方案化疗6周期＋受累野放疗。

③ Ⅲ/Ⅳ期，IPI≤2（低中危）：CHOP方案化疗6周期。

④ Ⅲ/Ⅳ期，IPI＞2（高危）：CHOP方案化疗6周期或临床研究强化治疗。

（3）套细胞淋巴瘤（MCL）

① Ⅰ、Ⅱ期：局部放疗或CHOP方案化疗4周期加局部放疗。

② Ⅲ、Ⅳ期：CHOP方案化疗6周期加或不加放疗，或加入临床研究组。

（4）胃黏膜相关淋巴瘤（MALT）

① $Ⅰ_E$期：抗幽门螺杆菌治疗（阿莫西林、雷尼替丁、甲硝唑），

可同时使用 H_2 受体阻滞剂，3 个月后做内窥镜检查幽门螺杆菌和病理，评价疗效，再决定下一步治疗方案。如无效，可考虑局部放疗加化疗。

② I_E 大肿块和 II_E 期：化疗加局部放疗。

③ III_E/Ⅳ期：化疗为主。

（5）原发于纵隔大 B 细胞淋巴瘤：CHOP 方案化疗 6 周期加受累野放疗。

（6）鼻腔 T/NK 细胞淋巴瘤

① Ⅰ期局限于鼻腔：单纯放疗或放疗后加 4 周期 CHOP 方案化疗。照射野包括双侧鼻腔、双侧前组筛窦和同侧上颌窦，40～50 Gy。如果肿瘤靠近后鼻孔，照射野需包括鼻咽。

② I_E 期超出鼻腔：综合治疗，建议先放疗后化疗，照射野包括双侧鼻腔、双侧前组筛窦、同侧上颌窦及其他受侵器官和组织，50 Gy。然后 4 周期 CHOP 方案化疗。

（注：I_E 期不做颈部淋巴结预防照射）

③ ⅡE 期：化疗为主，CHOP 4～6 周期加局部放疗。

④ Ⅲ/Ⅳ期：化疗为主，加局部放疗。

2. 儿童 NHL 的治疗原则

① Ⅰ、Ⅱ期：CHOP 或 ProMACE/CytaBOM 方案化疗 6 周期加鞘内注射，加或不加低剂量放疗。

② Ⅲ、Ⅳ期：ProMACE/CytaBOM 方案化疗 6 周期加鞘内注射，有条件时大剂量化疗，加或不加低剂量放疗。

四、放射治疗

（一）HD 放射治疗

1. 适应证

（1）根治性放射治疗：临床分期（CS）I_a、II_a 期预后良好型 HD；病理分期（PS）I_a、II_a 期。

（2）放化综合治疗：CSI_a、II_a 期预后不良型 HD；CSI_b、II_b、CSIII_{ab} 及部分IV_{ab}化疗后；儿童 HD 先化疗后放射治疗。

2. 禁忌证　HD 放射治疗的绝对禁忌证很少，明显恶病质、严重贫血及骨髓功能严重抑制等可考虑为禁忌证。

3. 放射治疗的并发症　HD 常见的重要并发症如下：

(1) 放射性肺炎。

(2) 心脏损害：包括心律不齐、心肌梗死、心肌炎、冠心病和心包炎等。

(3) 第二原发恶性肿瘤。

(4) 性功能及生育功能障碍。

4. 化疗后复发患者的放疗　化疗后复发的病例建议先用非交叉化疗方案化疗，争取再次 CR 后加用侵犯野放疗，放射剂量为 45 Gy 左右。化疗无效且病变较局限者，可行姑息性放疗，放射剂量为 45 Gy 左右。

(二) NHL 放射治疗

1. 适应证

(1) 临床Ⅰ、Ⅱ期患者可做放化综合治疗或单独放射治疗者。

(2) 临床Ⅲ、Ⅳ期化疗后有肿瘤残留或治疗前有大肿块病变者。

2. 禁忌证

(1) 恶病质、昏迷。

(2) 重要脏器如心、肝、肾等功能有严重损害。

(3) 较为严重的感染、发热等。

(4) 消化道等中空脏器疑有照射部位穿孔。

(5) 严重贫血及白细胞、血小板明显低于正常值。

五、化学治疗

根据病情，常见方案如下：

(一) HD

(1) MOPP 方案。

(2) ABVD 方案。

(3) MOPP/ABV 交替方案。

(4) BEACOPP 和 BEACOPP(增强方案)。

(5) Stanford V 方案。

(二) NHL

1. 惰性淋巴瘤(低度恶性)

(1) 单药化疗可取得一定的疗效,如苯丁酸氮芥(瘤可宁,Chlorambucil)4～8 mg,或 CTX 150～200 mg,每日口服(连用14～21 天为一周期)。FDR 25 mg (m^2 · d),静脉注射(连用 5 天为一周期),4 周重复一次。

(2) COP 方案。

(3) FND 方案。

2. 进展期淋巴瘤

(1) CHOP 方案。

(2) m-BACOD 方案。

(3) MACOP-B 方案。

(4) ProMACE/CytaBOM 方案。

(5) CHOP＋Rituximab(美罗华)方案。

3. 高度进展型淋巴瘤

(1) BFM-90 方案。

(2) CODOX-M/IVAC 方案。

4. 难治复发淋巴瘤

(1) DHAP 方案。

(2) DICE 方案。

(3) IMVP-16 方案。

(4) EPOCH 方案。

六、中医药治疗

恶性淋巴瘤属于中医学的“石疽”、“恶核”、“失荣”、“痰核”、“瘰疬”等范畴。其病病因禀赋不耐,外受寒邪,遏阻阳气,气化失司,津液不布,湿聚为痰,寒痰凝滞;或外邪入里,化热化燥,耗伤气血,血虚风燥,毒羁脉络;或忧思恚怒,肝失疏泄,气郁血逆,与痰火交搏,痰瘀气结，乃成本病。临床常见的证型有：寒凝痰结型、气结痰瘀型、血燥热毒型、气阴两虚型等。可选用相应的中草药和中成药治疗。

七、随访及预后

1. 预后　HD和NHL的某些亚型已有可能用化、放疗治愈。HD是化疗可治愈的肿瘤之一。其预后与组织类型及临床分期紧密相关，淋巴细胞为主型，5年生存率为94.3%；而淋巴细胞削减型最差，5年生存率为27.4%。临床Ⅰ、Ⅱ期5年生存率在90%以上，Ⅳ期为31.9%。NHL用IPI指数来判断其预后，IPI指数0～1分，5年生存率为73%，而4～5分则为26%。

2. 随访　依据患者的具体情况确定随访时间和检查项目。

第三十四章　白血病

白血病(leukemia)是造血系统恶性疾病,系发育过程中分化成熟障碍的造血细胞在骨髓等组织克隆性异常增生,并浸润其他组织和脏器,正常造血受到抑制,由此产生贫血、出血、感染及肝、脾、淋巴结肿大等一系列症状和体征。

白血病的病因目前不完全清楚,主要与下列因素有关:

1. 病毒　成人T细胞白血病可由人类T淋巴细胞病毒Ⅰ(HTLV-Ⅰ)引起。

2. 电离辐射　生活在原子弹爆炸袭击地区的人群或接受放射治疗的患者白血病发生率偏高。

3. 化学因素　苯、抗肿瘤药(尤其是烷化剂)、乙双吗啉、氯霉素、保泰松、溶剂及杀虫剂等有致白血病的可能。

4. 遗传因素。

5. 其他血液病　骨髓增殖性疾病、骨髓增生异常综合征(MDS)、阵发性睡眠性血红蛋白尿(PNH)、恶性淋巴瘤、多发性骨髓瘤等可能发展为白血病。

急性髓细胞白血病

一、临床表现

急性髓细胞白血病(AML)的临床表现是正常血细胞产生减少和白血病细胞浸润正常器官的结果。大多数病人诊断时表现为贫血、血小板减少引起的乏力、牙龈出血。大多数病人出现粒细胞减少,其中1/3病人诊断时有明显感染合并症。少数病人具有髓外白血病浸润肿块。偶见皮肤受累和中枢神经侵犯。

二、实验室检查

大多数病人表现贫血和血小板减少，正常粒细胞减少，但白细胞总数可升高。外周血常见原始细胞，骨髓常表现增生活跃，原始细胞占 20%～100%。

三、诊断

根据临床表现、血象和骨髓象特点，再结合形态学、免疫学、细胞遗传学和分子生物学分析(MICM)，即可诊断。

(一) AML 的形态学分型(FAB)

1. 急性髓细胞白血病微分化型(M_0)　原始细胞在光镜下类似急性淋巴细胞白血病 L_2 型细胞，核仁明显，胞浆透明，中度嗜碱性，无嗜天青颗粒及 Auer 小体，髓过氧化酶(MPO)及苏丹黑 B 阳性细胞<3%；在电镜下，MPO 阳性；CD33 阳性和(或)CD13 等髓系标记可呈阳性，淋巴系抗原通常为阴性，但有时 CD7 阳性、TdT 阳性。

2. 急性粒细胞白血病未分化型(M_1)　骨髓中原始粒细胞占非红系细胞≥90%，早幼粒细胞很少，中幼粒细胞以下阶段不见或罕见。

3. 急性粒细胞白血病部分分化型(M_2)　分为 2 个亚型：

(1) M_{2a}：骨髓中原粒细胞占非红系细胞的 30%～90%，单核细胞<20%，早幼粒细胞及以下阶段>10%。

(2) M_{2b}：骨髓中异常的原始及早幼粒细胞增多，以异常的中幼粒细胞增生为主，其胞核常有核仁，有明显的核浆发育不平衡，此类细胞>30%。

4. 急性早幼粒细胞白血病(M_3)　骨髓中以颗粒增多的异常早幼粒细胞增生为主，占非红系细胞的 30%，其胞核大小不一，胞浆中有大小不等的嗜天青颗粒并常有 Auer 小体，又分为两种亚型：

(1) M_{3a}粗颗粒型：嗜苯胺蓝颗粒粗大，密集甚或融合。

(2) M_{3b}细颗粒型：嗜苯胺蓝颗粒密集而细小。

5. 急性粒一单核细胞白血病(M_4)　按粒和单核细胞形态不同,可包括下列 4 种亚型:

(1) M_{4a}:原始和早幼粒细胞增生为主,原幼单和单核细胞占非红系细胞的 20%。

(2) M_{4b}:原幼单核细胞增生为主,原始和早幼粒细胞占非红系细胞的 20%。

(3) M_{4c}:原始细胞既有粒细胞系,又有单核细胞系形态特征细胞,占非红系细胞的 30%。

(4) M_4E_0:除上述特征外,还具有粗大而圆的嗜酸颗粒以及着色较深的嗜碱性颗粒,占非红系细胞的 5%～30%。

6. 急性单核细胞白血病(M_5)　又可分为两个亚型:

(1) M_{5a}未分化型:骨髓原始单核细胞(Ⅰ型+Ⅱ型)占非红系细胞的≥80%。

(2) M_{5b}部分分化型:骨髓中原始和幼稚单核细胞占非红系细胞的≥30%,原单核细胞(Ⅰ型+Ⅱ型)占非红系细胞的<80%。

7. 急性红白血病(M_6)　骨髓中红系细胞>50%,且常有形态学异常,骨髓非红系细胞中的原始粒细胞(或原始+幼单核细胞)Ⅰ型+Ⅱ型>30%;如果血片中原粒(或原单)细胞>5%,则骨髓中非红系细胞中原粒细胞(或原+幼单)>20%。

8. 急性巨核细胞白血病(M_7)　为剧烈增生性疾病。按国内分型标准分为两型:

(1) 未分化型:骨髓中原巨核(小巨核)细胞≥30%,外周血中亦可见原巨核细胞;由于易发生骨髓纤维化而出现"干抽"现象,需进行骨髓活检。活检可见原始或成堆小巨核细胞增多,网状纤维增加。

(2) 分化型:骨髓及外周血中以单圆核和多圆核病态巨核细胞为主。光镜下原巨核细胞形态变化较大,需有电镜 PPO 或单克隆抗体 GPⅠ$_b$、GPⅡ$_b$/Ⅲ$_a$ 抗原表达证实。

(二) AML 新 WHO 髓系肿瘤分类

见表 2-34-1。

表 2-34-1 新 WHO 髓系肿瘤分类(2000)

一、骨髓增殖性疾病(MPD)
1. 慢性粒细胞白血病:ph[t(9:22) (q34:q11) BCR/ABL]+
2. 慢性中性粒细胞白血病
3. 慢性嗜酸粒细胞白血病/高嗜酸粒细胞综合征
4. 慢性特发性骨髓纤维化
5. 真性红细胞增多症
6. 原发性血小板增多症
7. 骨髓增殖性疾病,不能分类
二、骨髓增生异常/骨髓增殖性疾病(MDS/MPD)
1. 慢性粒单细胞白血病(CMML)
2. 不典型慢性髓系白血病(aCML)
3. 幼年型慢性粒单细胞白血病
三、骨髓增生异常综合征(MDS)
1. 难治性贫血:① 伴有环状铁粒幼细胞(RARS);② 不伴有环状铁粒幼细胞(RA)
2. 难治性血细胞减少伴有多系增生异常(RCMD)
3. 难治性贫血伴有原始细胞过多(RAEBⅠ型、RAEBⅡ型)
4. 5q—综合征
5. 骨髓增生异常综合征,不能分类
四、急性髓系白血病(AML)
1. AML 伴有重现性细胞遗传学易位
(1) AML 伴有 t(8;22)(q22;q22); AML1(CBF-α)/ETO
(2) APL[AML 伴有 t(15;17)(q22;q11-12)及其变体; PML/RARα]
(3) AML 伴有骨髓异常嗜酸粒细胞[inv(16)(p13;q23)嗜酸或 t(16;16)(p13;q11); CBF/MYH11X]
(4) AML 伴有 11q23(MLL)异常
2. AML 伴有多系增生异常
(1) 此前无 MDS
(2) 此前有 MDS
3. AML 和 MDS,治疗相关性
(1) 烷化剂相关性
(2) 表鬼臼脂素相关性(有些可能是淋巴细胞性)
(3) 其他
4. AML,不另做分类(沿用 FAB 标准)
(1) M_0,M_1,M_2,M_4,M_5,M_6,M_7
(2) 急性嗜碱粒细胞白血病
(3) 急性全髓增殖症伴有骨髓纤维化
五、急性双表型白血病

四、鉴别诊断

再生障碍性贫血和骨髓增生异常综合征可引起外周血全血细胞减少，但骨髓检查均无大量原始细胞。类白血病反应有时外周可见幼稚细胞，但血和骨髓中均不会达到30%。

急性淋巴细胞白血病

一、临床表现

急性淋巴细胞白血病(ALL)的临床表现也是正常血细胞产生减少和白血病细胞浸润正常器官的结果，常表现贫血、感染和出血症状。约一半病人表现出淋巴结、肝和脾肿大。T细胞白血病可有胸腺肿大。白血病细胞如浸润脑膜可引起头痛、恶心等。

二、实验室检查

常见贫血，血小板减少，粒细胞减少，血清乳酸脱氢酶升高。外周血白细胞计数增多。骨髓检查常表现增生活跃，大部分为白血病细胞。

三、诊断

诊断主要依据临床表现和实验室检查，特别是血象和骨髓象，骨髓原始淋巴细胞＋幼淋巴细胞需大于20%才能诊断。确诊需根据骨髓细胞形态学和细胞化学表现、免疫学、细胞遗传学和分子生物学检查的结果。

(一) ALL的形态学分类

1. L_1型　原始和幼稚淋巴细胞以小细胞(直径≤12 μm)为主，核圆形，偶有凹陷与折叠，染色质较粗，结构较一致，核仁少，不清楚；胞浆少，轻或中度嗜碱。过氧化物酶或苏丹黑B染色阳性的原始细胞<3%。

2. L_2型　原始和幼稚淋巴细胞以大细胞(直径>12 μm)为主，

混合有小淋巴细胞；核形不规则，凹陷与折叠易见。染色质较疏松，结构不一致，核仁较清楚，1个或多个；胞浆量较多，轻或中度嗜碱。

3. L_3型　原始和幼稚淋巴细胞大小较一致，以大细胞为主；核形较规则，染色质呈均匀细点状，核仁1个或多个，较明显，呈小泡状；胞浆量多，深蓝色，空泡常明显，呈蜂窝状。胞浆量较多，深蓝色，空泡常明显，呈蜂窝状。

（二）ALL的免疫学分型

1. B-ALL的免疫表型：见表2－34－2。

2. T-ALL的免疫表型：见表2－34－3。

（三）ALL的免疫学、细胞学遗传学及基因分型（表2－34－4）

表2－34－2　B-ALL的免疫表型

	HLA-DR	CD19	CD10	CD20	CD22	cIgM	mIgM	TdT
早B前体-ALL	＋	－/＋	－	－	－	－	－	＋
普通型	＋	－/＋	＋	－	－	－	－	＋
前B-ALL	＋	＋	＋/－	＋	＋	＋	－	＋/－
B-ALL	＋	＋	－	＋/－	＋	－	＋	＋/－

表2－34－3　T-ALL的免疫表型

	CD2	CD3	CD4	CD8	CD5	CD7	TdT
早前T-ALL	＋/－	－	－	－	－	＋	＋
前T-ALL	＋	＋/－	－	－	＋/－	＋	＋
T-ALL	＋	＋	＋/－	＋/－	＋	＋	＋

表2－34－4　ALL的免疫学、细胞遗传学及基因分型

ALL亚型	免疫表型	细胞遗传学	分子生物学重排
早前B-ALL	TdT^+，$CD19^+$，$CD10^+$	t(9;22)(q34;q11)	BCR/ABL
前前B-ALL	TdT^+，$CD10^+$，$CD10^-$	11q23	HRX/ALL1
前B-ALL	TdT^+，$CD19^\pm$，cIg^+	t(1;9)(q23;p13)	
B-ALL	$CD19^+$，$CD20^+$，sIg^+	t(8;14)(q24;q32)	MYC/IgH
T-ALL		t(11;14)(p13;q11)	RHOM/TTG2
T-ALL	$CD7^+$，$Ccd3^+$，$CD2^+$	t(1;14)(p32;q11)	TAL1/TCR
T-ALL	HLA DR，$TdT^\pm$	t(10;14)(q24;q11)	HOX11/TCR
T-ALL		t(8;14)(q24;q11)	MYC/TCR

四、鉴别诊断

传染性单核细胞增多症,血象中出现异型淋巴细胞,但形态与原始细胞不同,血清中嗜异性抗体效价逐步上升,病程短,可自愈。百日咳、风疹等病毒感染时,血象中淋巴细胞增多,但淋巴细胞形态正常,病程良性。骨髓象原始幼稚细胞均不增多。

慢性粒细胞白血病

一、临床表现

慢性粒细胞白血病(CML)的整个病程分为三期:慢性期、加速期和急变期。

多数病例诊断时处于慢性期。常见临床表现有乏力、盗汗、体重减轻、贫血、出血或脾肿大等。若白细胞计数超过 400×10^9/L 时可出现白细胞淤滞,引起肺、脑和视网膜血管堵塞,表现呼吸困难、嗜睡、精神异常和视力减退等。

二、诊断

任何病人原因不明的外周血中性粒细胞计数增多,特别是伴有脾肿大应考虑本病,根据骨髓细胞学检查和细胞遗传学分析可作出诊断。

(一) 诊断标准

1. Ph 染色体阳性和(或)bcr-abl 融合基因阳性,并有以下任何一项者可诊断:

(1) 外周血白细胞增高,以中性粒细胞增高为主,不成熟粒细胞>10%,原始粒细胞(Ⅰ型+Ⅱ型)为 5%～10%。

(2) 骨髓粒系细胞高度增生,以中、晚幼粒细胞和杆状粒细胞增多为主,原始粒细胞(Ⅰ型+Ⅱ型)<10%。

2. Ph 染色体阴性和 bcr-abl 融合基因阴性者,须有以下

(1)～(4) 项中的三项加第(5)项即可诊断。

(1) 脾脏肿大。

(2) 外周血白细胞增高，$>30\times10^9/L$，以中性粒细胞为主，不成熟粒细胞>10%，嗜碱粒细胞增多，原始粒细胞（Ⅰ型＋Ⅱ型）为5%～10%。

(3) 骨髓增生明显至极度活跃，以中、晚幼粒细胞及杆状粒细胞增多为主，原始粒细胞（Ⅰ型＋Ⅱ型）<10%。

(4) 中性粒细胞碱性磷酸酶(NAP)积分降低。

(5) 能排除类白血病反应、CMML 或其他类型的骨髓增生性疾病。

(二) 慢性期、加速期和急变期的诊断

1. 慢性期

(1) 临床表现：无症状或有低热、乏力、多汗、体重减轻等症状。

(2) 血象：白细胞计数增高($>10\times10^9/L$)，主要以中性中、晚幼和杆状粒细胞为主，原始细胞（Ⅰ型＋Ⅱ型）为5%～10%，嗜酸和嗜碱粒细胞增多，可有少量有核红细胞。中性粒细胞碱性磷酸酶(NAP)积分降低。

(3) 骨髓象：增生明显至极度活跃，以粒系增生为主，其中主要以中、晚幼和杆状粒细胞增多为主，原始细胞（Ⅰ型＋Ⅱ型）<10%。

(4) Ph 染色体阳性和(或)bcr-abl 融合基因阳性。

(5) CFU-GM 培养，集落及集簇较正常明显增加。

2. 加速期　具有下列两项或以上，排除其他原因可考虑为本期。

(1) 不明原因的发热、贫血、出血加重和(或)骨骼疼痛。

(2) 脾脏进行性肿大。

(3) 非药物所致血小板进行性增高或下降。

(4) 原粒细胞（Ⅰ型＋Ⅱ型）在血或骨髓中>10%，但<20%。

(5) 外周血嗜碱粒细胞>20%。

(6) 骨髓中有显著的胶原纤维增生。

(7) 出现 Ph 以外的其他染色体异常。

(8) 对常用的治疗药物无反应。

(9) CFU-GM 增殖和分化缺陷，集簇增加，集簇与集落的比值增高。

3. 急变期　具有下列条件之一者可诊断为本期：

(1) 原粒细胞(Ⅰ型＋Ⅱ型)或原淋＋幼淋，或原单＋幼单等在外周血或骨髓中＞20%。

(2) 外周血中原始粒细胞＋早幼粒细胞＞30%，或骨髓中＞50%。

(3) 有髓外原粒细胞浸润。

此期临床症状、体征比加速期更恶化，CFU-GM 培养呈小簇生长或不生长。

三、鉴别诊断

1. 需与其他原因引起的脾肿大鉴别，如血吸虫病、慢性疟疾、肝硬化、脾功能亢进等。但各病均有各自原发病的临床特点，并且血象和骨髓象无 CML 的改变，Ph 染色体阴性等。

2. 类白血病反应。

3. 原发性骨髓纤维化症。

慢性淋巴细胞白血病

一、临床表现

1. 可有乏力、体力下降、消瘦、低热、贫血或出血表现。

2. 可有淋巴结肿大(包括头颈部、腋窝、腹股沟等)，肝脾肿大。

二、实验室检查

1. 血象　外周血白细胞计数增高($>10\times10^9/L$)，淋巴细胞比例≥60%，绝对值≥6×10^9/L，持续增高3个月或3个月以上。形态以成熟淋巴细胞为主，可见幼稚细胞或不典型淋巴细胞。晚期可有血红蛋白、血小板减少。

2. 骨髓象　骨髓增生活跃或明显活跃，淋巴细胞≥40%，以成熟淋巴细胞为主。红系、巨核系到晚期增生低下。

3. 免疫分型　大多为B-CLL，表型呈模式sIg弱阳性，为κ或λ单克隆轻链型，CD5、CD19、CD20阳性，CD10、CD22阴性。少数为T-CLL：CD2、CD3、CD8(或CD4)阳性，CD5阴性。

(3) 可除外恶性淋巴瘤合并白血病和幼淋巴细胞白血病。

(4) 染色体：B-CLL以+12、$14q^+$等常见，T-CLL以inv(14)等常见。

三、诊断

(一) 国际CLL协作组诊断标准

1. 外周血淋巴细胞绝对值持续超过10×10^9/L，绝大多数为成熟淋巴细胞。

2. 骨髓涂片中淋巴细胞占有核细胞的30%以上。

3. 大多数外周血淋巴细胞呈B细胞标志。

第1项加第2项或第3项，CLL诊断即可成立。若淋巴细胞绝对值增高不足10×10^9/L，则同时需第2、第3项。

(二) 美国国立癌症研究所(NCI)CLL工作组修订的诊断标准

1. 外周血淋巴细胞至少大于5.0×10^9/L，形态为成熟淋巴细胞。

2. 骨髓涂片中淋巴细胞占有核细胞的30%以上。

3. 外周血淋巴细胞呈B细胞表型($CD19^+$，$CD20^+$，$CD24^+$)，而且$CD5^+$膜表面Ig呈弱表达，并只表达单一轻链。

四、鉴别诊断

1. 病毒感染引起的淋巴细胞增多。

2. 淋巴瘤细胞白血病。

3. 幼淋巴细胞白血病。

4. 毛细胞白血病。

5. 伴循环绒毛淋巴细胞的脾淋巴瘤。

白血病的治疗

一、支持治疗

1. 感染的防治。

2. 出血的防治　由血小板过低引起者，输注血小板悬液，一般应保持血小板计数>20×10^9/L，如出血系DIC引起，则按DIC处理。

3. 贫血的治疗　如贫血较严重，常需输注红细胞悬液，一般应保持患者血红蛋白>60 g/L。如合并有自身免疫性溶血性贫血，宜输注洗涤红细胞。

4. 防治尿酸性肾病　大量饮水、充分补液水化；碱化尿液、利尿等。

二、化学治疗

1. AML　治疗分诱导缓解和缓解后治疗两阶段进行。

(1) 诱导缓解

DA方案：即柔红霉素(DNR)40～60 mg/(m^2·d)，静脉滴注，第1～3天。阿糖胞苷(Ara-C)100～150 mg/(m^2·d)，静脉滴注，第1～7天，间歇2周，重复1～2疗程后，60%～70%病人可达完全缓解(CR)。

HA方案：即高三尖杉酯碱(H)2～4 mg/(m^2·d)，静脉滴注，第1～7天。Ara-C 100～150 mg/(m^2·d)，静脉滴注，第1～7天。其CR率约60%，近似于DA方案。

MA方案：即米托蒽醌(NVT)5～10 mg/(m^2·d)，静脉滴注，第1～3天。Ara-C 100～150 mg/(m^2·d)，静脉滴注，第1～7天。米托蒽醌心肌毒性较其他蒽环类药物小，较适宜于老年人。

IA方案：即去甲氧柔红霉素(IDA)10 mg/(m^2·d)，静脉注射，第1～3天。Ara-C100～150 mg/(m^2·d)，静脉滴注，第1～7天。本方案有严重的骨髓抑制作用，多用于青年患者，必须在良好的病房条件以及熟练的医师指导下谨慎使用。难治或高白细胞白血病使用本方案，也可获得较高的CR率。

(2) 缓解后治疗：缓解后治疗有3条途径：① 异基因造血干细胞移植(Allo-HSCT)；② 自体造血干细胞移植(Auto-HSCT)；③ 大剂量Ara-C治疗。

2. 急性早幼粒细胞白血病

(1) 全反式维甲酸(ATRA)：初治急性早幼粒细胞白血病病人诱导缓解时选用ATRA 30～60 mg/d，口服，30～60天，或直至CR。CR率为90%左右。使用ATRA的过程中要警惕ATRA的副作用——维甲酸综合征和维甲酸相关综合征(高白细胞血症、发热、呼吸困难、低血压、组织水肿、心包和胸腔积液等)。一旦明确诊断有副作用，则应减量或停用ATRA，给予地塞米松20 mg/d，静脉滴注，连续3天，同时正规化疗。

(2) 三氧化二砷：初治或复发难治急性早幼粒细胞白血病病人诱导缓解时选用三氧化二砷5 mg或10 mg，静脉滴注，第1～28天。间歇1～2周，再重复1个疗程。

3. ALL　治疗分诱导缓解、巩固治疗及维持治疗三阶段进行。

(1) 诱导缓解：目前多使用国际标准的VDLP方案：即长春新碱(VCR)2 mg，静脉注射，第1,8,15,22天。DNR 40～60 mg/(m^2·d)，静脉滴注，第1～3天。左旋门冬酰胺酶(L-Asp)6 000 U/(m^2·d)，静脉滴注，第17～28天。泼尼松(Pred)30～40 mg/(m^2·d)，口服，第1～28天。第14天作骨穿，如仍有较多的白血病细胞，骨髓增生活跃，则加DNR 40～60 mg/(m^2·d)，静脉滴注。第15～16天，第28天再作骨穿，如仍未缓解，间歇10～14天，继续第2个疗程。

(2) 巩固治疗

第 1、3、5、7 疗程使用以下方案：即 VCR 2 mg，静脉注射，第 1，8 天。DNR 40～60 mg/(m^2·d)，静脉滴注，第 1～2 天。L-Asp 12 000 U/(m^2·d)，静脉滴注，第 2、4、7、9、11、14 天。Pred 30～40 mg/(m^2·d)，口服，第 1～14 天。

第 2、4、6、8 疗程使用以下方案：替尼泊苷（VM26）165 mg/(m^2·d)，静脉滴注，第 1，4，8，11 天。Ara-C 300 mg/(m^2·d)，静脉滴注，第 1，4，8，11 天。

第 9 疗程：甲氨蝶呤（MTX）690 mg/m^2，静脉滴注，滴完后肌内注射甲酰四氢叶酸钙 15 mg，每 6 小时 1 次，共 12 次。使用本方案治疗前 2 天加用碱化，水化、保肝、利胆等措施。

（3）维持治疗：常用药物有 MTX 20 mg/m^2，口服，每周 1 次。6-巯嘌呤（6-MP）75 mg/m^2，口服，每日 1 次。环磷酰胺 50 mg/m^2，口服，每日 1 次，每月 5～7 天。

4 CML 羟基脲、白消安、小剂量阿糖胞苷、干扰素、格列卫或其他化疗。

5. CLL 苯丁酸氮芥、环磷酰胺、氟达拉滨或联合化疗。

三、造血干细胞移植

急性白血病（AL）病人第一次缓解的 6 个月可行 Auto 或 Allo-HSCT，但早幼粒细胞白血病病人不主张首次 CR（CR1）行移植，因化疗后 CR 的时间可较长，若要移植应推迟至 CR2 时才进行。CML 在格列卫治疗失败后可进行异基因移植。

四、其他治疗

1. 中枢神经系统白血病的防治　MTX 7.5 mg/m^2，Ara-C 50 mg/m^2，地塞米松（Dexm）5～10 mg 隔天或隔 2 天椎管内注射，治疗直至症状、体征消失，脑脊液恢复正常为止，预防则每 4～6 周一次，或头颅照射。

2. 放射治疗　脾区放射偶用于 CML，可缓解症状。还可用于 CLL 淋巴结肿大发生压迫症状或化疗后淋巴结、脾、扁桃体缩小不满意者。

3. 中医药治疗　白血病相当于中医学“急劳”、“温毒”、“痰毒肿核”、“血证”、“虚劳癥积”等范畴。其病多因湿热毒邪外袭，由表入里，伤及骨髓，搏于营血；或烦劳恚怒，肝郁气结，气血运行失畅，气滞血瘀，瘀积于内；或劳倦伤脾，运化失常，湿停痰生，痰气交结，凝于经络；或脏腑气血阴精亏虚，热毒、瘀血、痰湿乘虚交织内扰，搏于营血，积于脏腑，凝于经络而发病。临床常见的证型有：热毒炽盛型、痰毒内结型、瘀血内阻型、肝肾阴亏型、气血双亏型。可选用相应的中草药或中成药治疗。

第三十五章　颈部肿块

一、概述

颈部肿块指发生在颈部的包块，约占全身肿块的3%～4%。

二、分类

1. 按组织来源分类　颈部块可分为两大类：第一类为非淋巴结来源的颈部肿块，如原发瘤、畸形及炎症；第二类为淋巴结来源的颈部肿块，如淋巴结炎症、淋巴结原发瘤和淋巴结转移癌。

2. 按性质分类　颈部肿块可分为良性肿瘤、恶性肿瘤、先天畸形和炎症等。Skandalakis 报道，颈部肿块 80%是肿瘤，肿瘤中 80%属于恶性，恶性中 80%属淋巴结转移，原发癌中 80%来自锁骨以上部位(即来自头颈部)。

三、诊断

颈部肿块的诊断主要依据病史、体检、影像学检查、细胞学检查和病理学检查。

(一) 病史及体检

1. 病史　重点询问年龄、放射治疗史、过去史、全身局部症状和病期。

2. 体检　既要仔细检查颈部又要重点地进行全身检查，以区分上述两大类肿块。重点检查肿块位置及深度、肿块质地、活动度、大小变化、压缩性、搏动、数目以及有无原发灶。

(二) 影像学诊断

1. X线诊断　X线片上出现气管前后狭窄考虑气管癌，左右狭窄考虑为甲状腺乳头状癌。

2. 超声检查　颈部超声可初步判断肿块来源及与周围的

关系。

3. 放射性药物显像　用于甲状腺肿瘤的诊断。

4. CT　直观易读，可判断肿瘤大小、性质及与周围的关系。

5. MRI　多层面、多维立体定位定性，可 MRI 血管造影。

6. PET　对复发病灶诊断敏感性较高。

7. 内窥镜检查　用于原发灶的诊断(如鼻腔、鼻窦、鼻咽、喉、下咽、食管、气管、胃等)。

(三) 细针抽吸细胞学检查

准确率达 80%左右，常受穿刺部位及读片医师的水平、经验等影响，故本检查对临床医师仅作参考。如为良性但临床怀疑恶性，则需进一步检查。

(四) 病理组织学检查

1. 第一类颈部肿块需手术者不应做手术前活检，应诊断与治疗一次完成。

2. 临床诊断为淋巴结转移癌者应结合病情与原发灶部位来考虑：原发灶位于头面、口腔及五官的应在原发灶做活检，如颈部切开活检既影响今后再手术，也不利于放射治疗，易导致切口下肿瘤复发。如原发灶在锁骨下则需在颈部做活检，或细针吸或手术活检，明确病期后判断能否手术，或姑息放疗，或化疗。

3. 若临床诊断为颈部第二类肿块中的淋巴瘤，则应行包括包膜在内的完整淋巴结切除以利分型。

四、鉴别诊断

(一) 年龄、性别

年龄不同差别较大，儿童以畸形(先天性囊肿、血管瘤)为多见。非地方性甲状腺肿区，成年前几乎都是恶性。中老年颈部肿块以恶性为多，且以淋巴结转移癌中的鳞状细胞癌为多见。

(二) 肿块部位

1. 颈部平面分区

(1) 颏下三角：口底、舌下腺、唇周皮肤黏膜与牙龈部位炎症或恶性肿瘤时可出现该区淋巴结肿大；先天性甲状舌管囊肿、皮样囊肿亦位于此。

(2) 颌下三角：颌下腺炎症及肿瘤、颌下淋巴结病变均在此区。双合诊近口底黏膜者为颌下腺来源，近下颌骨缘考虑来自淋巴结。

(3) 颈动脉三角区：鳃裂囊肿，来自甲状腺、口咽、喉及喉咽癌的转移癌性淋巴结肿大发生于此处。交感、迷走神经鞘瘤与颈副神经节瘤常位于附近。

(4) 肌肉三角：以甲状腺病变、甲状舌骨囊肿、甲状旁腺病变常见。上纵隔肿瘤向颈部延伸，喉癌、下咽癌、气管食管癌以及其气管旁淋巴结转移时或甲癌有喉返神经旁淋巴结转移时常在此出现肿块。

(5) 枕三角：以淋巴结转移癌，以鼻咽癌多见，其次为腮腺及头皮肿瘤。

(6) 锁骨下三角：以淋巴结转移癌最多见，其次为臂丛神经鞘瘤。

(7) 颈内静脉区：主要为淋巴结转移癌，亦可为神经鞘瘤，应注意鉴别。

(8) 颈项区：枕淋巴结肿大以儿童多见，成人应排除头皮恶性肿瘤转移可能。另则可为软组织肿瘤，项后韧带应注意鉴别。

2. 颈部深浅分区

(1) 以颈动脉来分：颈前三角浅面看到或扪及颈总动脉者，为颈神经鞘瘤、副神经节瘤以及软组织肿瘤等，为第一类肿块。颈根部肿块，动脉在肿块后外则为甲状腺病变；动脉位于肿块内前或前侧则支持软组织肿瘤；动脉位于肿块内后则为颈内静脉下群淋巴结；动脉位于肿块后方则支持胸腺瘤或畸胎瘤的诊断。

(2) 以淋巴结定肿块深浅：位于淋巴结深面则源于软组织或骨病变。

(3) 以肌肉区分：咬紧牙关嚼肌收缩可区分嚼肌深面下颌骨或浅面之腮腺。

（三）病程

肿块出现 7 天者多为炎症，7 个月者多为肿瘤，7 年者多为先天性肿块（畸形）。

（四）性质

恶性肿瘤一般较硬（淋巴瘤除外），晚期活动度小。

转移癌可出现多个肿块，压痛不十分明显。

囊性肿物多为良性肿瘤，如鳃裂囊肿、囊性水瘤、表皮囊肿等。但甲状腺转移癌也可表现为囊性。

五、治疗

1. 第一类肿块　多数在特定部位，单个结节，主要依靠手术治疗。

2. 第二类肿块　长在淋巴结内，常为多个结节，并伴有全身症状或肿块以外的原发灶症状和体征。淋巴结炎症、淋巴结原发肿瘤多用非手术疗法。而淋巴结转移癌应结合原发灶考虑包括手术在内的综合治疗。

第三十六章　腹部肿块

一、概述

腹部肿块(abdominal mass)是一种常见的腹部体征。可由很多病因引起,如炎症、肿瘤、寄生虫、梗阻、先天发育异常引起脏器肿大和脏器移位产生异常肿块等。肿块可位于腹壁、腹腔内或腹膜后,诊断有时困难,必须认真检查,应结合有关临床资料进行分析,加以鉴别诊断。

其病因主要有以下几点:

1. 炎症性　肝炎、胆囊积液、阑尾脓肿、回盲部结核、盆腔结核、肾结核等引起脏器肿大及形成异常肿块。

2. 肿瘤性　肝癌、胆囊癌、胃癌、结肠癌、卵巢癌、子宫肌瘤、肾癌、卵巢囊肿、白血病浸润脾脏等。

3. 梗阻性　幽门梗阻、肝淤血、肠套叠、尿潴留、肾盂积水等。

4. 先天性　多囊肾、肝囊肿等。

5. 寄生虫性　肝包虫病、肠蛔虫症、晚期血吸虫病致脾肿大等。

6. 其他　脂肪肝、腹壁疝、腹壁纤维瘤、脂肪瘤、游走脾、游走肾等。

二、临床表现

1. 肿块的变化　肿块增长缓慢者多为良性肿瘤;肿块短时间内迅速增大应考虑恶性肿瘤的可能;肿块时大时小者多为炎性病变,肿块时有时无者多为功能性病变。

2. 肿块的伴随症状

(1) 胃肠道症状:上消化道肿块较多伴有恶心、呕吐。呕吐物的性质有时有定位意义,呕吐物含有胆液提示肿物在胆管开口以下，不含胆汁的呕吐肿块在幽门以上。下消化道肿物多有腹泻、便秘、腹胀及便血等大便性状改变。柏油样便提示出血来源于上消化道；鲜血便则来自结肠、直肠或肛门部；粪便持续隐血试验阳性应考虑消化道恶性肿瘤。

(2) 黄疸：腹部肿块伴黄疸多与胆管疾病及邻近器官或组织肿块牵拉、压迫胆管等有关。无痛性黄疸并进行性加重多提示胰腺癌。肝癌或肝转移癌、胆管结石或囊肿均可引起黄疸。

(3) 腹痛：持续性腹痛阵发性加重者提示肿块可能引起了肠梗阻；疼痛持续固定、向背部放射时，为肿物侵犯腹后壁或牵拉肠系膜所致。下腹部疼痛、下坠。向腰骶部、会阴部放射应考虑直肠病变和妇科疾病。

(4) 其他症状：伴有尿频、尿急、尿痛、脓血尿、尿潴留或排尿困难可能是肿块累及泌尿系统或其伴发疾病。贫血及白细胞计数显著减少或增高者，病变可能在脾脏和淋巴系统。

3. 肿块的部位、大小、多少、形状、质地、压痛、边界活动度、有无搏动以及与周围器官的关系等。

(1) 部位：腹部肿块虽不能完全根据部位判断其来源，但多数与该解剖部位的组织、器官有关，因此应先考虑来源于该部位的组织或器官。

(2) 大小：如为较大肿块应考虑巨脾、先天性巨结肠、腹膜后脂肪瘤、黏液瘤、卵巢囊肿、肠系膜囊肿、胰腺囊肿等，肿块巨大、表面光滑、无明显疼痛或肠道梗阻症状者，病变多属良性，但亦有恶变的可能。

(3) 数目：腹部肿块大多为单一的，多发性的有肠系膜淋巴结核、肠系膜多发性囊肿、结肠性腹膜炎、腹腔内转移癌、粪块等。

(4) 形状和质地：腹腔内长形肿块见于肠套叠、肠蛔虫团块、慢性结肠壁炎性增厚、小肠性淋巴瘤等；囊肿多为圆形和椭圆形，边界明显，触诊有紧张感或有波动感；良性边界清楚；炎性肿块表现光滑，边界不清，常有触痛；肿瘤多为坚实性肿块，肉瘤次之；膨大的空腔脏器触之多柔软。

（5）压痛：有明显压痛者，多为炎症性肿块。肿瘤一般无痛或仅有深部较轻压痛。

（6）活动度：肝和脾的肿块随呼吸而上下移动；胃、肠、横结肠、大网膜的肿块亦可活动，但如肿块已侵入周围固定器官，其活动度即受限制。有长蒂的脾脏可以移至中腹部；有长蒂的卵巢囊肿可以移至上腹部。

（7）边界：边界清晰、表面光滑者多为良性肿瘤；边界不清、表面呈结节状者多为恶性肿瘤；表面不光滑、质地坚硬的肿块多为实质性肿瘤。

（8）搏动：如肿块有搏动应考虑腹主动脉瘤、血管瘤等，血供丰富的肉瘤亦可有膨胀性搏动。腹主动脉前方的实质性肿块可有传导性搏动。

（9）叩诊：叩诊呈鼓音常提示为膨大的空腔脏器，如巨结肠症等；实质性肿块和囊肿叩诊为浊音。

（10）直肠指诊：对下腹部及盆腔肿块，不要忽视直肠指诊，通过该项检查，可以获得许多有价值的资料。

（11）妇科检查：对于女性腹部肿块患者，应行妇科检查。

三、辅助检查

（一）实验室检查

腹部炎症性肿块时，白细胞总数及中性粒细胞均增高。泌尿系统的肿块，尿中常有红、白细胞增多及其他异常情况。胃肠道肿瘤所致的肿块，可有黑便、隐血试验阳性或便血。炎性、结核性或癌性肿块，常发生血红细胞沉降率加快。在十二指肠引流的胆汁中发现有炎症细胞、结石结晶等，常提示肿块与胆道疾患有关。而胃脱落细胞检查发现有癌细胞，如肿块也系来自胃部者，则应想到有胃癌存在。甲胎蛋白阳性应考虑原发性肝癌。CA19-9 值升高应考虑有无胰腺癌的可能。妊娠试验阳性应考虑妊娠子宫、宫外孕或绒毛膜上皮癌等。

（二）X 线检查

1. X 线腹部平片检查　可确定肿块有无钙化阴影；对胆道及泌尿系统的梗阻性肿块，可明确有无阳性结石存在；腹部侧位片有助于鉴别肿块在腹腔内或腹腔外或腹膜后。

2. 胃肠道钡剂检查　为胃肠道病变（肿瘤、炎症、囊肿、畸形等）的重要辅助诊断方法。疑为胰头部肿瘤、十二指肠肿瘤和胆管癌时，尚可采用十二指肠低张性检查。如疑为肠套叠或结肠病变，则用钡灌肠以显示其病变。

3. 胆道造影检查　肿块伴有黄疸，疑为肝、胆、胰、脾疾病者，可经皮肤肝穿刺胆道造影检查。无黄疸者，可口服或静脉胆道造影检查。

4. 充气造影检查　疑为肾、肾上腺等腹膜后脏器或组织的增生或肿瘤所致的肿块，可经腹膜后充气造影检查。来自子宫、卵巢等盆腔内的肿块，则可行盆腔充气造影检查。

5. 淋巴管造影检查　由淋巴系统的梗阻、扩张、畸形或肿瘤转移形成的肿块，可用此以显示其病变。

6. 选择性腹部动脉造影检查　可应用于胃肠道、肝、胰、脾的肿瘤性肿块或与血管有关的肿块。对胃、肝及脾可单独用腹腔动脉造影；对空回肠及升结肠肿块可选用肠系膜上动脉造影；对胰十二指肠病变可同时用腹腔动脉及肠系膜上动脉造影，以显示与肿块有关的血管是否有屈曲、变形、折断及移位等变化，有助于肿块性质的判断。

（三）B 超检查

B 超检查，已成为腹部肿块的常规检查方法。对肿块的来源、性质以及与周围组织的关系等作出初步判断。

（四）内镜检查

根据怀疑肿瘤部位的不同，可选择不同类型的内镜进行检查。如疑为胃、十二指肠肿瘤，可行纤维胃镜检查；如疑为胰头肿瘤或胆道肿瘤，应行逆行胰胆管造影检查；疑为小肠病变，可行小肠镜检查；疑为结、直肠肿瘤可行纤维结肠镜检查；疑为膀胱病变可行膀胱镜检查。

在腹部肿块的诊断上腹腔镜有重要价值，可以在直视下观察肿瘤的部位、大小、性质以及与周围组织的关系等。

各种内镜检查，除能直视肿瘤的情况外，还可以钳取活组织进行病理检查，为诊断提供病理学依据。

（五）放射性核素显像

对于肝脏、胆道、胰腺、肾脏的肿块，同位素扫描有诊断意义。另外，对腹腔内肿瘤或脓肿的诊断也有帮助。

（六）CT 检查

对于腹部肿块的诊断有十分重要的价值。

（七）MRI 检查

MRI 对于体内各种组织有很高的分辨能力，在腹部肿块的诊断中，和 CT 一样，有很高的应用价值。

（八）肿块穿刺

对囊性肿块进行穿刺，获得的液体有助于判断肿块的性质与来源。血性液体表明有出血；混浊性或脓性液体表明有化脓性感染；清亮性液体表明有液体的潴留，多见于肝囊肿、胰腺囊肿等。实体性肿块也可借此获得细胞学诊断。

四、诊断与鉴别诊断

腹部肿块的诊断及鉴别诊断重点要搞清肿块的部位与性质。

（一）肿块确定

防止将正常的组织或器官误认为腹部肿块。常被误认为肿块的正常组织或器官有如下几种：

1. 腰椎　瘦弱体型的腹部，可在脐周部摸到腰椎，表现为触及较硬的肿物，深压可有疼痛，不活动，亦不增大。

2. 肝脏　个别消瘦患者及内脏下垂、肺气肿患者，可在右上腹肋缘下摸到肝脏。

3. 乙状结肠　左下腹可摸到一段斜行肠管，向左右有一定的活动度，排便后缩小。

4. 肠道积气或结肠积粪　幼儿及老年患者可有此现象，多与饮食及排便习惯有关。“肿块”可移动，排气排便后缩小或消失。

5. 妊娠子宫　妇女未意识到怀孕时，下腹正中部逐月增大妊娠子宫，可被误诊为“肿块”。

6. 充盈膀胱　长期卧床、昏迷、前列腺肥大和手术后患者，可因尿潴留而触到充盈的膀胱。排尿或导尿后“肿块”消失。

7. 其他　正常结构还可有搏动的腹主动脉、发达的腹直肌等。

(二) 肿块定位

腹部肿块可来源于腹壁、腹腔及腹膜后，但大多数来源于腹腔。然而，临床上常因忽视而将腹壁肿块如囊肿、脓肿、硬纤维瘤、滑膜囊肿、炎性肉芽肿等误认为腹腔内肿块，故应加以鉴别。鉴别方法可用腹肌紧张法，即屏气抬头试验。肿块位于腹壁时，腹肌紧张，肿块显示明显；腹肌松弛时，肿块则不明显。对肿块在腹腔内或腹膜后间隙者，可用肘膝及仰卧位检查进行对比区别。如肿块在腹腔内，触诊时肿块可扪得更清楚，活动度增加，且有下垂感。位于腹膜后间隙时，因其大部固定于腹膜后壁，常不易推动，也无下垂感觉。

(三) 肿块来源

在确定了肿块是来源于腹腔后，下一步应判断肿块是来源于哪一脏器。通常将腹部划分为 9 个区域，各区域所属脏器及常见肿块来源如表 2－36－1 所示。

表 2－36－1　腹部各区域所属脏器及常见肿块

腹部区域	常见肿块
右上腹区	肝肿瘤，胆囊与胆管疾病，结肠肝曲肿瘤，右肾与右肾上腺肿瘤
中上腹区	肝左叶肿瘤，胰腺肿瘤，胃肿瘤，横结肠肿瘤，十二指肠肿瘤
左上腹区	脾肿大，结肠脾曲肿瘤，胰尾部肿瘤，左肾，左肾上腺肿瘤
右中腹区	升结肠肿瘤，右肾肿瘤
脐周区	小肠肿瘤，肠系膜网膜肿瘤或囊肿，腹主动脉瘤
左中腹区	降结肠肿瘤，左肾肿瘤

续表 2-36-1

腹部区域	常见肿块
右下腹部	阑尾疾病，回盲部疾病，盲肠肿瘤，克隆病升结肠肿瘤，右侧卵巢，输卵管疾病
耻骨上区	膀胱肿瘤，子宫疾病
左下腹区	乙状结肠肿瘤，左侧卵巢、输卵管疾病

另外，伴发的症状与体征，常可推测肿块发生的器官。如肿块伴有恶心、呕吐、腹胀、腹泻或便秘等症状，多来自消化道器官；肿块伴有黄疸，多为肝、胆、胰腺疾患；伴有呕血可能为胃癌、脾疾患及门脉高压症；伴有黑便，则常有胃肠道上段疾患；而有鲜血便，却可能系结肠、直肠或肛门疾患所引起；伴发血尿、脓尿及尿潴留者，应想到有泌尿系疾患；伴阴道出血或闭经，则可能为子宫或卵巢病变等。

（四）肿块性质

腹部肿块的性质大致可分为先天性、炎症性、损伤性、潴留性和肿瘤性。肿瘤性肿块又有良、恶性之分，应根据病史、体格检查及辅助检查所得的资料进行认真归纳分析。腹部各类肿块的特点如表 2-36-2、表 2-36-3 所示。

表 2-36-2　腹部各类肿块的特点

性　质	临床特点
先天性	大多在儿童时发现
炎症性	有腹腔炎症病史，如发热、白细胞计数增高等
损伤性	有外伤史，可有低热
潴留性	表面光滑无压痛、多能活动，多为良性
肿瘤性	肿块质地坚硬、表面凸凹不平、无压痛，多为恶性

表 2-36-3 腹部肿块良恶性鉴别

项目	良性	恶性
年龄	任何年龄	年老者较多
发病时间	较迟	较早
食欲	无改变	多较差
体重	多无变化	多数减轻
贫血	无	多见
肿块疼痛	无	有
肿块性质	柔软,囊性	多为实质性,硬,坚实或韧实感
肿块表面	光滑	多呈结节状
肿块活动度	活动度大	不易活动
B超	边界清,质地均匀	边界不清,质地不均匀
CT、MRI	有价值	有价值

腹膜后肿瘤性肿块主要来自腹后间隙的脂肪、疏松结缔组织、筋膜肌肉、血管、神经、淋巴组织以及胚胎残留组织,约 80%为恶性。良性肿瘤中最常见的为纤维瘤、神经纤维瘤、囊性畸胎瘤;恶性肿瘤以纤维肉瘤、神经纤维肉瘤、恶性神经鞘瘤及恶性淋巴瘤为多见。

五、治疗

腹部肿块的治疗不能一概而论。首先应当明确诊断,然后根据肿块的性质、类型、大小、部位、产生原因、全身状况等综合情况,决定具体的治疗措施。

第三十七章　肿瘤急症处理

肿瘤急症(oncologic emergencies)是指肿瘤患者在疾病过程中发生的一切危象或需要紧急处理的合并症、并发症。尤其是晚期肿瘤患者，由于肿瘤的扩散与转移，更易发生各式各样的急症。肿瘤急症可分为疾病发展引起的急症和治疗引起的急症。

一、上消化道出血

(一) 病因

多种因素可导致上消化道出血。

(二) 诊断

患者出现呕血与黑便、失血性周围循环衰竭、血象变化、发热、氮质血症等表现即可诊断。

(三) 急救原则

一般治疗、抗休克治疗、止血治疗、预防感染。

急救措施：

1. 一般治疗　就地治疗。保持呼吸道通畅，供氧(2～4 L/min)，保暖，平卧或头胸部及下肢均抬高 30°，建立有效静脉通道，密切观察(如心电监护)，给予镇静、止痛、禁食，胃出血者禁食时间应短，留置导尿及监测尿量，定期、定时检查血常规、生化、血气分析。

2. 止血治疗

(1) 止血药物的应用：静脉用 H_2受体拮抗剂；生长抑素(副作用小)；血管加压素；质子泵抑制剂；其他药物。

(2) 内窥镜检查：出血部位的确定、再出血的判断、镜下治疗。

(3) 三腔双气囊管。

(4) 外科治疗：不易控制、反复再出血、24 h 内需输血＞6～8 血单位、持续出血＞48 h 者。

二、上腔静脉综合征

（一）病因

1. 肿瘤　肺癌引起的最为常见（约80%），也可见于淋巴瘤、乳腺癌、前列腺癌、睾丸肿瘤、胸腺瘤、甲状腺瘤等。

2. 其他　如静脉内介入性操作、静脉导管等。

（二）诊断及鉴别诊断

1. 诊断

(1) 静脉回流受阻：端坐呼吸，头面、颈部、双肩呈“披肩状”水肿乃本征最具特征性的表现；喉部、气管与支气管水肿引起咳嗽，呼吸困难、声嘶和喘鸣，平卧或弯腰时上述症状加剧；咽部水肿，致吞咽困难。眶周水肿，结合膜充血，可伴有眼球突出；脑水肿与颅内高压，可引起头痛、眩晕、惊厥以及视觉与意识障碍；周围静脉压升高，两上肢静脉压高于下肢，肘前静脉压常升至30～50 cmH_2O。

(2) 持续时间较长者出现头痛、恶心、呕吐、意识障碍等脑水肿表现。

(3) 重者可出现全身水肿、胸腹水及心包积液。

2. 鉴别诊断

各种原因引起的低蛋白血症、心脏病、呼吸衰竭、心力衰竭等。

（三）治疗

1. 一般措施

(1) 卧床、头抬高、吸氧。

(2) 限制液体及钠盐入量。

(3) 使用利尿剂：呋塞米20～40 mg静注或肌注。

(4) 大剂量皮质类固醇（一般用3～5天）。

(5) 适当使用止痛剂和镇静剂。

(6) 缺氧所致的高碳酸血症，常使血黏度增加，流动减慢，易形成血栓，可适当采用抗凝剂类药物。

2. 针对肿瘤的治疗

(1) 放疗：必须考虑时间剂量分割、总剂量、照射范围大小等因素。

(2) 化疗:常见导致上腔静脉综合征的肿瘤多为化疗敏感性肿瘤,及时冲击化疗能有效缓解症状,获得进一步治疗时机(特别是淋巴瘤、小细胞肺癌、未行正规化疗患者),同时配合大剂量激素及利尿药物,效果良好。

(3) 手术:良性肿瘤及恶性肿瘤应用放、化疗及其他内科治疗未获满意效果之后可考虑手术治疗。

(4) 介入治疗——上腔静脉支架植入术。

适应证:诊断明确,临床症状重,发展快,内科保守治疗无效的患者。

禁忌证:① 发展较慢,临床症状轻,造影显示侧支循环良好者不考虑行内支架术。② 严重心脑血管疾病。③ 严重凝血功能障碍。④ 碘过敏。⑤ 其他一些基础疾病,考虑不能耐受手术者。

选材注意事项:在选择支架时应考虑直径大于上腔静脉管径的10%~20%,特别是肿瘤压迫所致的上腔静脉阻塞,应充分估计抗肿瘤治疗后对管腔直径的影响,因抗肿瘤治疗后,血管受压减轻,管径增大,支架易滑脱移位。而自张式支架更安全、可靠。

术后处理:术后预防性应用抗生素、低分子肝素,同时监测凝血时间、活化凝血酶原时间。长期口服阿司匹林。

三、脊髓压迫症

(一) 病因

1. 椎间盘突出、颈椎病、肿瘤,是老年人脊髓压迫症的三大原因。

2. 引起脊髓压迫症较常见的恶性肿瘤有肺癌、乳腺癌、淋巴瘤、前列腺癌、多发性骨髓瘤等。

(二) 诊断及鉴别诊断

1. 与脊髓受压部位一致的较剧烈的疼痛。

2. 脊髓压迫部位以下的麻木、无力、感觉异常及自主运动障碍,严重时有截瘫,常伴尿潴留、尿失禁及排便障碍。

3. 影像学诊断　ECT、CT、MRI 等。

4. 需与非肿瘤性病变，如椎间盘突出、骨质增生、炎症、骨折等鉴别。

（三）救治方案

1. 已知恶性肿瘤患者，一旦出现明确症状，应及时静脉注入类固醇激素治疗。

2. 镇静止痛。

3. 预防感染和压疮。

4. 支持疗法　维生素、高蛋白、高纤维饮食。

5. 原发病治疗　放疗、化疗、手术等。

6. 脊髓压迫缓慢发生时症状不典型，应提高警惕，尽早确诊。

7. 搬动时宜小心谨慎，以免造成二次损伤。

四、弥散性血管内凝血（DIC）

（一）病因

1. 血管内皮损伤。

2. 组织损伤。

3. 红细胞与血小板的损伤。

4. 免疫反应等使血液中的凝血酶增加，造成血液的高凝状态，进而引起微循环中的广泛栓塞。病情继续发展，则必然导致血小板和凝血因子大量消耗，纤维蛋白溶解增加，导致继发性纤溶，纤维蛋白降解产物增加，血液变成低凝状态，以致广泛出血。

（二）临床表现

1. 急性 DIC　数小时至 1～2 天内发病，起病突然、凶险，多数是以严重出血为首发症状，常常伴有血压下降，严重者可出现休克，有时亦有栓塞症状。如病情过于急剧，不易观察到溶血现象。这种类型常发生在急性白血病，而在实体肿瘤中并不多见。

2. 亚急性 DIC　多在数天至数周内出现症状，病程较缓慢，一般无休克和严重出血。常见于播散性癌转移、白血病等。

3. 慢性 DIC　病程较长，长达数月甚至数年。出血不甚严重。皮肤黏膜可见少量淤点或淤斑。患者多无明显的出血与休克症状。慢性 DIC 在肿瘤病人中比较多见。有时患者全无临床症状。一般而言，肿瘤病程越长，出现慢性 DIC 可能性越大。

（三）治疗原则

首先要设法除去原发病因，消除所有诱发或加重 DIC 的因素，如控制感染，纠正酸碱平衡，补充血容量。

（四）治疗措施

1. 抗血小板凝聚药物　通常使用的有潘生丁，低分子右旋糖酐可以补充血容量，又具有抗血栓作用。

2. 肝素　在 DIC 治疗的过程中，肝素应用越早越好，一旦进入纤溶阶段则属禁忌。

3. 抗纤维蛋白溶解剂　如 6-氨基己酸、止血芳酸等，此类药物仅在 DIC 后期，继发性纤溶显著亢进成为引起出血主要原因时，在适当足量肝素治疗下给予。

4. 补充凝血因子　给予新鲜全血、新鲜冷冻血浆、浓缩纤维蛋白原制剂；血小板减少时可给予输注血小板悬液。

五、肿瘤溶解综合征

（一）病因

对化疗敏感的快速增长的恶性肿瘤，包括淋巴瘤、白血病和某些上皮来源的实性肿瘤，在接受大剂量化疗后，肿瘤细胞和对化疗药物敏感的正常组织细胞大量崩解，造成高氮质血症、高钾、高磷、高尿酸血症和低钙血症，常伴有血乳酸脱氢酶升高，导致电解质和酸碱平衡紊乱。

（二）诊断

1. 临床表现为对化疗敏感的快速增长的恶性肿瘤在治疗前或开始治疗后 1～5 天内发生。症状不特异，如恶心、呕吐、腹痛、抽筋、意识变差、尿量变少甚至心律不齐等。

2. 化疗后 4 天内出现血钾、血磷、血清尿酸、尿素氮升高 25%。

3. 或血清钙降低25%。

4. 血清钾大于6 mmol/L。

5. 或血肌酐大于221 μmol/L。

6. 或血清钙小于1.5 mmol/L。

7. 心律失常。

8. 急性肾衰竭。

（三）治疗

1. 一般治疗，心电监护，48 h内复查血生化。

2. 水化　静脉补液水化，稀释血液中的各种离子浓度，增加肾血流量，液体量大于3 000 ml/d。

3. 碱化　增加肾小管中尿酸盐的溶解度，加速尿酸盐的排出。

4. 降低尿酸　别嘌醇。

5. 利尿　呋塞米或使用20%甘露醇快速静滴。

6. 降低血钾　10%葡萄糖溶液500 ml＋正规胰岛素8～10 U静滴；10%葡萄糖20 ml＋10%葡萄糖酸钙10 ml缓慢静推；钾交换树脂。

7. 严重心律失常　心室停顿或电机械分离：① 心前区叩击；② 胸外心脏按压；③ 人工呼吸；④ 异丙肾上腺素、肾上腺素、阿托品。

8. 急性肾衰竭　血液透析。

（四）预防

本症的主要危险在肾脏，应着重于预防，方法如下：

1. 服用别嘌呤醇，以抑制次黄嘌呤氧化酶，减少尿酸的产生。

2. 水化　使尿液保持在2 000 ml/24 h以上，以防止尿酸在尿中过度饱和。

3. 碱化尿液（pH≥7）　每日口服碳酸氢钠，以提高尿酸的溶解性。

4. 利尿　尿少时可用20%甘露醇或速尿。

5. 透析　出现肾衰竭者进行血液透析。

六、白细胞减少症

（一）病因

1. 肿瘤引起　肿瘤浸润至骨髓或脾脏，使造血障碍或白细胞破坏加快。

2. 化疗引起　为老年肿瘤患者最常见的白细胞减少原因。

3. 放疗引起　四肢长骨、短骨照射累计量较大时。

4. 和感染互为因果　白细胞下降易引起感染，感染导致骨髓中毒，使白细胞进一步减少。

（二）诊断及鉴别诊断

1. 外周血白细胞计数低于 4×10^9/L，或中性粒细胞低于 1.5×10^9/L。

2. 当白细胞减少达Ⅱ度时可出现乏力、头晕、纳差、失眠，并容易感染。中性粒细胞减少症患者体温超过38℃，常称中性粒细胞减少性发热。有时发热是唯一的可靠体征。

3. 骨髓穿刺显示增生程度下降。

4. 需排除非肿瘤原因，如非抗癌药（阿司匹林、氯霉素、抗甲状腺药物等）、环境污染。

（三）救治方案

积极治疗原发病，停止引发白细胞减少的有关治疗。

1. 一般处理　要注意减少由外源性微生物引起感染的危险性，避免接触不卫生的水果、蔬菜和其他植物、动物及其排泄物、疫苗接种过的人或患有传染性疾病的病人。

2. Ⅰ度白细胞减少[$(3\sim3.9)\times10^9$/L]　可用一些辅助药物：维生素B、鲨肝醇、利血生等。

3. Ⅱ度以上白细胞减少（$<2.9\times10^9$/L）　可用重组粒细胞集落刺激因子（G-CSF）对症治疗。使用剂量应根据白细胞减少程度来决定。如有开放性创口或潜在感染或伴有中性粒细胞减少性发热情况，可经验性应用广谱抗生素预防感染，根据药敏试验结果更换抗生素。有条件者可行骨髓移植或造血干细胞移植。

4. 保持环境的相对洁净，有感染症状人员应避免与患者接触，必要时应送入无菌层流仓观察。

（四）预防措施

应用化疗等药物时配合应用升白细胞药物，及时监测血象。仔细观察患者病情变化。

七、抑郁症与自杀

（一）病因

1. 对罹患肿瘤后可能经受的痛苦和严峻预后的恐惧。
2. 对癌症造成生活质量下降的担心。
3. 社会、家庭、亲友对患者缺乏关爱和理解。
4. 对医疗费支付能力及身后事的忧虑。
5. 患病前即内向、悲观、孤独，有性格缺陷。

（二）诊断要点

缺乏化验、仪器检查的客观指标，主要以心理学方法进行诊断。

1. 必要条件

(1) 情绪压抑、郁闷、少言，对生活无兴趣，郁郁寡欢，自尊心下降，缺乏自信，怨天尤人。

(2) 对快乐的体验低于常人，也低于自己未患病时。

2. 参考条件

(1) 睡眠障碍、乏力、疲劳，注意力难以集中。

(2) 纳差，进食无味，体重下降。

(3) 对外界刺激反应迟钝，动作节奏变慢。

(4) 有强烈的晚年落寞无助感。

(5) 性欲低下或无性欲。

(6) 请精神科和或心理医师会诊，做《认知、情感量表》测定，将上述表现量化后作出诊断。

（三）鉴别诊断

1. 脑器质性病患，如灶性出血性脑梗死、脑萎缩等。

2. 精神性疾患，如老年痴呆、反应性精神病等。

3. 药物反应，如镇静安眠药、降压药、代谢及内分泌药等。

（四）救治方案

1. 对抑郁症正确及时的治疗有益于肿瘤的治疗和预后的改善。

2. 营造对患者理解关爱的氛围，是控制抑郁症的基础。

3. “两害之间权其轻”，如可能，应停用导致抑郁的药物。

4. 专职心理医师的及时参与。

5. 药物治疗多选用百忧解，20 mg/d，无需调整剂量。

八、高钙血症

高钙血症是一种常见的副肿瘤综合征，也是恶性肿瘤中最常见的代谢性并发症。恶性肿瘤是引起高钙血症最常见的原因之一，发生率为5%～20%。常见于：① 骨转移瘤。广泛的骨转移瘤占肿瘤性高钙血症的80%。② 可分泌具有活性的内分泌激素及递质的肿瘤，如小细胞肺癌、类癌、肾癌及甲状旁腺癌。③ 血液系统肿瘤，如多发性骨髓瘤、恶性淋巴瘤及急性淋巴细胞白血病。并发高血钙，而临床无骨转移者称体液性高钙血症综合征，约占15%～20%。其中最常见于肺鳞状细胞癌和大细胞癌、肾细胞癌、肝细胞癌和胆管癌等。血液系统肿瘤中特别好发于多发性骨髓瘤（约60%）。恶性淋巴瘤和T细胞白血病有时也发生溶骨改变和高钙血症。此症在我国报告发生率较国外低。

（一）病因

1. 恶性肿瘤在转移的局部以旁分泌的形式产生大量破骨细胞激活因子，如转移生长因子α，β（TGF α，β），白细胞介素1、2（IL-1，2），肿瘤坏死因子（TNF），淋巴毒素（LK），集落刺激因子（CSF）及前列腺素E_2（PGE_2）等。这些因子是激活破骨细胞的活性介质，具有增强破骨细胞的骨吸收作用。这是高钙血症的局部性因素。

2. 全身作用的体液因子，如甲状旁腺激素PTH和甲状旁腺激素相关蛋白 PTHrP 导致的高钙血症。由淋巴细胞产生的破骨细胞激活因子，可能是多发性骨髓瘤等血液系统肿瘤患者发生骨溶解和高钙血症的原因。

（二）诊断依据

1. 钙的正常值为 2.25～2.74 mmol/L。2.75～3.0 mmol/L 为轻度增高；3.1～3.7 mmol/L 为中度增高；＞3.7 mmol/L 可能引起高钙血症危象。

2. 常见临床表现 ① 全身症状：有脱水，体重减轻，食欲减退，瘙痒，烦渴等症状。② 神经肌肉症状：有疲劳，嗜睡，肌张力减退，反射迟钝，精神错乱，感觉迟钝及昏迷。③ 胃肠道症状：有恶心，呕吐，便秘，肠梗阻等。④ 泌尿系统症状：有多尿和肾功能不全。⑤ 心血管系统症状：有心动过缓，P-R 间期延长，Q-T 间期缩短，房性或室性心律失常，严重者心脏可停跳于舒张状态。

3. 血清钙浓度高于正常值 2.75 mmol/L，结合相应临床表现，即可诊断。直接测量血浆游离钙（离子钙），可排除结合钙（与血清白蛋白结合钙）的影响，可更真实地反映体内血钙浓度。由于临床钙测量值为游离钙和结合钙的总和，故常用校正公式：

Ca（校正值）＝Ca（测量值）＋［0.02×（40－白蛋白浓度）］标准国际单位

（三）治疗

1. 一般措施 改善病人的一般状况。限制钙的摄入量，增加尿钙排泄。停用诸如噻嗪类利尿剂（必要时可用速尿），维生素 A、D，H_2受体拮抗剂（西咪替丁，雷尼替丁）和非激素类抗炎药等具有促进高钙血症或减低肾血流量影响排钙的药物。

2. 病因治疗 合理选择手术、放疗、化疗和综合治疗。

3. 降低血钙 ① 静脉补液，以输入生理盐水为主，每日 2 000～3 000 ml。② 呋塞米可进一步阻断对钙的重吸收，并增加钙的排泄。水化期间应注意水、电解质平衡。③ 磷酸盐治疗，磷酸氢二钠口服或保留灌肠。④ 糖皮质激素：可增加尿酸排泄，减少肠道对钙的吸收，可加强降钙素的作用。主要用于恶性淋巴瘤、白血病、多发性骨髓瘤和乳腺癌。一般采用泼尼松。⑤ 抑制前列腺素E合成的制剂，可选用消炎痛 25 mg，口服，每日 3～4 次；水杨酸类亦可降低前列腺素的合成。⑥ 降钙素：降钙素作用快，但半衰期短，易引起变态反应，宜先做皮肤试验。对甲状旁腺癌引起的高钙血症，降钙作用较佳。

4. 血液透析疗法　急性高钙血症，尤其是并发严重的肾功能衰竭时，可选用血液透析疗法。

5. 药物治疗　帕米磷酸钠，是目前治疗高钙血症最常用的药物。

九、抗利尿激素分泌异常综合征(SIADH)与低钠血症

(一) 病因

各种原因所致抗利尿激素在下视丘分泌过多，导致体内水分潴留、稀释性低钠血症及尿钠增多。肿瘤发生 SIADH 者多为肺癌、支气管类癌、十二指肠癌、胰腺癌、结肠癌、前列腺癌、胸腺癌、头颈部癌、恶性淋巴瘤等。

(二) 诊断指标

1. 低钠血症及血浆渗透压低　血清钠低于 120 mmol/L；血浆渗透压低于 270 mOsm/kg。血钠低于 120 mmol/L 时，即有食欲不振、恶心、呕吐、体重增加、软弱无力、嗜睡、精神失常，继之出现烦躁不安与性格改变。血钠低于 100 mmol/L 时，腱反射减退或消失。有时可出现延髓麻痹或假延髓麻痹症、惊厥、昏迷，甚至死亡。

2. 高渗尿　尿渗透压升高达 600～800 mosm/L。

3. 尿钠增加　尿钠排泄持续增加，且不受水负荷影响，尿钠通常超过 20 mmol/L。

4. 血中肾素活性不增高。

5. 肾功能及肾上腺皮质功能正常　一般血二氧化碳结合力正常或低于正常，血清氯化物偏低，血和尿中 ADH 量明显升高。

(三) 治疗

1. 病因治疗　原发病控制后，则 SIADH 相应好转。因肺癌，

特别是小细胞肺癌(SCLC)易伴发本征,故应采取积极综合治疗措施力求根治;SCLC 伴 SIADH 的治疗效果良好。

2. 纠正低钠血症与水过多　限制摄入水量,每日应少于 800 ml,如果化疗需要水化,或化疗导致更为严重的低钠血症(血清钠低于 110 mmol/L),应先加以纠正与更换药物。水中毒时(如抽搐、昏迷等症状),必须使用呋塞米等药,同时静脉予 5%氯化钠 200~300 ml,但须防止诱发肺水肿。严格监视生命体征、出入水量、血钠及血钾浓度。

3. 抑制 ADH 分泌及其拮抗药　目前临床上尚无特效药物。

十、病理性骨折

(一) 概述

病理性骨折是病变的骨骼(骨肿瘤、骨髓炎和骨结核等)因轻微外力或在正常活动中所发生的骨结构及其连续性的中断。病理性骨折是常见的肿瘤并发症之一。病理性骨折最常见的原因是骨转移癌,原发性骨肿瘤的病理性骨折发生率为 5%~10%,而骨转移癌病人并发病理性骨折可高达 35%左右。脊柱是骨转移癌最好发的部位,这可能与椎静脉丛能沟通上、下腔静脉系统密切相关。病理性骨折绝大多数发生于脊柱、肋骨和骨盆,只有 20%左右见于肢端的长骨。

(二) 临床表现

1. 症状及体征　肿瘤转移部位或原发性骨肿瘤所在部位的骨骼进行性疼痛,尤其是在负重部位的骨骼(如脊柱腰段和胸段、骨盆及下肢),用一般止痛药物不能奏效,需用麻醉剂才能暂时止痛。且由于活动或用力而使症状加重,并常伴有局部肿胀和功能障碍。体查局部有明显压痛及叩击痛。

2. 辅助检查

(1) 影像学检查

① X 线检查:躯干或四肢骨骼疼痛部位的常规正侧位 X 线摄片是骨肿瘤及病理性骨折的首先检查方法。

② CT及磁共振成像(MRI):CT能清晰显示横断面解剖图像,MRI在显示椎体病理性压缩性骨折方面要明显优于常规X线检查和CT扫描,并能清晰显示骨折是否对脊髓或神经根造成压迫及其损害的程度。

(2)实验室检查:在原发肿瘤进展期,病人常有血红蛋白下降、红细胞减少等贫血现象,血沉增快,血浆蛋白降低,A/G比值倒置。骨肉瘤或骨转移癌伴广泛骨质破坏者常有碱性磷酸酶增高,溶骨性破坏者血清钙磷增高,同时伴有尿钙增高。前列腺癌骨转移者,血清酸性磷酸酶增高。若为骨髓瘤则可出现本-周尿蛋白阳性。

(三)病理检查

通过病史及有关检查,能对骨肿瘤及其病理性骨折做出初步诊断,但绝大多数骨肿瘤还要取活体组织进行病理检查,才能做出最后诊断。

(四)治疗

治疗的目的是及时处理骨折,迅速减轻疼痛,以及最大限度地保存病人的肢体功能,提高生活质量及延长生存期。肿瘤引起的病理性骨折的治疗原则是适当复位和固定,以放射治疗及手术治疗为主,辅以化疗及对症支持治疗。

1. 放射治疗　放疗主要适用于骨恶性肿瘤引起的脊柱区域的病理性骨折,或其他部位病理性骨折行手术固定后,以及因病人一般情况差而不能手术治疗者。对放射线敏感的骨恶性肿瘤(如尤文肉瘤、骨原发性恶性淋巴瘤等)所致的病理性骨折可首选放疗。

2. 手术治疗　肿瘤引起的四肢长管状骨骨折及脊柱骨折合并截瘫者,应首选手术治疗。

3. 化学治疗　要根据原发肿瘤的类型及其对抗癌药的敏感度来选择化学药物作化疗。

(五)预后

病理性骨折的预后与原发恶性肿瘤的类型、分期、部位及治疗措施有密切关系。因骨肉瘤、尤文肉瘤等原发性骨肿瘤引起的病理性骨折，早期患者的5年生存率可达50%～80%，而中晚期病人总的5年生存率则不超过15%～20%。

十一、休克

休克(shock)是指各种原因引起的有效循环血量明显下降，产生以微循环功能紊乱、组织灌注不足和器官功能障碍为主要病理生理特点的临床综合征。

根据病因，休克可分为低血容量性休克(包括出血性休克)、心源性休克和血管功能性休克3种类型。血管功能性休克又可分为神经性休克、过敏性休克和感染性休克。

(一) 病理生理

休克的发生发展有多种学说，微循环学说是其中重要的学说之一，各种类型休克共同的变化是重要脏器微循环的低灌注。根据微循环的变化，可以把休克分为以下三期：① 缺血性缺氧期(代偿期)：② 淤血性缺氧期(可逆性失代偿期)；③ 休克的难治期(不可逆期)。

(二) 诊断

休克的诊断主要是根据患者的症状和体征。休克早期，患者可出现精神紧张，烦躁，面色、皮肤略显苍白，手足湿冷，脉搏增快，尿量稍减等表现。休克中晚期，则出现神志不清或昏迷，口唇黏膜、皮肤发绀，尿量明显减少或无尿，脉搏细速，血压下降或脉压减小甚至血压测不出。

(三) 治疗

休克的治疗是一个综合的措施。

1. 一般措施　患者宜取平卧位或头稍高以利于呼吸，下肢抬高15°～20°；吸氧；保持呼吸道通畅，必要时行气管插管或气管切开；保持患者安静。

2. 积极处理病因　根据不同病因采取有效措施。

3. 补充血容量　休克的特点是有效循环血容量减少，故补充血容量是休克复苏的重要措施。应根据病情选用合适的晶体液和胶体液，并采用合适比例进行充分的扩容。

4. 纠酸　应根据血气分析监测结果，纠正酸中毒。

5. 血管活性药物的使用　理想的血管活性药物在提高血压的同时能明显改善内脏器官的血流灌注和组织缺氧情况。

（1）缩血管药物

① 间羟胺：对休克患者特别是外周血管阻力过低的患者，使用间羟胺后可使心输出量增加，较少引起心律失常，无中枢兴奋作用，由于收缩肾血管作用轻，较少引起少尿。

② 去甲肾上腺素：是强血管收缩药，应用于外周阻力过低的患者。

③ 肾上腺素：对α、β受体无选择性，可用于过敏性休克的抢救。肾上腺素可增加心肌耗氧量，增加心肌兴奋性而引起心律失常，对休克不利，但对于感染性休克特别是多巴胺疗效不佳者有较好作用。

（2）扩血管药物

① 山莨菪碱：增加组织灌注，改善微循环。

② 酚妥拉明：短效α受体阻断药物，能使毛细血管前括约肌开放，增加血液灌注，改善微循环。

③ 酚苄明：长效α受体阻断药物。作用与酚妥拉明相似，但起效慢，作用长而持久。

6. 其他药物

（1）多巴胺：小剂量激动DA受体，扩张内脏血管，外周阻力降低，增加肾脏血流量；中等剂量主要激动心脏β_1受体，增强心肌收缩力，心输出量增加；大剂量激动α受体，血管收缩，升高血压。一般情况下，多巴胺宜小剂量并同时扩容，防止内脏血管舒张而造成血压进一步下降；但在血压急剧下降时，应用大剂量以激动α受体，使血压升高。

（2）多巴酚丁胺：为选择性β_1受体激动剂，可增强心肌收缩力，心输出量增加。

（3）纳洛酮：可阻断中枢和外周的阿片类受体，解除内源性阿片肽对心血管的抑制；可兴奋中枢和外周的交感—肾上腺髓质及垂体—肾上腺皮质系统；可直接作用于心肌拮抗内源性阿片肽的抑制作用，提高心肌收缩力；有稳定溶酶体膜等作用。

4. 其他如抗氧自由基药物、一氧化氮合酶抑制剂、休克细胞因子拮抗剂等都有望用于休克的治疗。

（四）临床常见休克类型

1. 低血容量性休克　低容量性休克（hypovolemic shock）是由各种原因引起的血容量、体液大量丢失所致的休克，包括失血性休克、创伤性休克等。

【病因】

（1）体外因素

① 各种原因的出血：外伤，术后出血，咳血，呕血，便血，围生期及产后大出血。

② 各种原因的体液丧失

经消化道体液丧失：呕吐，腹泻，胃肠道外瘘。

经肾脏体液丧失：如尿崩症，糖尿病引起的高渗性利尿，服大量利尿剂。

经皮肤体液丧失：大量出汗，烧伤。

（2）体内因素

① 出血：骨盆闭合性骨折、肾破裂等造成的后腹膜血肿，腹主动脉破裂和宫外孕，胸部外伤后血气胸。

② 炎症：胸膜炎，腹膜炎，脓肿。

③ 肝肾功能衰竭造成的胸腹水。

④ 梗阻：大量体液淤积于肠腔内。

【临床表现】

（1）循环系统表现为血压下降，脉压差减小，脉搏细速，每搏输出量和心输出量降低，外周阻力增高，呈低排高阻型。

（2）呼吸增快。

（3）尿量减少，比重升高，尿钠小于 20 mmol/L。

(4) 皮肤冰冷、潮湿、苍白或有花斑。

(5) 组织无氧代谢致血内乳酸升高，呈代谢性酸中毒。

【治疗原则】

(1) 补充血容量

① 平衡液：成分与组织液相同，输入后 1/3 留在血管内，2/3 进入组织间隙中，是最为常用的容量补充剂，如乳酸钠林格液、林格液等。

② 生理盐水：含氯化钠，大量输入后易引起高氯性酸中毒。

③ 胶体液：有全血、血浆白蛋白、右旋糖酐、羟乙基淀粉和人造明胶类血代、血定安等，应根据实际情况选择输注。

(2) 血管活性药　积极补充血容量的同时，可适当应用血管活性药，常用的有多巴胺。

(3) 血管扩张药的应用　血压基本正常而组织灌注不足者可试用。

(4) 保护重要器官功能　包括呼吸功能、肾功能，必要时行机械通气或肾脏透析，同时要重视原发病的治疗，如手术止血、治疗腹膜炎等。

【休克患者的监测】

(1) 循环系统监测　血压、脉率、中心静脉压，必要时应放置 Swan-Ganz 导管或持续心排量导管（CCO）监测 PCWP、PAP、CO、SV_{O_2} 等。

(2) 呼吸系统　潮气量、通气量、频率、死腔量、顺应性、肺活量、容量压力环等。

(3) 血气分析　及时了解内环境情况。

(4) 肾功能监测　尿量、尿比重、肌酐、尿素氮、尿 pH、尿钠等。

2. 心源性休克　因心脏本身疾病或机械因素产生心功能不全，泵血乏力造成周围组织器官灌注不足者称心源性休克（cardiogenic shock）。常见原因有心肌炎，心肌病，严重心律紊乱，心脏手术后低心排综合征等；机械因素有房间隔、室间隔缺损，各种瓣膜疾病，急性心包填塞，纵隔气肿，张力性气胸，急性肺梗死，心室壁破裂，血栓形成及输液过多等。

【临床表现】

呼吸困难，肺底啰音。心电图及胸部X线片示有异常。血流动力学表现为低排高阻。

【治疗原则】

（1）改善心功能　宜用正性肌力药，如多巴胺或多巴酚丁胺静滴，合并有严重低血压者可慎用去甲肾上腺素静滴，一般不用洋地黄类强心药，可改用非洋地黄类，如氨力农、米力农等。

（2）调整前负荷　急性心衰时，常合并有低血容量，特别是应用血管扩张剂后更易造成血容量不足，故在增强心肌收缩力的同时要及时补足血容量，升高血压，保证脏器的灌注，可用PCWP来指导输注。

（3）降低后负荷　当用正性肌力和补充血容量后效果不明显时，应考虑血管扩张剂以降低后负荷，常用的有亚宁定、酚妥拉明、硝酸甘油和硝普钠静滴，应在严密监测血压的情况下滴注。

（4）其他　保持呼吸道通畅，纠正酸碱平衡和电解质紊乱，尽快采取措施排除引起心源性休克的原因，如急诊冠状动脉扩张或搭桥、溶栓、心包切开引流解除心脏压迫等。

3. 感染性休克　机体因受到病原体的侵犯，发生全身感染，合并血流动力学急剧变化，器官灌注不足，缺氧和功能障碍等一系列变化，称为感染性休克（infective shock），包括内毒素休克（endotoxin shock）和败血症休克（septic shock，或称脓毒性休克）。

内毒素休克是由革兰阴性菌产生的内毒素引起的休克。

败血症休克是由细菌、真菌以及其他微生物感染引起的休克。

【临床表现】

寒战和体温波动较大，严重者有昏迷、谵妄、心率增快、血压下降等症状，并出现尿量减少，低氧血症，凝血功能障碍。

【治疗原则】

（1）大多合并有血容量相对不足，宜及时补充。

（2）血管活性药的应用原则与剂量可参照“心源性休克”。

（3）原发病的治疗和感染的有效控制，及时清创、引流或切除。

（4）机体的支持，如纠正低蛋白血症、贫血和酸碱、电解质紊乱及全身营养支持。

（5）保护重要器官如肾脏、肝脏、脑等的功能，尿量应大于20 ml/h。呼吸困难者应及时应用机械通气。凝血机制异常者适当补充血浆、凝血因子、血小板或全血。

4. 过敏性休克　机体对某些致敏原产生急性的、全身性的免疫反应，导致血流动力学的急剧改变，产生器官灌注不足者，称过敏性休克（anaphylactic shock）。常见过敏原有某些抗生素、血液制品、动物毒素、食物、某些激素和一些临床上常用的药物。

【临床表现】

发病急，接触致敏原到发病只需数秒或数分钟，也有几小时后发病。

来势凶险，一开始就有循环和呼吸衰竭的表现。

急性期无特异性实验室指标可查。

处理得当恢复也较快。

【治疗原则】

（1）紧急复苏可采取肾上腺素皮下、肌内或静脉注射，必要时可重复，吸氧，头低位。

（2）积极抗休克治疗。

（3）停用一切可疑的致敏物质。

（4）应用抗组胺类药物，如苯海拉明、雷尼替丁等。

（5）维持呼吸道通畅，如有支气管痉挛即用氨茶碱、糖皮质激素及异丙肾上腺素类药物。

（6）为预防过敏反应发生，对可疑药物，用前应做过敏试验。

第三篇 基本技能

一、生命质量的评价

生命质量(quality of Life,QOL),又称生活质量、生存质量、生命质素等,它是在 WHO 提倡的健康新概念——“人们在躯体上、精神上及社会生活中处于一种完好的状态,而不仅仅是没有患病和衰弱”的基础上构建的,是医学模式由单纯生物医学模式向生物-心理-社会综合医学模式转变的体现。1993 年 WHO 将生命质量定义为:不同文化和价值体系中的个体,对与他们的目标、期望、标准以及所关心的事情有关的生存状况的体验。

生命质量通常以一般状况评分(performance status,PS)或体能评分来表达。常用的评分方法和标准如下:

1. 卡氏评分(Karnofsky's 评分,KPS 评分)

100 分——能进行正常活动,无症状和体征。

90 分——能进行正常活动,有轻微症状和体征。

80 分——可进行正常活动,有一些症状和体征。

70 分——生活可自理,但不能维持正常生活或工作。

60 分——有时需人扶助,但大多数时间可自理。

50 分——常需人照料。

40 分——生活不能自理,需特殊照顾。

30 分——生活严重不能自理。

20 分——病重,需住院积极支持治疗。

10 分——病危,临近死亡。

0 分——死亡。

2. Zubrod－ECOG－WHO 评分(简称为 ZPS 评分或 ECOG 评分)

0 分——能正常活动。

1 分——有症状，但几乎可完全正常活动。

2 分——有时卧床，但白天卧床时间不超过 50%。

3 分——需要卧床，白天卧床时间超过 50%。

4 分——卧床不起。

5 分——死亡。

3. 生存质量评分标准(中国 1990 年制订)

(1)食欲：① 几乎不能进食；② 食量＜正常的 1/2；③ 食量为正常的 1/2；④ 食量略少；⑤ 食量正常。

(2) 精神：① 很差；② 较差；③ 有影响，但时好时坏；④ 尚好；⑤ 正常，与病前相同。

(3) 睡眠：① 难入睡；② 睡眠很差；③ 睡眠差；④ 睡眠略差；⑤ 大致正常。

(4) 疲乏：① 经常疲乏；② 自觉无力；③ 轻度疲乏；④ 有时轻度疲乏；⑤ 无疲乏感。

(5) 疼痛：① 剧烈疼痛伴被动体位或时间超过 6 个月；② 重度疼痛；③ 中度疼痛；④ 轻度疼痛；⑤ 无痛。

(6) 家庭理解与配合：① 完全不理解；② 差；③ 一般；④ 家庭理解及照顾较好；⑤ 好。

(7) 同事的理解与配合(包括领导)：① 全不理解，无人照顾；② 差；③ 一般；④ 少数人理解关照；⑤ 多数人理解关照。

(8) 自身对癌症的认识：① 失望，全不配合；② 不安，勉强配合；③ 不安，配合一般；④ 不安，但能较好配合；⑤ 乐观，有信心。

(9) 对治疗的态度：① 对治疗不抱希望；② 对治疗半信半疑；③ 希望看到疗效，又怕有副作用；④ 希望看到疗效，尚能配合；⑤ 有信心，积极配合。

(10)日常生活：① 卧床；② 能活动，多半时间需卧床；③ 能活动，有时卧床；④ 正常活动，不能工作；⑤ 正常活动和工作。

(11) 治疗的副作用：① 严重影响日常生活；② 影响日常生活；③ 经对症治疗后可以不影响日常生活；④ 未用对症治疗基本

不影响日常生活；⑤ 不影响日常生活。

(12) 面部表情根据相应的表情给予判断。

现试用的生存/命质量分级：生活质量满分为 60 分，生活质量极差的为<20 分，差的为 21～30 分，一般的为 31～40 分，较好的为 41～50 分，良好的为 51～60 分。

二、肿瘤患者体表面积计算

为了准确计算抗肿瘤药物的使用剂量(mg/m^2)，常需要先测出病人的体表面积，再根据体表面积计算药物剂量。体表面积的计算方法如下：

1. Mostellar 公式

体表面积(m^2)＝体重(wt)×身高(ht)/3 600

2. DuBois and DuBois 公式

体表面积(m^2)＝($wt^{0.425}$)×($ht^{0.725}$)×71.84

3. Haycock 公式

体表面积(m^2)＝($wt^{0.5378}$)×($ht^{0.3964}$)×0.024 265

(注：wt，以 kg 计算的体重；ht，以 cm 计算的身高)

在临床工作中，一般采用卡尺法和体重、身高体表面积换算表进行体表面积计算。对体表面积>2 m^2 的患者，临床实践中按 2 m^2 计算使用剂量。

三、实体瘤的疗效评价

实体瘤的疗效评价可按照下列两种评价标准进行。

(一) WHO 评价标准

为目前最常用的全球性标准。

1. 可测量的病变

完全缓解(complete response，CR)：可见的病变完全消失，超过 1 个月。

部分缓解(partial response，PR)：肿块缩小 50%以上，时间不少于 4 周。

无变化（no change，NC）：肿块缩小不及50%或增大未超过25%。

进展（progress disease，PD）：1个或多个病变增大25%以上或出现新病变。

肿瘤变化采用双径测量或单径测量来评定。

（1）双径测量：① 单个病变：肿瘤面积（指肿块2个最大垂径的乘积）缩小≥50%。② 多个病变：多个肿块2个最大垂径乘积之和减少50%以上。

（2）单径测量：线状肿块测得数值减少50%以上。

2. 不可测量的病变

CR：所有症状、体征完全消失至少4周。

PR：肿瘤大小估计减少≥50%至少4周。

NC：病情无明显变化至少4周，肿瘤大小估计增大不到25%，减少不足50%。

PD：新病灶出现或原有病变估计增大≥25%。

3. 总疗效评价　总疗效的评价须包括所有指标。对可测量的病变，应选择疗效最差的作为总的评价。不可测量的病变的改变情况，有无新病灶的出现，都是总疗效评价的重要依据。

（二）RECIST（respons evaluation criteria in solid tumor）评价标准

RECIST标准建立在WHO标准的基础上，与WHO标准有较好的一致性，更适用于临床应用。

1. 基本概念

（1）实施治疗前基准状态下的肿瘤病灶

① 可测量病灶：在X线片、CT或MRI片上至少有一个径线可以精确测量的病灶（记录为最大直径）。常规检测条件下（10 mm断层）肿瘤最大径应≥20 mm，螺旋CT检测（5 mm断层）时肿瘤最大径应≥10 mm。

② 不可测量病灶：包括小病灶（常规检测条件下最大径小于20 mm，或螺旋CT检测时最大径小于10 mm）和下述其他情况：骨

骼病变，软脑膜病变，腹水，胸腔、心包腔积液，炎性乳癌，皮肤、肺淋巴管炎，未被证实或不能被影像学随访的腹部包块，囊性病变。

(2) 临床上具体测量、观察和评价病灶

① 靶病灶：可测量病灶（有可测量的最大径）均应视为靶病灶。如果一个器官内可测量病灶加起来多达5个或全身共10个（应注明受累器官），都应在基线状态下进行测量和记录。靶病灶除病灶大小外，还要注意病灶是否能被准确地重复测定。

② 非靶病灶：所有靶病灶以外的其他病灶（或病变部位），也需在基线状态时记录，但不要求对这些病变进行测量，只需在随访全过程中记录它们是存在或是消失。

2. 病灶测量方法的说明

(1) 临床检查：只有当病灶位于表浅部位（皮肤结节和可摸到的淋巴结），并能被临床检测到，才能认为是可测量的。对皮肤病灶而言，推荐使用彩色照片来记录存档，照片中应有比例尺来测量病灶大小。

(2) X线胸片：X线胸片显示的位于肺实质中边界清楚的病灶可以被接受为可测量的病变。

(3) CT和MRI：CT和MRI是目前用来作为靶病灶疗效评估最可靠且重复性最好的方法。

(4) 超声：对于表浅的淋巴结、皮下病灶、甲状腺结节，超声可作为选择的测量手段之一。用超声来证实临床判断表浅病灶完全消失是很有用的。一般认为，超声不宜作为肿瘤病灶客观疗效评价指标。

(5) 肿瘤标志物：不能单独应用来评价疗效。但如果治疗前肿瘤标志物高于正常值上限，只有当所有肿瘤病灶消失后，同时肿瘤标志物也降至正常值范围内，才能评价临床完全缓解。

(6) 细胞学和组织学：仅在少部分残留病灶、体腔积液病例中，细胞学和组织学技术可以用来区分部分缓解和完全缓解。

3. 肿瘤治疗疗效评价

(1) 基线状态评价：基线状态的所有靶病灶最长径之和（最大单径测定）作为评价肿瘤治疗疗效的最主要的基础指标。

(2) 靶病灶疗效评价标准

完全缓解(CR):所有靶病灶消失,维持4周。

部分缓解(PR):靶病灶最长径之和与基线状态比较,至少减少30%,维持4周。

病变进展(PD):靶病灶最长径之和与治疗开始之后所记录到的最小的靶病灶最长径之和比较,增加20%,或者出现一个或多个新病灶。

病变稳定(SD):介于部分缓解和疾病进展之间。

(3) 非靶病灶的评价

完全缓解(CR):所有非靶病灶消失和肿瘤标志物恢复正常。

未完全缓解/稳定(IR/SD):存在一个或多个非靶病灶和(或)肿瘤标志物持续高于正常值。

疾病进展(PD):出现一个或多个新病灶和(或)已有的非靶病灶明确进展。

(4) 总疗效的评价:最佳总疗效是指从治疗开始到疾病进展或复发之间所测量到的最小值。总疗效的评价应包括所有指标。总疗效的确认组成见表3-38-1:

表3-38-1 靶和非靶病灶疗效与新病灶所有可能组合时的总疗效

靶病灶	非靶病灶	新病灶	总疗效
CR	CR	无	CR
CR	IR/SD	无	PR
PR	非-PD	无	PR
SD	非-PD	无	SD
PD	任何	有/无	PD
Any	PD	有/无	PD
Any	任何	有	PD

4. 要把病人归类为PR或CR,而且必须在肿瘤首次达到标准后不少于4周的时间内重新测定,并得到证实。所以疗效的最终评价应包括:疗终评价+治疗结束4周后的确认。

总疗效的持续时间:是指从测量数值达到CR或PR标准到

明确地记录到第一次复发或疾病进展时的时间间隔。总的完全缓解时间是指从测量数值第一次达到 CR 到明确地记录到第一次复发时的时间间隔。

疾病稳定的持续时间:是指从治疗开始到疾病进展时的时间间隔。

四、生存时间评价

肿瘤化疗的目的是延长肿瘤病人的生存时间及提高生存质量。评价生存时间及生存质量的指标,包括中位生存时间、平均生存时间以及生存率等。

(一) 生存时间的评价

1. 缓解时间(remission time)　自出现达部分缓解疗效之日起至肿瘤复发而使有关指标不足部分缓解标准之日为止所经历的时间为缓解时间。一般以月计算,亦有以周或日计算的。

2. 中位缓解时间(median remission time)　将各个缓解病例的缓解时间(月)列出,由小到大排列,取其中间数值,即为中位缓解时间,或按统计学计算出中位数。

3. 疾病进展时间(time to progress,TTP)　是计算从治疗开始到病情进展的时间。

4. 疾病控制率(disease control rate,DCR)　是指经治疗后获得 PR 和 SD 的病例数占整个可评价例数的百分比。

5. 生存时间(survival time,ST)　从治疗开始之日起至死亡或取得末次随访资料之日为止的时间为生存期或生存时间。

6. 中位生存时间(median survival time,MST)　是按生存时间数值大小排列的变量中居中的数值。

7. 平均生存时间(mean survival time,MST)　是所有可评价的治疗例数的生存时间的平均值及标准差。

8. 生存率(survival rate)　是在治疗后的一定时间内生存例数占观察例数的百分比,以观察时间的不同可分为半年生存率、1 年生存率、5 年生存率等。

9. 无病生存率（disease free survival，DFS）和无复发生存率（progression free survival，PFS） 是指完全缓解患者从开始治疗至开始复发或死亡的时间占观察例数的百分比。

五、实体瘤化疗不良反应的分级标准

化疗不良反应是指患者治疗期间发生的与抗癌药物有关的非预期的临床表现。

具体化疗不良反应评估依据 WHO 抗癌药物常见毒性反应分级标准表进行。详见表 3－38－2：

表 3－38－2 WHO 抗癌药物常见毒性反应分级标准

项目	分级	0度	Ⅰ度	Ⅱ度	Ⅲ度	Ⅳ度
血液系统	血红蛋白（g/L）	≥11.0	9.5～10.9	8.0～9.4	6.5～7.9	＜6.5
	白细胞（$\times 10^9$/L）	≥4.0	3.0～3.9	2.0～2.9	1.0～1.9	＜1.0
	粒细胞（$\times 10^9$/L）	≥2.0	1.5～1.9	1.0～1.4	0.5～0.9	＜0.5
	血小板（$\times 10^9$/L）	≥100	75～99	50～74	25～49	＜25
	出　血	无	淤血	轻度出血	严重出血	出血，导致衰竭
胃肠道	胆红素	≤1.25 ×N	（1.26～2.50）×N	（2.6～5.0）×N	（5.1～10.0）×N	＞10.0 ×N
	谷丙转氨酶	≤1.25 ×N	（1.26～2.50）×N	（2.6～5.0）×N	（5.1～10.0）×N	＞10.0 ×N
	碱性磷酸酶	≤1.25 ×N	（1.26～2.50）×N	（2.6～5.0）×N	（5.1～10.0）×N	＞10.0 ×N
	口腔	无异常	红斑，疼痛	红斑溃疡，可进食	溃疡，只能进流食	不能进食
	恶心、呕吐	无	恶心	暂时性呕吐	呕吐，需治疗	难控制的呕吐
	腹泻	无	短暂（＜2 天）	能忍受（＞2 天）	不能忍受，需治疗	血性腹水
肾膀胱	尿素氮（mmol/L）	≤1.25 ×N	（1.26～2.50）×N	（2.6～5.0）×N	（5.1～10.0）×N	＞10.0 ×N
	肌酐（μmol/L）	≤1.25 ×N	（1.26～2.50）×N	（2.6～5.0）×N	（5.1～10.0）×N	＞10.0 ×N
	蛋白尿	无	＋	2＋	3＋	4＋
	血尿	无	镜下血尿	肉眼血尿	严重血尿，带血块	泌尿道梗阻

续表 3-38-2

项目＼分级		0度	Ⅰ度	Ⅱ度	Ⅲ度	Ⅳ度
心脏	心率	正常	窦性心动过速,休息心率>100次/分	单灶性早搏	多灶性早搏	更严重的心律不齐
	心功能	正常	无症状,但有异常心脏征象	短暂的心功不足,但不需要治疗	有症状,心功不足,治疗有效	充血性心力衰竭
	心包炎	无	有心包积液,无症状	有症状但不需抽积液	心包填塞,需抽积液	心包填塞,需手术治疗
神经系统	神志	清醒	短暂时间嗜睡	嗜睡时间<50%	嗜睡时间>50%	昏迷
	周围神经	正常	感觉异常或腱反射减退	不能耐受感觉异常或轻度无力	不能耐受感觉异常或显著运动障碍	瘫痪
	便秘(非麻醉剂引起)	无	轻度	中度	腹胀	肠麻痹
肺		无症状	症状轻微	活动后呼吸困难	休息时呼吸困难	需完全卧床
低血压		无	收缩压下降10%~20%	收缩压下降21%~30%	收缩压下降>40%,需升压治疗	——
局部反应		无	红	肿块	溃疡	坏死感染
发热(药源性)		无	<38℃	38~40℃	>40℃	发热伴低血压
过敏		无	水肿	支气管痉挛,不需注射治疗	支气管痉挛,需注射治疗	过敏反应
皮肤		无	红斑	干性脱皮,水疱,痛痒	湿性脱皮,溃疡	剥脱性皮炎,坏死
头发		无	轻度脱发	中度,斑状脱发	完全脱发可再生	脱发,不能再生
感染(特殊部位)		无	轻度感染	中度感染	重度感染	重度感染伴低血压
寒战		无	畏寒	轻度寒战	寒战需治疗	——
乏力		无	轻度,能正常活动	卧床<50%	卧床<50~70%	卧床>75%
疼痛(非肿瘤引起)		无	轻度	中度	重度	难控制

注:N表示正常值。

上述药物不良反应中以消化道症状如恶心、呕吐、腹泻，以及骨髓抑制如白细胞减少、血小板下降、脱发等最常见。除此之外，还需要重视各种化疗药物的限制性毒性、对器官的特殊副作用和必须要做的相关检查，对做好有关药物使用前的临床预处理和病人的临床教育要给予高度关注，并严格掌握药物使用的适应证。

六、化疗常见不良反应的处理

（一）心脏毒性

常见于蒽环类药物化疗后，主要引起心肌病变，严重者可发生心力衰竭。其发生率与药物的总剂量有关，阿霉素（ADM）总量＜550 mg/m^2时很少发生，＞600 mg/m^2为30％，＞1 000 mg/m^2为50％左右。表阿霉素（EPI）和米托蒽醌（MIT）的心脏毒性发生较少。使用大剂量CTX和5-FU的少数病人可发生心肌损伤。蒽环类药物所致心脏毒性的主要临床表现为心肌病。防治措施：

1. 以预防为主，用药期间及用药后应密切观察，注意患者有无心慌、气短、胸闷、喘憋等症状，随时监测心率、心电图等的变化，及时发现心脏毒性。

2. 限制ADM的累积剂量在450～550 mg/m^2，如与VCR、BLM、CTX合并使用或纵隔放疗，应减量到300～450 mg/m^2。

3. 与洋地黄并用可提高使用ADM的安全性。

4. 延长ADM的滴注时间可降低心脏毒性。

5. 如左心室射血分数（LVEF）下降值超过15％或绝对值小于50％，需停用阿霉素等蒽环类药物。

6. 给予心肌营养药，如肌苷、维生素E、二磷酸果糖等；持续低流量吸氧，缓解心肌供氧不足。

7. 出现心律失常，给予异搏定、乙胺碘呋酮。

8. 出现心衰，给予洋地黄强心药、能量合剂、利尿药、低钠饮食并嘱卧床休息。

（二）骨髓抑制

化疗后骨髓的造血功能受到抑制，表现为白细胞减少，尤其是粒细胞下降。随着剂量的增加，血小板和红细胞也受到不同程度的影响，严重者出现全血细胞降低。防治措施：

1. 加强监控　化疗过程中或间歇阶段，至少每周检查一次血常规，根据外周血象的高低水平进行在有效药物剂量强度范围内的调整。

2. 纠正贫血　贫血症状明显、重度贫血或贫血发生迅速者应绝对卧床休息，必要时输注红细胞成分血或促红细胞生成素、补充铁剂予以纠正贫血，注意观察病人有无输血反应。

3. 白细胞下降的处理　白细胞在(3.5～4.0)$\times 10^9$/L 时，口服升白药物；白细胞低于 3.0$\times 10^9$/L 给予 G-CSF，注意预防感染，有感染迹象时使用有效抗生素。必要时给予成分输血，将病人无菌隔离。

4. 血小板降低的处理　血小板低于 80$\times 10^9$/L 时，皮下注射血小板生成因子或静脉输注新鲜血小板。

5. 控制感染　① 口腔清洁每日 3 次；② 注意肛门、外阴部的清洁；③ 当白细胞低于 1.0$\times 10^9$/L 时，注意保护性隔离，防止交叉感染；④ 必要时注射粒细胞集落刺激因子；⑤ 必要时给予抗生素预防感染。

6. 出血的处理　一旦有出血症状应及时处理，给予止血药物。

（三）恶心、呕吐

胃肠道毒性是最常见的早期并发症，由于化疗药物直接刺激胃肠道并激活肠腔中 5-HT_3 受体，刺激延髓中枢引起恶心呕吐。其防治措施如下：

1. 心理疏导。

2. 减少不良刺激。

3. 饮食调理。

4. 正确使用止吐药。

(1) 预期性呕吐常规止吐药物无效，可选用抗焦虑或抗抑郁药。

(2) 接受高、中度致吐化疗药物者，联合应用地塞米松和 5-HT_3 受体拮抗剂。

(3) 接受轻度致吐药者，仅必要时给予单次剂量皮质激素或胃复安。

5. 掌握好化疗药物给药时间。静脉化疗于餐后3～4 h用药较适宜。睡眠中给药亦可预防化疗所致呕吐。口服给药者宜餐后服用，减少药物对胃黏膜的刺激。

6. 水电平衡　必要时予补液或肠外营养，预防电解质、酸碱平衡紊乱。

（四）腹泻

1. 每日腹泻超过5次或出现血性腹泻时，应立即停止化疗并及时对症治疗。

2. 轻者停止化疗或应用止泻药即可控制。

3. 腹泻次数较多或年老体弱患者需要补充足够的能量，维持水及电解质平衡，尤其要防止低钾血症的发生。

4. 大便培养阳性者应予抗感染治疗，主要是针对大肠杆菌感染。

5. 由5-FU、CPT-11、HCPT等导致的腹泻，可能会引起严重的并发症，应积极治疗。

（五）便秘

1. 多食富含纤维素的食物，有助于软化粪便。

2. 进行适当的运动，有助于胃肠道蠕动。

3. 适当补充液体，防止呕吐和腹泻所导致的脱水。

4. 对于有便秘史的患者应用长春碱类化疗药或（和）合并应用$5\text{-}HT_3$受体拮抗剂，可预防性应用粪便软化剂或缓泻剂，如酚酞、番泻叶、开塞露等。

（六）末梢神经炎

神经系统毒性反应在含草酸铂和紫杉类药物治疗的方案中常见，表现为肢端麻木、针刺样疼痛、肌肉痉挛等，重者致喉痉挛，危及生命。防治措施：

1. 促进药物排泄，采用水化、利尿等措施。

2. 防治药物有B族维生素、脑复康及氨磷汀等。

3. 调整化疗药物的剂量。

（七）过敏

多数抗肿瘤药物可引起过敏反应，但引起过敏反应发生率达5％的药物仅占极少数。目前较易发生过敏反应的药物有紫杉类药物和吉西他滨等。其中紫杉醇过敏反应频繁，为治疗限制性毒性，其主要临床表现为典型的Ⅰ型过敏反应，包括支气管痉挛、喘鸣、瘙痒、皮疹、低血压等。防治措施：

1. 化疗前做好预防措施，随时准备好抗过敏药等抢救药物。紫杉类药物给药前给予皮质类固醇激素和抗组胺药可预防或减轻过敏反应的发生。常用的治疗前用药方案为：地塞米松片7.5 mg，分别于给药前 12 h 和 6 h 口服；西咪替丁 300 mg＋生理盐水250 ml，于给药前半小时静滴；非那根 25 mg，给药前肌注。

2. 若出现轻度过敏症状，如潮红、皮肤反应，一般不需中断用药，对症处理即可。若出现严重过敏反应，应及时停药就地抢救，联合应用 H_1、H_2 受体拮抗剂及糖皮质激素、升压药或支气管扩张药等。

（八）化疗患者口腔溃疡的处理

口腔黏膜增殖活跃，易受化疗药物影响而致口腔炎和口腔溃疡，严重者疼痛剧烈，影响饮食及睡眠。防治措施：

1. 预防为主，在未发生溃疡时，应对患者进行常规口腔 pH 测试，根据 pH 选择合适的漱口液进行口腔护理。

2. 观察口腔黏膜情况，局部可用西瓜霜涂于患处，口洁灵、维斯克含服或含漱，食道合剂含服。发生真菌感染时应口服制霉菌素、4％碳酸氢钠或5％双氧水清洁口腔。

3. 大面积溃疡者（口腔溃疡和食管溃疡）应禁食，应用全肠外营养。疼痛剧烈者可酌情使用局麻药止痛，以1％利多卡因含漱。

4. 注意观察体温变化，早期发现感染，早期治疗。

（九）肾脏功能损害

环磷酰胺、丝裂霉素、顺铂等均有一定的泌尿系毒性，导致少尿、蛋白尿及管型尿，重者致中毒性膀胱炎及急性肾小管坏死。防治措施：

1. 化疗前评估患者的肾功能。

2. 对有多年高血压、糖尿病的老年患者，慎用或减量使用肾毒性强的化疗药。

3. 使用 DDP 等肾毒性强的药物时，应水化治疗，每日输液量大于 1 500 ml，要求应用前、后 6 h 内尿量保持在 150～200 ml/h，在此后的 2～3 天内维持尿量在 100 ml/h 以上。若胸、腹腔内用药，水化需要 5～7 天。

4. 使用 MTX 前一天水化、碱化尿液（pH＞7.4）至化疗结束后 3 天，同时监测血药浓度。

5. 对于负荷较大、化疗敏感的肿瘤进行大剂量化疗时，同时合用促进尿酸排泄的药物。

6. 一旦发现肾功能异常，建议使用利尿剂的同时合用肾血管扩张剂、抗氧化剂、碱性药物，保持尿液呈碱性且每日尿量应大于 3 000 ml。

（十）肝脏功能损害

长期和大剂量应用化疗药物可引起肝功能损害，出现急性而明显的肝细胞损害，引起黄疸、转氨酶升高，甚至发生急性药物性肝炎，有的可致凝血障碍和蛋白质合成障碍，发生出血、低蛋白血症、浮肿、腹水等。防治措施：

1. 化疗前评估患者的肝功能，了解既往有无肝炎病史。

2. 严格掌握化疗的禁忌证和适应证，定期复查肝功能。

3. 出现轻度肝功能损害，及时予以保肝治疗和适时调整药物剂量。

4. 出现中、重度肝功能损害，应予停止化疗并行保肝治疗和对症处理。

（十一）静脉炎

静脉炎是由于药物刺激或外漏所致，按病情轻重归为红肿型、硬结型、坏死型和闭锁型四类。Ⅰ度为红肿型：沿静脉走向出现皮肤红肿、疼痛、触痛；Ⅱ度为硬结型：沿给药静脉出现局部疼痛、触痛、静脉变硬触之有条索感；Ⅲ度为坏死型：沿血管周围有较大范围肿胀，形成淤斑至皮肤层；Ⅳ度为闭锁型：静脉不通并机化。防治措施：

1. 注射选择四肢较粗直的静脉，并避免反复静脉穿刺。

2. 一旦药物外漏应立即停止用药，局部用 0.25%普鲁卡因 1 ml 环形封闭。

3. Ⅰ～Ⅱ度静脉炎经短期热敷即可消退；Ⅲ～Ⅳ度静脉炎可用 50%硫酸镁局部湿敷。

七、大剂量顺铂化疗处理

（一）适应证

实体瘤化疗中需要使用顺铂者均可采用，但对年龄大、血管硬化、肾功能差和有听力障碍、对化疗消化道反应缺乏耐受性的患者应慎用或不采用。

（二）操作要点

大剂量顺铂(DDP)疗法(HD-DDP)：DDP 80～120 mg/m^2，溶于生理盐水或 3%氯化钠 200 ml 中静滴，并采用水化与甘露醇、速尿利尿的方法，以减轻肾脏毒性。一般在大剂量 DDP 之前先补液(生理盐水或 5%葡萄糖盐水注射液)1 000～2 000 ml，加 10%氯化钾 20 ml。DDP 之后继续输液 5 000 ml(每 1 000 ml 液体给氯化钾 20 mmol)。输液从 DDP 给药之前 12 h 开始，持续到 DDP 滴完后 24 h为止；为促进利尿，输注 DDP 之前先快速静滴 20%甘露醇 125 ml，DDP 之后再给予 20%甘露醇 125 ml 快速静滴，并根据尿量适当使用速尿。此疗法每 3 周一次，可重复 3～4 次。

（三）注意事项

1. 治疗中注意复查血清尿素氮、肌酐，有以下情况者禁用或停用本品：① 早期肾脏毒性，如尿中白细胞 10 个/高倍镜视野、红细胞或管型 5 个/高倍镜视野以上者。② 血清肌酐超过 186～351 mmol/L者。③ 有肾脏疾患史、肾功能不良的病人。

2. 用药期间，应给予水化、利尿措施，补充电解质。

3. 应密切观察有无液体超负荷的病症，并及时处理。

八、大剂量甲氨蝶呤化疗处理

(一) 适应证

主要适用于骨肉瘤、恶性淋巴瘤、淋巴细胞白血病等化疗，对头颈部鳞癌、肺癌、乳腺癌、横纹肌肉瘤等常规治疗耐药的病例也可采用。

(二) 操作要点

所谓大剂量甲氨蝶呤(MTX)化疗是指每次用量在 20 mg/kg 或 1 g/m^2 以上。在使用时必须给予水化、碱化等辅助治疗措施，同时在大剂量滴注结束后必须用 CF(甲酰四氢叶酸)解救。大剂量 MTX 可使一段时间内血中药物浓度达到较高水平，促使进入细胞内的药量增加。由于血药浓度的提高，使其能够通过血脑、血睾丸屏障，并容易扩散到血运较差的实体瘤中。一般本药用量为 1～5 g，溶于 5% 葡萄糖注射液 500～1 000 ml 中，静脉点滴 4～6 h，滴完后 3～6 h 开始应用 CF 6～12 mg 肌注(或口服)，每 6 h 一次，共 12 次。最好监测 MTX 血药浓度，及时调整 CF 用量。为保证药物迅速从体内排出，用药当天及前后各一天应补充电解质、水及碳酸氢钠，使每日尿量在 3 000 ml 以上，pH 保持在 6.5 以上。

具体如下：

(1) 化疗前 1 天：给予苏打片 2 g，4 次/日；嘱多饮水(1 500 ml/d)。

(2) 化疗第 1 天

① 给予苏打片 2 g，4 次/日。

② 5%苏打 250 ml 静滴。

5%GS 500 ml＋10% KCl 5～10 ml，静滴；

NS 40ml＋VCR 2 mg，静推。

半小时后：

MTX 1～10g＋5%GS 500 ml，静滴 6 h；

5% GS 500 ml＋5%GNS 500 ml＋10%GS 1 000 ml，静滴。

③ CF 9～15 mg，肌注，每 6 h 一次，共 12 次(MTX 滴注后

3～6 h 开始)。

(3) 化疗第 2 天

① 给予苏打片 2 g,4 次/日。

② CF 9～15 mg,肌注,每 6 h 一次,共 12 次(MTX 滴注后 3～6 h开始)。

③ 5%苏打 250 ml＋5% GS 500 ml＋5%GNS 500 ml＋10%GS 1 000 ml,静滴。

(3) 化疗第 3 天:同第 2 天。

(4) 化疗第 4 天:停用苏打和 CF。

以上可每 3 周重复一次。

(三) 注意事项

1. 妊娠早期使用可致畸胎,孕妇禁用。

2. 心、肝、肾功能不全的患者禁用。

3. 应注意补液、碱化尿液以及 CF 的应用。

4. 有条件时应监测体内药物浓度,及时调整 CF 解救剂量。

九、癌症疼痛处理

癌症疼痛是指癌症、癌症相关性病变及抗癌治疗所致的疼痛。疼痛是癌症患者的常见症状,晚期癌症患者的疼痛发生率约为 60%～80%,其中 1/3 患者为重度疼痛。但是癌症疼痛并非只发生于晚期癌症患者。癌痛患者可能生存数月或数年,如果得不到恰当的止痛治疗,他们将长期忍受癌症疼痛的折磨,生活质量下降,全身状况恶化,影响抗癌治疗的进行。为了更有效地治疗癌痛,需提高对癌症疼痛的认识、评估及治疗水平,完善疼痛的规范化治疗工作。

(一) 癌症疼痛的原因及分类

世界卫生组织将癌症患者的疼痛分为四类(见表 3－38－3)。

1. 肿瘤侵犯所致的疼痛,约占癌症疼痛的 70%～80%。如肿瘤浸润、压迫或转移至骨、神经、内脏器官、皮肤和软组织时,可引起严重的癌症疼痛。

2. 抗肿瘤治疗所致的疼痛，约占癌症疼痛的10%。如手术后瘢痕痛；化疗后发生的栓塞性静脉炎、周围神经病变；放疗后引起的局部损害、周围神经损伤、放射性脊髓炎等。

3. 与肿瘤相关的疼痛，约占癌症疼痛的8%。如癌症患者长期卧床不起、压疮、便秘、肌痉挛等引起的疼痛。

4. 非肿瘤或治疗所致的疼痛，约占癌症疼痛的8%。如骨关节炎、风湿、痛风、糖尿病末梢神经痛等。

表3-38-3　癌痛分类与处理

分类和范例	所占比例/%	主要处理
肿瘤侵犯所致的疼痛（肿瘤侵犯骨、神经、内脏等）	70～80	抗肿瘤、引流、镇痛
抗肿瘤治疗所致的疼痛（术后痛、放化疗后的疼痛）	10～20	镇痛、对症处理
与肿瘤相关的疼痛	8	镇痛、对症处理
与肿瘤或治疗无关的疼痛（关节炎、风湿、痛风等）	8	镇痛

癌症患者的疼痛可能由于两种或两种以上原因所致。癌症疼痛的发生机制可能因外周疼痛感受器受刺激或传入神经纤维受损伤所致的伤害感受性疼痛，也可能因内脏神经、运动神经及自主神经损伤引起的神经病理性疼痛。癌症患者的疼痛常常表现为伤害性疼痛和神经病理性疼痛同时并存。认识神经病理性疼痛的发病机制有助于解释一些癌症患者在肿瘤消除或损伤修复后，仍然出现的疼痛症状，也有助于解释某些癌症患者的疼痛程度超过神经或组织损伤可能导致的疼痛程度。

（二）癌痛的评估

肿瘤病人的疼痛评估　肿瘤病人疼痛的临床评估包括以下几个部分内容。

1. 评估步骤　① 听取病人疼痛主诉；② 估计疼痛程度；③ 评估病人精神状态；④ 详细记录疼痛病史；⑤ 仔细进行体检；⑥ 搜集其他有关资料；⑦ 首次镇痛方法因人而异；⑧ 治疗疼痛后

的再评估。

2. 评估方法　① 口头叙述法：根据患者主诉，将疼痛程度分为五级：Ⅰ. 无痛；Ⅱ. 轻度，虽有痛感，但可以忍受、睡眠不受干扰，能正常生活；Ⅲ. 中度，疼痛明显，不能忍受，要求止痛，睡眠受干扰；Ⅳ. 重度，剧烈疼痛，可伴有植物神经功能紊乱表现或被动体位，睡眠严重受干扰；Ⅴ. 极度，患者所能想象的最严重疼痛。② 数字评估和视觉模拟画线法：将疼痛程度分为0～10级，0级、1～3级、4～6级、7～9级、10级分别对应于口述疼痛分级的无痛、轻度、中度、重度和极度疼痛。

3. 疼痛疗效评定标准　① 完全缓解(CR)：治疗后完全无痛；② 部分缓解(PR)：疼痛较给药前明显减轻，睡眠基本不受影响，能正常生活；③ 轻度缓解(MR)：疼痛较前减轻，但仍明显，睡眠受干扰；④ 无效(NR)：与治疗前相比无减轻。

(三) 疼痛的治疗

控制癌痛的方法分四大类：病因治疗、药物镇痛治疗、非药物治疗、神经阻滞疗法及神经外科治疗。

1. 病因治疗

(1) 手术治疗：对于晚期及终末期癌症疼痛患者，针对病因的抗癌治疗大多属姑息性手术。姑息性手术可以通过部分切除肿瘤、解除肿瘤造成的压迫或梗阻性病变达到缓解疼痛及其他症状的目的。如骨转移病理骨折的固定手术、肠梗阻解除术等。

(2) 放射治疗：姑息性放疗是癌痛治疗的有效手段。如骨转移痛、脑转移等。

(3) 化疗：化疗亦是癌症姑息治疗的有效方法，对化疗药物敏感的肿瘤如恶性淋巴瘤、小细胞肺癌等，通过姑息性化疗能迅速缓解因肿瘤压迫或侵犯神经组织所引起的疼痛。

(4) 针对其他病因的治疗：癌症患者的合并症或并发症可能引起或加重癌症疼痛。例如感染是癌症患者常见合并症，及时预防和控制感染有利于缓解疼痛。

2. 非药物治疗

(1) 心理治疗：其方法包括心理情感支持、认知治疗、行为治疗、暗示、催眠疗法等。

(2) 物理治疗：其方法包括按摩、热敷、冷敷、针灸、指压疗法、超声波等。

3. 神经阻滞疗法及神经外科治疗　对于止痛药难以奏效或无法耐受止痛药不良反应、癌痛部位相对局限的顽固性重度癌痛患者，可考虑选择脊神经或外周神经阻滞麻醉、神经破坏疗法、神经松解术、神经阻断术等。

4. 药物镇痛治疗　根据世界卫生组织(WHO)癌痛三阶梯止痛治疗指南，癌症疼痛药物治疗的五项基本原则如下：

(1) 首选无创途径给药，主要为经口给药、芬太尼透皮贴剂和直肠内给药。

(2) 按阶梯给药，是指镇痛药物的选用应根据疼痛程度由轻到重，按顺序选择不同强度的镇痛药物(图 3-38-1)

第一阶段：非阿片类药。开始时病人疼痛较轻，可用非阿片类药物，首选非甾体类抗炎药，代表药物是阿司匹林。

第二阶段：弱阿片类药。当非阿片类镇痛药不能控制癌痛时应加用弱阿片药，代表药物是可待因。

第三阶段：强阿片类药。用于剧痛病人，代表药物是吗啡。

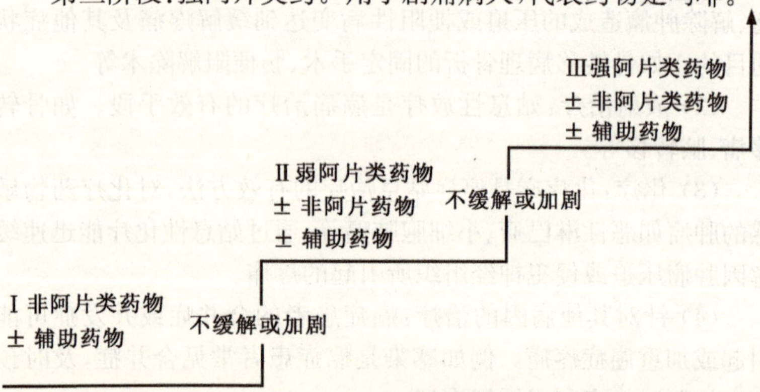

图 3-38-1　WHO 推荐的三阶梯疗法

(3) 按时给药：指镇痛药物应有规律地按规定间隔给予，而不是等患者要求时才给予。

(4) 个体化给药：由于个体差异，阿片类药物无理想标准用药剂量，应从小剂量开始，逐渐增加剂量至理想缓解疼痛并无明显不良反应的用药剂量，即为正确的剂量。

(5) 注意具体细节：治疗期间应密切观察，预防和治疗不良反应。

5. 药物选择和使用

(1) 非甾体类抗炎药(NSAIDs)：NSAIDs 通过阻断前列腺素合成，发挥解热镇痛及抗炎作用。无耐药性和依赖性，但有封顶效应，毒副作用较多，如消化道出血、肝肾功能障碍等。新一代 NSAIDs，如 COX-2 选择性抑制剂塞来昔布等药物的不良反应，尤其是消化系统不良反应已明显减少。

常用药物有阿司匹林、扑热息痛。

(2) 阿片类药物：阿片类药物作用于中枢神经系统的阿片受体，抑制痛觉在中枢神经系统内传导，达到镇痛效果。分为弱阿片类药物和强阿片类药物。

常用弱阿片类药物有：

① 可待因：与阿司匹林或扑热息痛并用，可明显增强止痛效果。

② 右旋丙氧酚复方片：可与阿司匹林或扑热息痛合用。

③ 曲马多普通片剂和缓释剂。

常用强阿片类药物有：

① 吗啡：吗啡是最常用的强阿片类药物，也是晚期癌痛最常用的镇痛药物。普通吗啡片 5～10 mg，每日 3～4 次，一般从 5 mg 开始，逐步增加到能满意控制疼痛，且无嗜睡、呼吸抑制等副作用。吗啡控释片：10～30 mg/次，每 12 h 口服一次，根据镇痛需要增加用量，用量无限制。

② 芬太尼缓释透皮贴剂：即多瑞吉，有 2.5 mg 和 5 mg 两种剂型。药物经皮肤吸收入血，8～16 h 达到血药浓度峰值，有效血

药浓度一般可维持 72 h。与口服强阿片类药相比，多瑞吉不良反应少而轻，对不能进食的患者尤为适用。

由于多瑞吉的起效时间较长（6～12 h），故首次使用多瑞吉时，建议同时口服普通吗啡 5～10 mg，以达到迅速止痛的目的。

③ 美沙酮：阿片受体激动剂，作用时间长，个体差异大，长期应用需注意药物的蓄积作用。

（3）阿片类止痛药的剂量滴定：阿片类止痛药的有效剂量个体差异较大，应合理滴定用药剂量。剂量滴定应争取在 24～72 h 内达到理想的止痛治疗剂量水平。

① 即释吗啡滴定：第 1 天固定剂量：盐酸吗啡 5～10mg，每 4 h一次。若疼痛无缓解或不理想，可以启动第 1 天解救剂量，于两次用药之间给予单次固定剂量的 1/4～1/2，每 4 h 一次。次日总固定量＝前日总固定量 ＋ 前日总解救量，给药方法为总固定剂量的 1/6，每 4 h 一次。次日解救量为当日总固定量的 10%。依此法逐日调整，直到疼痛消失或稳定在 2 级以下，其后可按此剂量继续服用。

② 控释吗啡滴定：第 1 天，控释吗啡 10～30 mg，每 12 h 一次，次日疼痛若无缓解或很少缓解，则依首次总量的 30%～50% 逐渐增加剂量，直到疼痛消失或降到 2 级以下。

③ 芬太尼透皮贴剂（多瑞吉）滴定：未使用过阿片类药物的患者芬太尼透皮贴剂的初始剂量滴定一般使用 25 μg/h，同时口服即释吗啡 10 mg×2 次，间隔 4 h。若次日疼痛无缓解或很少缓解，以即释吗啡作为常规解救用药者，需计算吗啡 24 h 内总量，用该总量的一半，加到首次芬太尼透皮贴剂剂量上即得出第二贴应用的剂量。

④ 停药时剂量换算：减少或停用阿片类药物时采用逐渐减量法，即先减量 30%，2 天后再减少 25%，直到每天剂量相当于口服 30 mg 吗啡的药量，继续服用 2 天后可予停药。如由吗啡换用芬太尼透皮贴剂治疗，则需同时使用原用剂量的吗啡 6～12 h，方可停用吗啡。

（4）给药途径改变时剂量换算：皮下、肌内给药和静脉内给药剂量相同。从口服改为直肠用药，剂量不变。从胃肠道给药改为胃肠道外给药需降低剂量。

(5) 更换阿片类药物时剂量换算：当用一种阿片类药物止痛效果不理想时，可以通过换用另一种强阿片类药物的方法获得止痛效果。在更换阿片类止痛药时，应注意等效剂量换算（见表3-38-4）。大剂量阿片类药改用另一种阿片类药时，从按换算系数计算的70%剂量开始使用，并根据病情滴定剂量。

表3-38-4 阿片类药物剂量换算表

药物	非胃肠给药	口服	等效剂量
吗啡	10 mg	30 mg	非胃肠道∶口服=1∶3
可待因	130 mg	200 mg	非胃肠道∶口服=1∶1.2 吗啡(口服)∶可待因(口服)=1∶6.5
羟考酮		10 mg	吗啡(口服)∶羟考酮(口服)=1∶0.5
芬太尼透皮贴剂	25 μg/h（透皮吸收）		芬太尼透皮贴剂(μg/h，每72 h一次) 日剂量=1/2×口服吗啡剂量(mg/d)

（四）骨转移痛的治疗

骨骼是癌症转移的常见部位。骨转移的主要临床症状是疼痛，除阿片类止痛药外，治疗骨转移疼痛的方法包括：非甾体类抗炎药、双膦酸盐类药、放射治疗及固定术等。

骨转移病灶区的破骨细胞活性增高，局部前列腺素及炎性因子增多是导致骨转移痛的因素，非甾体类抗炎药通过抑制前列腺素的合成而减轻骨转移痛，双膦酸盐类药物通过抑制破骨细胞活性减少骨吸收而减轻骨疼痛。

姑息性放射治疗骨转移的作用在于：一是控制疼痛，二是降低发生病理性骨折的危险。但需注意的是放射治疗止痛显效需要较长时间，因此在放射治疗明显显效前（约3个月内）及放射治疗不能完全控制疼痛时，仍需使用止痛药镇痛。

固定术用于治疗已发生病理性骨折的患者，也用于预防性治疗某些有病理性骨折危险的骨转移患者，尤其是负重部位骨转移患者。

（五）癌痛的综合治疗

合理综合应用上述止痛方法，有利于最大限度地缓解癌症患者的疼痛，减少止痛治疗的不良反应，提高患者的生活质量。在有目的、有计划、有针对性地制定个体化综合治疗方案时应注意两方面问题：① 全面评估病情；② 合理选择止痛方法，制定个体化止痛治疗方案。根据患者具体情况，强调以患者为中心的多学科协作。选择有效、安全、方便、经济的个体化止痛治疗方案。

十、腔静脉置管术

（一）适应证

1. 需长期输液而外周静脉穿刺困难或禁忌使用者。
2. 强刺激性化疗药需经静脉给药者。
3. 胃肠外营养支持。
4. 病情不稳定、急救等需随时用药及测量中心静脉压者。
5. 需心导管造影、放置心内起搏器及急诊血透者。

（二）操作要点

1. 置管途径　主要包括锁骨下静脉、颈内静脉、股静脉、经外周行中心静脉(PICC)穿刺置管术。

2. 操作方法

(1) 锁骨下静脉穿刺：有经锁骨下和锁骨上两种进针途径。现以锁骨下径路较为常用。

① 病人取仰卧位，头略偏向穿刺对侧，背部两肩胛间垫一薄枕，肩下垂，以充分暴露胸锁乳突肌并使锁骨下静脉充盈，易于穿刺成功。以选择右侧进针为宜。

② 取锁骨中内 1/3 交界处下方 1 cm 处为穿刺点，局麻后试穿。

③ 穿刺针对准胸锁关节后上角，由锁骨下缘朝胸锁乳突肌与锁骨交界的顶角方向进针，与胸壁呈 25°～30°，速度不宜过快，一般进针 3～5 cm 左右，即可进入锁骨下静脉，抽见暗红色血液，即提示进入锁骨下静脉。

④ 左手固定穿刺针，右手持导引钢丝沿穿刺针后小孔缓慢插

入 25 cm 左右，退去穿刺针。在导引钢丝的引导下导管循序进入 15 cm 左右，拔出导引钢丝。再次抽回血，以确定导管在血管内，并注入肝素稀释液 2～3 ml 封管，导管末端接肝素帽。再次消毒穿刺部位皮肤，待干后覆盖透明贴敷料固定，局部按压 10 min。

⑤ 可用缝线固定针座，以防脱管。

(2) 颈内静脉穿刺：依据颈内静脉与胸锁乳突肌之间的关系，可分别在胸锁乳突肌的前、中、后 3 个方向进针，以中路途径较不易伤及胸膜及颈总动脉。中路穿刺方法如下：

① 病人取去枕平卧位，颈部伸展，头转向对侧。

② 确认胸锁乳突肌的胸骨头、锁骨头与锁骨所形成的三角。以三角形的顶部作为穿刺点，作浸润麻醉。

③ 试穿。针与皮肤呈 30°～45°，针尖向着胸锁乳突肌锁骨头方向进针，边进针边抽回血，见回血并确认进入颈内静脉后即拔出试穿针。

④ 穿刺针沿试穿径路进针，注射器内保持适当的负压徐徐推进，当针尖进入静脉时常有突破感，抽见暗红色血液，即提示进入颈内静脉。

⑤ 左手固定穿刺针，右手持导引钢丝沿穿刺针后小孔缓慢插入 25 cm 左右，退去穿刺针。在导引钢丝的引导下导管循序进入 15 cm左右，拔出导引钢丝。再次抽回血，以确定导管在血管内，并注入肝素稀释液 2～3 ml 封管，强调慢推，导管末端接肝素帽。再次消毒穿刺部位皮肤，待干后覆盖透明贴敷料固定，局部按压 10 min。

⑥ 可用缝线固定针座，以防脱管。

(3) 股静脉穿刺：穿刺部位为腹股沟处股动脉搏动内侧 0.5～1 cm。穿刺时病人取仰卧位，两腿稍分开，术侧大腿外展 15°～30°，暴露穿刺侧腹股沟和股部。其余步骤同颈内静脉穿刺中第④、⑤、⑥步。

(4) 经外周行中心静脉(PICC)穿刺置管术

① 测量及定位：病人平卧，上臂外展与躯干呈 90°。测量从预穿刺点沿静脉走向到右胸锁关节再向下至第三肋间隙的长度，视

情况适当减去 2～5 cm，即为预穿刺长度。

② 暴露穿刺点铺洞巾，使无菌区足够大。预冲导管、连接器、肝素帽、穿刺针。

③ 结扎止血带使静脉膨胀（根据需要可行静脉穿刺点局部麻醉）。以 15°～30°进针，见回血后减小穿刺角度，推进 1～2 mm，保持钢针针芯位置，单独向前推进外插管鞘，撤出穿刺针针芯，松开止血带。

④ 自外插管鞘处置入 PICC 导管并缓慢推进至腋静脉时，嘱病人向穿刺侧转头并低头以防止导管误入颈静脉。

⑤ 插管至预定长度后撤出支撑导丝，修剪导管并保留体外 5～6 cm 长度，以便于安装连接器。抽见回血后脉压式冲管、正压封管，并用透明贴敷料妥善固定，局部按压止血。

（三）并发症

气胸、血胸；局部血肿；空气栓塞；感染；心律失常；导管阻塞；导管断裂；静脉炎；静脉血栓形成。

十一、减瘤术

减瘤术又称减积手术（debulking surgery；cytoreduce surgery），属于肿瘤的姑息性手术，指肿瘤体积较大，手术治疗已经不能达到根治的目的，而将原发病灶做大部分切除，以便于用其他治疗方法控制手术后所残存的肿瘤细胞。因此，这种术式仅适用于原发病灶大部分切除后，残留的肿瘤可用其他治疗方法较为有效地控制者；当巨大的肿瘤切除后，残存的肿瘤可应用化疗或放疗等达到有效治疗的目的。因此，减瘤术既是一种有效的治疗手段，又是其他治疗方法的补充。

（一）减瘤术的临床意义

1. 为其他治疗创造条件或提高疗效。

2. 减少肿瘤产生耐药性的机会。

3. 提高术后残留肿瘤对化疗的敏感性。

4. 改善病人的生活质量。

（二）分类

根据残留灶大小可分为满意减瘤术和不满意减瘤术，一般采用残留病灶小于或大于 2 cm 为标准，但有学者支持以 1 cm 为标准。根据手术时间可分为首次减瘤术和中间性减瘤术。

（三）适应证

1. 卵巢恶性肿瘤。

2. 软组织肿瘤。

3. Burkitt 淋巴瘤。

4. 某些消化道肿瘤。

（四）操作方法

1. 麻醉和体位　全身麻醉，平卧位。

2. 切口　应足够大，保证操作的顺利完成。腹腔肿瘤常采用中下腹或剑突下至耻骨联合的纵切口。

3. 探查和评估　应常规进行全面详细的探查，遵循无瘤技术原则，从远到近，认真评估手术难度和范围，制定可行的手术操作顺序。

4. 手术操作

（1）行原发病灶和相邻组织或器官的切除，力求切除原发病灶。

（2）最大限度地切除种植或转移灶。

（3）根据残留病灶决定是否进行区域淋巴结切除。

（4）最大可能地使肿瘤残留病灶小于 2 cm。

（五）注意事项

1. 做好充分的术前准备，包括制定整体的治疗方案。

2. 操作者应有充分的耐心。

3. 加强术后管理，进行必要的支持治疗。

4. 选用科学合理的治疗方法继续进行肿瘤治疗。

十二、肿瘤组织活检术

（一）适应证

1. 诊断的未明肿块及溃疡等。

2. 浅表病损应行钳取或切取活检，深部病损应以吸取活检（针吸细胞学检查或吸取活组织检查）为主，能切除的深部病损应行切除活检，或在术中行冷冻活检。

（二）禁忌证

1. 必须进行治疗性手术，且术前活检对疾病本身的治疗不利者（如恶性黑色素瘤）不宜进行术前活检。

2. 患有不宜进行相关手术的基础疾病者。

3. 患者体质较弱，不能承受相关手术者。

（三）操作要点

1. 穿刺　头颈部肿物采用穿刺检查是方便可行的方法，但可引起出血、肿瘤血行转移或沿穿刺道种植，穿刺后行手术治疗时，宜将穿刺区皮肤一并切除。

（1）穿刺针吸细胞学检查：针吸细胞学检查有方便、安全、患者痛苦小的优点。但以细胞学检查为主，有一定局限性，有些肿瘤依靠穿刺标本中少数细胞无法诊断，更难分型，此时，只能提供诊断思路，必要时需进一步做活检病理诊断。

① 碘酊、乙醇消毒局部皮肤。

② 穿刺者以左手食指及拇指固定肿物及表面皮肤，右手执带7～9号针头外径0.7～0.8 mm蒸汽消毒的注射器刺入肿物。

③ 当针进入肿物中心时，回拉针栓，造成负压。在负压情况下，改换方向2～3次，以取得不同部位的细胞。

④ 加大负压迅速出针。

⑤ 将穿刺物推在一张玻片上，制成涂片送检。如抽吸出大量液体，则需离心沉淀。

（2）穿刺吸取活检：此法操作简便，成功率高。

① 消毒局部皮肤。

② 用小尖刀刺开全层皮肤一小孔（防止皮肤组织入针内）。

③ 穿刺针经小孔刺入肿物内，回抽针栓，造成负压并改变方向进出1～2次。

④ 带负压拔出注射器。

⑤ 将附着于注射器内的细碎瘤组织刮下置于过滤纸片上，并放入有固定液的小瓶内送检。

2. 钳取活检　适用于暴露部位、溃破和外生的肿物，如皮肤癌、口腔癌、鼻咽癌、喉癌等。钳取时要注意避开坏死区，在肿瘤与正常组织交界处取材，钳取后做好有效的止血并将取下的组织放入固定液中送检。

3. 切取活检和切除活检

(1) 切取活检：适用于有正常组织覆盖的肿瘤经穿刺检查未明确诊断的、体积较大的肿瘤。取材要准确，在可能情况下切除一部分正常组织，便于在镜下鉴别有无浸润性生长。最好在肿瘤边缘与正常组织交界处切取 0.5～1 cm 组织。活检时，应尽量减少机械挤压损伤，不宜使用染料类消毒剂，不要在坏死组织部位切取。搏动性肿物禁忌切取活检。切下组织放固定液内送检。

(2) 切除活检：疑为恶性肿块时切除肿块及周围一定范围的组织即为切除活检，一般要求从肿瘤边缘至少 1 cm 尽可能完整切除。对于病灶较小或浅层的肿瘤可行切除活检，从切除标本的切面检查可初步判断是否恶性，包括质地，切面色泽，有无出血点、坏死和囊腔形成，有无包膜等。切除活检可以明确诊断，兼有治疗意义。

(四) 注意事项

1. 应根据肿瘤大小、部位和性质选择合理的活检方法。

2. 手术操作应严格遵循无菌术和无瘤技术原则。

3. 术后应尽快明确肿瘤性质，进行相应治疗。

十三、鼻咽部活检术

(一) 适应证

1. 疑似鼻咽恶性肿瘤。

2. 确定慢性特种感染及肉芽肿的性质。

(二) 操作要点

1. 麻醉　表面浸润麻醉。

2. 取材途径

(1) 经口腔途径：医师左手持鼻咽镜，右手持鼻咽活检钳，对准鼻咽病变部位咬取组织。少数鼻咽部暴露不满意者，可采用软腭拉钩或用导尿管拉起软腭。

(2) 经鼻腔途径：鼻内窥镜下咬取病变组织，优点是取材准。

(三) 注意事项

1. 用1%麻黄素或其他血管收缩剂滴鼻以防出血。

2. 必要时可全身使用止血药物。

3. 咬取组织时切忌用暴力撕拉，以免造成出血；活检标本勿挤压。

4. 对疑为鼻咽纤维血管瘤或颅底肿瘤者不宜活检。

十四、介入常用技术

(一) 导管导丝交换(seldinger)技术与改良 seldinger 技术

用带针芯的穿刺针经皮穿透血管前、后壁，退出针芯，缓慢后退穿刺针，至血液从针尾冒出，即引入导丝，退出穿刺针，通过导丝引入导管至血管中，即为 seldinger 技术。改良 seldinger 技术为用不带针芯的穿刺针直接经皮穿刺，当穿刺针穿过血管前壁(避免损伤后壁)，即可见血液从针尾喷出，再引入导管、导丝即成。这一方法的主要优点是避免穿透血管后壁，一次穿刺的成功率高，并发症少，熟练操作后对桡动脉、肱动脉与腋动脉穿刺更有利。seldinger 技术是一切介入技术的基础。

(二) 动脉内药物灌注术

通常是指通过 seldinger 技术经导管在肿瘤供养动脉内注入化疗药物，使之达到在与静脉给药者相比时，肿瘤局部化疗药物浓度增高，而外周血浆最大药物浓度和浓度时间曲线下面积降低的目的。从而使疗效提高，全身副作用减少。一般化疗药物动脉灌注方式有一次冲击性动脉内药物灌注和长期间断性动脉内药物灌注术。主要并发症有血管狭窄、闭塞、神经损伤及消化道反应等。

（三）动脉内栓塞术

通常是指血管栓塞术，通过导管选择性地将栓塞剂注入靶血管，使其血流阻断，达到预期治疗的目的。常用于止血、灭能、血管病和肿瘤的治疗。常用栓塞剂有：

1. 明胶海绵　使用时将其剪成大小不等的细颗粒和细长条，根据不同目标血管选用不同大小的颗粒。明胶海绵为中期栓塞剂，适用于良恶性肿瘤的术前栓塞和须多次重复栓塞者。

2. 微粒栓塞剂　是指直径为 50～200 μm 的颗粒栓塞剂。此类栓塞剂注射必须超选择插管入肿瘤供养动脉。

3. 大型栓塞剂　主要用于 3～10 mm 口径动脉的栓塞。有不锈钢圈、海螺型温度记忆合金弹簧圈和可脱离球囊，主要应用于栓塞各种动静脉瘘和动脉瘤。

4. 液态栓塞剂　主要有医用胶类、碘油类和中药类，如鸦胆子油乳。

（四）支架置入术

支架置入术是指在影像学技术引导下通过导管、导丝，将支架置放于管道狭窄处，使之再成型的一系列技术。由各种肿瘤等引起的管道系统狭窄，可行内支架植入术，以重建管道，维持其功能。目前常用在食管、气管、胆道和血管等处。常用支架类型有网状金属内支架、螺旋状支架、Z 型金属支架、塑料内涵管。支架植入常见并发症主要有支架移位、滑脱，再狭窄，支架引起的出血等。

（五）药盒（输液港）植入术

药盒植入术是指将药盒埋植于皮下和留置在靶血管的留置导管连接，为周期性和规律性治疗建立通道。首先做相应血管（股动脉、锁骨下动脉、肱动脉和相应的静脉）的穿刺插管，行血管造影后超选择插管至靶血管，应用交换导丝将植入式导管插入靶血管。植入药盒体时，局麻下在皮肤及浅筋膜上做一切口，钝性分离后形成一个可刚好容纳药盒体的皮下腔隙，再经腔隙至血管穿刺点用隧道针做一皮下隧道，沿隧道将导管通过隧道针引入腔隙与药盒体相连，最后将药盒置于皮下腔隙，将药盒体的缝线孔与周围组织缝合固定。试注肝素盐水确认导管通畅、接口无渗漏后即可缝合皮肤。切口视愈合情况间断拆线，完全愈合后方可定期穿刺行灌注（栓塞）治疗。穿刺药盒的方法是：用拇指和食指在皮肤表面固定药盒，将专用穿刺针（使用穿刺固定盘更加方便准确）垂直于隔膜面快速刺入药盒底部。2 周左右向药盒注入肝素盐水防凝血堵塞，注药时不要抽回血以减少药盒体及导管的凝血机会。每次注药后注入肝素盐水。治疗前后定期行 X 线检查，观察导管位置，必要时经药盒注入造影剂确定导管位置。

十五、放疗照射技术

（一）放疗照射常规操作

1. 固定技术　是为减小病人在治疗期间体位偏移的一种技术。实施固定时要求病人体位舒适，重复性好，能满足临床治疗要求。目前常用固定技术有热塑固定和真空垫固定等，前者分头、头颈、体部三种；后者只用于胸、腹及盆腔。固定装置的临床应用，可以大大降低治疗时的摆位误差。

2. 摆位技术　是一种保证治疗投照准确性的技术。同样要求病人体位舒适，重复性好，能满足临床治疗要求。不同病种，或不同病情的病人对摆位有不同要求。常见的体位为仰卧位，两上肢位于身体两侧，一般头部不垫枕。有特殊治疗要求病人或病人情况特殊时，可选择能满足治疗的体位，但一般应借助一些器具以保证每次体位的一致性。

3. 定位技术　为确定病变几何参数的一种技术。当前临床上有 2 种定位方式，即普通 X 线模拟定位和 CT 模拟定位，后者通过数字重建放射线摄片的方式作定位。需要指出的是，体部单纯采用 CT 模拟定位是不合适的。原因有：① 一些常见肿瘤在体内位置易变动，在 CT 模拟上不可能观察到它的移动范围，不容易确定合适的照射野；② CT 为断层扫描，各层面之间存在一定的间隔（即层厚），依据 CT 无法在病人的头脚方向上精确判断病变的准确位置和范围，必然会产生一定的误差。

4. 固定源皮距投照技术　将放射源的旋转中心放在机体的射线入口皮肤上，即 SSD＝SAD。此技术优点为照射法简单，剂量计算方便。缺点：成角照射时受体位的限制；成角照射灯光野投影变型而导致出错。

5. 同中心投照技术　将放疗源的旋转中心放在肿瘤的病变中心，$SAD=S_K TD+SSD$。此技术优点：可以为病人设计一个可靠的体位，选择合适的角度进行投照；任意角度投照均可行，而且相对可靠。缺点是非共面剂量计算麻烦。

6. 切线投照技术　将照射野从病变的侧方投照照射技术。主要用于突出体表的凸起明显病灶（如乳腺、皮肤癌）的治疗，以最大限度地保护正常组织。

7. 影像阅读技能　对 CT、MRI 及 PET 等影像资料进行分析判断，以便于肿瘤靶区的准确确立。特别是调强放射治疗，对影像诊断的要求更加严格。

（二）鼻咽癌投照技术

1. 照射野的设置

（1）原发灶常规野：耳前野、鼻前野（品字野）、眶下野、耳后野（作补充照射用）。

（2）颈切线野：双颈切线野、单颈切线野及上下颈分开切线野。

（3）侧颈垂直野：一般在颈切线野照射完毕后补充照射用。

2. 摆位方法及注意事项

（1）两侧耳前野

① 病人侧卧挺胸，上肢向足端方向伸展，并贴于体侧，头下垫足够高的枕头，以使颈椎与头颅的矢状面保持连续的水平。此时两眼正视前方，可见两瞳孔连线垂直于治疗床面，并从颅顶方向观察颅顶矢状线是否平行于治疗床面。为此，可在颌下与治疗床面之间放置适当高度的小枕。

② 遵医嘱病人口咬塑料口塞，使下颌及舌向下移位，以便尽量减少舌部接受的射线剂量。

③ 必要时用壁灯核对摆位。当病人采用上述体位后，升高治疗床，开亮模拟野灯，将十字交叉对准照射野的中心，开亮光学距离指示灯，以源皮距减去两侧耳前距离之半作为源皮距，对好距离，开亮壁指示灯，这时壁灯的十字水平线正好落在病人鼻梁的中心线上。

④ 嘱病人保持体位不动，降低治疗床至规定的源皮距，然后按常规操作，进行投照。

⑤ 照射完毕后，嘱病人保持原位，开亮模拟野灯检查病人有无移动。

(2) 耳后野：病人卧位同耳前野，但机臂旋转从耳后方向投照。不可以射线垂直于入射野平面作为投照标准。

(3) 眶下野及品字野

① 病人仰卧，颈伸直，头下垫枕，矢状面垂直于治疗床面。

② 眶下缘与耳孔之连线垂直于治疗床面为标准。

③ 遵医嘱嘱病人嘴咬塑料口塞，两眼紧闭，眼球自然上翻，以减少角膜接受的剂量。

④ 眶下野系成角照射，故摆位时光栏应置零位，余按常规操作。

(4) 颈前切线野

① 病人仰卧，头部垫枕要够宽够高，以便头后仰时下颌骨体下缘的延长线通过乳突尖(可将模拟指示灯放大观察之)。颈伸直，两肩水平对称，头颅矢状面垂直于治疗床面。

② 如颈前切线野分上下两野时，亦须保持以上体位，以免上下两野的相邻边界遗漏或重叠。但单设锁骨上野时，则可采取普通仰卧体位。

③ 源皮距标准点按医师指定。

(5) 颈后切线野

① 病人取俯卧位，头颅矢状面垂直于治疗床面。必要时头两侧以沙袋固定。

② 下颌着床，两臂分置体侧，两足背下垫小枕或沙袋，以免因

不舒适而移动体位。

③ 下颌骨体下缘延长线垂直于治疗床面。

④ 源皮距标准点按医师指定。

(6) 颈垂直野

① 一般在颈切线完成后采用此野(或缩野)照射颈部淋巴结。

② 病人侧卧挺胸,上肢向足端方向伸展,并贴于体侧,头下垫足够高的枕头,以使颈椎与头颅的矢状面保持连续的水平。此时两眼正视前方,可见两瞳孔连线垂直于治疗床面,并从颅顶方向观察颅顶矢状线是否平行于治疗床面。为此,可在颌下与治疗床面之间放置适当高度的小枕。

③ 肩及上肢尽量向足端方向伸展,以免肩部重叠于照射野中。

(三) 食管癌投照技术

食管癌投照方法分固定源皮距垂直、成角照射和同中心垂直、成角照射两种。

摆位原则:要求做到“三一致”,即摄片定位、模拟定位、投照摆位三一致(或模拟机定位后投照摆位一致)。

1. 固定源皮距垂直、成角照射

(1) 照射野的设置:胸垂直野、背垂直野。

(2) 操作步骤:按野的面积调节光栏大小,开亮模拟野灯,对准源皮距,调整光栏走向,使之与皮肤上野的轮廓一致,然后即可进行投照。

(3) 注意事项:背垂直野采用仰卧位,并转机臂 180°。注意在前野按面积对好源皮距完成操作后,将床升至最高点,然后转机臂至 180°(光栏必须置零位)。

2. 同中心垂直、成角照射

(1) 野的标记:同中心照射者相应病变中心的体表投影,以“ * ”字为标记,长轴与食管纵轴一致,短轴与食管口径一致,切不可倒置。

(2) 体位:一律采取仰卧位(畸形者按医嘱)。两臂分置身体两侧，不用枕。

(3) 操作步骤

① 胸、背垂直照射：与前述固定源皮距垂直照射相同，只是其源皮距应先减去皮瘤距（垂直时的皮瘤距）。

② 背野成角照射：光栏置零位，按野的面积调节光栏的大小，开亮模拟野灯，使射线之中心对准体表标志中心，对好源皮距，按医嘱旋转光栏及机臂至所需度数，再核对面积、源皮距、光栏、机臂，然后进行投照。

(4) 注意事项

① 同中心治疗时，必须把治疗床、光栏与机臂复零位后，再开始操作。

② 必须仔细复核源皮距。源皮距为机臂旋转半径减去垂直时的皮瘤距之差。

③ 操作时必须详阅治疗单上的光栏、源皮距、机臂转动方向和角度等，操作完毕，再核对一次，若有疑问须请主管医师共同核对。

④ 不对称野照射，要认真阅读治疗单，正确输入 x_1、x_2、y_1、y_2 参数。

⑤ 若需用动态滤板时，要注意原始参数与操作参数之间的转换，切忌搞反。

⑥ 机架旋转范围在 90°～270°或 180°时，要注意床底板是否挡住射线。

⑦ 病人用真空体膜或塑料大体膜时，要先对激光，并注意每次均要重复。

(四) 乳腺癌投照技术

乳腺癌常设照射野：腋锁野、内乳野、胸壁切线野。

1. 腋锁野

(1) 体位

① 仰卧位。

② 头颈及上背部垫乳房托架（各种参数按医嘱），头偏向

健侧。

③ 患者手上举,上臂尽量外展。

(2) 步骤:按医嘱行常规操作。

(3) 注意事项:如手术切口进入照射野内,遵医嘱投照时每日或隔日置 0.5 cm 湿纱布或放置补偿块于手术瘢痕处。

2. 内乳野

(1) 体位

① 仰卧,头置正中位。

② 头颈及上背部垫乳房托架,头置正中位。(注意:乳房托架上各种参数按医嘱)

③ 患者手上举,上臂尽量外展。

(2) 操作步骤:按医嘱行常规操作。

3. 胸壁野(胸壁切线照射)

(1) 体位

① 仰卧位。

② 头颈及上背部垫,使胸骨前皮肤面接近水平。

③ 患者上臂外展平伸,前臂内收握支撑物或手抱头。

④ 病人躯干纵轴中心线与光栏纵轴平行。

(2) 操作步骤(以旋转治疗钴机为例)

① 机臂、光栏置零位。

② 模拟野灯的中心对准内切线野皮肤标记的中心,并对好源皮距。

③ 旋转机臂,使平衡锤上反向指示灯的中心投影落在外切线野皮肤标记中心,此时内外切线野的皮肤标记中心连线与射线中心束一致。

④ 按医嘱床面向健侧平行移动一定距离。

⑤ 按医嘱治疗床向下移动一定距离。

⑥ 如模拟野灯投影的边缘与切线野缘不完全吻合,可适当旋转光栏使之吻合。

⑦ 在做外切线野照射时,先将机臂旋转到 90°,再对皮肤标记

的中心及源皮距，然后旋转机臂，使反向指示灯的中心投影落在内切线野皮肤标记的中心。

(3) 注意事项

① 投照外切线野时，床面水平移动较大，病人应卧于靠健侧床面一边，以免治疗床移至顶点，仍不能达到规定的源皮距。

② 内外切线野中心连线必须与病人横轴一致。

③ 填充物的使用次数按医嘱。

(五) 近距离放疗技术

近距离照射指放射源置于肿瘤附近或肿瘤组织中进行治疗的方式。在放疗中，放疗方案一般都由近距离照射与远距离照射合理搭配而成。目前在临床上广泛使用的是高剂量率近距离治疗，即现代近距离治疗。

1. 现代近距离治疗的特点

(1) 后装，是指先将施源器置放于接近人体的天然腔、管道或将空心针管插入瘤体，再导入放射源。

(2) 单一高活度放射源，源运动由微机控制的步进马达驱动。

(3) 放射源微型化。

(4) 剂量分布由计算机进行计算和控制。

2. 现代近距离治疗常用的放射性核素有：① ^{192}铱；② ^{60}钴；③ ^{137}铯；④ ^{103}钯。其中^{192}铱更为常用。

3. 近距离治疗剂量率的划分：低剂量率 ＜2～4 Gy/h；中剂量率 4～12 Gy/h；高剂量率＞12 Gy/h。

4. 近距离治疗的内容及适应证　近距离治疗主要用于外照射后残留病灶，或者是小病灶，且没有淋巴结转移或淋巴结转移已控制，无远处转移。其内容包括：

(1) 腔内或管内照射：广泛用于鼻腔、鼻咽、口腔、气管、支气管、食管、阴道、宫颈、宫体、直肠等部位的治疗。

(2) 组织间照射：用于脑、头颈部、肺及肢体软组织肉瘤的治疗。

(3) 术中照射：术中置管、术后照射。克服了术中只能一次性照射的缺点，可以在术后一定的时间内进行分次照射。

(4) 模照射即敷贴治疗。

5. 近距离照射剂量分布特点　假设放射源是点源，空间中某点剂量与离源距离的平方成反比。所以，近距离照射在一个治疗体积中，剂量分布很不均匀。随着离放射源距离的增加，组织受量按反平方规律迅速下降。

6. 近距离放疗时常用的几个剂量参考点

(1) A 点：穹隆上 2 cm 与子宫中轴旁 2 cm 之交点，其解剖位置在子宫动脉与输尿管交叉处，位于宫旁三角区内。代表子宫颈肿瘤基底部的剂量。

(2) F 点：宫腔放射源顶端旁开子宫中轴 2 cm 处。代表子宫体肿瘤基底部的受量。

(3) 直肠癌、阴道癌腔内治疗时的参考点定在黏膜下 0.5 cm 处，即施源器表面外 5 mm 处。

(4) 食管、气管肿瘤参考点设在距源轴 10 mm 处。

十六、肿瘤患者的中医常见处理

(一) 常用诊法

望诊：凭视觉去观察患者的精神、气色、体态和舌质、舌苔、皮肤、黏膜等变化。

闻诊：用听觉和嗅觉去感知患者的声音、气味。

问诊：通过问诊了解病程、治疗经过、目前症状、个人病史、家族史、居住环境、工作条件、个人嗜好、生活习惯、婚姻及妇女经产哺乳史等。

切诊：通过脉诊、触诊可了解患者的全身状况和局部体征。

(二) 辨证常规

将四诊收集的病史、症状、体征等资料，运用八纲辨证，结合脏腑辨证、三焦辨证、六经辨证或卫气营血辨证等，综合分析疾病主证的所在部位、病因病机，最后得出中医病证名及证型的诊断。

（三）临床诊断

临床中应运用现代医学的视、触、叩、听诊法及实验室、物理仪器检查、病理学检查等，辨病辨证相结合对患者的疾病做出全面正确的病理学诊断。

（四）中医治疗常规

从整体观出发，重视辨证施治，以扶正与祛邪相结合，治标与治本相结合，同病异治，异病同治，因时、因地、因人制宜等为治疗原则。

（五）治疗方法

常用的治疗方法有扶正培本法（包括健脾益气法、养阴生津法、滋阴补血法、温补脾肾法）、活血化瘀法、清热解毒法、软坚散结法、以毒攻毒法等。

十七、肿瘤患者的心理反应及干预

由于医学模式的转变，心理健康对疾病的影响越来越受到人们的重视。健康的心理活动有助于促进机体免疫功能的恢复，阻止肿瘤发展。某些癌症患者的治疗效果不佳，可能与忽视心理干预有关。心理干预应纳入肿瘤防治的范畴。

1. 心理干预的概念和原则　心理干预是以医学心理学的理论体系为指导，以良好的医患关系为桥梁，应用医学心理学的技术和方法，通过医护人员的语言、知识、情绪和行为等，促进病人机体的代偿功能，增强抗病能力，改善或消除患者的病理心理状态和躯体症状，从而达到治疗的目的。

干预原则包括：

(1) 在可能的情况下，医护人员应该帮助患者了解病情，使之正确地认识疾病，使病人的思想感情回到如何配合治疗上来。

(2) 个体化干预。要针对具体对象和具体情况，作出具体的干预措施。

(3) 心理干预要以收到实际效果为目的，尤其在开始阶段，必须竭尽全力，最大限度地为病人解除痛苦。

2. 肿瘤患者的心理反应及治疗　肿瘤患者的不同时期可有不同的心理反应，治疗中应根据病人的具体情况进行适当的干预。

肿瘤的心理反应及干预包括以下几个方面：

(1) 确诊阶段的心理反应及干预：从知道诊断到接受现实会经历一个心理失衡过程。绝大多数患者在刚开始时常对诊断持怀疑态度，他们可能会在多方求证后，表现出疑虑和愤怒，产生"为什么是我呢"之类的问题。因此，在此期间，医护人员应充分了解病人的心理特征、社会文化背景，以适当的时间、场合和方式，让患者全面地了解自己的疾病状况、治疗方法、预后等，倾听和了解他们的想法，让患者能用正确的态度面对疾病，积极配合治疗，以获得最佳疗效。

(2) 治疗阶段心理反应及干预：该阶段的病人已接受诊断，心情也逐渐平稳。但由于肿瘤治疗手段往往是损伤性，需向病人讲解治疗计划、治疗效果，同时说明可能出现的不良反应和解决方法，使其有充分的思想准备。尤其是接受化疗的病人，多因肿瘤发现较晚而不宜手术或因肿瘤复发转移，病人多存在不同程度的怀疑、紧张、恐惧、忧郁心理，常会对治疗缺乏信心。

① 治疗期间给予病人情感方面的支持，介绍肿瘤及相关治疗知识，讲解治疗的安全性、有效性，发放有关治疗知识的科普材料；请已治愈的同病种病人谈治疗过程的感受，交流体会，鼓励病人坚持治疗；并组织病人参加力所能及的娱乐活动，以分散其注意力。

② 对手术病人进行术前、术后的心理交流，以解除病人术前恐惧、焦虑，促进术后康复。对于某些根治性手术可能造成病人身体部分缺失、机体功能改变等，应说明手术的意义，尽可能地用实例说服病人。

③ 化疗给患者带来的威胁主要来源于两方面：一是这种治疗给病人带来强烈的不适；再者就是化疗的副作用对患者外在形象的影响。化疗往往需要几个周期的治疗，这种难以忍受的不适使得患者在面临下一个治疗周期时会犹豫不决，此时，医护人员除了

要做积极的预处理和对症处理以外，还应该鼓励病人坚持治疗，告诉他们用短暂的痛苦换来长期的生存是值得的，医护人员会帮助他们共渡难关。化疗引起的脱发也会给病人造成心理压力。可以告诉病人这种情况是短暂的，一旦化疗停止，头发就会重新长出，可以选用合适的假发来渡过这一段时期。

(3) 康复期的心理反应及干预：康复期患者的心理反应是十分复杂的。许多病人带着不知道什么时候复发的心理负担重新回到生活和工作中去，他们会感到忧虑、悲观，丧失进取心和勇气，认为自己对家庭和社会都不再有贡献，而成为一种负担，这种精神打击会较确诊时更加严重。这时的治疗不仅需要医师，更需要家庭的关爱和支持。对这些病人首先要做好出院指导，嘱咐他们离开医院后仍然按照康复计划进行治疗；鼓励他们适当开展体育锻炼，注意规律的生活和适当营养，并根据自身体力情况，从事力所能及的工作，使生活更充实、更有意义。对于无特殊治疗的晚期病人，应该尽量提高他们的生活质量，使病人尽可能平静地渡过生命的最后阶段，对其家属也应进行安慰和鼓励。

十八、化疗药物过敏反应的处理

(一) 观察要点

1. 评估药物的性质、成分。

2. 评估病人是否为过敏体质，如有其他药物过敏史、高剂量给药等为高危因素。

3. 评估化疗预处理执行情况。

4. 评估器材是否完善，有的化疗药物必须使用专用输液皮条。

5. 评估给药途径、药物浓度及配伍禁忌。

6. 观察化疗过程中生命体征的变化，有无过敏反应发生。

(二) 护理措施

1. 严格执行“三查七对”，注意无菌操作，遵医嘱给药。

2. 化疗前做好预防措施，随时准备好抗过敏药物等抢救用物。紫杉醇、多烯紫杉醇、紫素给药前给予皮质类固醇和抗组胺药可预防或减轻过敏反应发生。常用的治疗前用药方案为：地塞米松片 6 mg，分别于给药前 12 h 和 6 h 口服；西咪替丁 300 mg＋生理盐水 250 ml 于给药前半小时静滴；非那根 25 mg 给药前 30 min 肌注。艾素、多帕菲给药前一日晚开始地塞米松片 4.5 mg 口服，每日 2 次，连续 3 天，可预防或减轻过敏反应发生。

3. 及时准确给药，药物现配现用，视药物使用专用输液皮条，使用输液泵按时匀速给药。

4. 给药途中应密切观察病情变化，严密观察生命体征变化。

5. 及时认真做好护理记录。

（三）健康教育

1. 向患者及家属说明药物的作用、副作用、有关注意事项及配合要求。

2. 告知化疗前预防用药的目的及注意事项等。

3. 告知患者及家属过敏反应的临床表现及应对措施，身体出现不适和异常应及时向医护人员反映。

4. 出现皮疹、瘙痒时，不能用热水洗，避免化学、物理刺激；不能用手抓，避免皮肤破损继发感染；避免进食辛辣刺激食物。

5. 避免过敏反应的诱因。

十九、抗肿瘤药物静脉外渗的处理

（一）观察要点

1. 评估药物的性质、分类。

2. 评估给药途径、药物的浓度、刺激性及配伍禁忌等。

3. 评估患者的静脉条件、肢体有无接受过放射治疗及其静脉、淋巴回流情况。

4. 观察药物输注速度、穿刺局部的情况等。

（二）药物外渗的预防及护理

1. 按要求稀释药物。

2. 选择最佳的穿刺部位，应选择前臂最容易穿刺的大静脉，切勿在靠近肌腱、韧带、关节等处静脉给药，以防造成局部损伤。对腋窝手术后或有上腔静脉压迫综合征的病人，不应选择患肢静脉给药。静脉穿刺点的下方避免在24 h内重新穿刺，以免化疗药物从前一次穿刺点外渗。在穿刺过程中避免用针头在组织中探找静脉，这样会损伤静脉的完整性。

3. 注射化疗药物前，应抽回血来证实针头在血管内，在注射过程中要不断询问病人有无疼痛或烧灼感，并注意观察给药部位有无红肿等现象。

4. 如果需要用多种药物，应先注入非发疱性的；如果均为发疱性，则应先注入容量最少的那一种。两次给药之间用生理盐水或葡萄糖液冲洗管道。

5. 注射化疗药物后，以生理盐水或葡萄糖液冲洗管道和针头后再拔管。

（三）药物外渗的处理

处理的目的在于限制发疱扩散和减少永久性损伤，如疑有外渗或发生外渗，应立即停止输注，并按下列程序处理。

1. 保留针头，接注射器回抽，以清除残留在针头及皮管内的药液，吸取皮下水疱液。

2. 注射部位可选用适宜的解毒剂（静脉或局部）。

3. 如无解毒剂，可立即拔除针头，及时用生理盐水10 ml＋2%利多卡因1支＋地塞米松5 mg在距外渗范围外缘2.5～3 cm处作环行封闭，再调整针头角度向外渗中心封闭。

4. 抬高患肢，局部冷敷，一般冷敷24 h，但草酸铂发生外渗禁忌冷敷。

5. 必要时也可选用喜疗妥软膏或如意黄金散等中药外敷。

6. 第二天开始局部可用激光照射，每日1次，每次10 min，直至痊愈。

7. 对注射部位严密观察并做好记录，包括发生的时间、静脉进针部位和针头大小、估算药物外渗量、处理外渗的方法、病人的主诉及局部体征等。

二十、肿瘤手术后专科护理

肿瘤病人的手术后专科护理，需在外科术后常规护理的基础上进行。

1. 头颈外科术后常规护理

(1) 按外科病人术后一般常规护理。

(2) 麻醉清醒前取去枕平卧位，头偏向一侧，清醒后取半卧位。颅内肿瘤手术后取头高位（15°～30°）；水平半喉切除术后取头前屈位；耳部手术者取健侧卧位或平卧位。

(3) 吸氧，心电监护。

(4) 颅内肿瘤术后密切观察瞳孔、意识的变化，患者首次进食时注意观察有无呛咳现象；垂体瘤术后密切观察尿量变化；脑室引流者，引流管开口需高于侧脑室平面 10～15 cm。

(5) 喉癌手术者按气切常规护理。术后早期避免吞咽动作，要及时吸出其口腔分泌物。手术后次日起予鼻饲流质，拔除胃管后逐渐进流质、半流质及普食。水平半喉切除，术后 2～3 天内保持头前屈位。全喉切除术行气管造瘘者，嘱病人术后佩戴套管 1～2 年。

(6) 行皮瓣移植的病人，需密切观察皮瓣色泽。鼻腔手术有腔内填塞物者，应防止松动、脱落，填塞物取出后，嘱病人避免打喷嚏或用力擤鼻。

2. 胸外科病人术后常规护理

(1) 按外科病人术后一般常规护理。

(2) 麻醉清醒前取去枕平卧位，头偏向一侧，清醒后取半卧位。肺叶切除者平稳后可取侧卧位，但病情较重、呼吸功能差者，应避免健侧卧位，以免压迫健肺限制通气。全肺切除者，常规予以平卧位或 1/4 侧卧位，以防止纵隔移位、心血管扭曲和压迫健肺而导致呼吸循环障碍。

(3) 吸氧，心电监护。

(4) 雾化吸入每天 2～3 次。

(5) 胸腔闭式引流管的护理:① 保持引流装置的无菌密闭,观察和记录引流液的量、性状及水柱波动情况。② 全肺切除术后胸腔引流管一般呈钳闭状态,适时开放,每次放出胸液量约100～200 ml,速度宜慢。并注意保持气管居中或略偏向患例。③ 拔除胸管后,用无菌油纱布封闭引流口,以胸带包紧,观察有无呼吸困难、皮下气肿。引流口渗液时应及时更换敷料。

(6) 肺切除术后,应控制输液速度和量。全肺切除病人严格控制钠盐的摄入,24 h 补液量控制在 2 000 ml 以内,速度以 20～30 滴/分为宜。鼓励病人进食高热量、高蛋白、高维生素、易消化食物,同时多饮水,注意电解质平衡。

(7) 保持胃肠减压通畅。观察记录引流液的数量与性状。

(8) 食管、贲门癌术后 4～5 天内禁食,后根据病情依次改流质、半流质、软饭等。注意少量多餐,缓慢进食,以防误吸。进食后 2～3 天未排便者,可给予开塞露或缓泻剂。使用肠内营养液者,需现配现用,控制好适宜的温度和速度。

(9) 胸腺瘤病人术后,应观察服药情况及反应,观察有无肌无力危象或胆碱能危象发生。

(10) 观察有无出血、胸腔感染、吻合口狭窄、吻合口瘘等术后并发症发生。

3. 普外科病人术后常规护理

(1) 按外科病人术后一般常规护理。

(2) 连续硬膜外麻醉后 6 h 及全身麻醉清醒后,取半卧位。

(3) 手术中行腹腔化疗的病人,腹腔引流管应妥善固定以防止药液外溢。并定时开放封闭的引流管。

(4) 甲状腺手术当日避免吞咽、讲话等,减少咽部运动以防止切口出血。严密观察,及早处理并发症。

(5) 乳腺癌根治术后禁止在患侧上肢测血压、采血和注射等。

(6) 肝癌术后持续吸氧 1～3 天,以提高肝脏氧供,保护肝功能。动态观察肝功能,及时发现肝肾综合征和肝昏迷前兆症状。

(7) T 管引流者，拔管前持续开放 2～3 天，以便造影剂排出。

(8) 肾脏切除病人补液应匀速输入，以免增加健侧肾脏负担。

(9) 饮食护理。肠蠕动恢复并拔除胃管后，可开始少量饮水，第 2 天起进食流质，第 4 天可进半流质。术后 10 天左右可进软食。

(10) 造口护理：① 观察、记录造口的血运并评估造口功能恢复情况。② 造口缝线拆除时间为术后 7～10 天。③ 选择合适的造口袋。示范并指导病人及家属在出院前学会行造口袋自我护理。④ 饮食以高热量、高蛋白、高维生素、低渣、易消化为主。避免进食刺激性大，易引起消化不良、恶臭味等的食物。⑤ 适当掌握活动量及强度，避免过度增加腹压的活动，如提取重物等。⑥ 养成定时排便的习惯，可采用自然排便法、结肠灌洗术及使用结肠造口栓等。

4. 妇科肿瘤术后常规护理

(1) 按外科病人术后一般常规护理。

(2) 全麻术后未清醒时取平卧位，头偏向一侧，清醒后取半卧位。

(3) 观察、记录生命体征。

(4) 保持引流管通畅，观察、记录引流液的量及性状。

(5) 留置导尿者行会阴擦洗，每日 1 次。

(6) 鼓励患者床上翻身、抬臂，以促进胃肠蠕动。术后第 1～2 天床上活动，第 3 天起下床活动，以后逐渐增加活动量。

(7) 外阴癌患者：① 保持平卧、髋关节伸直位，以免形成死腔，影响伤口愈合。② 尿道部分切除术后，每日行外阴前庭区清洁擦洗，保持导尿管在尿道残端的中央位。

二十一、肿瘤放疗专科护理

1. 放射性口腔黏膜反应护理常规

(1) 预防为主，治疗前即开始注意口腔卫生，养成良好的口腔卫生习惯。可给予口腔清洁剂（如口洁灵、复方硼砂溶液、呋喃西林、苏打水等)含漱,每日 3～4 次。

(2) 观察口腔黏膜状况及口腔分泌物的情况,并做好记录。

(3) 充分的休息有助于口腔炎的预防和治疗。

(4) 指导患者忌食刺激性食物。已发生口腔溃疡和口腔炎的患者宜进温流质和半流质食物。疼痛严重,可在饭前给予适量黏膜麻醉剂;严重的口腔溃疡可禁食,给予肠外营养。

(5) 口腔溃疡患者可用口腔清洁剂和促进黏膜生长的药物行雾化吸入及口腔护理,以促进黏膜生长和修复。

2. 放射性肺炎护理常规

(1) 注意保暖,保持病室内空气新鲜,防止呼吸道感染;提供安静舒适的休养环境,减少不良刺激。

(2) 指导患者进行有效咳嗽,进行深呼吸练习锻炼肺功能,指导家属正确的拍背方式,多饮温开水。

(3) 根据医嘱行雾化吸入,呼吸道分泌物多时要及时吸痰。

(4) 根据医嘱使用止痛剂并观察疗效。

(5) 气促时行氧气吸入,加强巡视,观察、记录吸氧情况和效果。

(6) 咯血时及时使用止血药并观察疗效,抚慰患者,稳定情绪,清洁口腔,监测病情变化并做好记录。出现大出血时应立即通知医师,让病人头偏向一侧将血吐出,防止窒息,并做好抢救配合工作。

3. 放射性食管炎护理常规

(1) 向患者简明介绍放射性食管炎的相关知识,注意病人情绪变化,做好心理疏导。

(2) 避免进食辛辣、过咸、过冷、过热、粗糙等刺激性的食物。饮食宜清淡、微温,以半流质、流质为主,少量多餐。根据医嘱给予相应口含药物。

(3) 若有食物梗阻发生可让患者试服碳酸饮料。立即通知医师,配合处理;对水肿予以消炎处理。

如上述处理无效,可行食管镜检查。

4. 放射性肠炎护理常规

(1) 嘱患者注意休息，增加腹部及全身的保暖。

(2) 饮食以易消化吸收、温热为宜，忌油腻，避免生、冷、硬及刺激性食物。

(3) 照射前使膀胱充盈，以抬高小肠位置，减少小肠受量。

(4) 遵医嘱给予思密达等肠黏膜保护剂，以减少放射损伤。

(5) 遵医嘱给予维斯克等促进黏膜生长药物行保留灌肠，以促进炎症消退。

(6) 腹泻严重者，观察患者是否存在脱水表现，遵医嘱给予补液支持治疗。

(7) 做好肛周护理。

5. 鼻咽癌大出血护理常规

(1) 立即将患者头偏向一侧，嘱将血轻轻咳出，不可咽下或憋气。出血量大、血块多时立即用吸引器帮助患者吸出血液。

(2) 开通双路静脉通道，必需时配血。给予吸氧，心电监护。遵医嘱给予扩容、升压、输血等治疗。

(3) 准备好鼻咽填塞盒，检查鼻咽栓子的拉线是否牢固，必要时配合医师进行前后鼻孔填塞。

(4) 抢救过程中由专人记录抢救过程、抢救用药，抢救结束立即完善各项记录。

(5) 嘱患者卧床休息，避免用力咳嗽、咯痰。出血期间禁食，出血停止后遵医嘱给予流质饮食，并视病情随时调整。

二十二、肿瘤化疗专科护理

(一) 化疗前的护理

1. 观察要点

(1) 评估患者血象、各脏器功能。

(2) 评估患者的生命体征，有无其他慢性疾病。

(3) 评估患者皮肤黏膜情况。

(4) 了解患者有无药物过敏史。

(5) 了解患者的化疗方案以及所用化疗药物的性质。

(6) 了解患者的外周静脉条件,有意识地保护静脉。

2. 护理措施

(1) 指导患者做化疗前的准备,如各种检查前后的注意事项。

(2) 评估患者情况,制定化疗护理计划。

(3) 介绍化疗相关知识的健康教育,帮助病人提高应对能力。

(4) 给患者正面、直观的心理暗示,选择治疗成功的病人现身说法,增强其治疗的信心和勇气。

(5) 外周静脉条件较差者,有条件的可行深静脉置管。

(6) 每周测体重一次。

(二) 化疗期间的护理

1. 观察要点

(1) 评估给药方法、剂量、时间、速度是否正确。

(2) 评估使用的药物的刺激性,静脉给药时选择的血管是否符合要求,给药时有无外渗,输液是否通畅。

(3) 评估患者的化疗反应,如静脉炎,消化道反应,肝、肾、心脏毒性及神经毒性等。

(4) 评估患者血象、各脏器功能。

(5) 评估患者的饮食情况及化疗期间的休息情况。

(6) 评估患者的心理状态。

2. 护理措施

(1) 介绍本次化疗药物的作用、副作用、给药的途径、化疗的过程。

(2) 与患者沟通,了解患者的需要。采用松弛疗法、转移注意力等方法,努力减轻患者的化疗不适。对于情绪低落的患者多疏导、多谈心。

(3) 选择最佳的穿刺部位和合适的血管,告诉患者正确的自我防护方法。加强巡视严防药物外渗,如有外渗应按不同化疗药物给予相应处理。

(4) 化疗期间观察病人的一般状况,根据需要监测生命体征、化疗副反应，及时、完整地记录在护理病历上。化疗反应明显时或出现出血、感染、穿孔、高尿酸血症、高钙血症等并发症时，要及时通知医师处理。

(5) 鼓励患者饮水，保持尿量在每日 2 000～3 000 ml。

(6) 鼓励患者进食，根据病人口味，选择富于营养和易消化食物，少量多餐。

(7) 观察病人血象变化，白细胞低于 4×10^9/L、血小板低于 80×10^9/L 时应通知医师处理。

(三) 化疗后的护理

1. 观察要点

(1) 评估患者治疗后临床症状有无改善。

(2) 评估患者的食欲情况。

(3) 评估患者有无化疗不良反应及并发症的发生。

(4) 评估患者的实验室检查指标。

2. 护理措施

(1) 严密观察血象、黏膜情况，根据需要监测生命体征，出现Ⅲ～Ⅳ度骨髓抑制时，要实施保护性隔离，必要时进层流室。

(2) 做好生活护理，限制探视。

(3) 做好口腔护理。

二十三、颅内高压处理

(一) 病因

1. 颅内原发肿瘤　胶质细胞瘤、室管膜瘤脑膜病、垂体瘤、神经纤维瘤等。

2. 脑转移瘤　以肺癌、大肠癌、乳腺癌多见。脑转移瘤多数为已知肿瘤患者，但也有老年脑转移瘤以颅内高压为首发症状，应予警惕。

(二) 诊断与鉴别诊断

1. 肿瘤的存在　以 CT、MRI 检查最为准确。

2. 判定颅内高压的存在　腰椎穿刺测压为“黄金指标”，但应慎重进行，注意脑疝的发生。

3. 下述临床表现有助诊断：① 头痛：逐渐加重，最初在夜间或清晨发生，后呈持续状，一般止痛药物不能缓解。② 呕吐：常出现于头痛剧烈时，呈喷射状。③ 视神经乳头水肿，视力障碍。④ 精神症状：抑郁、淡漠、智力下降、嗜睡、狂躁、癫痫发作或脑疝形成——最初为急性高颅压表现（血压升高、脉缓、呼吸不畅），应及时抢救，如未及时正确处理可迅速出现脑疝。

4. 应与脑出血、脑梗死、癫痫、高渗性非酮症型糖尿病昏迷、感染性脑膜炎等鉴别。

（三）救治方案

1. 体位　清醒者取半卧位减轻颅压，昏迷者侧卧以利口腔分泌物及呕吐物引流。

2. 保持呼吸道通畅，吸氧以纠正脑水肿。

3. 限制水、钠摄入。

4. 头部降温。

5. 脱水　20％甘露醇快速静脉滴注。

6. 激素　氢化可的松。

7. 治疗原发疾病　放疗、化疗、手术等。

二十四、心包积液和心包压塞处理

（一）病因

1. 心包转移癌　常见于肺癌、乳腺癌、淋巴瘤、白血病、大肠癌、前列腺癌等。

2. 偶见心包及心脏原发肿瘤　主要有心包间皮病、心肌瘤、心包囊肿等。

3. 放射性心包炎　心包受照射累积达到 45 Gy 易出现。

（二）诊断要点

1. 循环障碍症状　端坐浅呼吸、发绀、发热、乏力、出汗、躁动、濒死感，严重时甚至神志不清，可呈休克状。

2. 压迫症状　积液压迫肺、气管、食管、大血管，造成肺淤血、声嘶、吞咽困难等。

3. 疼痛　多位于心前区。左侧卧位、深呼吸时加重，坐位前倾时减轻。

4. 体格检查　心前区扩大，无心尖搏动，心音低钝遥远，心包摩擦音（少量积液时），颈静脉怒张，奇脉，肝大，腹水，下肢水肿。

5. 辅助检查　包括X线片、CT、MRI、超声等。心电图表现为肢体导联低电压。

应与急性充血性心力衰竭（冠心病、心肌炎、风心病等）：尤应警惕心肌梗死的可能；感染性心包积液、心包压塞，与结核感染作鉴别诊断。

（三）救治方案

1. 一般处理　吸氧、保持静脉输液通道通畅，必要时使用强心、利尿、镇静剂等。

2. 心包穿刺　是缓解、救治心包积液和心包压塞的最重要措施。在B超的引导下，心包内置管间断性或持续性引流是改善心脏搏血量安全有效的方法，应作为首选。心包腔内可注入的化疗药物依原发肿瘤的种类决定。

3. 局部治疗　心包穿刺抽液后注入硬化剂，并行心包开窗术、心包切除术及放射治疗。

二十五、重要脏器功能衰竭处理

（一）呼吸衰竭

1. 分类

(1) 按动脉血气分析有以下两种类型：

① 缺O_2无CO_2潴留，或伴CO_2降低（Ⅰ型）。

② 缺O_2伴CO_2潴留（Ⅱ型）。

(2) 按病程可分为急性和慢性。

(3) 按病变部位可分为中枢性和周围性呼吸衰竭。

2. 诊断要点

(1) 发病史：有引起呼吸衰竭的疾病史。

(2) 症状、体征：主要是缺 O_2 和 CO_2 潴留所致的呼吸困难及多脏器功能紊乱的表现。

① 呼吸困难：表现为频率、节律和幅度的改变。

② 发绀：是缺 O_2 的典型症状。

③ 精神神经症状：急性呼衰病人可出现精神错乱、狂躁、昏迷、抽搐等症状。慢性缺 O_2 可有智力或定向功能障碍。电解质紊乱。

④ 血液循环系统症状：严重缺 O_2 和 CO_2 潴留引起肺动脉高压，可发生右心衰竭，伴有体循环淤血体征。

⑤ 消化和泌尿系统症状：严重呼衰对肝、肾功能都有影响，可出现谷丙转氨酶及非蛋白氮升高、蛋白尿、应激性溃疡等。

(3) 血气分析：动脉血气分析能客观反映呼衰的性质和程度，对指导氧疗、机械通气各种参数的调节，以及纠正酸碱平衡和电解质紊乱均有重要价值。

3. 治疗原则

(1) 建立通畅的气道：采取各种措施，解除呼吸道梗阻，保持呼吸道通畅，必要时建立人工气道。

(2) 氧疗：在不伴有二氧化碳潴留时可给予较高氧浓度吸入；而伴有明显 CO_2 潴留的，原则上应给予低浓度吸氧。

(3) 增加通气量，减少 CO_2 潴留。

(4) 纠正酸碱平衡失调和电解质紊乱。

(5) 抗感染治疗。

(6) 并发症的防治。

(7) 营养支持。

(二) 慢性心力衰竭

1. 分类　可分为右心衰竭、左心衰竭和全心功能衰竭。

2. 诊断要点

(1) 病史：有引起呼吸衰竭的疾病史。

(2) 症状、体征。

左心衰竭：

① 呼吸困难：劳动性呼吸困难是左心衰竭最早出现的症状。

② 咳嗽、咳痰、咯血：白色浆液性泡沫状痰为其特点。

③ 乏力、疲倦、头昏、心慌等。

④ 少尿及肾功能损害症状。

⑤ 肺部湿性啰音。

⑥ 心脏体征：心界扩大，P_2亢进，舒张期奔马律。

右心衰竭：

① 消化道症状：包括胃肠道及肝脏淤血引起腹胀、食欲不振、恶心、呕吐是右心衰竭最常见的症状。

② 劳力性呼吸困难。

③ 水肿：身体最低垂的部位可出现对称性可压陷性为其特征。

④ 颈静脉征：是右心衰竭时的主要体征。

⑤ 肝肿大：持续慢性右心衰竭可致心源性肝硬化、黄疸、腹水。

⑥ 心脏体征：三尖瓣听诊区收缩期杂音是由于右室显著扩大而出现三尖瓣关闭不全的反流性杂音。

全心衰竭：右心衰竭续发于左心衰竭而形成全心衰竭。可出现左、右心衰相似的症状和体征，但当右心衰竭出现后，由于右心排血减少，阵发性呼吸困难等淤血症状反而有所减轻。

(3) 心功能的分级

1928 年美国纽约心脏学会(NYHA)分级方案：

Ⅰ级　患者有心脏病，但活动量不受限制，平时一般活动不引起疲乏、心悸、呼吸困难或心绞痛。

Ⅱ级　心脏病患者的体力活动受到轻度限制，休息时无自觉症状，但平时一般活动下可出现上述症状。

Ⅲ级　心脏病患者体力活动明显受限，小于平时一般活动即引起上述症状。

Ⅳ级　心脏病患者不能从事任何体力劳动。休息状态下也出现上述症状，体力活动后加重。

1994 年美国心脏病学会(AHA)标准：

A 级　无心血管疾病的客观依据。

B 级　客观检查示有轻度心血管疾病。

C 级　有中度心血管疾病的客观依据。

D 级　有严重心血管疾病的表现。

3. 治疗

(1) 病因治疗：包括治疗原发病和消除诱因。

(2) 一般治疗：① 休息。② 控制钠盐摄入。

(3) 药物治疗：① 利尿剂，是心力衰竭治疗中最常用的药物。② 血管紧张素Ⅰ转化酶抑制剂(ACEI)。③ 洋地黄类药物，可明显改善症状，增加心排血量。④ 非洋地黄类正性肌力药。⑤ β受体阻滞剂，须从极小剂量开始，逐渐增加剂量，适量长期维持。

(4) 舒张性心力衰竭的治疗：① β受体阻滞剂，改善心肌顺应性。② 钙通道阻滞剂，改善心肌主动舒张功能，主要用于肥厚型心肌病。③ ACEI，控制高血压，最适用于高血压和冠心病。④ 维持窦性心律、房室顺序传导。⑤ 适量应用硝酸盐制剂或利尿剂以改善肺淤血的症状。⑥ 无收缩功能障碍者，禁用正性肌力药物。

(5) 顽固性心力衰竭及不可逆心力衰竭的治疗：顽固性心力衰竭是指经各种治疗，心衰不见好转，甚至还有进展者，但并非指心脏情况已至终末期不可逆转者。不可逆心力衰竭大多是病因无法纠正，心肌情况已至终末状态不可逆转。此时唯一出路是心脏移植。

(三) 急性心力衰竭

1. 诊断要点

(1) 结合病史。

(2) 临床表现：突发严重呼吸困难，R 30～40 次/分，强迫坐位，频繁咳嗽，咯粉红色泡沫状痰，面色灰白，发绀，大汗，烦躁。两肺满布湿啰音和哮鸣音，心尖部第一心音减弱，心率增快，同时有舒张早期第三心音而构成奔马律，肺动脉第二心音亢进。

2. 治疗原则

(1) 抢救措施

① 体位:坐位、双腿下垂,以减少静脉回流。

② 高流量鼻管给氧。

③ 吗啡。

④ 快速利尿。

⑤ 血管扩张剂。

⑥ 洋地黄类药物。

⑦ 氨茶碱或糖皮质激素。

(2) 经抢救缓解后,寻找病因及处理。

(四) 急性肾衰竭

1. 分类 根据发病原因分为肾前性、肾性和肾后性三大类。

2. 诊断要点

(1) 各类肾衰竭的特点

① 肾前性急性肾衰竭是由于肾脏血液灌流量急剧减少所致,常见于休克的早期。

② 肾性急性肾衰竭通常由肾脏器质性病变所引起。临床上较为常见的是肾缺血及肾毒物引起的急性肾小管坏死所致的急性肾功能衰竭。

③ 肾后性急性肾衰竭可以由从肾盏到尿道口任何部位的尿路梗阻引起。

(2) 急性肾衰竭发病过程中各期的机能代谢变化:急性肾衰竭少尿型的发病过程一般可分为少尿期、多尿期和恢复期 3 个阶段。

① 少尿期:此期尿量显著减少,并有体内代谢产物的蓄积,水、电解质和酸碱平衡紊乱。它是病程中最危险的阶段,主要表现有:

a. 功能性急性肾衰竭与急性肾小管坏死少尿期尿液变化的比较见表 3-38-5。

表 3-38-5　少尿期尿液变化比较

	功能性肾衰竭	急性肾小管坏死
尿比重	>1.020	<1.015
尿渗透压(mOsm/L)	>700	<250
尿钠含量[mmol(mEq)/L]	>40∶1	>40
尿/血肌酐比值	>40∶1	<10∶1
尿蛋白含量	阴性至微量	+
尿沉渣镜检	基本正常	透明、颗粒、细胞管型,红细胞、白细胞和变性坏死上皮细胞

b. 水中毒。

c. 高钾血症。

d. 代谢性酸中毒。

e. 氮质血症。

少尿期可持续几天到几周,平均为 7～12 天。少尿期持续愈久,预后愈差。患者如能安全度过少尿期,而且体内已有肾小管上皮细胞再生时,即可进入多尿期。

② 多尿期:当急性肾衰竭患者尿量逐渐增多至每日 1 200 ml 以上时,即进入多尿期,说明病情趋向好转。多尿期历时约 1～2 周后病程进入恢复期。

③ 恢复期:此期患者尿量和血中非蛋白氮含量都基本恢复正常。

3. 急性肾衰竭的防治原则

(1) 合理用药,以避免毒性物质对肾脏的损害作用。

(2) 积极抢救危重病人,预防休克的发生。

(3) 适当输入液体,以维持体内水、电解质平衡。

(4) 处理高钾血症。

(5) 控制酸中毒。

(6) 控制氮质血症。

(7) 积极抗感染。

(8) 透析疗法，包括血液透析（人工肾）和腹膜透析。

二十六、心肺脑复苏

心跳、呼吸停止后，为使循环呼吸功能恢复而采取的抢救措施称为心肺复苏（CPR）。心肺复苏的同时应积极进行脑功能保护，最终使患者意识恢复，称心肺脑复苏（CPCR）。

（一）心跳呼吸骤停的原因

1. 心源性，如冠心病、风心病、心肌病、严重心律失常等。

2. 非心源性，如电击、溺水、中毒、手术、麻醉意外等。

（二）心跳呼吸骤停的诊断

1. 神志突然消失。

2. 大动脉（颈动脉或股动脉）搏动消失。

3. 呼吸停止。

4. 面色苍白或发绀。

5. 瞳孔散大。

6. 心电图显示为心室颤动、电一机械分离或心电静止。

7. 临床根据神志突然消失、大动脉搏动消失即可确定心搏呼吸骤停的诊断。

（三）心肺复苏术

分三阶段九步法。

1. 基础生命支持（basic life support，BLS）　第一阶段分 A、B、C 三步进行。

(1) A——判断意识和畅通呼吸道（airway）

① 意识状态的判断：轻轻摇动患者的肩部并呼唤，如无反应，立即启动心肺复苏。

② 呼救：一旦初步确定患者意识丧失，即呼救以招呼周围的人前来协助抢救。

③ 复苏体位：将患者仰卧放置于硬板床上或地上。

④ 畅通气道：三部手法——仰头、开口、托下颌，清除气道异

物或分泌物。有条件者可通过放置口咽或鼻咽通气道、食管阻塞导管，喉罩、气管内插管等方法维持气道通畅。

⑤ 判断呼吸是否存在，用耳贴近患者口鼻，以听或感觉是否有气流，并观察患者胸廓有无起伏。无呼吸者立即人工呼吸。

（2）B——呼吸支持（breathing）

① 口对口（鼻）人工呼吸

实施方法：头后仰，术者一手将患者下颌向上、后方托起，另一手以拇指和食指将患者鼻孔捏闭。抢救开始时，先缓慢吹起两口，以扩张萎陷的肺脏并检查气道开放的效果。然后深吸一口气，张口紧贴患者口部用力吹入，见到患者胸廓抬起。吹气完毕，立即与患者口部脱离，放松口鼻，胸廓自然回缩呼气。

② 呼吸机机械通气。

（3）C——循环支持（circulation）

① 胸外心脏按压。操作方法：

按压部位：胸骨中、下 1/3 交界处。

按压方法：抢救者立于患者一侧，以手掌根部置于患者胸骨中、下 1/3 交界处，另一手掌根部重叠于前者之上，双手手指向上方翘起，脱离胸壁。手掌根部长轴与胸骨长轴平行。肘关节伸直，上肢呈一直线，凭操作者自身的重力通过双臂和双手掌，垂直向胸骨加压，按压松手时手掌根不离开胸骨定位点。

按压幅度：使胸骨下陷 4～5 cm。

按压频率：100 次/分。按压和放松时间大致相等。

胸外心脏按压和人工呼吸比例为 15∶2。

② 胸内心脏按压

适应证：有胸外心脏按压禁忌证者，如血胸、张力性气胸、多发性肋骨骨折、心包压塞等。开胸手术中发生心跳骤停者。经常规胸外心脏按压无效，且胸内心脏按压条件已准备就绪者。体外除颤无效的心室纤颤。

操作方法：在无菌条件下开胸切口位于左侧第四肋间，起于胸骨左缘 2～2.5 cm 处，止于左腋前线。开胸后将手掌伸进胸腔并将心脏托于掌心，以除拇指以外的四指握住心脏对准大鱼际群部位进行按压。忌用指端着力，以免损伤心肌。按压频率为 60～80 次/分。

2. 进一步生命支持(advanced life support，ALS)

第二阶段分 D、E、F 三步进行。

(1) D——药物治疗(drugs)：开放静脉、输液及药物治疗。

① 肾上腺素：静注或稀释后气管内注入。已经开胸者可以直接注入左心室。

② 利多卡因：适用于除颤及肾上腺素治疗无效的室颤，无脉性室速、室颤，频发室早，自主循环恢复后持续静滴，亦可气管内给药。

③ 阿托品：适用于副交感神经过度兴奋造成的心搏骤停及其他原因造成的心动过缓性心搏骤停。

④ 碳酸氢钠：应在动脉血气分析的指导下应用。碳酸氢钠可用于心搏骤停前有代谢性酸中毒、高血钾，心跳停止 10 min 以上，pH＜7.2 等情况。静滴，然后根据动脉血气结果决定是否追加剂量。

(2) E——心电监测(ECG)：尽快监测心电图，以明确心律失常的性质，决定复苏措施。

(3) F——电除颤(defibrillation)：除颤是治疗室颤及无脉性室速最有效的措施。尽早除颤对复苏成功至关重要。

方法：电极板加导电糊或盐水纱布垫，将一电极板置于胸骨右缘第二肋间，另一电极板置于左胸壁心尖部。电极板与胸壁贴紧，电击时操作者和助手均离开患者躯体和病床，以防触电。

3. 复苏后的治疗(prolonged life support，PLS)　复苏后治疗指自主循环恢复后，以脑复苏为目标，对全身重要脏器的支持治疗。分 G、H、I 三步进行。

(1) G(gauging)——判断和治疗心搏骤停的原发病，评估预后。

(2) H(human mentation)——脑复苏。

(3) I(intensive care)——在 ICU 中对全身重要器官进行支

持治疗。

4. 脑复苏　心搏呼吸骤停后患者复苏最终成功与否，在很大程度上取决于神经系统功能的恢复，故脑复苏是复苏的最终目的，必须重视以脑复苏为重点的复苏后治疗。

(1) 全身支持疗法：维持脑以外器官的功能，即维持循环稳定及良好的呼吸功能，维持水、电解质及酸碱平衡。防治肾衰，预防感染，营养支持。

(2) 脑保护

① 降温：尽早全身降温，以头部冰帽降温为主，辅以全身降温。体温下降至33～34℃，对于减轻脑缺血损伤有很好的疗效。若体温下降后患者出现寒战，可适当用冬眠类或安定类药。降温持续至患者听觉恢复后逐步复温。

② 脱水：以渗透性利尿为主，20%甘露醇最为常用，静滴，以血压能维持在正常水平为度。

③ 高压氧治疗。

④ 药物治疗。

a. 控制躁动、惊厥，减少氧耗，如冬眠类、巴比妥类，必要时用肌松药。

b. 保护脑细胞，改善脑代谢的药物，如纳洛酮、ATP等。

c. 肾上腺皮质激素，心搏骤停时即用氢化可的松静滴，以后可用地塞米松，应注意并发症的发生。

(3) 心肺复苏有效指标

① 自主心跳恢复，触到大动脉搏动，心电图示窦性、房性或交界性心律。

② 瞳孔变化：散大的瞳孔回缩变小，对光反应恢复。

③ 自主呼吸恢复。

④ 意识好转，肌张力增加，出现吞咽动作等。

(4) 心肺脑复苏失败的参考指标

① 心脏死亡：理论上认为大脑耐受缺血缺氧的时间为4～6 min，心肌耐受缺血缺氧的时间为30 min左右，如超过30 min，

神经细胞和心肌都会出现不可逆的病变，故如经过 30 min 的心肺复苏抢救，心脏仍毫无活动，可考虑停止复苏术。

② 脑死亡：目前尚无公认的“脑死亡”诊断标准，即便脑死亡明确，能否放弃抢救，在我国尚未有明确的法律规定。

二十七、肿瘤患者营养不良的处理

（一）肿瘤病人营养不良的诊断

1. 营养状况评定的临床指标

(1) 身高与体重。

(2) 机体脂肪储存指标：肱三头肌皮肤皱褶厚度。

(3) 机体肌肉储存指标：上臂肌肉周径或肌酐身高指数。

2. 营养状况评定的实验室检测指标

(1) 内脏蛋白质状况临床常用的指标有：白蛋白、转铁蛋白、前白蛋白、纤维连接蛋白。

(2) 免疫功能测定临床常用的指标：总淋巴细胞计数与延迟型皮肤过敏试验。

(3) 氮平衡测定

氮排出量＝尿中尿素氮＋4 g

氮平衡计算公式为：

氮平衡＝氮摄入量－氮排出量

(4) 尿 3-甲基组氨酸的测定：可作为肌肉分解的指标。尿中 3-甲基组氨酸排出量增加表示肌肉蛋白质仍处于分解状态，可作为监测营养状况和应激程度的指标。

3. 营养不良的诊断　营养不良主要有三类：① 蛋白质营养不良；② 蛋白质—能量营养不良；③ 混合型营养不良。

(1) 蛋白质营养不良：可表现为血清白蛋白、转铁蛋白降低，细胞免疫与总淋巴细胞计数也降低；在人体测量数值（体重、身高、肱三头肌皮肤皱褶厚度、上臂肌围）正常的情况下，临床上易被忽视，只有通过内脏蛋白与免疫功能的测定才能诊断。

(2) 蛋白质—能量营养不良：病人由于蛋白质—能量摄入不

足而逐渐消耗肌肉组织与皮下脂肪，临床上较易诊断。表现为体重下降，人体测量数值及肌酐身高指数均较低，但血清蛋白可维持在正常范围。

(3) 混合型营养不良：病人由于长期营养不良而表现有上述两种营养不良的某些特征，是一种非常严重、危及生命的营养不良。骨骼肌与内脏蛋白质均有下降，内源脂肪与蛋白质储备空虚，多种器官功能受损，感染与并发症的发生率均高。

(二) 营养支持治疗

肿瘤病人的营养不良主要依靠营养支持治疗，其包含以下几个方面。

1. 营养物质需要量的估算

(1) 健康成年人每日需要的热量与氮量可粗略地按体重计算：

① 非蛋白热量为 20～25 kcal/kg，脂肪供能 30%～40%。

② 蛋白质 1.0～1.5 g/kg。

③ 非蛋白热量/氮为 125～150 kcal/g。

(2) 严重应激状态下的危重病人，营养供给中应增加氮量，减少热量，降低热氮比率。每日需要的热量与氮量可粗略地按体重计算。

① 非蛋白热量为 25～35 kcal/kg，减少葡萄糖负荷，40%～50%的非蛋白热量由脂肪供给。

② 蛋白质的供给增至 2～3 g/kg。

③ 每日提供的非蛋白热量与氮的比率不超过 100 kcal/g。

(3) 恶性肿瘤病人的营养推荐需要量：

① 非蛋白热量为 25～35 kcal/kg；脂肪供能 40%～50%。

② 每日蛋白质 1.5～2.0 g/kg。

③ 每日提供的非蛋白热量与氮的比率为 100～120 kcal/g。

2. 营养支持的方法选择

(1) 营养支持的方法与途径

① 肠外营养：腔静脉、周围静脉。

② 肠内营养：口服、胃造口、鼻胃管、空肠造口等，适合于胃肠道功能正常或有部分功能的病人。

(2) 营养支持方法和途径的选择原则

① 肠外营养与肠内营养两者之间应优先选择肠内营养。

② 周围静脉营养与中心静脉营养两者之间，长期供给优先选用中心静脉营养，短期供给优先选用周围静脉营养。

③ 肠内营养不足时，可用肠外营养加强。

④ 营养需要量较高或期望短期内改善营养状况时可用肠外营养。

⑤ 营养支持时间较长应设法应用肠内营养。

3. 营养支持治疗营养制剂的选择

(1) 肠外营养支持营养液的配制

① 氮源：复方氨基酸溶液；② 能源：葡萄糖溶液，脂肪乳剂；③ 复方维生素溶液；④ 适量的电解质和微量元素。

(2) 肠内营养制剂的选择

① 高代谢状态的病人应选择高能量类型的配方。

② 消化功能受损(如胆道梗阻、胰腺炎)或吸收功能障碍(如广泛肠切除、放射性肠炎)的病人，需要简单、易吸收的配方(如水解蛋白、肽或氨基酸、低聚糖、低脂)；如消化道功能完好，则可选择含完整蛋白质、多聚糖或较多脂肪的肠内营养配方。

③ 直接输入小肠的营养液应尽可能选用等渗的配方。

④ 病人如对某些营养物质过敏或不能耐受，若病人出现恶心、呕吐、肠痉挛、腹胀等，又不能停止营养补充的病人，则宜改用肠外营养。

4. 营养支持注意事项

(1) 肠外营养支持时如有高热、寒战等导管感染征者，应拔除导管，给予相应抗感染处理。

(2) 肠外营养支持时，应该监控血糖在 8.4 mmol/L 以下，监测水、电解质平衡，注意水、钠、钾的补充，纠正酸中毒。

(3) 肠内营养支持时应注意喂养管的位置及灌注速率，采取床头抬高30°、避免夜间灌注、检查胃充盈程度及胃内残留量等措施，防止误吸。若胃内残留量超过100～150 ml，应减慢或停止输入。

(4) 可利用腹泻作为确定肠内营养支持用量的上限，处理无效的严重腹泻病人应停止肠内营养支持。

(5) 应注意肠内营养液的浓度，预防高渗肠内营养液导致腹泻而产生的脱水、高血钠、氮质血症等并发症。加强病人的监护，观察血液中电解质的变化及尿素氮的水平，严格记录病人的出入量。

二十八、水代谢紊乱处理

(一) 等渗性缺水

1. 诊断要点

(1) 有消化液或其他体液大量丢失的病史。

(2) 临床上病人感到恶心、厌食、乏力、少尿等症状。缺水体征包括口舌干燥、眼窝凹陷、皮肤干燥松弛。如短期内体液丧失达到体重的5%(即细胞外液的25%)，病人会出现脉搏细速、肢端湿冷、血压不稳定或下降等血容量不足之症状；当体液继续丧失达体重的6%～7%时(即细胞外液的30%～35%)，则会有更严重的休克表现。

(3) 如并发休克，由于微循环障碍，代谢产物大量产生和积聚，可发生代谢性酸中毒；如果病人丧失的体液主要是胃液，由于H^+的大量丧失，则可并发代谢性碱中毒。

2. 治疗原则

(1) 治疗原发病。

(2) 补液治疗，纠正细胞外液的减少，使血容量尽快得到补充。具体方法：① 补液种类：平衡盐溶液或等渗盐水。② 补液量：丢失量＋日需要量。对于有脉搏细速和血压下降等休克症状者，丢失量按体重的5%计算；对血容量不足表现不明显者可按上述量的1/2～1/3计算；日需要量按水2 000 ml，氯化钠4.5 g计算。

(3) 在血容量补充使尿量达到40 ml/h后，开始补钾，预防低钾血症的发生。

(4) 严格记录24 h出入量，密切监测体重、血压、脉搏、血电解质、酸碱度。

(二) 低渗性缺水

1. 诊断要点

(1) 有消化液或其他体液大量持续丢失的病史。

(2) 临床上病人一般无口渴感。① 轻度缺钠时，血钠浓度低于135 mmol/L，病人有疲乏、头晕、手足麻木，尿钠减少。② 中度缺钠时，血钠浓度低于130 mmol/L，可进一步出现恶心、呕吐、视觉模糊、站立性眩晕，血压不稳定或下降，脉压差变小，尿量减少，尿中几乎不含钠和氯。③ 重度缺钠时，血钠浓度低于120 mmol/L，病人可出现神志不清，肌肉痉挛性抽痛，腱反射减弱或消失，出现木僵，甚至昏迷，常发生休克。

(3) 实验室检查：① 尿液检查：尿比重常在1.010以下，尿 Na^+ 和 Cl^- 常明显减少；② 血清检查：血钠浓度低于135 mmol/L；③ 红细胞记数、血红蛋白量、红细胞比容及血尿素氮值均增高。

2. 治疗原则

(1) 积极处理致病原因。

(2) 补液治疗以纠正低渗状态和补充血容量。① 补液原则：速度先快后慢，总输入量应分次完成。第一天补充1/2量，剩余在24～48 h补完，监测血钠、氯浓度，动脉血气分析和中心静脉压，每8～12 h根据临床表现及实验室检查结果随时调整输液计划。② 补钠量估算公式：补钠量(mmol)＝[血钠的正常值142(mmol/L)－血钠的测量值(mmol/L)]×体重(kg)×0.6(女性为0.5)，其中0.6×体重表示机体体液总量。③ 液体种类：等渗含盐溶液或高渗盐水。

(3) 重度缺钠出现休克者，应先补足血容量，以改善微循环和组织灌注，晶体液(复方乳酸氯化钠溶液或等渗盐水)和胶体液(羟乙基淀粉、右旋糖酐和血浆)都可以。然后可静脉滴注高渗盐水(3%～5%氯化钠溶液)200～300 ml，严格控制滴速不超过100～

150 ml/h，尽快纠正血钠过低，以进一步恢复细胞外液容量和渗透压，使水从水肿的细胞中外移。此后根据病情和血钠浓度再决定是否需要继续输注高渗盐水或改用等渗盐水。

(4) 血清钠浓度<120 mmol/L者，为避免快速补钠发生中心性脑桥髓鞘破坏，补钠以血钠升至125 mmol/L，临床症状消失为目标，而不是使血钠快速升至130 mmol/L。血钠升高目标速度每小时0.5 mmol/L。补钠量参照公式：① 补钠量=[125 mmol-实测血清钠(mmol/L)]×0.6×体重(kg)，其中0.6×体重表示机体体液总量；② 或者[142 mmol/L-实测血清钠(mmol/L)]×0.2×体重(kg)，其中0.2×体重表示细胞外液量。

(5) 血容量恢复后，如存在酸中毒，可静脉滴注5%碳酸氢钠溶液100~200 ml或平衡盐溶液500 ml，尿量达到40 ml/h后补钾。

(三) 高渗性缺水

1. 诊断要点

(1) 有诱发缺水的原发病因。

(2) 有高渗性缺水的临床表现：轻度缺水者缺水量约为体重的2%~4%，除口渴外无其他症状；中度缺水者，缺水量约为体重的4%~6%，有乏力、尿少和尿比重增高，口舌干燥，皮肤失去弹性，眼窝下陷，常伴有烦躁不安；重度缺水者，缺水量超过体重的6%，除轻中度缺水症状外，还可出现躁狂、幻觉、谵妄甚至昏迷。

(3) 实验室检查：血清钠浓度升高至150 mmol/L以上，红细胞记数、血红蛋白量、红细胞比容均增高。

2. 治疗原则

(1) 积极处理致病原因。

(2) 补液治疗。

① 补液种类：5%葡萄糖溶液或低渗(0.45%)氯化钠溶液。

② 补液量估算方法：第一种，根据临床表现，估计丧失水量占体重的百分比。成年人每丧失体重的1%，需补液400~500 ml；第

二种，根据血钠浓度计算，补水量(ml)＝[血钠实测值(mmol/L)－血钠正常值(mmol/L)]×体重(kg)×4；需要加上每天正常需要量2 000 ml。

③ 补液速度：估算的补水量应分2天补给，以避免输入量过量而导致血容量过分扩张及水中毒，治疗1天后应监测全身情况及血钠浓度，酌情调整第2天的补给量。

(3) 注意补充水分，同时需要补适量钠，在血容量补充使尿量达到40 ml/h后，开始补钾，预防低钾血症的发生。补液后如仍存在酸中毒，可酌情补给碳酸氢钠溶液。

(四) 水中毒

1. 诊断要点

(1) 存在诱发水中毒的原发病因。

(2) 有水中毒的临床表现：病人体重明显增加，皮肤苍白而湿润，有时唾液、泪液增多。急性发病者由于脑细胞肿胀可造成颅内压增高，引起一系列神经、精神症状，如头疼、嗜睡、躁动、精神紊乱、定向力失常、谵妄，甚至发生昏迷和脑疝。慢性发病者可有无力、恶心、呕吐、嗜睡等。

(3) 实验室检查：红细胞记数、血红蛋白量、红细胞比容和血浆蛋白量均降低；血浆渗透压降低；红细胞平均容积增加，红细胞平均血红蛋白浓度降低；尿钠一般大于20 mmol/L，可与低渗性缺水相鉴别。

2. 治疗原则

(1) 一经诊断，立即停止水分摄入。

(2) 严重者应采用利尿剂促进水分排出，以减轻脑水肿。方法：

① 渗透 性利尿剂20%甘露醇或25%山梨醇200 ml静脉快速滴入(20 min内滴完)。

② 静脉注射袢利尿剂，如呋塞米(速尿)；或者静脉滴注3%～5%氯化钠溶液，以迅速改善体液的低渗状态和减轻脑细胞肿胀。

③ 危急病例可积极采取血液超滤。

④ 注意纠正钾代谢失常及酸中毒。

二十九、电解质代谢紊乱处理

（一）低钾血症

1. 诊断要点

（1）有导致低钾血症的原发病因。

（2）有低钾血症的临床表现：四肢软弱无力，以后可延及躯干和呼吸肌，导致呼吸困难甚至窒息。还可出现软瘫、肌腱反射减退或消失。也可出现厌食、恶心、呕吐和腹胀、肠蠕动消失等肠麻痹表现。

（3）血清钾浓度低于 3.5 mmol/L。心电图可出现 T 波降低、变平或倒置，随后可出现 ST 段降低，Q-T 间期延长，出现 U 波。

2. 治疗原则

（1）积极处理原发疾病。

（2）补钾治疗：

① 途径：轻症者可口服或经胃肠道补钾，严重者需静脉补钾。

② 补钾量：轻度缺钾，血清钾浓度 3.0～3.5 mmol/L 者，可补钾100 mmol（相当于氯化钾 7.5 g）；中度缺钾，血清钾浓度 2.5～3.0 mmol/L者，可补钾 300 mmol（相当于氯化钾 22.5 g）；重度缺钾，血清钾浓度 2.0～2.5 mmol/L者，可补钾 500 mmol（相当于氯化钾 37.5 g）。

③ 补钾速度：通常需要分次补钾，边治疗边观察，一般每日补钾不要超过 200 mmol（相当于 15 g 氯化钾）。

④ 静脉补钾原则：速度不大于 20～40 mmol/h，溶液浓度不大于 20～40 mmol/L（相当于氯化钾 1.5～3.0 g/L）；病情严重且限制补液时，可在严密监测下，将溶液浓度提高到 60 mmol/L，经大静脉或中心静脉输入。

⑤ 停止静脉补钾指征：停止静脉补钾 24 h 后血钾正常。

⑥ 补钾药品：氯化钾最常用，含钾 13.5 mmol/g，有利于纠正

碱中毒；枸橼酸钾和醋酸钾，含钾分别为 9 mmol/g 和10 mmol/g，适宜伴高氯的低钾血症；谷氨酸钾，含钾约 4.5 mmol/g，适宜于肝衰竭伴低钾血症；L-门冬氨酸钾镁溶液，含钾约 3.0 mmol/10 ml，含镁约 3.5 mmol/10 ml，有助于钾进入细胞内。

(3) 补钾注意事项

① 必须检查肾功能，尿量大于 30 mmol/h，每日尿量大于 700 ml 补钾才安全。

② 将氯化钾加入 5%～10%葡萄糖溶液静脉输注有利于预防高血钾。

③ 难治性低钾血症需要注意纠正碱中毒和低镁血症。

④ 补钾后可加重原有低钙而出现手足抽搐，应注意补钙。

(二) 高钾血症

1. 诊断要点

(1) 有导致血钾增高，特别是肾性排钾减少的病因存在。

(2) 血清钾＞5.5 mmol/L。

(3) 心电图可作为诊断、判定程度和观察疗效的重要指标。

2. 治疗原则

(1) 对于危急症者立即用高渗钠盐促进肾脏排钾：11.2%乳酸钠溶液 60～100 ml，或者 4%～5%碳酸氢钠 100～200 ml，或者 3%～5%氯化钠 100～200 ml 缓慢静滴，一般数分钟起效。应注意观察，防止诱发肺水肿。

(2) 应用呋塞米、依他尼酸、氢氯噻嗪类排钾利尿剂促进肾脏排钾。

(3) 钙剂对抗钾的心肌毒性：10%葡萄糖酸钙 10～20 ml 加等量 25%葡萄糖液，缓慢静脉注射，一般数分钟起效，但只维持不足 1 h，可多次注射；也可采用 5%氯化钙溶液。

(4) 葡萄糖和胰岛素促进钾转移至细胞内：25%～50%葡萄糖液，按 5 g 糖 1 U 胰岛素持续静脉滴注。

(5) 经肠道排钾：聚磺苯乙烯树脂 10～20 g 口服，每日 2 次或 3 次。

(6) 对于危重病人特别是由肾衰竭引起者，应采用透析疗法。

（三）低钙血症

1. 诊断要点

(1) 出现低钙血症临床症状：口周、指（趾）尖麻木及针刺感，手足抽搐，肌肉痛，肌腱反射亢进，Chvostek 征和 Trousseau 征阳性。

(2) 血清钙浓度低于 2 mmol/L。

2. 治疗原则

(1) 纠治原发疾病。

(2) 对症治疗：10％葡萄糖酸钙 10～20 ml 或 5％氯化钙 10 ml 静脉注射，必要时 8～12 h 后重复注射，纠治可能同时存在的碱中毒。

(3) 需长期治疗的病人，可口服钙剂及补充维生素 D，以逐步减少钙剂的静脉用量。

（四）高钙血症

1. 诊断要点

(1) 发生高钙血症相关的一些症状：早期有疲乏、软弱、厌食、恶心、呕吐和体重下降；血清钙浓度进一步增高时，可出现严重头痛、背和四肢疼痛、口渴和多尿等。

(2) 血清钙浓度升高，高达 4～5 mmol/L 时可能有生命危险。

2. 治疗原则

(1) 治疗原发疾病。

(2) 补充足够水分，以利于钙的排泄。

（五）镁缺乏

1. 诊断要点

(1) 存在诱发镁缺乏的原发病因。

(2) 出现神经肌肉系统功能亢进的相关症状，如面色苍白，肌肉震颤，Chvostek 征阳性，记忆力减退，精神紧张，易激动，甚至烦躁不安，谵妄，惊厥，或补充钾及钙使低钾血症和低钙血症得到纠正之后症状仍未缓解。

(3) 血清镁浓度与机体镁缺乏不一定相平行,镁负荷试验有诊断价值:静脉输注氯化镁或硫酸镁 0.25 mmol/kg 后,输入镁的 40%～80%被保留在体内,仅少量的镁从尿中排出。

2. 治疗原则

(1) 氯化镁溶液或硫酸镁溶液按 0.25 mmol/kg 静脉注射。

(2) 如病人肾功能正常,而镁缺乏严重时,可按 1 mmol/kg 补充镁盐。

(3) 静脉补充镁制剂时,要控制输注速度不能太快,一般用量为 5～10 mmol/d,相当于 25%硫酸镁 5～10 ml,肌内注射或稀释后静脉注射。

完全纠正镁缺乏需时较长,故在解除症状后,仍应每天补镁,持续 1～3 周。

三十、酸碱平衡失调处理

(一) 代谢性酸中毒

1. 诊断要点

(1) 病人有严重腹泻、肠瘘或休克等诱发代谢性酸中毒病因存在的病史。

(2) 有提示代谢性酸中毒呼吸代偿反应的深而快的呼吸。

(3) 做血气分析可以明确诊断,并可了解代偿情况和酸中毒的严重程度:血液 pH 值和 HCO_3 浓度明显下降。代偿期的血 pH 值可在正常范围,但 HCO_3^-、BE(碱剩余)和 $PaCO_2$ 均有一定程度的降低。

2. 治疗原则

(1) 积极治疗原发病因。

(2) 代谢性酸中毒较轻,血浆 HCO_3^- 在 16～18 mmol/L 的病人应积极消除病因,辅以补充液体、纠正缺水,酸中毒常可自行纠正,不必应用碱性药物。

(3) 低血容量性休克病人,可伴有代谢性酸中毒,经补液、输血以纠正休克之后,轻度的代谢性酸中毒也随之可被纠正。对这类病人不宜过早使用碱剂，否则反而可能造成代谢性碱中毒。

(4) 对血浆 HCO_3^- 低于 10 mmol/L 的重症酸中毒病人，应立即输液和用碱剂进行治疗。

① 常用的碱性药物：5%的碳酸氢钠溶液，100 ml 含有 Na^+ 和 HCO_3^- 各 60 mmol。

② $NaHCO_3$ 用量估算公式：

HCO_3^- 需要量(mmol)＝[HCO_3^- 正常值(mmol/L)－HCO_3^- 测得值(mmol/L)]×体重(kg)×0.4。

③ 输注方法：边治疗边观察，逐步纠正酸中毒。治疗的预期目标是 CO_2 结合力达到 20 mmol/L，pH 达 7.2。应避免输入过快导致脑脊液 PCO_2 增高而 pH 下降，加剧神经症状，以及因氧解离曲线左移而导致组织缺氧加重。可以将计算值的半量在2～4 h 内输入。临床可根据酸中毒严重程度，首次补给 5% $NaHCO_3$ 溶液 100～250 ml，在用后 2～4 h 复查动脉血血气分析及血浆电解质浓度，根据测定结果再决定是否需继续输给及输给量。

④ 注意事项：5% $NaHCO_3$ 溶液为高渗性，过快输入可致高钠血症，使血浆渗透压升高，应注意避免。酸中毒被纠正之后，离子化的钙减少，病人有低钙血症便会发生手足抽搐，应及时静脉注射葡萄糖酸钙以控制症状。过快地纠正酸中毒还能引起大量 K^+ 转移至细胞内，引起低钾血症，也要注意防治。

(二) 代谢性碱中毒

1. 诊断要点

(1) 有诱发碱中毒的病因存在之病史。

(2) 血气分析可确定诊断及其严重程度：失代偿时，血液 pH 和 HCO_3^- 明显增高，$PaCO_2$ 正常。代偿期血液 pH 可基本正常，但 HCO_3^- 和 BE 均有一定程度的增高。

(3) 可伴有低氯血症和低钾血症。

2. 治疗原则

(1) 积极治疗原发疾病。

(2) 轻症低氯性碱中毒：可输注等渗盐水或葡萄糖盐水，既恢复了细胞外液量，又补充了 Cl^-。必要时可补充盐酸精氨酸，既可补充 Cl^-，又可中和过多的 HCO_3^-。

(3) 严重碱中毒(血浆 HCO_3^- 浓度 45～50 mmol/L，pH＞7.65)时应迅速中和细胞外液中过多的 HCO_3^-，可应用稀释的盐酸溶液(0.1 mol/L 或 0.2 mol/L)。具体方法是：将 1 mol/L 盐酸 150 ml 溶入生理盐水 1 000 ml 或 5%葡萄糖溶液 1 000 ml 中(盐酸浓度 0.15 mol/L)，经中心静脉导管缓慢滴入(25～50 ml/h)。每 4～6 h 监测血气分析及血电解质。必要时第二天可重复治疗。

(4) 在病人尿量超过 40 ml/h 时，须同时补给氯化钾，以纠正细胞内外离子的异常交换，终止尿液中继续排 H^+，利于加速碱中毒的纠正。

(5) 碱中毒纠正不宜过于迅速，一般也不要求完全纠正，关键是解除病因，碱中毒就很容易彻底治愈。

(三) 呼吸性酸中毒

1. 诊断要点

(1) 病人有胸闷、呼吸困难、躁动不安等呼吸功能受影响的病史。

(2) 临床上有缺氧和酸中毒表现：皮肤发绀、血压下降、头疼、谵妄、昏迷等。

(3) 动脉血血气分析显示 pH 明显下降，$PaCO_2$ 增高，血浆 HCO_3^- 可正常。慢性呼吸性酸中毒时，血 pH 下降不明显，$PaCO_2$ 增高，血 HCO_3^- 也增高。

2. 治疗原则

(1) 需尽快治疗原发病因。

(2) 采取积极措施改善病人的通气功能，做气管插管或气管切开术并使用呼吸机，能有效地改善机体的通气及换气功能。

(3) 引起慢性呼吸性酸中毒的疾病大多很难治愈，针对性地采取控制感染、扩张小支气管、促进排痰等措施，可改善换气功能和减轻酸中毒程度。

（四）呼吸性碱中毒

1. 诊断要点

(1) 病人有通气过度之病史。

(2) 有呼吸性碱中毒的临床表现：病人可有眩晕，手、足和口周麻木和针刺感，肌震颤，以及 Trousseau 征阳性，常有心率加快。

(3) 血气分析：血 pH 增高，$PaCO_2$ 和 HCO_3^- 下降。

2. 治疗原则

(1) 积极治疗原发疾病。

(2) 用纸袋罩住口鼻，增加呼吸道死腔，可减少 CO_2 的呼出，以提高血 $PaCO_2$。

(3) 如系呼吸机使用不当所造成的通气过度，应调整呼吸频率及潮气量。

(4) 危重病人或中枢神经系统病变所致的呼吸急促，可用药物阻断其自主呼吸，由呼吸机进行适当的辅助呼吸。

三十一、多器官功能障碍综合征处理

多器官功能障碍综合征(multiple organ dysfunction syndrom，MODS)是指在严重感染、创伤、大手术、休克、病理产科、心肺复苏后等状态下，机体同时或相继发生 2 个或 2 个以上器官功能损伤或衰竭的临床综合征。MODS 曾被称为多系统器官衰竭(multiple system organ failure，MSOF)、多器官系统衰竭(multiple organ system failure，MOSF)、多内脏衰竭综合征(syndrome of multivisoeral failure)、多器官功能障碍(multiple organ dysfunction，MOD)、继发性器官功能障碍(secondary organ dysfunction)、序贯性系统衰竭(sequential System failure)、远隔器官衰竭(remote organ failure)等。目前已将 MODS 与 MSOF 进行了区分。MODS 作为一种独立疾病，是机体遭受严重损害后的一种临床综合征，其发病机制非常复杂，至今尚未完全阐明，可能和全身炎症反应综合征(systematic inflammatory response syndrome，SIRS)等有关。MODS 是创伤及感染后最严重最危险的并发症，其死亡率较高，单个器官功能障碍，其死亡率约为30%，而合并3个以上几乎达100%，应引起足够的重视，并按以下诊断标准与慢性器官功能退化严格区分。

由于致病因素不同，MODS可分为原发性和继发性两种：① 原发性MODS，器官功能由损伤本身造成，早期即出现；② 继发性MODS，常为原始损伤引起SIRS后继发MODS。

（一）临床表现和诊断标准

MODS演进中各器官的功能障碍并不等量，顺序和轻重也不相同。目前认为MODS的发病顺序为：损伤→应激反应→SIRS→MODS→MSOF。因此，应重视MODS前期病症的诊断，以打断MODS的病理生理过程，特别是对SIRS的诊断，及早进行治疗以预防MODS的发生。

1. SIRS的诊断要点　具有下列情况两项或两项以上表现者：① 体温＞38℃或＜36℃；② 心率＞90次/分；③ 呼吸频率＞20次/分或高频率通气使 $PaCO_2$＜4.3 kPa；④ 外周血WBC计数＞12×10^9/L或＜4×10^9/L，未成熟的中性粒细胞＞10%。

该诊断标准宽松，涵盖的范围广，缺乏特异性，因此，有待进一步研究与探讨更为科学合理的SIRS的诊断标准及要点。

2. MODS诊断要点　诱发因素＋SIRS＋器官功能不全。① 严重创伤、休克、感染等诱发因素；② 存在着持续高代谢、高动力循环和异常耗能等SIRS反应与脓毒症表现及相应的临床表现；③ 存在2个以上器官功能不全。

3. MSOF诊断要点　① 致病与发生MSOF必须间隔一定时间（＞24 h）；② 急性继发受损器官可在远离原发伤部位；③ 发生MSOF之前，大多数器官功能是好的；④ 器官功能的损害是可逆的，一旦病理机制被阻断，器官功能可望恢复；⑤ 专指急性病例，不包括慢性疾病演进中的器官衰竭或终末期表现，但原有器官处于代偿状态，上述因素导致一个以上系统或器官功能急性衰竭时，仍可算MSOF；⑥ 多个器官序贯地发生功能障碍，提示某一器官或系统衰竭时，另一或几个器官、系统的衰竭将接踵而至。

随着对MODS认识的深入，许多学者建议用诊断标准和评分的方法来表达MODS的严重程度，见表3－38－6。

表3－38－6　1995年重修MODS病情分期诊断及严重程度评分标准

受累脏器	诊　断　依　据	评分
外周循环	无血容量不足；MAP≈7.98 kPa（＝60 mmHg）；尿量≈40 ml/h，低血压时间持续4 h以上	1
	无血容量不足；MAP＜7.98 kPa（＜60 mmHg）；＞6.65 kPa（＞50 mmHg）；尿量＜40 ml/h，＞20 ml/h；肢端冷或暖；无意识障碍	2
	无血容量不足；MAP＜6.65 kPa（＜50 mmHg）；尿量＜20 ml/h；肢端湿冷或暖；多有意识恍惚	3
心	心动过速；体温升高1℃；心率升高15～20次/分；心肌酶正常	1
	心动过速；心肌酶（CPK，COT，LDH）异常	2
	室性心动过速；室颤；Ⅰ°～Ⅱ°，A-V传导阻滞；心跳骤停	3
肺	呼吸频率20～25次/分，吸空气 PaO_2≤9.3 kPa（≤70 mmHg），＞7.98 kPa（＞60 mmHg）；PaO_2/FiO_2≥39.9 kPa（≥300 mmHg）；P（A－a）DO_2（FiO_2 1.0）3.33～6.65 kPa（25～50 mmHg）；X线胸片正常（具备5项中的3项即可确诊）	1
	呼吸频率＜28次/分；吸空气 PaO_2≤9.31kPa（≤60mmHg）；PaO_2＜4.65 kPa（≥）＜35 mmHg；PaO_2/FiO_2≤39.9 kPa（≤300 mmHg），＞26.6 kPa（＞200 mmHg）；P（A－a）DO_2（FiO_2 1.0）＞13.3 kPa（＞100 mmHg），＜26.6 kPa（＜200 mmHg）；X线胸片示肺泡无实变或实变≤1/2肺野（具备6项中的3项即可确诊）	2
	呼吸窘迫，呼吸频率＞28次/分；吸空气 PaO_2≤6.6 kPa（≤50 mmHg）；$PaCO_2$＞5.98 kPa（＞45 mmHg）；PaO_2/FiO_2≤26.6 kPa（≤200 mmHg）；$P_{(A-a)}DO_2$（FiO_2 1.0）＞26.6 kPa（＞200 mmHg）；X线胸片示肺泡实变≥1/2肺野（具备6项中的3项即可确诊）	3
肾	无血容量不足；尿量≈40 ml/h；尿 Na^+、血肌酐正常	1
	无血容量不足；尿量＜40 ml/h，＞20 ml/h；利尿剂冲击后尿量可增多；尿 Na^+ 20～30 mmol/L（20～30 mEq/L）；血肌酐≈176.8 μmol/（2.0 mg/dl）	2

续表 3-38-6

受累脏器	诊 断 依 据	评分
	无血容量不足;无尿或少尿(<20 ml/h 持续 6 h 以上);利尿剂冲击后尿量不增多;尿 Na^+>40 mmol/L(>40 mEq/L);血肌酐>176.8 μmol/L(>2.0 mg/dl)。非少尿肾衰者:尿量>600 ml/24h,但血肌酐>176.8 μmol/L(>72.0 mg/L)。尿比重≤1.012	3
肝脏	SGPT>正常值 2 倍以上;血清总胆红素>17.1 μmol/L(>1.0 mg/dl),<34.2 μmol/L(<2.0 mg/dl)	1
	SGPT>正常值 2 倍以上;血清总胆红素>34.2 μmol/L(>2.0 mg/dl)	2
	肝性脑病	3
胃肠道	腹部胀气;肠鸣音减弱	1
	高度腹部胀气;肠鸣音近于消失	2
	麻痹性肠梗阻;应激性溃疡出血(具备 2 项中的 1 项即可确诊)	3
凝血机能	血小板计数<100×10⁹/L;纤维蛋白原正常;PT 及 TT 正常	1
	血小板计数<100×10⁹/L;纤维蛋白原≥2.0~4.0 g/L;PT 及 TT 比正常值延长≈3 s;优球蛋白溶解试验>2 h;全身性出血不明显	2
	血小板计数<50×10⁹/L;纤维蛋白原<2.0 g/L;PT 及 TT 比正常值延长>3 s;优球蛋白溶解试验<2 h;全身性出血表现明显	3
脑△	兴奋及嗜睡;语言呼唤能睁眼;能交谈;有定向障碍;能听从指令	1
	疼痛刺激能睁眼;不能交谈;语无伦次;疼痛刺激有屈曲或伸展发应	2
	对语言无反应;对疼痛刺激无反应	3
代谢	血糖<3.9 mmol/L 或>5.6 mmol/L;血 Na^+<135 mmol/L 或>145 mmol/L;pH<7.35 或>7.45	1
	血糖<3.9 mmol/L 或>6.5 mmol/L;血 Na^+<130 mmol/L 或>150 mmol/L;pH<7.20 或>7.50	2
	血糖<2.5 mmol/L 或>7.5 mmol/L;血 Na^+<125 mmol/L 或>155 mmol/L;pH<7.10 或>7.55	3
	以上标准均需持续 12 h 以上	

(△修改 Glasgow 昏迷评分)

（二）MODS的防治

MODS的治疗应以预防为主，即预防是最好的治疗。在发生MODS后，应在处理原发病的基础上积极处理各脏器的功能障碍，打断病理生理的连续发展过程，使机体得到康复。按处理阶段可分为以下3个治疗时期。

1. 复苏阶段　在复苏过程中，应对疾病的发展和转归有一个明确的认识，对有可能发展为MODS的高危患者，在积极处理原发病的基础上，合理的液体复苏是预防MODS发生的关键，其主要作用是恢复和维持理想的组织灌注与氧合。正确使用液体复苏，选用晶体与胶体应合理匹配，同时要严密监测血氧状况及血清乳酸，使用漂浮导管计算氧输送和氧耗以指导液体复苏。

2. 手术干预　对各种严重创伤的早期，手术治疗及化脓灶的早期手术切开彻底引流，有可能及时有效中断MODS的发展，有利于治疗的成功。及时有效的手术治疗可大大降低死亡率。去除坏死和污染的组织将有助于减少伤口细菌负荷，抑制巨噬细胞活化，使局部免疫机制恢复正常，降低感染和炎症的过度激活，预防MODS的发生。导致MODS的感染灶，一般单靠抗生素不能逆转。

3. ICU阶段

（1）控制感染，采用序贯性抗生素治疗。包括3个给药阶段：① 在细菌培养和药敏报告之前，应按照使用抗生素原则给药，联合应用抗需氧菌和抗厌氧菌抗生素，同时注意抗生素对肝肾功能的影响；② 取得药敏报告后，应选用针对性更强的抗生素进行治疗以取得最佳疗效，并需预防二重感染的发生；③ 在抗生素治疗7～9天后，若患者情况明显好转，可改换口服治疗。

（2）代谢营养支持：应根据病人具体情况，采用分阶段代谢营养支持治疗。① 第一阶段，即患者处于高度应激状态，有效循环量、水电解质平衡得到初步处理后，胃肠功能仍处于明显障碍时，应采用完全的胃肠外营养（TPN），每日应从中心静脉或周围静脉注入TPN营养液，提高机体免疫力。② 第二阶段，即病情有所缓解，胃肠道功能明显恢复时，可肠内、肠外营养同时进行，其配方应合理组合，肠内营养可给予易消化和吸收的要素饮食。③ 第三阶段，即病情得到完全控制，胃肠道功能完全恢复时，逐步过渡到肠内营养。代谢支持的重点是尽可能保持正氮平衡，而非普通的热量供给。应用根据不同组合的代谢支持配方，以对提高治愈率，阻止病情的进一步发展。营养支持治疗对提高 MODS 治愈率至关重要，其正确应用对其他综合治疗措施的实施有着重要的临床意义，可为 MODS 及 MSOF 患者最终获得治愈提供极为有利的条件，应认真仔细地对待。

(3) 呼吸和循环的支持：合理使用血管活性药物及早期机械通气是目前治疗的主要手段。

(4) 血液净化：扩容与人工透析可以清除过多的炎性介质和细胞因子及内毒素。“连续性血液净化疗法”可有效地清除血液循环中代谢性废料，是处理 MODS 患者的有效措施。

(5) 中西医结合治疗：目前国内许多专家都很重视 MODS 中“菌毒并治”的理论，为 MODS 的治疗开拓了一个很有希望的领域。

(6) 基因治疗：目前尚处于实验阶段。

(7) 积极促进机体的修复与愈合。

三十二、肿瘤治疗中的血糖调节和控制

糖尿病和低血糖症是肿瘤诊治中时常出现的问题。能否及时、有效地调节和控制血糖，与肿瘤治疗能否顺利进行密切相关，并有可能直接影响患者的治疗效果和预后，需要重视。

(一) 糖尿病

糖尿病是一组以慢性血浆葡萄糖(简称血糖)水平增高为特征的代谢疾病群，以多尿、多饮、多食和体重下降(即“三多一少”)的代谢紊乱症状群为典型症状，可伴发或继发高血压、脂肪肝、感染、血管硬化性病变和神经病变，以及糖尿病酮症酸中毒和高渗性非酮症糖尿病昏迷等急性症状。

糖尿病总体上可分为原发性和继发性糖尿病。新的分类方法将糖尿病分为四大类型，即1型糖尿病、2型糖尿病、其他特殊类型糖尿病和妊娠糖尿病，取消了胰岛素依赖型和非胰岛素依赖型糖尿病的概念。

1. 病因　糖尿病的基本病因是胰岛素分泌绝对或相对不足。1型糖尿病主要因β细胞功能不足，胰岛素绝对缺乏所致；2型糖尿病主要病理改变为从以胰岛素抵抗为主伴胰岛素分泌不足到以胰岛素分泌缺陷为主伴或不伴胰岛素抵抗；其他特殊类型糖尿病和妊娠糖尿病则与基因缺陷、胰腺外分泌疾病、其他内分泌疾病、药物及化学制剂、感染及妊娠期间发生的糖耐量异常等因素有关。

肿瘤病人糖尿病的病因，可根据糖尿病与肿瘤疾病的关系，归结为以下3个方面：

(1) 肿瘤合并糖尿病：恶性肿瘤发病以中老年人为主，常合并原发性糖尿病。

(2) 肿瘤继发糖尿病：原发性或转移性胰腺肿瘤破坏胰岛，导致胰岛素分泌不足，造成血糖升高。某些肿瘤分泌具有生物活性的蛋白质或多肽类激素或其前体，拮抗胰岛素，造成糖代谢异常，使血糖升高。

(3) 治疗继发糖尿病：胰腺切除，引起胰岛素及其他激素分泌减少而使血糖升高；顺铂、卡铂、长春碱类及紫杉类等化疗药物对胰腺组织造成损伤，导致胰岛素分泌减少，使血糖升高；大剂量糖皮质激素的应用也可造成继发性血糖升高。

2. 诊断标准　符合下列条件之一可予诊断糖尿病：

(1) 有典型糖尿病症状，任意时间血糖高于11.1 mmol/L (200 mg/dl)。

(2) 查空腹血糖时，两次或两次以上高于7.0 mmol/L (126 mg/dl)。

(3) 空腹血糖不超过7.0 mmol/L，怀疑为糖尿病者，做口服葡萄糖耐量试验，服糖后2 h血糖超过11.1 mmol/L。若无糖尿病症状，尚需另有一次血糖超过11.1 mmol/L。

上述血糖值为静脉血浆葡萄糖浓度。

3. 预防和治疗　肿瘤专科治疗是以肿瘤疾病诊治为主的治疗。肿瘤疾病诊治中糖尿病防治的主要目标是防止高血糖影响肿瘤诊治方案的实施，为肿瘤治疗创造条件，侧重点在于对血糖升高和严重并发症的防范及相关急性病症的处理。

(1) 葡萄糖监测：治疗前详细询问有无糖尿病病史，做血糖、尿糖常规检测，及时作出糖尿病诊断，防止糖尿病和隐性糖尿病影响治疗。对肿瘤合并糖尿病患者，治疗中和治疗前后进行血糖监测。

(2) 血糖调节和控制

① 药物治疗：常用药物包括人胰岛素、胰岛素类似药物、α-葡萄糖苷酶抑制剂、胰岛素促分泌剂、胰岛素增敏剂等。

② 病因治疗：对于因肿瘤引起的糖尿病，通过手术、放疗和化疗等方法治疗肿瘤，减少或消除机体肿瘤负荷。避免应用对胰岛有损伤的化疗药物。对原发性糖尿病，治疗期间应注意能量供应及胰岛素的补充，防止糖尿病急性并发症的发生。

③ 饮食治疗：合理调配总热量及碳水化合物、蛋白质、脂肪等营养物质比例。

④ 心理支持：肿瘤病人一般心理负担较重，应加强健康教育和心理疏导，增强病人治疗疾病的信心和毅力。鼓励病人作适当的运动，以提高对胰岛素的敏感性，增加肌肉对葡萄糖的摄取和利用。

(3) 急性并发症的处理

① 糖尿病酮症酸中毒：对昏迷、失水、休克的糖尿病患者，尤其是原因不明、呼气有酮味、血压降低而尿量不减少者，应立即组织抢救，并进行尿酮体、血酮体、尿糖、血糖检查。

糖尿病酮症酸中毒患者尿酮体强阳性，血酮体升高。对确诊者给予输液、胰岛素、纠正电解质及酸碱平衡失调等治疗；处理感染、创伤、血糖控制不当等诱发因素，并采取积极措施，防治休克、心力衰竭、肾衰竭等严重并发症。

② 高渗性非酮症糖尿病昏迷：症状与糖尿病酮症酸中毒有相似之处，但以嗜睡、幻觉、定向障碍、偏盲、癫痫样抽搐等神经精神症状为主。无酮症或酮症较轻，有肾功能损害。治疗方式与糖尿病酮症酸中毒大致相近，以补液、胰岛素应用和并发症防治为主。

（4）感染等并发症的防范：注意治疗期间特别是围手术期血糖的监测和控制，积极防范和处理感染及其诱发的糖尿病酮症酸中毒，以及冠心病、脑血管病、糖尿病性肾病、糖尿病性视神经病变等并发症。

（二）低血糖症

低血糖症指由多种原因引起的血浆葡萄糖浓度过低（<2.8mmol/L）所致的以脑细胞缺糖症状为主的综合征。

1. 病因　肿瘤患者发生低血糖症主要与以下因素有关：① 许多胰外肿瘤，如纤维肉瘤、间皮瘤、原发性肝癌等疾病分泌类胰岛素生长因子，诱发低糖血症反应；② 化疗药物造成恶心、呕吐、无食欲、腹泻及胃炎，导致营养不良、血糖降低；③ 放射治疗引起恶心、呕吐及影响食欲，还可致进食困难，造成能量摄入减少；④ 外科头颈部根治术常干扰咀嚼、吞咽及胃肠道不同部位的切除术造成的吸收不良；⑤ 肿瘤组织的能量高消耗。

2. 诊断　依据 Whipple（低血糖）三联征确定：① 低血糖症状；② 发作时血糖<2.8 mmol/L；③ 供糖后低血糖症状迅速缓解。

低血糖引起的症状分为两种类型：① 肾上腺素能症状，包括出汗、神经质、颤抖、无力、心悸、饥饿感等。② 中枢神经系统的表现包括意识混乱、行为异常（可误认为酒醉）、视力障碍、木僵、昏迷和癫痫。低血糖昏迷常有体温降低。

3. 治疗

（1）纠正低血糖：在发作期病情较轻者，可给予糖类饮食；病情重者，可采取静脉注射或滴注葡萄糖溶液；昏迷病人可同时给予氢化可的松静脉滴注。

（2）病因治疗：① 对功能性低血糖症，要避免各种诱发因素，且要合理调整饮食，必要时辅以少量安慰剂、镇静剂。② 对因胃大部切除术后引起的低血糖症，可用高蛋白、低糖和少量多次较干的饮食。③ 对器质性低血糖症应针对不同病因治疗，如肿瘤所致应予相应的手术、放疗、化疗等治疗。

(3) 饮食：对于肿瘤患者特别是晚期患者，应少食多餐，进低糖、高蛋白、高纤维、高脂肪饮食，尽量减少对胰岛素分泌的刺激。

(4) 脑水肿处理：若血糖恢复正常后半小时，神志仍不恢复者，应考虑脑水肿，可给予 20%甘露醇 200 ml 静滴脱水。